수술·임상·검사 의료기기

Medical Devices for Surgery & Clinical Examination

공학박사 나 승 권 저

감 수

•윤 형 로•
공학박사/연세대학교 의공학부 교수

•황 락 훈•
공학박사/세명대학교 전기공학과 교수

•김 종 탁•
이학박사/상지영서대학교 의료시스템정보과 교수

•남 삼 극•
의학박사/삼육의료원 서울병원 의무원장

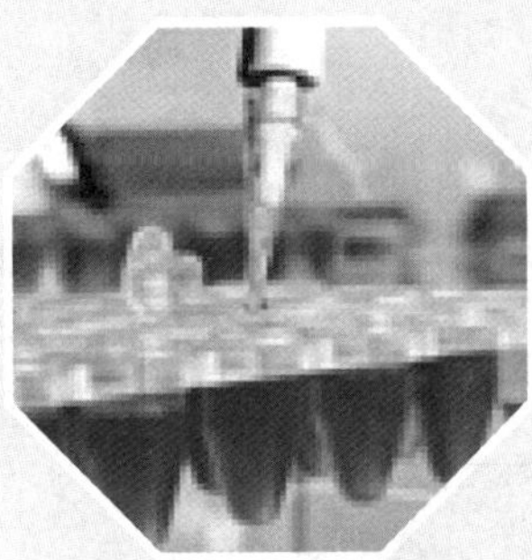

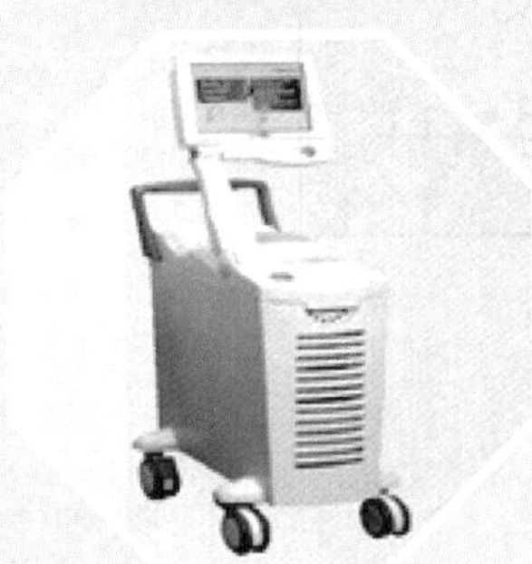

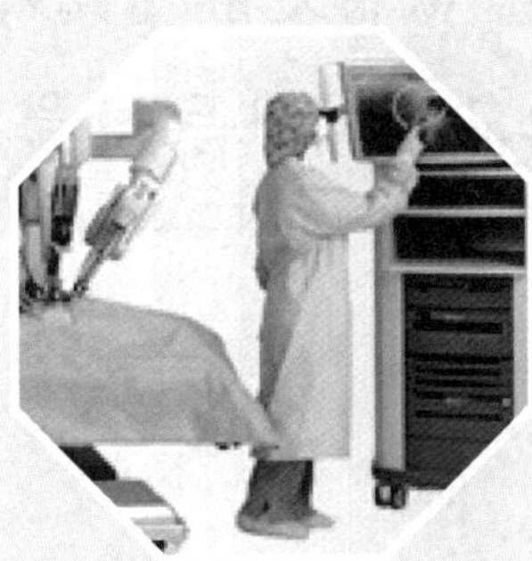

도서출판 상 학 당

欲爲大者 當爲人役

크고자 하거든 남을 섬기라

머 리 말

늙은 나무에 생긴 구멍을 메우는 일은 일찍이 BC 300년 그리스의 유명한 식물학자이며, 식물학 발전의 시조라고 하는 데오프라스투스가 상처구멍을 진흙으로 메웠다는 기록이 있다. 상처구멍을 치료하는 방법에 대하여 쓴 최초 문헌은 1640년 영국의 T.로톤이 모르타르로 채우는 방법을 기록하였으며, 1970년에는 굳은 점토(粘土)와 말린 풀을 섞어서 구멍을 메우는 방법을 기록하였고, 1990년 영국에서 신선한 쇠똥, 묵은 석회, 재와 모래를 섞어서 구멍을 채웠는데 결과가 좋았으며 아직도 그 흔적을 볼 수 있다고 한다.

200년 동안 많은 발전을 거듭하여 전충재료(塡充材料)로서 나무조각 · 벽돌 · 진흙 · 모르타르 · 석회 그 밖의 특수재료를 쓰게 되었고, 특히 지난 90년 동안에는 과거 어느 때보다도 많은 발전을 거듭하여 유럽 각국에는 이를 전문적으로 다루는 기업체가 등장하였다. 이처럼 수술이라는 것은 여러 역사를 거쳐 거듭 발전되어 왔다.

현대의 수술기술로는 고주파, 레이저 수술 등 다양한 수술 기술이 생겨났다. 레이저는 단일파장으로, 에너지를 발생시키는 원류에 따라 하나의 색을 가지며(단색성, monochromaticity), 빛이 사방으로 퍼지지 않고 일정한 방향성을 띠며(collimation), 위상과 파장이 시간적 그리고 공간적으로 동일한(coherent) 특성이 있다.

또한, 일시적으로 강한 힘(brightness)을 보여 치료하고자 하는 부위에 그 에너지를 집중시킬 수 있다. 이 에너지가 수분으로 구성된 조직에 작용하면 순간적으로 수분이 증발하면서 조직이 기화 소멸하게 되는데 이러한 원리를 수술에 이용할 수 있다. 레이저는 수술칼을 대신해 조직을 자를 수 있고, 조직을 증발시켜 병변을 없애기도 한다. 레이저를 비롯하여 많은 과학적인 원리를 수술에 접목시켜 수술기술 등이 발전하고 있다.

이 교재에서 소개하고자 하는 내용은 현대 수술과 임상에 대한 글들이다. 수술은 치료를 목적으로 피부 · 점막 또는 그 밖의 조직을 절개하여 시행하는 외과적인 치료행위이고, 임상은 일반적으로는 환자를 진단 · 치료하는 의학, 즉 임상의학(clinical medicine)의 의미로 이용되고 이에 반하여 의학의 기본적 연구를 하는 부분을 기초의학(basic medicine)이라고 한다.

제1장에서는 마취 · 수술 관련 의료기기(고주파 수술기, 레이저 수술기, 마취기)를 현대 수술에 사용되고 있는 수술기구들과 수술에 대한 역사를 다루었다.

제2장에서는 마취 · 수술 관련 해외의료기기(내시경용 담관금속 스텐트, 동맥수술용 디스플레이, 심장제세동기 등)에 대한 세부적인 내용을 다루었다.

제3장에서는 마취 · 수술 관련 해외의료기기 기술(무선 포도당 모니터, 나노규모 전자탐침, 수술 로봇)개발에 대한 내용을 다루었다.

제4장에서는 임상 · 검사 관련 의료기기(동맥혈액가스검사, 박편절단기, 비중계 등)의 검사방법을 다루었다.

제5장에서는 임상 · 검사 관련 해외의료기기(원격의료 텔레메디신 현미경, 헬리코박터균 검사기기)를 담고 이에 따른 기술을 제6장에서 다루었다.

마지막 부록에서는 임상과별 분류와 특징에 대하여 자세히 설명하였다.

편찬을 위하여 원고정리와 해외의료기기 자료와 기술을 제공하여 주신 글로벌 의료산업 전문가협회와 메디저널 최병철 사장님께 진심으로 감사드린다. 수술 · 임상 · 검사 의료기기(해외의료기기 및 기술) 교재를 위해 늦은 밤까지 고생하고 주말을 할애하여 자료의 수집과 정리 및 그래픽 작업을 도와준 의용공학과 재학생 및 졸업생들에게 고마운 마음을 전한다.

끝으로 의료기기를 전공하는 이들에게 진정으로 학습에 도움이 되는 책이 되길 바라며, 집필 중 많은 고심에도 불구하고 손길이 미치지 못한 부분은 계속적으로 보완할 것이다. 마지막으로 출판과정에 도움을 주신 도서출판 상학당 남승우 사장님과 이 책에 관심과 애정을 주신 모든 분들께 감사의 말씀을 전한다.

공학박사 나승권 씀

차 례

제 4 장 임상 · 검사 관련 의료기기 225

제 5 장 임상 · 검사 관련 해외의료기기 287

제 1 장

마취·수술 관련 의료기기

01 고주파 수술기

레이저 수술은 여러 가지 장점을 가지고 있음에도 불구하고 '수술 후 심한 통증'이라는 치명적인 약점을 가지고 있기 때문에, 이러한 문제점을 개선하고자 최근에 개발된 수술장비가 고주파 수술기(high frequency surgery instrument)이다(그림 1-1).

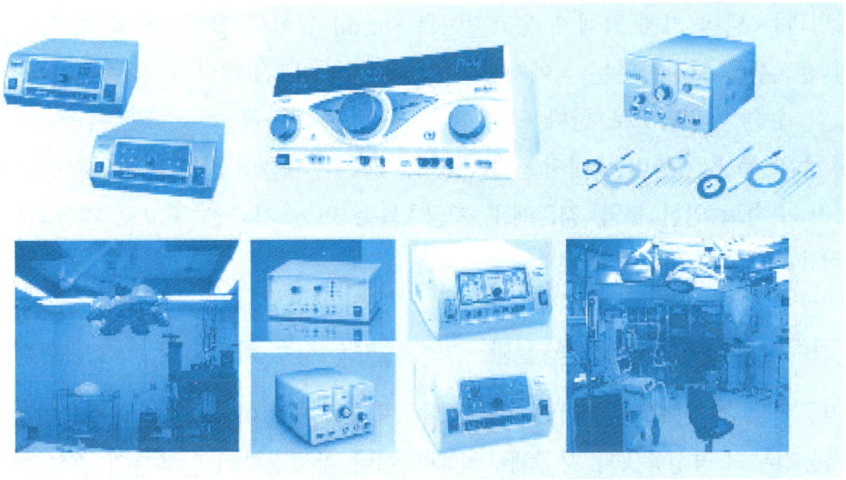

그림 1-1 • 고주파 수술기

1. 고주파 수술기와 레이저 수술기의 차이

기존의 레이저 수술기와는 전혀 다른 방식의 고주파 수술기는 저온의 무선주파수(radio frequency) 에너지를 이용하여 주변조직에 대한 손상을 최소화하여 레이저 수술 후 발생하는 통증을 훨씬 줄일 수 있는 장점이 있다.

① 전기 또는 레이저 수술기는 직접 조직표면에 400[°C] 이상의 고열을 가해 조직을 완전히 파괴시키고, 주변조직까지 태워 심한 통증을 일으키기 때문에 긴 회복시간이 요구된다.

② 고주파 수술기는 40~70[°C] 정도의 저온 RF(Radio Frequency) 에너지로 조직을 제거하여 열침투와 조직의 손상이 거의 없어 환자에게 통증을 주지 않으므로 국소마취를 통해(폐렴 등 전신마취의 위험이 없다) 수술 시간이 약 15분 정도로 짧아지고, 수술 시 출혈이 거의 없어 입원할 필요가 없으며 수술 후 회복이 빠르므로 수술 후 바로 일상생활이 가능하다.

2. 고주파 응고법

고주파 수술기를 이용한 고주파 응고법은 도자전극으로 고주파 전류를 통하여 도자전극에 밀착된 진무른 조직(원주상피) 자체에 줄(joule)열을 발생시켜 자궁경부 미란을 완치시키는데 필요한 5[mm]까지의 응고깊이를 기계가 정확히 자동조절함으로써 자궁경부 미란 및 자궁경부 이형성증을 간단히 완치시키는 방법이다.

고주파 응고법은 1회 수술 시 완치율이 95[%] 이상으로서 다른 수술방법과 비교하면 획기적인 완치율을 나타내는데 그 이유는 시술자의 감각에 의존하여 시술할 수밖에 없는 다른 수술방법과는 달리 기계 자체가 응고깊이를 5[mm] 깊이로 일정하게 유지시켜 주기 때문에 고도의 안전성을 보장한다는 점에서도 가장 우수한 치료방법이다. 수술시간은 3~5분에 끝나고 1회 수술을 원칙으로 한다.

수술 중의 통증은 생리통 내지 산후진통 정도로 대부분의 환자는 마취없이 참을 수 있다. 현재까지 수술로 인한 불임, 경관폐쇄, 자궁축농종 또는 지나친 응고로 천공되는 등의 수술 후 부작용은 한 사례도 없다.

(1) 고주파 응고법 시술적용 질환

① 자궁으로 피가 모인 상태인 자궁울혈, 자궁에 염증이 생긴 자궁경부염증

② 자궁경부의 양성종양과 자궁체부의 내막이나 자궁경부의 일부분이 증식되어 붉고 부드럽고 출혈하기 쉬운 종양으로 변하여 외자궁구*로부터 나오는 자궁폴립

③ 남자생식기에 생기는 사마귀인 콘딜로마 사마귀

④ 자궁경부를 원추형으로 도려내는 원추절제술

(2) 고주파 응고수술 후 주의사항

치료 후 약 5일경부터 약간의 혈액이 섞인 수성대하가 증가하여 악취가 나며 약 3주동안 대하가 계속되고, 이것은 치유과정 중에 있는 피할 수 없는 증상이다. 매주 1회 내원하여 치료경과 확인 및 질세정을 하고 취침 전 질정을 삽입하여 악취를 없앤다. 치료 후 2~3주경에 무거운 것을 드는 등 과다한 노동이나 과격한 운동, 성교 등으로 괴사된 부분이 자극을 받으면 과다 출혈이 발생할 수도 있으며 심한 경우 병원에 가서 치료를 받아야 한다.

때로는 약간의 출혈을 할 때도 있다. 월경 정도의 출혈이면 걱정할 필요가 없다. 출혈 시에는 안정을 취해야 한다. 성교는 1개월간 절대 금지하며, 자전거, 장거리 여행, 골프, 구기 등 과격한 운동 등을 절대 삼가한다.

---

* 외자궁구 : 자궁경관의 하부가 질부에 있어서 질강에 열리는 부분을 말하는 것이다.

일반 가사나 사무 등은 지장없으며, 샤워를 해서 외음부를 청결히 한다. 욕조에 들어가면 대하가 욕조로 흐르거나 더럽혀진 욕탕물이 질안으로 들어오기 때문에 의사의 허락이 있을 때까지 하지 말아야 한다. 수술 후 약 4~6주 만에 완전 치유되는데 그 동안 1주일에 1회씩 수술경과 관찰을 위해 내원하고, 완치 후에도 3~6개월 주기로 내원하여 정기검진을 받아야 한다.

02 레이저 수술기

레이저는 인위적으로 만들어낸 순수하고도 강력한 빛을 말한다. 모든 원자나 분자는 외부로부터 일정한 에너지를 받게 되면 내부의 전자가 높은 에너지를 갖는 들뜬상태가 된다. 이 들뜬상태의 전자가 원래의 안정된 상태로 되돌아올 때 그 차이에 해당하는 에너지가 빛으로 변하여 방출된다. 이때 나오는 빛을 반사경 등을 통해 집속시킨 것이 레이저 광선이다. 레이저 수술기는 통증없이 짧은 시간에 무혈 수술을 가능케 해줄 뿐 아니라 안과 등 미세 수술에도 대단히 효과적이다. 또 아르곤 레이저 등은 암치료에도 이용되고 있다.

1. 빛의 발생지 원자와 분자

모든 빛은 원자나 분자에서 발생한다. 원자는 원자핵과 그 주위를 돌고 있는 전자로 이루어진다. 전자가 도는 궤도는 원자의 종류에 따라 여러 가지가 있는데 같은 종류의 원자에서는 전자수와 전자가 도는 궤도가 일정하다.

① 가장 바깥궤도를 도는 전자(최외각전자)에 외부로부터 빛에너지를 주거나, 다른 전자가 원자를 충돌시켜 에너지를 주면 에너지를 받은 전자는 보다 바깥쪽 궤도로 이동한다.

② 전자가 어떤 에너지를 받아서 보다 바깥쪽 궤도를 돌게 되는 상태 '원자가 들뜬상태*', 또는 '원자는 들뜬 준위에 있다'고 한다.

들뜬상태에 있는 원자는 불안정하므로 한 번 받아들인 에너지를 빛에너지로 외부에 방출하고 다시 원래의 궤도로 돌아가서 안정한 상태를 유지하려고 하는데, 이 원자가 안정한 상태에 있는 것을 '원자가 바닥상태에 있다'고 한다.

---

* 원자가 들뜬상태 : 존재할 수 있는 가장 낮은 에너지 상태(입자의 바닥상태)보다 더 높은 에너지 상태로 올라간다는 의미이다.

2. 빛의 자연방출

실제로 물질을 구성하는 원자는 무수하게 있다. 그 때문에 발생하는 빛은 낱낱의 원자가 제각기 에너지를 받아들여 들뜬상태로부터 바닥상태로 되돌아가거나, 에너지가 보다 큰 들뜬상태에서 작은 들뜬상태로 될 때 빛을 방출한다. 이것을 빛의 자연방출이라고 한다.

3. 레이저의 기원과 현재

레이저가 탄생한지 어느덧 55년이 흘렀다. 레이저 탄생의 시작은 기원에 따라 1960년 미국 캘리포니아의 휴즈 연구소에서 크롬이온과 소량 함유된 산화알루미늄으로 만든 루비 막대를 사용하여 빛을 만들어 내는 것이 레이저 발견의 시초였다.

① 레이저 빛은 단일 파장을 지녔기 때문에 일반 빛처럼 사방으로 퍼지지 않고 한 곳으로 모아져 매우 강렬하였다. 일반 빛이 아닌 새로운 빛이 탄생되면서 이 빛을 복사의 유도방출과정에 의한 빛의 증폭이라 하는데 그게 바로 레이저가 되어 탄생했다.

② 오늘날 레이저의 경우 전자나 통신 공학기술이나 의학기술에서 수술목적에 많이 사용되어지면서 절대적으로 필요한 존재가 되었다. 하지만 레이저가 안구 시신경에 큰 장애를 주는 단점 때문에 각별한 주의가 필요할 정도로 안전에 유의해서 사용되어야 한다.

(1) 레이저의 개념 및 원리

레이저 광선은 보통 빛에 비하여 매우 순수하며 퍼지지 않고 한 종류의 파장만을 가진 빛이며 위상이 고른 연속된 빛이다.

① 물체를 태울 때 나는 빛이나 형광등에서 나오는 빛은 고온으로 가열된 원자나 분자 하나하나에서 자유로이 발생하는 빛이어서 빛은 같은 종류의 원자나 분자에서 나오는 빛이라도 무수히 다른 파장의 빛을 포함하고 있다.

② 개개의 원자나 분자에서 나오는 빛은 서로 관련성이 없는 여러 가지 빛의 모임이다. 이 빛의 스펙트럼을 분광 프리즘*으로 조사해 보면 아주 가는 1개의 선스펙트럼이 된다.

③ 레이저 광선은 위상이 고른 단색광이며 이런 빛을 코히어런트 광** 또는 코히어런트가 좋은 빛이라고 한다.

---

* 분광 프리즘 : 빛을 분산시켜서 스펙트럼으로 나누는 데 쓰이는 프리즘이다. 삼각유리기둥이 많이 쓰이며 분광계 · 분광기 · 굴절계 등에 사용된다.

** 코히어런트 광 : 복수광파의 주파수와 위상이 같을 때 광파를 코히어런트 광이라고 한다. 파와 파와의 간격이 등간격이었을 때 이러한 파를 공간적으로 코히어런트라 하고, 1초당의 파의 수(주파수)가 시간을 경과해도 일정할 때 이러한 파를 시간적으로 코히어런트하다고 한다.

④ 레이저 광선을 렌즈로 집속하면 매우 작은 넓이(빛의 파장을 단위로 하여 측정할 수 있을 정도)로 집광할 수 있다.

(2) 레이저 발진원리 및 생성과정

유도방출에서 나오는 빛을 더욱 강한 빛으로 만드는 과정이 레이저 발진과정이다.

① 레이저 발진을 하기 위해서는 먼저 레이저 봉 양쪽에 거울을 장치하는 것을 공진기라고 한다. 공진기는 한쪽은 거의 100[%]를 반사하는 전반사 거울을, 다른 한쪽은 일부분의 빛이 투과할 수 있는 부분반사 거울을 장치해야 된다.

② 위상과 파장이 같은 레이저 봉에서 나온 빛이 양쪽 거울에 반사되어 무수히 왕복을 하게 되는데, 이 과정에서 차례로 생겨난 유도방출로 인해 빛이 증폭되거나 광학 부품에 의한 투과와 산란에 의해 손실이 발생되기도 한다.

③ 레이저의 증폭이득이 공진기의 손실보다 크면 레이저의 강도는 점점 증폭되어 부분반사 거울을 통과하여 빛이 나오게 되는데 이 빛이 바로 레이저이다. 이와 같이 레이저 빛은 발생과정에서 위상과 파장, 방향이 같은 나란한 빛만 나오므로 거의 퍼지지 않고 멀리까지 갈 수 있게 된다.

(3) 레이저 원리의 핵심 유도방출 방법

레이저 빛의 방출에는 자연방출과 유도방출이 있는데, 공진주파수의 전자파 자극에 의해 일어나는 여기상태에서의 빛의 방출은 유도방출에 해당된다.

① 들뜬 물질의 양쪽에 깨끗이 닦은 거울 2개를 평행하게 놓으면 빛은 2개의 거울 사이를 반사하면서 몇 번씩 왕복한다.

② 그 동안 차례로 유도방출이 생겨 빛은 자꾸만 증폭된다.

(4) 레이저 광선의 광원

레이저를 광원*으로 한 것으로 레이저는 아주 작은 광점으로 모으기가 쉽고, 광에너지의 강한 이점을 살려 팩스나 인쇄기에 사용된다. 송신기에서는 원고 조사용(照射用) 광원으로, 수신기에서는 필름 등에 대한 기록 광원으로 사용된다.

① 보통 빛은 렌즈로 집속해도 광원으로부터 나오는 빛의 진행방향이 여러 가지이므로 초점 근처에 광원의 상이 나타나기 때문에 작은 넓이에 집광할 수 없다.

---

* 광원(光源) : 태양과 같이 자체적으로 빛을 생성하거나 달처럼 태양빛을 반사하여 빛을 내는 천체, 전등, 네온사인, 발광 다이오드처럼 인공적으로 빛을 내도록 만든 기구 등이다.

② 초점 근처에 나타나는 광원의 상을 아주 작게 하려면 광원을 렌즈로부터 무한히 먼 곳에 두거나 광원을 점으로 볼 수 있을 정도로 작게 해야 한다. 이렇게 하면 렌즈 초점에서의 광량은 아주 작아지게 된다. 따라서 보통 빛에서는 아주 작은 점에 큰 광량을 모으는 것은 대단히 어렵다는 걸 알 수 있다.

③ 렌즈로 집광한 레이저 광선의 초점면 상에서의 단위면적당 빛 에너지는 대단히 크다.

예 레이저 광선의 순간출력이 10[kW]인 루비 레이저의 출력광을 렌즈로 집광하면 렌즈의 초점면에서의 빛에너지 밀도는 1011[W/cm^2] 정도가 된다. 이것은 태양 표면의 에너지 밀도가 104[W/cm^2]인 것과 비교하여 엄청나게 크다. 또 레이저 광선은 나비가 좁은 선스펙트럼을 가지고 있고, 사인파인 광파이므로 간섭현상이 일어나기 쉬운 성질을 가지고 있다. 간섭을 받기 쉬운 성질은 홀로그래피를 생각할 때 중요하다.

(5) 레이저 광선의 중요 성질 반전분포

물질에 빛에너지를 조사하여 들뜨게 하면 바닥준위(또는 하위의 들뜬 준위)에 있는 원자수보다도 상위의 들뜬 준위에 있는 원자수가 더 많아진다. 이 상태를 반전분포*라고 한다. 이 성질은 레이저 광선을 만드는 데 중요한 성질이다.

① 전구나 형광등, 네온사인 등이 발하는 빛은 모두 자연방출이다.

② 원자 중에는 빛에너지 등을 받아들여 들뜬 준위로 될 때 이 준위에 머무는 시간이 긴 것이 있는데, 크롬이온이 들어 있는 인공루비**도 이런 성질을 가진 물질이다.

(6) 반전분포상태 시 물질의 발광

물질(예 인공루비 등)이 들떠서 반전분포상태에 있을 때, 1개의 원자가 어떤 계기로 빛을 내면 상위의 들뜬 준위로부터 하위의 들뜬 준위로 옮겨지게 된다. 이때 다른 들뜬 원자도 자극되어 위상이 고른 같은 파장을 가진 빛을 차례차례 발생한다.

(7) 레이저 광선의 원리와 발전

유도방출을 통해 얻어진 증폭된 빛의 일부가 레이저 광선의 원리이다.

① 2개의 평행한 거울은 유도방출을 일으킬 뿐만 아니라 거울 사이에 빛의 정상파를 만들어 이 조건에 맞는 빛만을 증폭한다. 그 때문에 발생하는 빛의 파장은 하나로 된다.

② 2개의 거울 중 1개의 거울은 대부분의 빛은 반사하지만 일부(몇 [%])만을 투과하도록 만들어 두면 거울 사이에서 증폭된 빛의 일부를 외부로 꺼낼 수 있다. 레이저 광선은 이렇게

---

* 반전분포 : 높은 에너지 준위를 갖는 입자수가 낮은 에너지 준위를 갖는 입자수보다도 많은 상태이다. 이 상태는 펌핑에 의해서 인위적으로 만들어지고, 그것이 정상 상태로 되돌아올 때 유도방출을 한다.

** 인공루비 : 붉은색의 강옥으로 미량 함유된 크롬에 의해 붉은 빛을 띠며, 산업분야의 레이저 분야에서도 그 쓰임새가 많으며 현재는 인공생산으로 쓰일 만큼 그 수요가 많아졌다.

만들어진 빛이다.

③ 레이저의 가공에 따른 응용은 세부적으로 나열할 수 있어 레이저는 발명된 때부터 많은 분야에서의 응용이 예상되었다. 그러나 실용적인 면에서의 응용을 생각하면 반드시 곧 실용과 결부되는 것만이 아니다. 레이저의 발전은 레이저 그 자체의 개량이나 새로운 개발뿐만 아니라 여러 가지 다른 분야의 기술진보를 기다려야 할 부분이 많다.

(8) 레이저의 응용

레이저는 산업, 영상, 통신, 의학 등 여러 분야에서 사용되고 있다.

① 홀로그래피는 상의 기록이나 재생뿐만 아니라 물체 형상의 미소 변화를 측정하거나 스피커 등의 진동해석, 컴퓨터의 메모리 등에 응용되고 있다.

② 레이저 가공은 레이저 광선의 큰 에너지 밀도를 이용하여 딱딱한 보석에 구멍을 뚫거나, 시계 부품의 구멍을 신속하고 정확하게 뚫는 기술은 비교적 일찍이 실행되었다.

③ 양복을 대량으로 만들 때에 옷감의 재단에 레이저가 사용되고 있다. 사람이 하나씩 가위나 커터로 재단하기보다 매우 빠르고 옷감의 낭비도 없으며, 자른 자리에 실밥이 생기지 않게 재단할 수 있으므로 이용이 증가하고 있다. 철판의 절단이나 용접 등에도 널리 응용된다.

④ 최근에는 안과에서도 레이저 응용이 증가하고 있다. 예전에는 실명을 면할 수 없었던 눈의 망막에 생긴 종양이나 당뇨병에 의한 안구출혈도 눈 외부로부터 레이저 광선을 조사함으로써 치료할 수 있게 되었다.

⑤ 레이저를 사용하는 수술용 메스가 개발되어 위속에 생긴 암이나 종양을 제거할 수 있다. 즉, 입으로 광섬유*를 삼키게 하고 여기에 레이저 광선을 통하여 암이나 종양 부분만을 태우고 잘라내는 방법이다.

⑥ 레이저 통신의 경우 레이저 광선은 전화회선 등에 사용되고 있는 마이크로파에 비하여 주파수가 수만 배에서 수십만 배나 높은 광영역에 있는 전자기파이다. 그 때문에 이것을 반송파로 쓰면 마이크로파의 수만 배, 수십만 배나 되는 음성 · 화상 · 데이터 등의 정보를 동시에 전송할 수 있다.

주파수가 약 4.7×10^{14}[Hz]인 헬륨-네온 레이저 광선에 전화 목소리를 실어서 통신을 한다면 한 번에 10억 회선 정도가 가능하며, 20억인이 동시에 통화를 할 수 있다는 계산이 나온다. 현재의 기술수준으로는 이만큼 많은 정보전송은 불가능하지만 전파 대신 레이저 광선을 사용하는 통신이 실시되는 것은 비교적 가까운 장래의 일이다.

---

* 광섬유(光纖維) : 광학 섬유라고도 하며, 중심부에는 굴절률이 높은 유리, 바깥 부분은 굴절률이 낮은 유리를 사용하여 중심부 유리를 통과하는 빛이 전반사가 일어나도록 한 광학적 섬유이다.

(9) 레이저를 응용한 홀로그래피 영상기술

홀로그래피의 원리를 처음으로 고안해 낸 것은 1947년 영국의 D.가보이다. 가보는 위상이 고른 빛이 있으면 빛의 간섭현상을 이용하여 상을 만듦으로써 입체적인 상을 볼 수 있을 것이라고 생각했지만, 당시에는 레이저 광선과 같은 위상이 고른 빛이 없어서 실제로 입체상을 만들지 못하였다. 1960년 레이저가 발명되고 나서 홀로그래피*라고 하는 입체사진 기술이 실현되었다.

① 위상이 고른 빛끼리 같은 장소에서 겹치면 광파의 산과 산, 골짜기와 골짜기가 겹치는 곳에서는 강조되고, 산과 골짜기가 겹치는 곳에서는 상쇄되어 약화된다. 그 결과 2개의 빛이 비친 곳에서는 빛이 강조된 곳과 약화된 곳이 생겨서 간섭무늬**가 생긴다.

② 레이저 발진기에서 나오는 레이저광을 반투명한 거울(하프미러***)을 이용해 2개의 빔으로 나누고, 피사체의 크기 정도로 렌즈를 벌려서 피사체를 조명한다. 보통 세밀하게 보면 피사체의 표면은 요철이 있으므로 피사체에 비친 레이저광은 여러 가지 방향으로 반사(확산)된다.

③ 피사체 근처에 사진건판을 놓으면 여기에 피사체에서 확산된 빛이 들어오며, 동시에 하프미러로 나눠진 또 하나의 레이저광을 렌즈로 확산시켜 사진건판에 비치면 피사체에서 확산된 레이저광과 참조광이 사진건판상에서 겹쳐서 간섭을 일으키고 복잡한 간섭무늬가 생긴다. 이 간섭무늬를 사진건판에 기록한 것을 홀로그램****이라 한다.

④ 홀로그램에는 눈에 보이지 않을 정도의 가는 간섭무늬가 찍혀 있는데 피사체와는 닮지 않은 무늬이다.

⑤ 피사체의 형태, 깊이, 피사체의 위치나 명암까지가 모든 간섭무늬 형태로 기록된다.

(10) 홀로그램으로 입체상 만들기

홀로그램으로 만들어진 입체상은 실제 피사체와 같이 보이게 된다.

① 홀로그램으로부터 피사체의 입체상을 재현할 때는 레이저 광선의 참조광*****을 기록할 때와 같은 방향에서 홀로그램을 조사한다.

---

* 홀로그래피 : 빛의 간섭을 이용한 사진법의 하나. 최근에 홀로그래피 기술이 각 분야에서 응용되면서부터 홀로그래피가 널리 알려지게 되었으나, 홀로그래피의 원리는 비교적 오래 전부터 알고 있었던 것으로, 1948년 D. 가보르가 전자현미경의 분해능력을 향상시킬 목적으로 생각해낸 영상방법이 홀로그래피 기술의 시초이다.

** 간섭무늬 : 둘 이상의 광파(光波)가 서로 겹치고 간섭해서 매질에 생기는 줄무늬. 단색광에는 명암의 줄무늬, 백색광에는 색깔이 있는 줄무늬가 생긴다.

*** 하프미러 : 반투명 거울

**** 홀로그램 : 홀로(holo)란 그리스어로 전체를, 그램(gram)은 그리스어로 '메시지' 또는 '정보'란 뜻으로, '완전한 사진'이란 의미의 홀로그램은 어떤 대상 물체의 3차원 입체상을 재생한다. 그러므로 여러 각도에서 물체의 모습을 볼 수 있다.

***** 참조광(參照光) : 레이저 광원에서 나온 간섭성 빛을 빔스플리터(beam splitter)로 둘로 나누어진다. 이 중 하나의 광선은 렌즈로 확산시켜 직접 홀로그래피 감광재료 전면에 비추게 되는데 이 광선을 참조광이라고 한다.

② 홀로그램이 조사되면 피사체가 원래 있던 같은 위치에 마치 실물 피사체가 있는 것처럼 입체상이 나타난다.

③ 홀로그래피는 보통 사진에서는 전혀 생각할 수 없는 여러 가지 흥미있는 특징을 가지고 있다.

예 홀로그램을 만들 때 피사체에서 확산된 빛이 홀로그램의 어느 부분에나 비추었기 때문에 홀로그램의 어느 일부를 사용하여 상을 재생하여도 피사체 전체를 재생할 수 있다. 또 1장의 사진건판을 동시에 다른 상을 기록하여 놓고 각각의 상을 재생할 수 있다.

(11) 각 분야에 쓰이는 반도체 레이저의 특성

각종 산업용 반도체 레이저의 응용범위가 급속도로 확장되고 있으며, 반도체 레이저는 다른 종류의 레이저에 비하여 효율이 높고 간편하게 고속으로 변조할 수 있을 뿐만 아니라 초소형이기 때문에 매우 편리한 장점을 갖는다.

① 고출력 레이저의 산업적 응용은 용접, 절단, 구멍뚫기 등을 들 수가 있고 레이저 용접의 특징은 직접적인 접촉이 없이도 정밀하게 고속 용접이 가능하고, 재료의 변형이 적을 뿐 아니라 서로 상이한 재료간의 용접이 가능하다.

② 렌즈에 의한 초점에서 날카로운 집속은 금속, 피륙 등 여러 가지 재질의 절단에도 유리하다. 이와 함께 복잡한 문양이라 할지라도 정밀 절단이 가능하고 고속 절단이 가능한 것이 레이저 용접의 주요 이점이다. 금속은 적외선을 대부분 반사하기 때문에 산소를 고압으로 공급하면 효율이 높아진다.

③ 레이저 가공은 금속뿐만 아니라 IC 회로에 쓰이는 알루미나와 실리콘 기판의 조각내기에도 매우 유용하게 사용되고 있다. 과거에는 다이아몬드 바늘 또는 톱날을 이용하여 흠집을 냈으나, 속도가 느리고 치밀하지 못해 레이저로 대체하게 되면서 생산단가를 낮춰 경제성을 높일 수 있을 만큼 레이저 가공은 무궁무진할 정도로 무한하여 다양한 종류와 품목특성에 맞춰 개발되어 레이저의 많은 종류 가운데 아르곤 이온 레이저도 포함되어 있는 것이다.

④ 약한 출력의 레이저 응용은 국내에서도 최근에 비교적 널리 보편화되어 있는 부분은 바코드이다.

예 상품마다 부착된 독특한 바코드는 헬륨+네온 레이저에 비추면 반사된 빛이 전기신호로 바뀌어져 품목명과 가격이 계산서에 찍히게 되는 원리이며, 이러한 레이저 활용은 시간과 인원의 절감효과를 가져왔을 뿐만 아니라 대형 슈퍼나 백화점의 효율적인 재고관리를 가능하게 했다.

⑤ 레이저의 중요한 응용 중의 하나는 거리측정이다. 지구와 달까지의 정확한 거리측정은 레이저에 의해서 비로소 가능해졌다. 이밖에도 레이저는 21세기 핵심 산업으로 떠오른

유전자 조작을 비롯 미래 에너지 자원으로 연구가 진행 중인 핵융합 에너지 그리고 광컴퓨터, 형상인식 등과 같은 최첨단 산업으로의 적용이 늘고 있다.

⑥ 레이저의 응용의 경우 현대 과학의 비약적인 발전과 함께 연구와 개발이 거듭되면서 이제 과학, 기술, 의료분야 등에 있어 그 무엇과도 비교할 수 없을 정도로 중요한 존재로 부각되고 있는데, 과거 연구소에서 실험을 위해서나 사용되었을 법한 다양한 레이저 발진 방식들이 실제 산업에 적용되고 있으며 그 응용분야도 거의 모든 산업분야로 확산되고 있는 실정이다.

4. 레이저 수술기

레이저 매스라고도 하는 수술용 레이저는 조직을 절개하는 기능을 수행하면서도 혈액을 조속히 응고시키는 효과로 인해서 무혈수술이 가능하다고 예상하고 있다(그림 1-2).

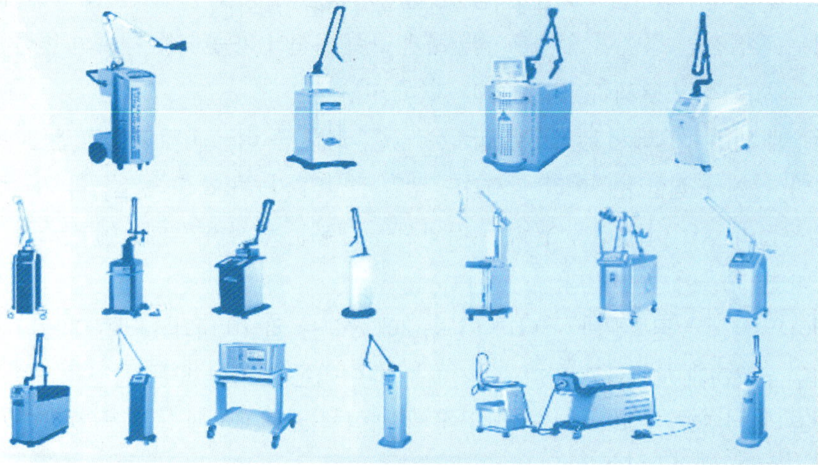

그림 1-2 • 레이저 수술기

레이저의 쓰임새는 최초 산업분야에서 영상, 의학 등 인류가 생활하는데 없어서는 안 될 중요한 역할을 하게 되었다. 레이저는 물질의 가공, 영상 시스템 중 하나인 홀로그래피, 의학에서는 수술기와 치료기로서 그 역할을 하고 수술기의 종류로는 탄산가스 레이저, Q-스위치 Nd-yag 레이저, 아르곤 레이저 등이 현재 가장 보편화되어 있는 레이저 기기이다.

(1) 탄산가스 레이저

고출력, 고효율의 원적외선 레이저로 주 발진파장의 경우 10,600[nm]이나 9,600[nm]에서도 비교적 쉽게 발생하는 특성이 있다.

(2) Q-스위치 Nd-yag 레이저 장치(Q-Switched Nd-yag laser unit)

Nd-yag 결정은 두 가지 파형을 발진시킬 수 있어서 현재 전 세계적으로 고체 레이저 시스템에서 제일 많이 사용되는 레이저 결정이다.

① 발진 시 펄스폭이 5~12[ns]이며 1064[nm] 파장에서 침투깊이가 의료용에서 사용되고 있는 레이저 중에서 가장 깊기 때문에 오타모반과 같이 진피(dermis) 깊숙이 있는 색소병변을 치료하는데 사용하고 있다.

② 532[nm] 이중 모드 레이저(dual mode laser) 침투깊이가 작기 때문에 외피(epidermis)층에 있는 색소병변을 치료할 수 있다.

③ 멜라닌에 의해 진피 및 외피에 발생된 색소병변의 색소치료에는 두 파장을 발진시킬 수 있는 Nd-yag 레이저가 사용되고 있으며 치료효과 또한 가장 우수하다.

(3) 아르곤 레이저

아르곤(Ar) 레이저는 순수한 아르곤 가스를 레이저 매질로 한 이온상태의 에너지 준위를 이용하는 것으로 각 준위 사이의 간격이 넓기 때문에 가시광 레이저 중에서 가장 출력이 크고, 청색과 녹색을 중심으로 몇 개의 파장을 동시에 발진할 수 있는 레이저이다. 아르곤 레이저는 홀로그램 제작 및 여러 가지 측정용 광원으로 이용되며, 수백[mW]~수십[W]의 출력을 내는 가시광 기체 레이저이다. 저압 아르곤 기체의 아크 방전을 증폭매질로 하는 연속발진 레이저이다.

① 아르곤 이온 레이저의 경우 반도체를 제작할 때 주로 많이 사용된다. 아르곤 이온 레이저는 적외선 영역에서 전송손실이 현저하게 저하되지만 광섬유를 이용한 통신용 반도체 레이서의 실용화 연구가 진행되면서 개발이 촉진되어 동신용 반도체 레이서 이외에도 레이저 인쇄기나 DAD(Digital Audio Disc) 및 비디오 광디스크 등의 광정보처리용으로 반도체 레이저가 대량으로 생산되고 있다(그림 1-3).

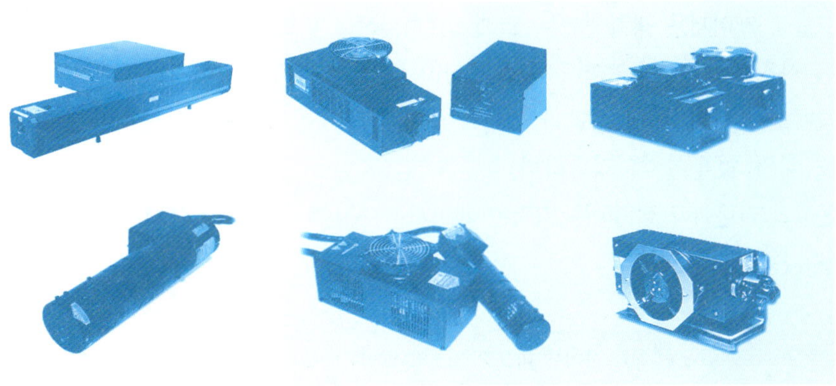

그림 1-3 • 아르곤 이온 레이저

② 아르곤 레이저는 청색(488.0[nm])과 녹색(514.5[nm]) 2개의 파장에서 강하게 발진되고, 조명효과가 뛰어나서 무대효과에 이용되며, 레이저쇼에도 많이 이용된다. 안과에서는 청색과 녹색의 빛이 망막까지 완전 도달하는 성질을 이용하고 있다.

③ 의료분야에서는 에너지가 헤모글로빈(hemoglobin)과 같은 붉은 색소에 잘 흡수되어 지혈이 잘되기 때문에 응고장치에 사용되고 피부치료에도 이용된다.

④ 연구실에서도 아르곤 레이저는 색소 레이저의 여기용으로 사용되고 있다. 아르곤 원자를 이온화하기 위해서는 많은 에너지가 필요하므로 아크 방전*에 의한 여기방식으로 인해서 높은 열이 발생한다.

㉠ 아르곤 레이저의 장점

ⓐ 단색성이 뛰어나다.

ⓑ 위상이 고르고 간섭현상이 일어나기 쉽다.

ⓒ 퍼지지 않고 직진하며 집광성이 좋다.

ⓓ 에너지 밀도가 크다는 것이다.

ⓔ 파장은 480~514[nm]로, 물을 3[m] 이상 통과할 수 있고 광섬유를 통해 전달되어서 내시경과 같이 이용되고 있다.

㉡ 아르곤 레이저의 단점 : 아르곤 레이저는 장치가 복잡하고 효율이 낮아 상대적으로 비경제이다.

⑤ 가시영역에서는 출력최대의 연속발진 레이저이고, 광학이나 레이저 계측, 레이저 가공 등 많은 분야에서 이용되고 있다.

(4) 레이저 수술기 사용 시 주의사항

레이저에 사용되는 광학부품은 원적외선 영역에서는 투과 또는 반사특성이 좋아야 하므로 다음과 같은 사항에 주의하여야 한다.

① 고출력 레이저용 광학에서는 열에 의한 손상을 주의하여 사용해야 한다.

② 긴 파장을 가지고 있어 물을 0.3[nm] 밖에 통과하지 못하고 흡수되어 버리는 특성을 지니고 있어 조직의 절단과 증기화에 이상적이므로 수술 후 통증이 적고 악성종양세포를 태워 없애는 데 적당하다.

③ 물질의 가공이나 절단에는 강력한 레이저를 사용하지만 의료에서는 150[W] 이하의 기기만을 사용하고 있다.

---

* 아크 방전(arc discharge) : 전극 사이에 비교적 저전압 대전류(~200[V], ~10[A] 정도)를 흘릴 때 전극이 가열되어 열전자를 방출하며 강렬한 빛을 내는 방전, 기체방전이 절정에 달하여 전극 재료의 일부가 증발해서 기체가 된 상태. 음극과 양극 사이는 고온의 플라즈마로 연결되어 큰 전류가 흐른다.

(5) 레이저의 발전과 미래

지난 몇 년 간 많은 연구팀과 기업들은 아르곤 이온 레이저를 대체할 작고 효율적인 레이저를 찾아왔다. 광펌핑 반도체 기술, 다이오드 레이저의 직접 주파수 2배, 그리고 네오디뮴(neodymium) 첨가 결정에서의 주파수 혼합과 같은 방식들이 연구되어 왔다.

① 과학, 기술 분야 외에 탄산이나 아르곤, 헬륨 등과 같은 산업용 가스가 사용되는 아르곤 레이저의 특징은 장비의 특성을 잘 반영하며 반구형 공명기를 사용한다. 이러한 공명기는 안정한 공명기들인데, 안정과 불안정의 구별은 빔이 광축에 상대적으로 얼마나 가깝게 유지되며 진동하는가에 따르는 것이지 어느 것이 좋고 나쁘고의 개념은 아니다.

예 불안정 공명기의 볼록거울과 평면거울로 이루어진 공명기와는 다르게 서로 다른 반경을 갖는 오목거울로 이루어진 공명기가 있다.

② 불안정 공명기*는 보통 이산화탄소 레이저나 아르곤 레이저와 같은 고출력 레이저에 사용하는데 빔이 능동매질의 넓은 영역을 가로지를 때 더 높은 증폭과 에너지를 얻기 때문이다.

③ 높은 전류밀도 때문에 방전관 벽의 온도가 매우 높아지게 되는 유리종류는 쉽게 변형이 일어나서 쓸모가 없고, 흑연이나 텅스텐판과 같은 융점이 높은 재료가 사용되기에 아르곤 레이저의 용도와 범위에 포함시킬 수 있다. 거기다가 높은 온도상승은 냉각수를 흘려 열을 제거함으로써 억제하여 높은 전류밀도로, 관내의 아르곤은 압력차이가 생겨 방전이 불안정하거나 커지게 되는데, 이를 방지하기 위해 아르곤이 이동할 수 있는 옆길을 만들어 주어야 한다.

④ 방전 시 이온 또는 전자가 관벽에 충돌하는 충돌횟수가 작은 것이 바람직하므로 방전관 주위에 솔레노이드를 만들어 수백 가우스의 자장을 축방향으로 가함으로써 효율을 높인다.

⑤ 미국에서 레이저가 산업용으로 급부상하면서 점점 진전이 있을 시점에 아르곤 레이저의 시초와 시발점으로 창안된 시점은 바로 중부 유럽의 프랑스 회사 옥시어스(Oxxius)와 파리 사우스대의 동료들이 수행하고 있는 연구 덕분에 490[nm] 근처에서 방출하는 아르곤 레이저가 생기게 되었는데, 아르곤 레이저가 처음 출시되어 연구목적이나 혹은 개발목적으로 사용되고 나서 시간이 점차 경과되고 새로운 경쟁자를 맞이하게 되었다.

⑥ 내부공동 합주파수 혼합을 채택한 연구팀의 레이저는 491[nm]에서 155[mW]의 연속파를 방출하는데, 이 레이저는 형광현미경과 같은 생물학 응용분야에 적합하다고 연구팀은 말

---

* 공명기 : 조그만 구멍이나 주둥이를 가진 밀폐된 공간 모양으로 구성된 장치로써 일정한 주파수의 음이 입사될 때 공명이 일어나 목 부분의 공기는 격하게 진동하며, 공기의 진동이 격하여지면 마찰에 의한 열에너지 변환율도 증대된다. 즉, 소리에너지를 열에너지로 변환시켜 소음을 줄이는 흡음기구라 할 수 있다.

했다. “일반적인 상용 레이저 결정으로 490[nm] 근처의 다이오드 펌프 고체 레이저 광원을 개발하는 것이 가능하다는 것을 우리는 입증했다. 수많은 분야, 특히 생물학 분야에서 아르곤 이온 레이저를 대체하는 것이 목적이다.”라고 광학연구소 고체 레이저 응용팀의 프랑스의 벨럼봐는 말했다.

⑦ 벨럼봐와 동료들이 이용한 아이디어는 Nd : $GdVO_4$ 결정을 808[nm]로 펌핑하여 912[nm] 광을 발생시킨 뒤, 이 912[nm] 방출을 이용하여 Nd : YVO_4 결정의 1,064[nm] 천이를 펌핑하는 것이다. 이것은 캐스케이드* 펌핑 과정으로 알려져 있다.

⑧ 마지막 단계에서는 BiBo 결정을 통한 912[nm]와 1064[nm]의 내부공동 합주파수 혼합으로 스펙트럼의 청색 영역에서 빛이 발생된다. “이것은 단 하나의 펌프 광원으로 2개의 서로 다른 파장에서 방출하는 2개의 결정을 펌핑하는 세련된 방식이다. 다른 이득으로는 두 번째 레이저 결정이 TEM00 빔으로 펌핑되므로 겹침이 완전히 최적화된다는 것이다.”라고 벨럼봐는 설명했다.

⑨ 디자인을 OPS 기술과 비교한 벨럼봐는 부품들의 상업적 이용도가 핵심 요소라고 생각한다. “OPS는 반도체 칩을 상용으로 구할 수 없기 때문에, 소수의 회사들만이 490[nm]에서 OPS를 상용화할 수 있다. OPS에 관해 두 번째 장점은 수동손실을 견디는 능력이다. OPS는 이득이 매우 낮은 매질이며, 2차 조화파 발생이 있는 저손실 공동을 설계하는 것이 상당히 복잡하다. 캐스케이드 펌핑 네오디뮴바나듐산염은 이득이 훨씬 더 크고 내부공동 손실에 대한 민감도가 많이 감소한다.”라고 그는 말했다.

⑩ 첫 번째 개념증명 디자인이 성공적이라는 것이 입증된 이상, 연구팀은 레이저의 성능을 향상시키기 위해 노력할 예정이다. “더 밝은 레이저 다이오드가 성능을 크게 향상시키는데 도움이 될 것이다. 모든 광학 부품들이 그 사이에 적절한 코팅을 두고 접촉해 있는 집적구성에 관해서도 고려해볼 수 있을 것이다.”라고 벨럼봐는 말했다.

* 캐스케이드(cascade) : 계단상으로 흘러내리는 폭포를 캐스케이드라고 한다. 여러 개의 동일한 장치 또는 다른 장치를 사용하는 상태가 이 폭포의 흐름과 유사한 경우 또는 그것을 연상시키는 제어방식에 대해서 캐스케이드란 용어가 사용된다.

03 마취기

마취기(anesthetic gas machine)는 산소, 이산화질소, 압축공기를 이용하여 기화기의 휘발성 마취제를 적정 농도로 기화시킨 다음 환자의 호흡기를 통하여 흡입케 함으로써 마취하는 기기로 신경세포를 부풀려 본래의 기능을 억제시킨다. 원래의 고통은 있으나 대뇌에 고통정보를 주고 받지 못해 감각을 느끼지 못한다(그림 1-4).

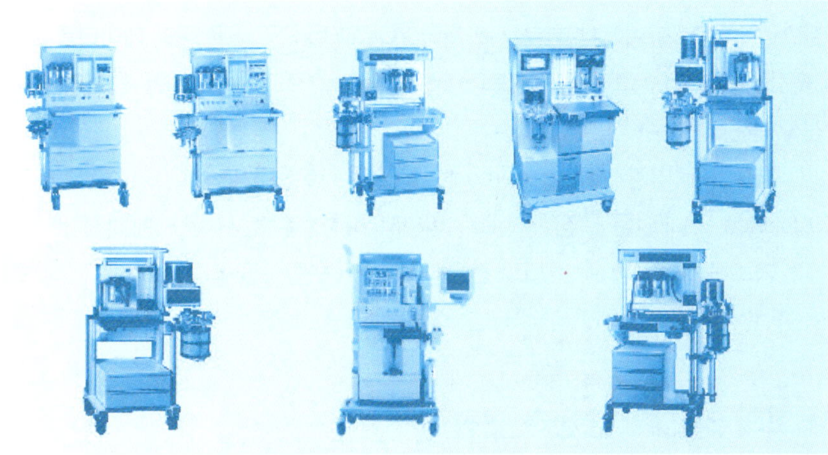

그림 1-4 • 마취기기

1. 마취기기 시스템 구성

마취 가스를 들이마시게 하여 마취하는 의료기구로서 마취 가스를 넣은 실린더, 압력계가 달린 감압장치, 유량계, 판막장치, 기화기, 탄산가스 흡착기 등으로 이루어져 있다.

① 마취기 시스템 내 전자동 인공호흡기, 2개의 기화기 장착, 순환장치(circle system) 및 중앙자료관리(data managment) 화면은 12.1[inch] 박막 트랜지스터 액정 컬러화면(12.1[inch] TFT(Thin Film Transistor) LCD color display)로 최신의 전체 환기(full ventilation), 가스 교환(gas exchange), 전자 가스 흐름(electronic gas flow) 모니터링이 가능하고 마취기록 관리를 할 수 있도록 자동의 Records Keeping Software를 내장하고 있다.

② 특수 또는 일반 마취에 다목적 사용이 가능하며, 인공호흡기 성능 중에서 중요한 VCV/PCV/SIMV/PSV/Apnea Backup Mode 등을 동시에 병용할 수 있고 전자식 가스 조절은 물론 종합 마취 가스 농도(O_2/CO_2/N_2O/5Agent)측정으로 신생아, 소아, 성인 및 노

인환자는 물론 심각한 고위험도 심폐질환자의 인공호흡기능을 완벽히 적용할 수 있는 다목적 마취 시스템으로 향후 수술실 운영과 안전마취 효율성에 일익을 기대한다.

③ 기기 내 장착되어 있는 환자 모니터(patient monitor)는 15[inch] 화면에 동시 8채널로 파형 디스플레이(waveform display)할 수 있으며, 모니터의 주요 기능으로 3채널 ECG/ST/Resp/NIBP/SpO_2/2Temp/3IBP/Multi Gas Monitoring/Mulcle Relaxation Monitoring 측정이 필수적으로 갖추어져 마취기 내 중앙 메인 화면에서 조절, 작동, 사용 등 종합적인 환자마취감시를 할 수 있다.

④ 머클 휴식 모니터링(mulcle relaxation monitoring) 기능은 말초 근육의 수축 · 이완 등을 조절, 마취발현, 진행결과를 관찰, 체내 마취작용과 의약품(약, drug) 투여상황을 정밀하게 조절할 수 있어 마취에서 회복 시까지의 YOF/DBS/PTC/ST 등의 데이터를 조절, 각 데이터를 숫자(numeric), 그래픽 트랜드(graphic trend)로 볼 수 있어 환자의 마취 진행상황을 안전하게 관찰할 수 있다.

⑤ 멀티 가스 모니터링(multi gas monitoring)의 측정내용이 Co_2/N_2O/O_2/5Agent ID/Mac [%]/Valance Gas[%]를 측정하며 고위험환자 마취 · 수술 시 환자에게서 배출 또는 흡입되는 각 가스 농도로 볼 수 있고, 전 모니터 기능이 모듈 타입(module type)으로 장착하여 사용할 수 있다.

2. 마취기의 각 부위 명칭과 특징

마취기의 각 부위 명칭과 특징을 통해 작동원리에 대해 알 수 있다.

(1) 마취기의 각 부위 명칭(그림 1-5)

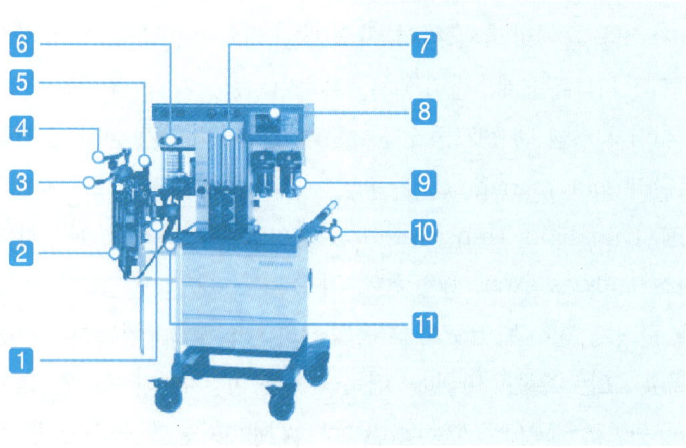

그림 1-5 • 마취기 각 부위 명칭

1 압력계 : 압력을 측정하는 장치이다. 일반적인 간단한 혈압계로 어떤 액체가 가득 찬 유리의 U자형 튜브로 구성되어 있다.
2 CO_2 흡수장치 : 이산화탄소를 흡수시키는 장치이다.
3 흡기 밸브 : 내연기관에서 혼합 가스의 흡입을 조절하는 밸브이다.
4 호기 밸브 : 폐에서 토해내는 공기를 배출하는 밸브이다.
5 배기 밸브 : 환축의 호흡 후 남는 가스를 배출한다.
6 인공호흡기 조절 : 환자에게 산소와 아산화질소 그리고 흡입마취가스를 공급해주는 호흡기 장치이다.
7 유량계 : 산소와 아산화질소의 분당 공급량을 표시해주는 장치이다.
8 심전도 등 감시장치 : 심장의 흐름을 기록한 것을 모니터에 확인, 감시하는 장치이다.
9 기화기 : 액체로 된 휘발성 흡입마취제를 가스 상태로 증발시키는 장치이다.
10 가스통 연결판 : 화학공업용 원료를 저장하는 통을 서로 이어주는 판이다.
11 호흡백 : 환자에게 인위적으로 양압환기*를 해주기 위해서 사용하는 특수 고무백으로서 수술이 진행되는 동안에는 대부분 환자들이 스스로 호흡할 수 없기 때문에 마취과 의사가 마취기에 연결되어 있는 이 백을 압박하여 산소와 마취 가스를 폐 내로 주입한다.
12 호흡백 연결관 : 호흡백 연결관은 환축에게 공급되는 흡기를 저장하는 역할을 하는 호흡백과 연결하는 관이다.

(2) 기화기

실온에서 액체상태로 존재하는 휘발성 마취제를 밀폐된 용기에서 기화시켜 산소 및 아산화질소와 함께 정확한 농도로 공급하기 위해 고안된 장치이다. 기화기(vaporizer) 속의 마취제 윗면을 통과하는 가스양을 가감함으로써 흘러나오는 마취제의 농도를 조절한다(그림 1-6).

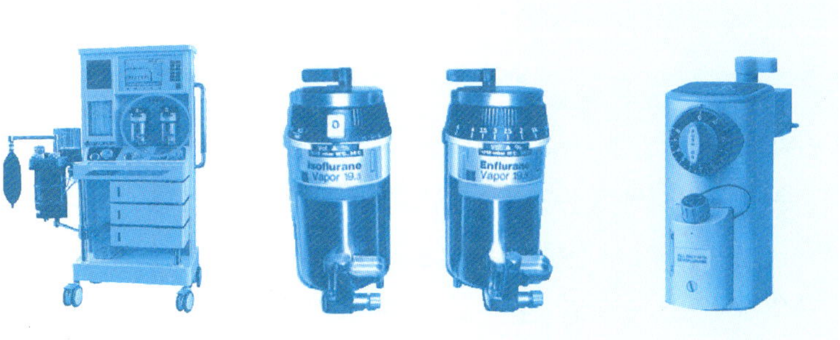

그림 1-6 • 기화기

마취기에 마취제 전용 기화기를 부착할 때엔 서로 맞물리는 방법(interlock)으로 부착시켜 한 개의 기화기만 작동된다. 일정한 휘발성 흡입마취제를 증발시키는 기화기로서 여기에서 증발된 마취 가스는 일정한 농도로 산소 및 아산화질소와 함께 환자의 폐 내로 주입된다.

* 양압환기(positive pressure ventilation) : 대기보다 압력이 높으면 양압, 낮으면 음압이라 하는데 수술환자가 자연호흡이 이뤄지지 않아 마취가 불가능할 경우 양압환기법을 통해 마취를 진행한다.

(3) 유량계

회전유량계는 가스가 유리관을 통하여 상부로 흐르는 압력으로 유리관 속에 있는 부표를 위로 뜨게 한다. 판독은 부표의 윗면을 기준으로 눈금을 맞춰 읽으면 되고, 공같이 둥근 부표를 사용한 유량계(flowmeter)에서는 부표의 가운데 지름을 기준으로 읽게 된다. 그리고 마취기에 설치된 유량계의 배열은 산소유량계를 가장 오른쪽에 배치하고 아산화질소 유량계는 왼쪽에 배치한다(그림 1-7).

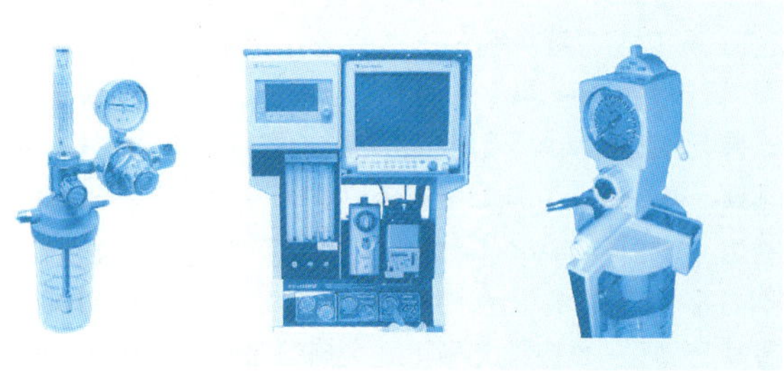

그림 1-7 • 유량계

① 프로포셔닝 시스템(proportioning system)은 산소와 아산화질소 유량계를 잘못 오인하여 작동함으로써 저농도의 산소공급의 위험을 방지하기 위해 산소와 아산화질소의 농도비율이 적어도 1 : 3 이하로는 될 수 없도록 두 유량계를 연계작동시키는 것이다.

② 환자에게 주입하는 산소 및 아산화질소의 양을 측정하거나 조절하는 계량기 산소는 초록색 그리고 아산화질소는 청색으로 표시하도록 규정되어 있다.

(4) 호흡백

환자에게 인위적으로 양압환기(positive pressure ventilation)를 해주기 위해서 사용하는 특수 고무백으로서 수술이 진행되는 동안에는 대부분의 환자들이 스스로 호흡을 할 수가 없기 때문에 마취과 의사가 마취기에 연결된 호흡백(rservoir bag)을 손으로 압박하여 산소와 마취 가스를 폐 내로 주입한다. 긴 수술일 경우에는 손대신 인공호흡기를 사용하기도 한다(그림 1-8).

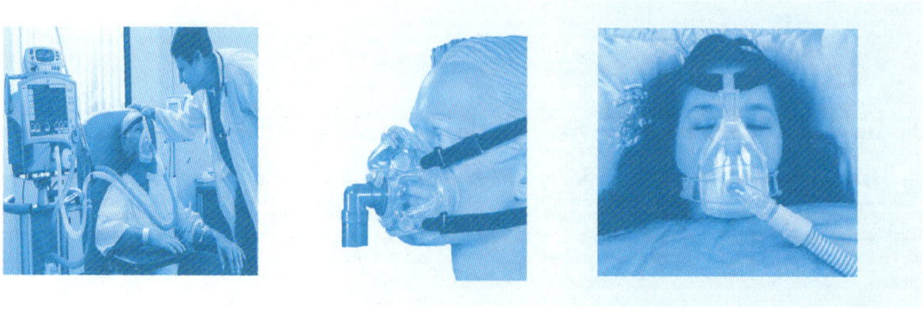

그림 1-8 • 호흡백

(5) 탄산가스흡수장치

현대의 전신마취는 대부분 환자의 폐로 주입된 다음에 다시 체외로 배출되는 마취 가스(산소포함) 중에서 탄산가스만 제거한 다음에 나머지 마취 가스를 다시 환자에게 주입하는 **반폐쇄 순환식**(semi-closed circuit) **마취방식**을 채택하고 있는데, 이 탄산가스흡수장치(canister)에는 **소다석회**라고 하는 특수한 **탄산가스흡착제**가 들어 있다(그림 1-9).

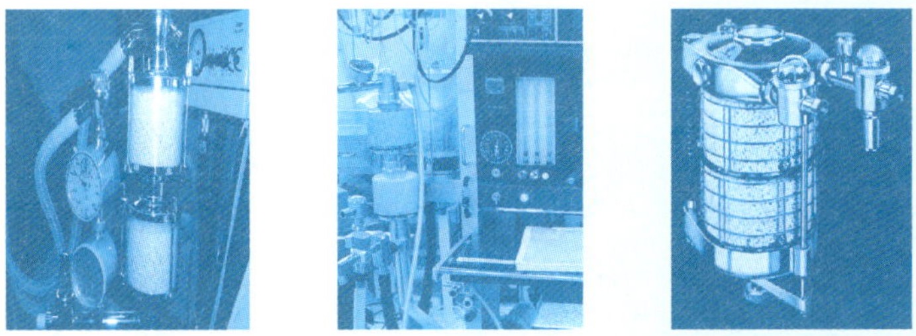

그림 1-9 • 탄산가스흡수장치

(6) 소다석회

마취환자의 폐로부터 배출되는 마취가스(산소포함) 중에서 **탄산가스만 흡수하는 작용**을 가지고 있으며, 12~19[%]의 **수분을 함유한 수산화나트륨**(sodium hydroxide) 또는 **수산화칼륨**(potassium hydroxide)과 **수산화칼슘**(calcium hydroxide)의 **혼합물**로 만들어져 있다. 소다석회(soda lime) 한 과립의 크기는 보통 2.5[mm] 정도된다(그림 1-10).

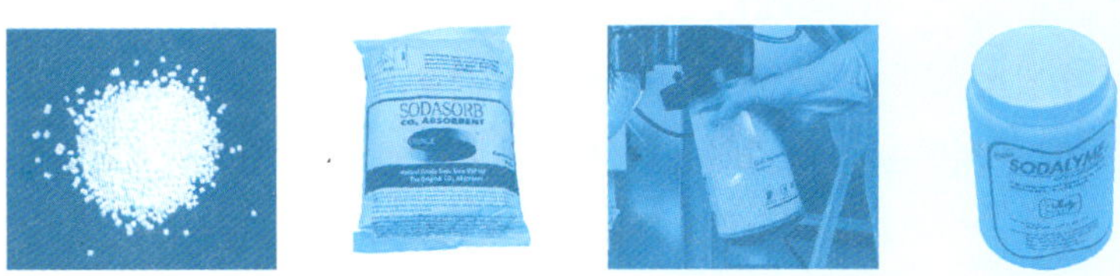

그림 1-10 • 소다석회

의료용 소다석회는 일정한 크기의 입자로 제작되어 캐니스터 내에서 공극을 최대화하고, 캐니스터에 1회 담을 수 있는 양을 포장지에 담아 밀봉하였다가 사용함으로써 탄산가스의 흡수능력을 그대로 유지시키게 되는 의료용 소다석회를 제공함에 그 목적이 있다.

그리고 상기한 목적을 달성하기 위하여 8~4[mesh]의 크기로 만들어지는 낱알을 종이 또는 비닐재인 외장재와 알루미늄재인 내장재로 이루어진 기밀용기의 완충공간에 1회 사용량으로 밀봉시켜 의료용 소다석회를 제공한다.

(7) 흡입마취제

휘발성 전신흡입마취제는 병에 들어 있는데 좌로부터 엔플루란(enflurane), 아이소플루레인(isoflurane) 그리고 세보플루란(sevoflurane)이다(그림 1-11).

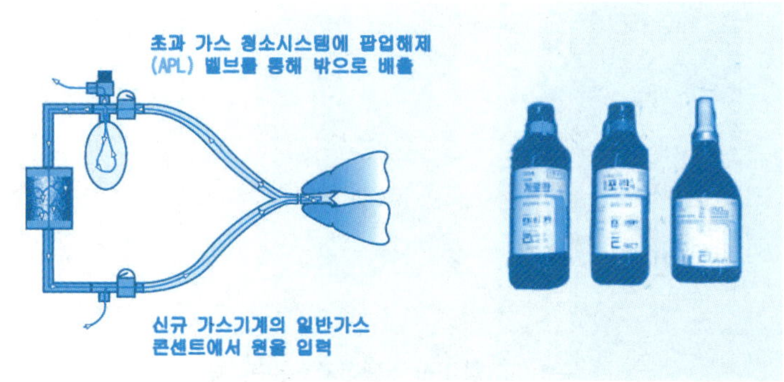

그림 1-11 • 흡입마취제

3. 마취의 종류

마취의 종류는 크게 전신마취(general anesthesia)와 부위마취(regional anesthesia)로 나눠어진다.

(1) 전신마취

전신마취는 휘발성 혹은 가스성 흡입마취제를 사용하는 흡입마취와 주사용 약제를 정맥에 주사 혹은 근육에 주사하는 마취, 또는 직장 내에 약제를 삽입하는 마취방법이 있다.

1) 흡입마취 발달

마취제를 호흡기를 통해 주입하여 마취하는 방법으로 전신마취의 시초이다.

① 흡입마취제의 발달은 1275년 스페인 화학자인 래이문두스 룰리우스(Raymundus Lullius)가 에테르(ether)를 발견했다.

② 흡입마취 자체는 스위스의 의사이며 연금술사인 파라켈수스(Paracelsus)가 에테르를 닭에게, 1790년 험프리 데이비(Humphry Davy, 1778~1829)가 발치 시 아산화질소(N_2O)를 사람에게 사용한 것이 시초이다.

③ 1800년 험프리가 수술을 위한 마취에 아산화질소를 사용하자고 제안했다.

④ 1831년 미국의사인 사무엘 거스리(Samuel Guthrie)가 클로로포름(chloroform)을 발견하여 산부인과 의사인 제임스 심슨(James Simpson, 1811~1870)이 1847년 처음 임상에 이용했다.

⑤ 17세기경에는 발렌틴(Valentine)에 의해 에틸클로라이드(ethyl chloride)가 처음 제조되고, 1847년 플로렌스(Flourens)에 의해 마취 효과가 있다는 것이 알려졌지만 부작용으로 인해서 현재는 국소 냉각마취에 사용한다.

⑥ 에틸렌(ethylene), 트리클로로에틸렌(trichloroethylene), 디비닐에테르(divinyl ether), 사이클로프로판(cyclopropane), 할로탄(halothane), 엔플루란(enflurane), 이소플루란(isoflurane), 메톡시플루란(methoxyflurane), 세보플루란(sevoflurane), 데스플루란(desflurane) 등이 개발됐다.

현재는 임상경험과 연구들의 결과로 개발된 흡입마취제의 부작용들이 자세히 알려지면서 일부는 사용되지 않게 되고, 현재는 부작용이 극히 적은 세보플루란, 데스플루란을 비롯한 일부 흡입마취제들만이 사용되고 있다.

2) 정맥 마취

혈관에 약물을 주입하여 마취하는 방법으로 부작용이 많은 흡입마취의 단점을 보안하여 현재까지 사용되어지고 있다.

① 윌리엄 하비(William Harvey, 1578~1657)가 혈액순환에 대해 밝히고 이를 근거로 1665년 크리스토퍼 렌(Christopher Wren)과 티모시 클락(Timothy Clark)은 동물의 혈관에 약물을 주입하는 실험을 성공적으로 수행했다.

② 요한 엘솔츠(Johan S. Elsholtz, 1623~1688)는 진통제나 마취제를 정맥에 주사하여 전신마취를 유도할 수 있을 것이라 생각하고 아편 유사제(opioid)용액을 정맥에 주사했다.

③ 각종 정맥주사용 마취 약제들, 주사바늘 및 주사기가 개발되고, 제1차 세계대전을 겪으면서 정맥 마취가 많이 사용되기 시작했다.

④ 1900년과 1910년 사이에 정맥 마취를 주된 마취로 하는 균형마취의 개념이 제기됐다.

⑤ 정맥 마취제 개발의 초점은 쉽게 잠들고, 작용시간이 짧으며, 부작용이 적은 약물을 찾는 데 모아졌다. 결국 조건에 부합하는 다양한 정맥주사용 마취약제들(미다졸람(midazolam), 프로포폴(propofol), 알펜타닐(alfentanil), 레미펜타닐(remifentanil), 수펜타닐(sufentanil) 및 근이완제인 베큐로니움(vecuronium), 아트라큐리움(atracurium) 등)이 개발되었고, 1997년에는 프로포폴이 소개됐다.

⑥ 컴퓨터 기술이 발달하면서 목표농도 조절 주입(Target-controlled infusion : TCI) 장치를

통해 흡입가스 없이 오로지 정맥주사만으로도 마취가 가능하게 되었다. 현재 이러한 마취 방법을 '완전정맥 마취(Total Intravenous Anesthesia : TIVA)'라 하고 있다.

(2) 부위마취

부위마취는 척추마취(spinal anesthesia), 경막외 마취(epidural anesthesia), 국소마취(local anesthesia) 등의 방법이 있다. 경막외 마취는 주사침을 넣어 약제를 투여하는 부위에 따라 흉추경막외(thoracic epidural), 요추경막외(lumbar epidural) 및 미추경막외(caudal epidural) 마취로 구분되며, 국소 마취는 국소 침윤마취(infiltration), 부위차단(field block) 및 말초신경차단(peripheral nerve block) 등이 있다.

척추마취, 경막외 마취, 미추마취는 복잡한 장비 없이도 마취가 가능하다. 이 때문에 마취기기들이 발달되기 이전부터 시행되어온 오래된 마취방법이며, 간단한 수술로 인한 마취 시에도 자주 사용되고 있다.

1) 척추마취

거미막밑공간(subarachnoid space)에 있는 뇌척수액(Cerebro-Spinal Fluid : CSF)에 국소마취제를 투여하는 방법이기 때문에 거미막밑마취(subarachnoid anesthesia)라고도 한다.

척추마취는 주입된 국소마취제가 뇌척수액을 따라 퍼지기 때문에 그 퍼지는 정도에 따라서 차단범위가 결정되며 적은 양의 국소마취제만이 있으면 된다.

2) 경막외 마취

경막(dura meter)과 황색인대(ligamentum flavum) 사이의 경막외 공간(epidural space)에 국소마취제를 투여하는 방법인데, 특히 엉치뼈(sacrum)의 경막외 공간에 해당되는 부위에 국소 마취제를 투여하는 것은 미추마취라 한다. 경막외 마취는 국소마취제가 주입된 분절 주위만 한정하여 마취할 수 있으며, 척추마취에 비해 많은 양의 국소마취제가 필요하다. 또한 경막외 마취는 마취효과가 느리게 나타나지만 카테터를 삽입하여 국소마취제를 투여해서 오랫동안 마취상태를 유지를 할 수 있다.

부위마취 방법들은 신체의 일부만 마취시키기 때문에 부위마취(regional anesthesia)라고도 하고, 환자의 의식은 소실시키지 않고 신경전달경로를 차단한다 하여 전도차단(conduction block)이라 하기도 한다. 이 부위마취들은 전신마취의 부작용이나 합병증을 피할 수 있고, 수술이 끝난 후에도 환자들이 통증을 느끼지 않는 장점이 있다. 수년 전부터는 작용발현이 빠르고 마취효과가 확실한 척추마취의 장점과 오랜 기간 마취를 유지할 수 있는 경막외 마취의 장점을 이용하기 위하여 척추-경막외 병용 마취를 시행하기도 한다.

3) 국소마취

국소마취는 신체의 특정 부위를 지배하는 말초신경 말단에 국소마취제를 투여하여 그 신경이 지배하는 신체 일부의 신경전도를 화학적으로 차단하는 마취를 뜻한다. 국소마취는 전신마취에 비해 별도의 마취기구가 필요치 않고, 환자 스스로 숨을 쉬며, 순환기나 호흡기계 합병증이 없는 장점이 있다. 반면, 환자의 의식이 깨어 있기 때문에 불안감을 느낄 수 있어 어린이에게 적용하기엔 어렵고, 근육이완이 잘 되지 않는다는 단점이 있다.

04 무통마취 시스템

무통마취 시스템(nonpain anesthetic gas system)은 국소마취를 할 때 마취 후에는 통증이 없지만 마취주사를 놓는 과정에서 무척 아픔을 느낀다. 이러한 과정에서 아픔을 느끼지 못하게 하기 위하여 정맥주사를 놓는 방법을 이용해 약제를 주입하게 되고, 수면이 유도되어 통증을 느끼지 못하게 되는 것을 의미한다. 컴퓨터 무통마취 시스템을 이용하게 되면 주사액이 아주 천천히 주입됨으로써 환자가 느끼는 통증을 아주 경미하게 줄여준다(그림 1-12).

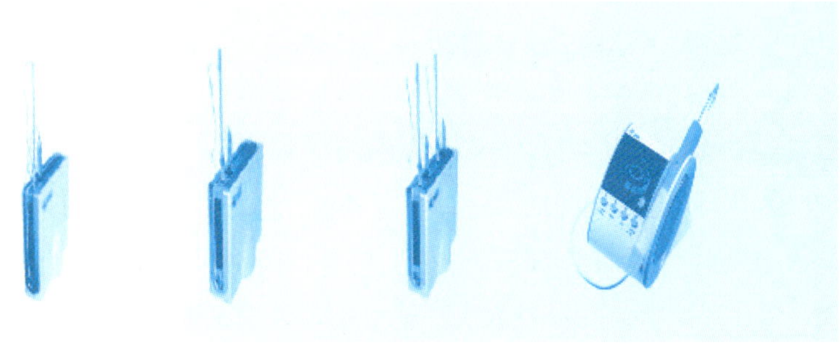

그림 1-12 • 무통마취 시스템

1. 무통마취기의 장점 및 특징

무통마취기는 통증을 줄여주는 장점이 있는 반면 일정한 압력으로 천천히 약물을 주입하기 때문에 시간이 오래 걸린다는 단점이 있다.

(1) 장 점

마취 시 주사기 모양이 아닌 연필이나 펜을 집는 것 같은 모습이 되어 공포심 감소, 마취 시 통증감소, 국소마취제 주입 시 속도가 줄어들어 환자가 안정을 느낄 수 있다.

무통마취기는 환자를 마취(전신/국소) 시 그 통증을 없애주는 역할을 한다. 무통마취기는 마취액이 잇몸 속에 들어갈 때의 통증을 없애주는 역할을 한다. 마취액이 들어갈 때 통증을 느끼는 이유는 마취액의 문제가 아니라 주입 시의 압력 때문이다. 그래서 무통마취기를 이용하여 마취액을 일정하게 서서히 주입하면서 압력 때문에 생기는 통증을 없애준다.

① 마취 시 통증유발 요소를 3가지로 본다면 리도카인* 의 온도, 마취액 주입압력, 니들의 게이지로 볼 수 있다.

② NO-PAIN은 압력을 일정하게 함으로써 마취 통증을 해소할 수 있고, 손의 힘으로 주입하던 기존의 덴탈 시린지** 방식을 강력한 상하운동의 모터로 주입할 수 있도록 기계화 시킨 전동 주사기이다. 또한 핸드피스에 리도카인을 꽂고 본체 카트리지에 장착한 후 조작의 여부에 따라 앰플봉의 동작으로 환자에게 마취액을 주입하는 기기이다.

(2) 특 징

무통마취 시스템은 전신마취와 국소마취 시 그 마취제의 투여속도를 조절하여 통증을 없애주는 시스템이다.

① 무통마취 시스템은 컴퓨터로 마취제 투여를 제어하며 환자의 공포심과 함께 통증을 줄여줄 수 있다. 마취제 주입속도를 조절할 수 있도록 되어 있으며, 주입속도는 대부분 페달로 조절하게 되어 있으니 환자의 특성에 맞게 속도를 선택하여 사용하도록 한다.

② 주입되는 마취제의 양 또한 선택하여 사용하도록 되어 있다. 가장 큰 장점인 마취 시 통증을 감소시킨다는 것 외에도 국소마취제 주입 시 속도가 줄어들어 환자가 안정을 느낄 수 있으며, 마취 시 주사기 모양이 아닌 마치 연필이나 펜을 잡는 것 같은 모습이 되어 환자들이 주사기로 인해 가질 수 있는 심리적 공포를 줄일 수 있는 효과가 있다.

---

* 리도카인(lidocaine) : 강력한 국소마취제로 공기 중에서 안정되며 산, 알칼리에도 안정된다. 작용발현이 강하고 척수, 전도, 침윤, 표면마취제로서도 각과 영역에서 광범위하게 사용된다. 국소마취작용은 프로카인의 2~4배 강력하며, 독성의 강도는 프로카인과 같다. 조직자극작용은 거의 없으며 프로카인에 과민한 환자에서도 사용할 수 있다. 아드레날린을 병용하면 흡수가 지연되고 부작용은 거의 없고 항부정맥제로서도 사용된다.

** 시린지(syringe) : 실험용 주사기로 정확한 분석을 위해 정확한 양을 흡입, 분주할 수 있다. 시린지는 니들(needle) 바늘, 터미네이션(termination), 부피표시선(volume markings), 주사기몸통(barrel), 테두리(flange), 막대 피스톤(plunger)으로 구성되어 있고, 액체용과 기체용으로 나뉘어져 있다.

2. 마취기 내의 공급장치 및 마취기 작동

마취기 내의 공급장치로 수술 시 필요한 가스 공급과 가스 공급조절에 필요한 조절장치 등이 있고, 마취기 작동방법에 대해 알 수 있다.

(1) 마취기 내의 공급장치 및 구성

마취기 내의 공급장치 및 구성에는 기통, 낮은 압력으로 감압시키는 감압 밸브, 페일 안전장치(fail-safe device), 산소 플러시(oxygen flush) 등이 있다.

1) 기 통

마취기에 부착하거나 수술실 내에 두고 사용할 수 있으며 현재 많은 병원에선 중앙배관시설(central piping system)로서 가스를 공급하고 있다(표 1-1).

표 1-1 • 가스 종류에 따른 기통의 색

종 류	원소기호	색
산소	O	흰색, 녹색
아산화질소	N	청색
이산화탄소	CO_2	회색
공기		황색, 녹색, 흰색

① 기통(cylinder)을 마취기에 부착시켜서 사용할 경우에는 다른 종류의 기통을 서로 바꾸어 끼우는 일이 없도록 기통의 색을 구별하고, 마취기에 연결하는 부위에 지정된 기통만 끼워지는 핀 색인 시스템(pin index system)을 채택하여 가스를 바꾸어 사용하는 일이 없도록 예방한다.

② 중앙배관시설을 이용하는 병원에서 기통저장소는 그늘지고, 서늘하며, 건조한 곳에 설치-폭발의 위험을 예방한다. 감압 밸브, 유량계, 기통에 기름이 묻어 있으면 폭발의 원인이 되므로 주의하여야 한다.

2) 감압 밸브

기통 내의 높은 압력의 가스가 전신마취기 내로 직접 들어가면 마취기의 연결부가 파괴되면서 폭발할 위험이 있으므로 낮은 압력으로 감압시켜 안전을 도모하도록 감압 밸브(pressure reducing valve)를 사용하고 있다(그림 1-13).

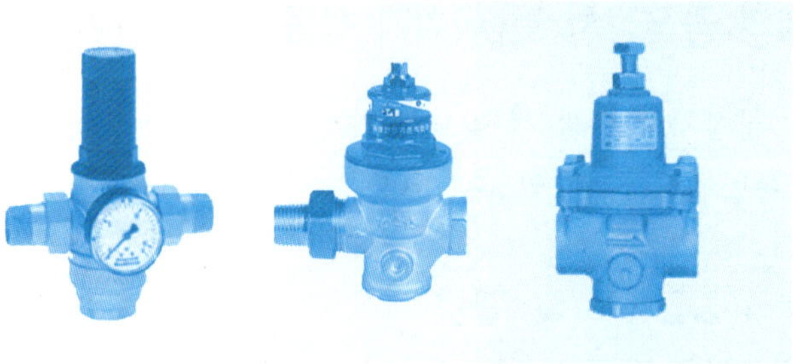

그림 1-13 • 감압 밸브

압축 가스통 속의 압력이 감소되더라도 가스가 감압 밸브를 통한 후에는 일정한 압력을 유지하도록 설계되어서 가스통 속의 압력변화와 관계없이 일정한 압력으로 사용할 수 있다.

3) 페일 안전장치

적당한 산소의 압력이 있어야 아산화질소가 공급될 수 있도록 고안된 마취기 내의 안전장치로 산소와 아산화질소가 유량계로 들어가기 전의 마취기 회로 내에 설치한다.

4) 산소 플러시

산소유량계를 통하지 않고 다량의 산소를 공급할 수 있도록 고안된 것이다(그림 1-14).

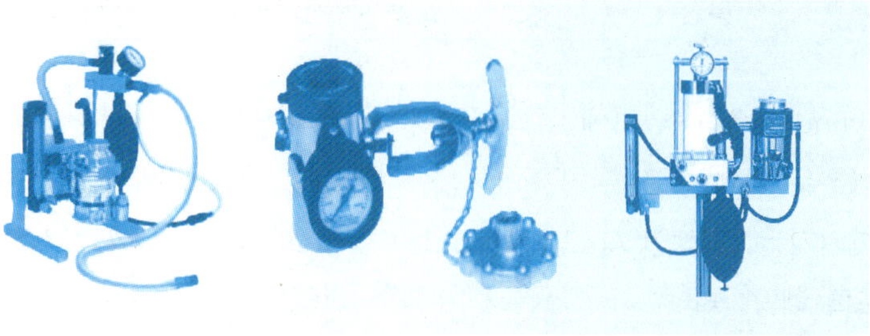

그림 1-14 • 산소 플러시

(2) 마취기기 작동순서

동물을 기준으로 마취기기 작동순서는 다음과 같다.

① 마취 전 동물평가 후 동맥삽관술(cannulation(H/S))

② 심전도 거치

③ 전마취(premedication) 및 마취유도(induction)

④ 마스크 환기장치(mask ventilation) : 삽관 전 충분한 산소공급을 위해 마스크를 부착 후 환기장치 작동

⑤ **삽관**(intubation) 및 **산소공급**(과산소 공급)

⑥ **마취유도**(induction)

㉠ 기화기를 **작동**시키면 **흡입가스 공급**을 한다.

㉡ **산소공급**을 **감소**시킨다.

⑦ **환기장치**(ventilation) **시작** : 보통 **자발호흡**(스스로 호흡)을 **유지**시킨다.

⑧ **마취회복** : 기화기를 끈다.

⑨ **산소공급**이 **감소**된다.

⑩ 상태를 보아가며 **각종 장치**를 **제거**한다.

이러한 과정을 통해 마취기기를 작동하며 각 동물에 수술 시 최대한 안정적으로 환축의 상태를 유지하고 있다.

05 수술실 멸균과 소독

수술에 필요한 장비와 시설을 갖춰진 곳으로 멸균과 소독이 이루어져 항상 청정함을 유지해야 하는 곳이다.

1. 수술환자의 감염관리

수술실 간호사는 **무균술***에 대한 폭넓은 지식이 있어야 하며 또한 강력한 요구와 설득을 할 수 있는 태도를 갖추어야 한다(그림 1-15).

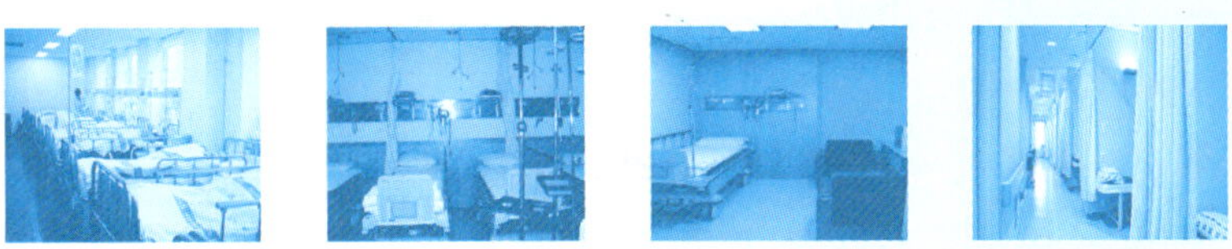

그림 1-15 • 중환자실 및 회복실

* 무균술 : 병원감염을 줄이기 위해 병원 전체에서 수행되어야 하는 중요한 절차로서 내과적 무균술과 외과적 무균술로 나눌 수 있다. 내과적 무균술은 일정 지역에 있는 미생물의 수를 줄이는 것과 현재 있는 곳에서부터 다른 곳으로 미생물이 만연되는 것을 막는 것이고, 외과적 무균술은 병원균이나 미생물이 전혀 없는 멸균상태를 유지하는 것이다.

수술실 의사 및 간호사는 수술이 진행되는 동안 수술환자의 감염관리를 위하여 다음과 같이 준비를 해야 한다.

① 수술 절개부위 감염증 환자의 보고와 기록을 한다.
② 공기청정시설을 확보한다.
③ 수술실의 위치를 고려한다.
④ 수술실 간호사의 전문성을 부여한다.
⑤ 수술실의 복장강화와 수술실 방문을 제한한다.
   ㉠ 수술실 인력을 구성하는 간호사와 의사, 환자 자신이 수술실의 오염원이 된다. 그러므로 수술실 인력이 오염원이 되는 것을 막기 위해서는 마스크, 수술모, 수술가운 등의 올바른 사용이 필요하다.
   ㉡ 마스크는 코와 입을 완전히 가리고 항상 건조한 상태로 유지되도록 한다.
   ㉢ 수술모는 수술모 밖으로 머리카락이 나오지 않도록 한다.
   ㉣ 수술실 가운은 바지(slacks)가 바람직하다.
   ㉤ 수술실 인력 외의 수술실 방문을 제한하되 꼭 필요한 경우 수술실 복장을 갖추고 수술실 실내화를 착용하며 손씻기(hand scrub)를 허용한다.
   ㉥ 손씻기 강조
      ⓐ 수술용 고무장갑이 5 : 1의 비율로 구멍이 난다는 점을 감안하여 손씻기를 철저히 한다.
      ⓑ 하루 중 첫 손씻기에는 최소한 10분 이상을 한다.
   ㉦ 피부준비 및 방포 시의 무균실 적용
      ⓐ 철저히 무균실이 지켜져야 한다.
      ⓑ 서지컬 드레이프스(surgical drapes) : 수술 시의 사용이 일반화되어야 한다.
      ⓒ 면방포가 사용될 경우 방포가 젖게 되면 새로운 멸균방포 위에 새로운 방포를 여러 장 덧대어 사용한다.
   ㉧ 깨끗한 기구 세트(fresh instrument set)를 사용한다. 수술절개 부위 감염증을 가져오는 요인은 다음과 같다.
      ⓐ 장문합에 사용된 봉합사가 풀려 장의 내용물이 복막강으로 흘러나올 때이다.
      ⓑ 오염수술에 사용된 기구나 물품이 오염되면서 복벽 또는 흉벽 등을 오염시킬 때이다.
      ⓒ 수술절개부위 봉합에 깨끗한 기구 세트가 사용되지 않았을 때이다.
   ㉨ 공기오염원 제거
      ⓐ 공기오염원이 되는 웃음, 대화, 재채기, 수술실 통행 등을 피한다.

ⓑ 수술 중 얻어지는 혈액, 조직, 분비물 등이 건조되면 공기오염원으로 작용 그래서 혈액, 조직, 분비물 등이 건조되지 않도록 소독수로 닦는다.

ⓒ 거즈 수량 파악(gauze count)이 끝나면 거즈를 비닐이나 뚜껑이 있는 용기에 담는다.

ⓩ 부속물품 관리

ⓐ 수술부위에 직접 이용되지 않는 물품도 적당한 소독을 해야 한다. 압축지혈대(pneumatic tourniquet), 모래베개(sand bag pillow), 침대 부속물 등이다.

ⓑ 수술침대, 기계상 운반용 기기(car) 등의 바퀴도 청소를 자주한다.

ⓒ 고압솥(autoclave)의 꼭대기나 가장자리, 스크럽 싱크(scrub sink)대, 수도꼭지, 비누와 스크럽(scrub) 솔저장함 등도 소독수로 자주 닦는다.

㉪ 청소관리

ⓐ 수술실의 청소는 하루의 업무가 시작되기 1시간 전에 이루어져야 하며, 한 수술이 끝나고 환자가 회복실로 나간 후에도 중간 청소를 하고 하루의 모든 업무가 끝난 후 다시 청소를 한다.

ⓑ 업무시간 1시간 전이나 하루의 업무가 끝난 후에 이루어지는 청소는 공기 중의 먼지입자, 비말성 미생물 등이 앉은 것을 제거하기 위해 하는 것으로 바닥은 젖은 마대걸레로 닦고 그 외의 부분은 소독수를 묻힌 타월로 닦는다. 작은 진공청소는 가능하나 빗질은 절대로 금한다.

2. 무균실의 기본원칙

무균실(sterile area, 無菌室)은 균이 살지 않는 곳으로 기본원칙을 항상 준수하고 숙지하여야 한다(그림 1-16).

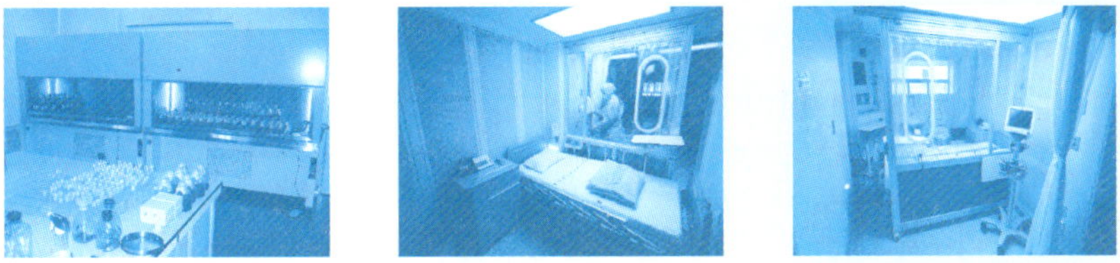

그림 1-16 • 무균실

(1) 무균실에서의 기본지침

무균실에서의 기본지침은 항상 지켜져야 하며 주의사항에 대한 교육 또한 반복적으로 시행되어야 한다.

① 소독되어 있지 않은 물품은 비소독 상태에 있는 사람이 다룬다.

② 멸균성에 대해 의심이 갈 경우에는 불결한 것으로 간주한다. 무균성 소독도구(package)가 비소독 작업실에서 발견될 때, 소독기의 작동시간이 불분명할 때, 비소독된 사람이 소독된 기구나 물품을 스쳤을 때, 소독된 기구나 물품의 포장이 벗겨진 상태로 방치되어 있을 때 소독하여야 한다.

③ 비소독된 사람은 소독된 공간 위를 지나가서는 안 되며 소독된 사람은 비소독된 곳에 기대지 않아야 한다.

㉠ 식염수나 증류수(saline)가 필요할 때 수술실 근무간호사(scrub nurse)는 대야(basin)나 볼(bowl) 등의 멸균된 수술기계상의 가장자리로 옮겨놓고, 순회간호사(circulating nurse)는 멸균된 수술기계상 근처에 서서 대야나 볼을 치운다.

㉡ 무영 등의 초점을 맞출 때 순회간호사는 소독된 부위와 적당한 거리를 두어야 한다.

㉢ 땀을 제거할 경우 소독된 부위로부터 얼굴을 돌리게 한 후 땀을 닦아낸다.

㉣ 수술실 근무간호사가 비소독 테이블을 방포로 덮을 때에는 자신의 가까운 쪽을 먼저 덮고 후에 먼 쪽을 덮는다.

㉤ 핀셋(trans forcep)으로 순회간호사가 비소독 테이블을 소독방포로 덮을 때에는 먼 쪽을 먼저 덮고 가까운 쪽을 덮는다.

㉥ 멸균된 테이블은 단지 테이블 높이에서만 멸균상태이다.

㉦ 소독된 수술가운을 입었을 때의 소독범위 : 허리에서 어깨까지의 앞부분과 소매부분까지이다.

ⓐ 손은 허리위치 이상의 자기 시야 안에 둔다.

ⓑ 팔꿈치는 양 옆구리 가까이 두면서 손은 얼굴과 멀리 둔다.

ⓒ 양 팔을 접어 겨드랑 사이에 두지 않는다.

ⓓ 발판 위에 서게 되면 가운의 허리 아래 부분이 테이블 위치 이상으로 올라오므로 주의한다.

ⓔ 소독 가운을 집을 때 가운의 허리 윗부분이 가운을 집은 사람의 허리 아래 부분으로 내려가면 불결된 것으로 간주한다.

㉧ 멸균용품을 담고 있는 용기의 가장자리는 불결한 것으로 간주한다.

ⓐ 멸균 패키지에서 물품을 들어 올릴 때 똑바로 들어 올려 물품이 소독방포의 가장자리에 닿지 않도록 한다.

ⓑ 순회간호사가 용액 병이나 시험관의 뚜껑을 열 때 뚜껑의 가장자리가 병이나 튜브의 주둥이에 닿아서는 안 된다.

ⓩ 무균자(sterile person)는 무균실에 있어야 한다.

ⓐ 환자를 드래핑(draping) 시에 무균자는 테이블과 안전한 거리를 둔 상태에서 등을 돌리고 서 있는다.

ⓑ 2명의 무균자는 서로 등을 돌리고 지나간다.

ⓒ 무균자가 비무균자(non-sterile person)의 영역을 지나갈 때는 등을 돌리고 통과한다.

ⓓ 무균자가 무균실을 통과할 때는 마주보고 통과한다.

ⓔ 무균자와 비무균자는 충분한 거리를 두고 대화하도록 한다.

ⓕ 무균자는 수술 시작이 지체되어 기다리게 될 경우 수술실 방안이나 복도를 돌아다녀서는 안 된다.

ⓖ 무균자는 소독영역과 최소한으로 접촉하도록 한다.

ⓒ 습기는 오염원이 되고 있다.

ⓐ 살균된 물품(sterile package)은 건조한 곳에 보관한다.

ⓑ 살균된 물품이 젖어 있으면 불결한 것으로 간주한다.

ⓒ 무균실은 용액 등으로 젖게 되면 다른 무균의 천(sterile drape) 등으로 덮어준다.

ⓚ 오염원을 최소한 감소시킨다.

ⓐ 환자의 수술부위 피부는 병실에서 면도(shaving)와 스크럽을 한 후 수술 직전에 다시 한 번 살균한다.

ⓑ 수술팀은 수술에 참여하기 전 모두 손세정을 한다.

ⓒ 간호사와 의사는 맨손이 수술가운의 겉 부분과 수술장갑에 닿지 않도록 주의하여 수술가운을 입은 후 수술장갑을 착용한다.

ⓓ 스크럽 후 손을 말리기 위해 이용하는 핸드 타월(hand towel)이 입고 있는 수술실가운에 닿지 않도록 한다.

ⓔ 피부절개에 이용된 칼은 불결된 것으로 간주한다.

ⓕ 수술 중 장갑(glove)에 구멍이 나면 즉시 교환하고, 구멍을 낸 바늘(needle)이나 기구(instrument)는 불결하다.

ⓖ 염증성 수술부위는 오염된 것으로 간주한다.

ⓗ 소독포를 풀 경우에는 겉 포만 만져서 푼다.

ⓣ 핀셋 이용 시 비소독된 면에 닿지 않도록 하고 병(jar)에 넣을 때에는 뚜껑이 완전히 덮이도록 한다.

ⓟ 소독된 물품을 멸균기에서 꺼낼 때 비소독된 부분에 닿지 않아야 한다.

ⓗ 작은 바늘이나 기구를 잃어버렸을 때에는 바닥의 먼지를 문 쪽으로 쓸면서 찾는다.

3. 수술실 간호사의 역할

간호사는 보통 의사의 보조역할을 수행하는데 수술실 간호사는 수술에 임하는 의사의 집도를 돕는 업무를 담당한다.

(1) 수술실 근무간호사의 역할

수술과정을 정확히 알고 있어야 하며 수술자의 요구를 예측할 수 있음은 물론 수술자의 요구를 신속하고 효과적으로 처리할 수 있어야 한다(그림 1-17).

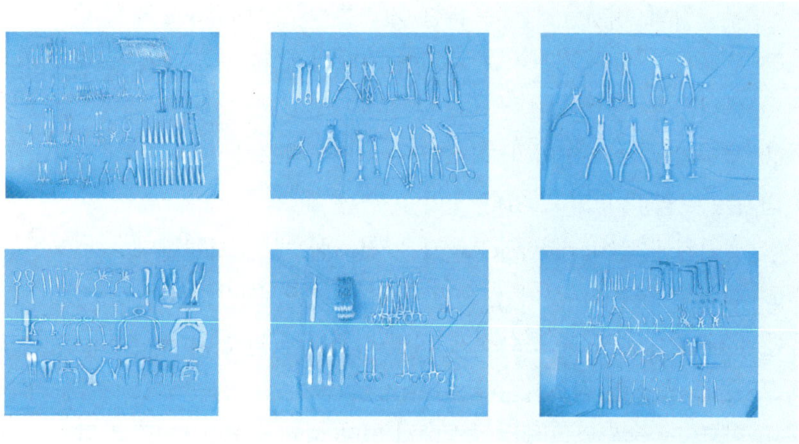

그림 1-17 • 여러 가지 수술기구

1) 수술 전

수술 전 간호사는 수술종류에 따라 필요한 도구들을 미리 준비해 놓고 수술이 원활하게 진행되도록 도구의 정돈 및 의사의 지시에 따라 옆에서 보조하며 돕는 일을 수행한다.

① 수술과정을 명확히 알고 있어야 한다.
② 수술에 필요한 기계 및 물품이 순회간호사에 의해 공급되도록 지시한다.
③ 드레이핑(draping)에 이용되는 리넨(linen)을 준비한다.
④ 메이요 스탠드(mayo stand)를 준비한다. 수술에 이용될 기구를 메이요에 차린다.
⑤ 모든 기구를 쉽게 집을 수 있고 움직일 수 있도록 해 놓는다.
⑥ 봉합사 및 봉합바늘을 준비한다.
⑦ 수술에 이용되는 스펀지(sponge)를 세어 놓는다.
⑧ 수술복 착의와 장갑착용을 도와준다.
⑨ 수술 전 과정에 있어서 무균술을 철저하게 지킨다.
⑩ 드레이핑하는 것을 돕는다.

2) 수술 중

수술 중 간호사는 의사의 지시에 따라 필요한 기구를 건네주며 항상 기구를 청결히 정리하고, 수술 중 사용된 도구들의 수를 파악 및 수술실이 청결히 유지되도록 한다.

① 피부절개를 위한 기구를 의사에게 효과적인 방법으로 건네준다.
② 수술 도중 Mayo Table에 있는 기구를 항상 깨끗이 정리한다.
③ 이용한 기구는 거즈로 피나 조직을 깨끗이 제거하여 정리해 놓는다.
④ Suction Tip은 막히지 않도록 자주 통과시킨다.
⑤ 만약 제거된 뼈나 조직을 다시 이용해야 할 경우 소독된 부위에 보관한다.
⑥ 검사물을 잘 보관하였다가 필요한 경우 처리절차를 지시한다.
⑦ 스펀지, 바늘, 기구의 수를 파악한다.
⑧ 순회간호사로 하여금 수술실이 청결히 유지되도록 한다.

3) 수술 후

수술 후에 간호사는 마지막 드레싱하는 것을 돕고 수술에 사용되어진 검사물을 다시 한번 확인 및 정리하며, 수술실 주변을 깨끗이 청결하게 점검한다.

① 소독된 손으로 마지막 드레싱(dressing)하는 것을 돕는다.
② 수술 시 나온 모든 검사물에 관해 다시 확인한다.
③ 환자가 회복실로 갈 때까지 수술실 내에 머무른다.
④ 수술이 끝나 후 이용된 기구와 물품을 절차에 따라 처리한다.
⑤ 수술이 끝난 후에는 수술실 벽과 바닥, 대야, 흡입관(suction) 등이 깨끗이 정리되어 있는지 점검한다.

4) 순회간호사의 역할

① 수술이 진행되는 동안 수술실의 청결을 유지한다.
② 무영등 및 각종 보조등을 시험해 보며 필요한 부위에 초점을 맞춘다.
③ 흡입기*, Bovie Unit**, 발판 등이 바른 위치에 있는지 확인하고 작동시험도 한다.
④ 필요한 경우 깨끗한 멸균기를 조작할 수 있어야 한다.
⑤ 수술실 근무간호사에게 필요한 경우 거즈, 식염수(saline) 등 각종 멸균 물품을 공급한다.

---

* 흡입기(suction기) : 흡인작용에 의해서 상기도내의 분비물, 소화관내 및 체강내의 혈액, 삼출액, 가스 등을 체외로 배출시키는데 사용하는 기구이다.

** Bovie Unit : 전기적으로 지지는 수술도구로 지혈이나 조직을 짜르는데 사용하는 기구이다.

⑥ 수술체위 유지를 도와준다. 각 수술에 필요한 수술체위와 침대 및 부속물의 이용법을 알아야 한다.
⑦ 수술실 근무간호사의 스펀지, 바늘, 외과적 기구의 수 파악에 협조하고 기록을 정확히 한다.
⑧ 수술실 근무간호사를 관찰하며 필요한 경우 지시한다.
⑨ 수술 중 누락된 기구 및 물품이 있는지 확인하고 필요한 경우 신속히 공급한다.
⑩ 수술과정 전체에 있어서 무균수술이 철저히 지켜지도록 관찰한다.
⑪ 검사물에는 명칭을 정확히 하여 검사실로 보낸다.
⑫ 다음 수술을 위해 준비를 한다.
⑬ 수술이 끝난 후 중간 청소가 이루어지도록 지시한다.
⑭ 이용된 기구와 물품을 분류하여 정리한다(그림 1-18).

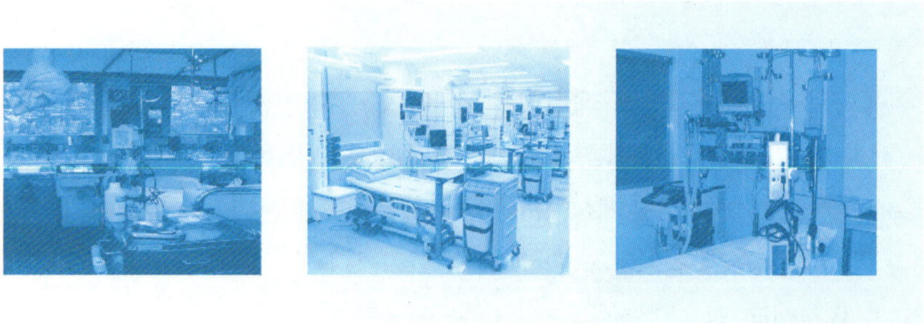

그림 1-18 • 중환자실

4. 외과수술 시 세정

외과수술 시 세정은 수술 시 수술절개 부위의 오염을 막기 위해 세정순서대로 세정을 실시하는 것이다.

(1) 외과수술 시 세정의 목적과 방법

외과수술 시 세정의 목적을 알고 그 방법에 대해 알 수 있다.

1) 외과수술 시 세정 목적

손과 팔의 미생물을 제거하여 수술절개 부위의 오염을 막는다.

2) 외과수술 시 세정 소요시간

첫 세정(scrub)은 10분 정도. 첫 세정 후에 다시 단축세정(short scrub)하는 경우는 5분 정도이다.

3) 외과수술 시 세정순서

외과수술 시 세정순서는 다음과 같다.

① 반지나 팔지를 뺀다.

② 손바닥에 소독액과 물을 묻혀 거품을 낸 후 팔꿈치 위 31[inch]까지 닦고 흐르는 물에 씻는다.

③ 뾰족한 손톱 줄(nail file)로 손톱 밑을 깨끗이 한다.

④ 솔에 비누를 묻혀서 손을 닦되 양손을 차례로 닦고, 손의 위치는 팔꿈치 높이보다 위에 있어야 한다.

⑤ 왼쪽 손목에서 팔꿈치까지의 팔을 닦되, 다시 손목 위로 올라가 손을 닦아서는 안 된다.

⑥ 왼쪽 팔꿈치와 상완(팔꿈치 위 31[inch])을 닦는다.

⑦ 솔을 깨끗이 헹군다.

⑧ 오른손의 솔을 왼손으로 옮기고 오른쪽 손목에서 팔꿈치까지 비누를 묻히고 솔로 닦는다.

⑨ 오른쪽 팔꿈치 위 31[inch]까지의 부위와 팔꿈치 주위를 닦는다.

⑩ 왼손에 솔을 든 채 양손과 팔을 헹군다.

⑪ 반복하여 3번 세정하였으면 솔을 버리고 물을 잠근 후 수술실 안으로 들어간다.

4) 손 말리기

손을 말릴 때 세정순서에 따라 다음과 같이 실시한다.

① 손전용 타월을 집을 때에는 무릎을 굽히고 빨리 타월을 집으며 이때 타월 주위의 다른 소독 물품이 손에 닿지 않도록 주의한다.

② 타월을 집은 후 손을 닦을 때 타월이 비무균 세정 복장에 닿지 않도록 주의한다.

③ 타월을 반대쪽 세로로 길게 접은 후 접힌 솔기가 손목쪽에 있게 한 후 팔꿈치쪽으로 옮겨가면서 물기를 닦는다.

④ 타월을 지정된 곳에 놓는다.

5) 수술복 착의

수술복 착의 시 다음의 순서대로 실시한다.

① 수술복 착의 시(gowning) 주위의 다른 멸균방포에 손이나 비무균 세정 복장(non-sterile

scrub dress)이 닿지 않도록 주의하며 살균된 가운을 집는다.

② 살균된 가운(sterile gown) : 무균 가운 내부의 목둘레 부분을 잡은 후 가운의 소매로 들어가는 구멍을 찾는다.

③ 양손으로 각각의 암 홀(arm hole)을 잡은 후 양손을 동시에 소매 안으로 밀어 넣는다.

④ 순회간호사는 수술실 근무간호사 뒤로 가서 가운 뒷부분을 당긴 후 뒤의 끈을 매준다. 단, 이때 순회간호사의 손이 살균 가운 앞부분을 만지지 않도록 주의하며, 수술실 근무간호사의 손이 소매 밖으로 나오지 않도록 주의한다.

6) 장갑착용 시

장갑착용 시에 다음의 순서대로 실시한다.

① 장갑착용 시(gloving) 수술실 근무간호사의 손을 무균 가운의 소매 안에 둔 채로 오른손으로 왼쪽 장갑의 끝부분을 잡는다.

② 장갑의 엄지부분과 왼손의 엄지부분이 마주보고, 장갑의 손가락이 팔 쪽을 향하도록 왼쪽 손바닥에 장갑을 놓는다.

③ 무균 가운의 소매 속에 있는 왼손의 엄지와 검지로 장갑의 아래쪽 끝부분을 잡고 무균 가운의 소매 속에 있는 오른손의 엄지와 검지는 장갑의 위쪽 커프(cuff)를 잡은 채 손을 장갑 속으로 밀어 넣는다.

④ 살균된 가운의 끝이 장갑 속에 머물게 되므로 살균된 가운의 소매 아래 부분을 조심스럽게 잡아당기되 살균된 가운의 끝이 장갑 위로 완전히 빠져 나오지 않도록 주의한다.

⑤ 왼손으로 오른쪽 장갑을 잡은 뒤 오른쪽 손바닥에 놓는다. 그 후의 방법은 동일하다.

7) 조끼착용 시

조끼착용 시 다음의 순서대로 실시한다.

① 손은 허리위치 이상의 자기의 시야 안에 둔다.

② 팔꿈치는 양 옆구리 가까이 두면서 손은 얼굴과 멀리 둔다.

③ 양 팔을 접어 겨드랑이 사이에 두지 않는다.

④ 발판 위에 서게 되면 가운의 허리 아랫부분이 테이블 위치 이상으로 올라오므로 주의한다.

⑤ 소독 가운을 집을 때 가운의 허리 윗부분이 가운을 집은 사람의 허리 아랫부분으로 내려가면 불결된 것으로 간주한다. 응급실은 그림 1-19와 같다.

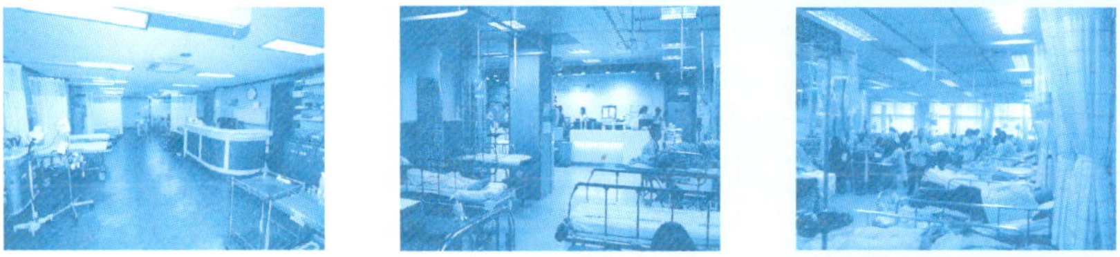

그림 1-19 • 응급실

8) 스펀지와 바늘 수

스펀지와 바늘의 수는 항상 정확하게 파악해야 한다.

① 스펀지 수(gauze count : 거즈의 수 파악) : 스펀지 수는 다음의 방법대로 시행한다.

㉠ 스펀지는 주로 환자의 혈액이나 조직액 및 분비물을 제거하는 데에 이용된다.

㉡ 이용된 스펀지는 환자의 혈액손실을 측정하는 데 도움을 준다.

㉢ 거즈의 수 파악목적은 이용된 스펀지가 환자의 체내에 남겨지는 것을 막기 위함이다.

㉣ 거즈의 수 파악(sponge count)은 적어도 3번을 하도록 한다. 조직절개가 이루어지기 전, 복강이나 흉강 등이 닫힐 때 피부봉합이 이루어질 때이다.

㉤ 거즈의 수 파악은 실수를 배제하기 위해서 순회간호사와 수술실 근무간호사가 함께 세어보는 방법도 바람직하다.

㉥ 거즈의 수 파악이 이루어진 스펀지는 비닐이나 뚜껑이 있는 용기에 담아두어 수술실 공기오염을 감소시키도록 한다.

㉦ 거즈의 수 파악이 이루어지는 장소는 환자에게 이용된 스펀지가 잘 보이는 곳, 통행량이 많은 곳은 피하되 마취과 의사에게 혈액손실량이 잘 관찰될 수 있는 곳이 적당하다.

② 바늘 수(needle count) : 바늘 수는 다음의 방법대로 시행한다.

㉠ 실이 달린 바늘은 이용 직전에 포장지에서 꺼낸다.

㉡ 모든 바늘은 방포, 스펀지, 기타 린넨과 함께 두지 않는다.

㉢ 수술이 시작되기 전에 순회간호사(circulating nurse)와 수술실 근무간호사(scrub nurse)와 함께 바늘 수를 세어 본 후 순회간호사는 물품 기록지에 바늘의 개수를 기록한다.

㉣ 수술 중 수술실 근무간호사는 봉합사의 빈 포장지를 모두 모으며 이용된 바늘도 모두 모은다.

㉤ 순회간호사는 수술 중 살균영역(sterile field)으로부터 떨어져 발견된 바늘은 바늘

Count가 끝날 때까지 수술실 방안에 보관하여 수술 중 추가 이용된 바늘의 수는 반드시 기록지에 추가 기록하도록 한다.

ⓑ 수술절개 부위가 봉합되고 있는 동안 바늘을 세고 스펀지 수도 센다. 숫자가 맞으면 의사에게 바늘 수가 정확히 이루어졌음을 알리고 수술실 기록지에 바늘 계수 정확(needle count correct)이라고 기록한 후 순회간호사와 수술실 근무간호사가 함께 서명한다.

ⓢ 바늘 수에 이상이 생겼을 경우 외과의와 간호감독이나 수간호사에게 알린 후 수술방과 수술실(surgical field)를 찾아보며 바늘 수를 다시 센다.

ⓞ 잃어버린 바늘을 찾지 못하면 X-ray 촬영을 한 후 사고보고서를 작성하여 수술실 근무간호사와 순회간호사가 함께 서명한다.

ⓙ 수술실 기록지에 바늘 계수 정확이라고 기록한 후 수술실 근무간호사, 순회간호사, 외과의가 함께 서명하도록 한다.

06 수술의 역사와 수술기구

흔히 성형수술을 현대 의학의 산물이라 하지만 성형수술은 고대 인도, 이집트, 로마 때에도 성행해왔었다. 기원전 3000년 경 이집트에선 당시 기술로는 믿어지지 않을 수준의 성형수술을 시행했다고 기록에 남아 있다. 주로 코뼈나 턱골절을 치료하기 위한 수술로, 당시의 미신이나 주술 등이 아닌 도구를 이용함으로써 사람을 치료한 것이 기록에 남아 있다 (그림 1-20).

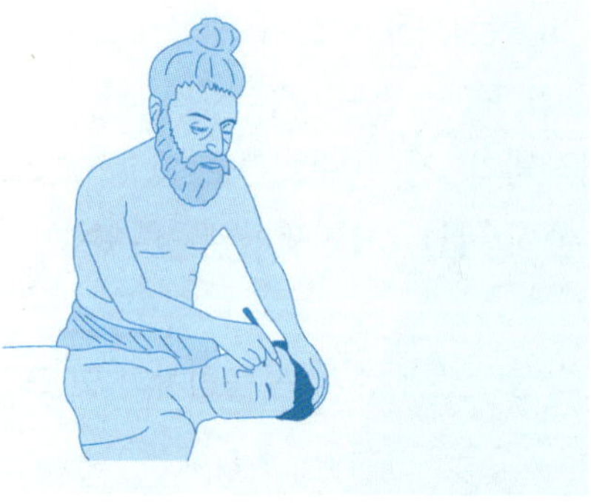

그림 1-20 • 고대 인도의 명의 수쉬루타의 시술장면

1. 수술의 역사

기원전 3000년경 이집트에선 당시에 벌을 받거나 보복을 당해 얼굴이나 신체의 일부가 절단되는 경우가 많았기 때문에 당시의 성형수술은 필수불가결한 의료기법이었다.

① 성형수술이 가장 먼저 높은 수준으로 발달된 곳은 인도이다. 당시 인도에는 수쉬루타라는 명의가 있었다. 수쉬루타는 몸의 다른 조직(이마나 볼, 엉덩이 등)을 이용해 귀나 코를 되살리는데 발군의 실력을 보였다.

② 동로마 비잔틴에서 활약했던 오리바시우스(Oribasius)는 현대 성형, 정형의학에 거대한 공을 세운 인물이다. 그는 주로 전쟁과 사고로 인해 불구가 된 사람들을 시술하였는데 특히 얼굴이 크게 망가진 경우 감쪽같이 봉합해주는 재능을 발휘하는 것으로 유명했다(그림 1-21).

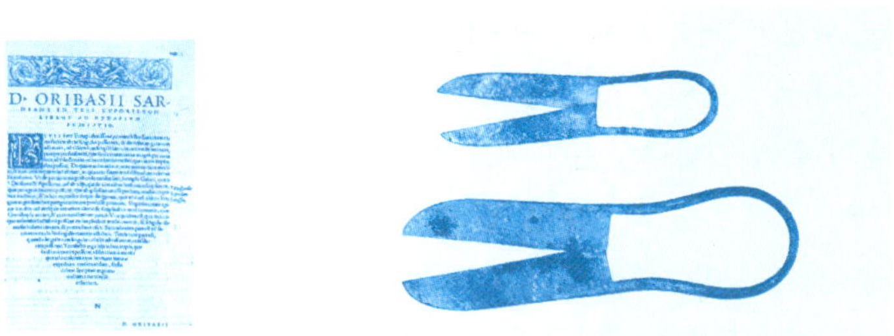

그림 1-21 • 오리비우스가 남긴 의술서와 당시 사용했던 의료도구

③ 성형외과학은 근대적 의미에서 19세기 말과 20세기 초를 거치며 비로소 정립되었다고 할 수 있다. 이 시기에 발생한 미국의 남북전쟁과 제1,2차 세계대전에서 전투 중에 신체 일부를 잃은 병사들을 치료하며, 특히 18세기 처음 마취기술이 발명되면서 성형외과학은 보다 신속하고 세련되게 발전하게 된다.

2. 수술기구

수술기구(instruments)로는 주로 자르는 기구부터 시작하여 피부나 장기를 절개하거나 잘라내는데 사용하는 봉합이나 더불어 끝이 뾰족한 것부터 둥근 것까지 용도에 맞게 여러 종류가 사용되기도 한다(그림 1-22).

(1) 수술기구의 종류와 기능

현재 사용하고 있는 수술기구들의 종류와 그 기능에 대해 알 수 있다. 수술기구들의 종류와 기능은 다음과 같다.

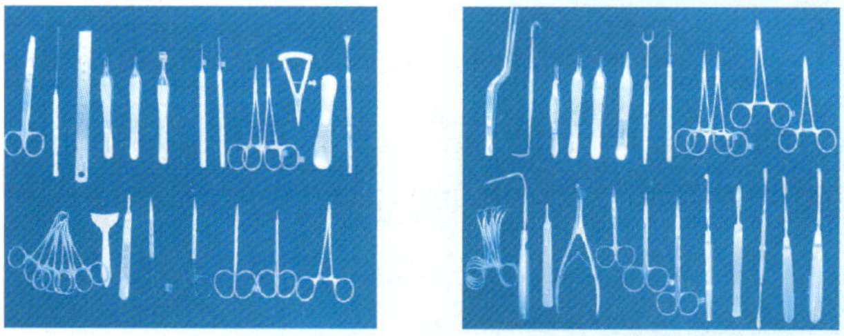

그림 1-22 • 수술기구

① 조직이나 혈관, 뼈 등을 붙잡거나 지혈 또는 지지해주기 위해 사용되는 기구이다.
② 기존의 수술부위보다 큰 부위를 압박할 때 사용하는 기구이다.
③ 봉합을 위한 바늘을 잡는데 사용하는 기구이다.
④ 방포, 수술에 사용되는 줄 등을 고정할 때 사용하는 기구이다.
⑤ 충수돌기 같이 입체감 있는 부위를 잡을 때 사용하는 기구이다.
⑥ 동시에 위장과 수술 시 장관을 잡아주는 기구이다.
⑦ 복부수술 시 시야를 확보하기 위하여 복막이나 주위 조직을 잘 잡아주는 기구이다.
⑧ 수술 시 절개 부위를 넓히기 위해 사용하는 기구이다.
⑨ 복부수술 시 지속적으로 복막을 넓혀주기 위해 사용하는 기구이다.
⑩ 끝이 갈고리 모양으로 특정부위를 넓히기 편하여 폐수술 시 지속적으로 벌리기 위해 사용하는 기구이다.

이렇듯 일련의 수술도구가 상존할 만큼 시대가 거듭할수록 변모하여 다양하고 용이한 수술도구가 선보여 많은 기대를 하고 있다.

(2) 수술기구의 품질과 기능

수술기구는 적절한 관리를 통해서 오랫동안 의사의 손이 되어주는 고품질의 상품인 것은 변함없는 사실이다. 그러면서 수술기구의 품질과 기능은 수술과정과 그 결과에 영향을 미칠 정도로 완벽한 기능과 위생적으로 깨끗한 기구만이 의사들에게 도움을 줄 정도이니 불결하고 결함이 있는 기구들은 환자에게 위해를 안겨줄 만큼 의사에게 도움보다는 장애가 된다는 사실도 염두해 두어야 한다.

(3) 수술기구 관리의 중요성

수술기구의 적절한 세척과 관리가 기구를 오래 사용할 수 있게 하고, 더 가치있게 하며, 원활한 수술과정과 좋은 결과를 가져올 만큼 기구는 사용되는 동안에 증기나 물, 열, 화학적 세척, 단백질, 혈액, 기계적 노폐물 등 여러 가지 위험요소에 노출이 되면 최고의 스테인리스 스틸이라고 해도 기구세척이나 관리법을 준수하지 않으면 결함이 생길 수 있는 만큼 절차에 따라 관리를 잘 한다면 수술기구들을 활용하는 데 문제없을 것이다.

3. 수술기구의 종류 및 특징

멧젬바우만 가위, 메이요 가위, 벤디지 가위, 큐티클 가위 등이 있다.

(1) 멧젬바우만 시저

멧젬바우만 시저(metzembaum scissor)를 멧젬바우만 가위라고 하며 멧젬바우만은 발명한 사람을 기리기 위해 공식적인 명칭으로 사용한다. 멧젬바우만은 미국의 외과 의사로 주로 구강수술 및 머리와 목재건 수술 전문으로 활동했으나, 그의 많은 논문은 코와 후두의 재건을 위한 수술방법에 관해 고안해 내어 많은 업적을 남기기도 했다(그림 1-23).

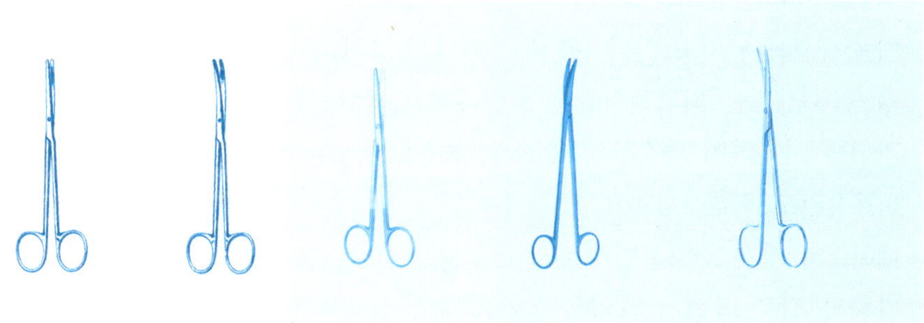

그림 1-23 • metzembaum scissor

본래 그의 수술방법은 어린이의 탈구, 비강, 연골수술이 포함되어 있다. 마취제로 에테르를 관리하는 방법을 개발하였고, 수술을 받을 환자에게, 황혼의 수면유도 실험에 성공하여 그 분야에서 선구자로 각광받기도 하였다. 멧젬바우만 시저가 검증이 되었던 것은 임상실험 때 임상효능을 평가하는데 사용되었기 때문이다. 대부분의 멧젬바우만 가위의 길이는 5.5[inch] (14[cm])부터 14[inch] (약 35.6[cm])이며, 작은 멧젬바우만 가위는 표준 크기보다 훨씬 작은 약 4.5[inch] (약 11.4[cm])인데, 작은 멧젬바우만 가위는 가장 섬세한 부위를 절개하는 것이 효과적이다.

(2) 메이요 시저

메이요 시저(mayo scissor)는 수술 가위의 중 하나이다. 이는 스테인리스 스틸 또는 티타늄에서 만든 세련될 정도로 완성도가 높은 가위라고 할 수 있다. 메이요 시저는 다방면으로 사용된다(그림 1-24).

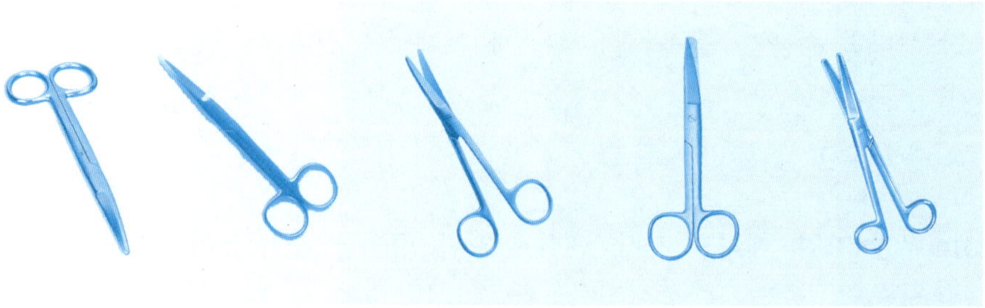

그림 1-24 • mayo scissor

① 메이요 시저는 일반적으로 길이가 6[inch] (150[mm]) 정도를 잡아 7[inch] (170[mm]) 사이 측정하는데, 메이요 시저의 경우 직선과 곡선은 병원 외과수술을 집도할 때 주로 많이 사용하고 동시에 수의학에서도 포함한 수술의 모든 의학 분야의 수술범위에 많이 사용되고 있다.

② 메이요 시저는 상처의 표면 근처 신체조직을 절단하기 위한 것인데, 봉합이나 실밥을 절단하는 데 사용되기도 한다. 봉합 가위로 활용가치가 큰 만큼 상업적으로 판매가 허용될 정도인데, 많은 외과의사들은 봉합에 따른 매력과 재미를 느끼기에는 블레이드 경향의 가위를 사용하여 수술부위 조직 및 봉합되어 있는 부위를 절단하는 메이요 시저를 별도로 이용하기도 한다.

③ 메이요의 시저 스타일인 스트레이트 블레이드는 유형보다 상처에 깊이 침투한다. 메이요 가위의 경우 곡선 스타일을 자유자재로 신체부위를 절개하는 역할을 하는 것과 자궁, 근육, 가슴과 심지어는 단단하고 견고한 신체부위인 발까지 얇고 부드러운 것과 두꺼운 조직을 절단하는 데 사용된다.

(3) 밴디지 시저

밴디지 시저(bandage scissor)는 종종 응급처치 키트 및 의료시설 등 다양한 범위에서 사용하고 있다. 일반적으로 금속, 스테인리스 스틸로 만들어졌으며, 밴디지 시저는 종종 톱니 모양의 블레이드와 가장자리에 무뎌질 만큼 직각 형태로 모양을 갖추고 있다. 밴디지 시저는 이용범위가 상당하다. 이 가위는 일반적으로 응급처치 키트에 포함되어 있기도 하다(그림 1-25).

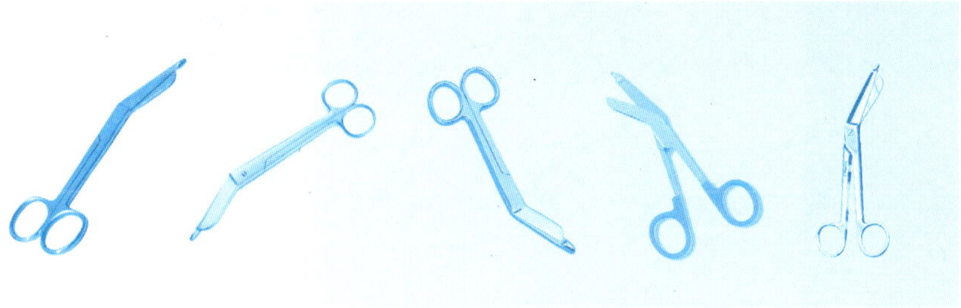

그림 1-25 • bandage scissor

가장 인기가 있는 밴디지 시저로는 스테인리스로 구성되어 있으며, 일부는 크롬 도금이고, 많은 시저 제조업체의 경우 불소와 같은 금속으로 제작된다. 이 경우 반창고 잡기가 아닌 스틱 코팅을 제공하여 가위 수명을 유지하고 보존하는데 유용하다. 일부 가위는 플라스틱 핸들로 구성되어 있는데, 플라스틱은 색상을 각양각색 및 다양하게 처리되어 있다.

(4) 큐티클 시저

큐티클 시저(cuticle scissor)는 손톱과 같은 피부표피의 죽은 피부를 트리밍에 사용된 작은 가위인데, 이는 적절하게 피부를 관리하는 용도에 맞도록 설계되었으며, 부러진 발톱 절개부위까지 제거할 정도로 큐티클 시저의 사용범위가 개량되어 손톱이나 피부표피에 발생되는 감염을 예방할 정도로 안전성이 뛰어나다(그림 1-26).

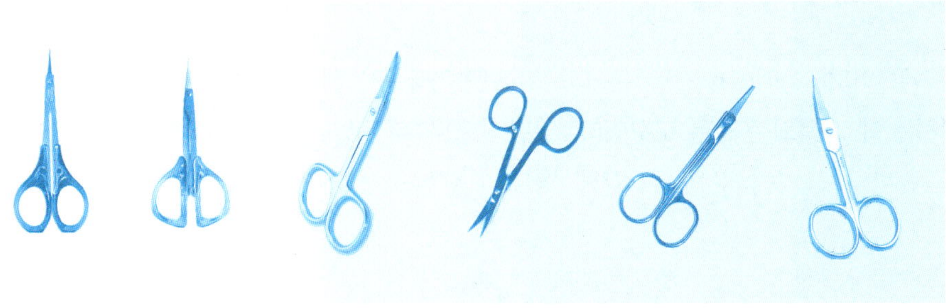

그림 1-26 • cuticle scissor

(5) 큐티클 커터

큐티클 커터(cuticle cutter)는 일반적으로 손톱이나 발톱을 손질할 때 곱게 때로는 단정하게 모양과 형태의 틀을 가꾸기 위해 사용하는 용도로 쓰이기도 하는데, 보통 매니큐어하는 것은 손톱의 모양을 가꾸며 건강을 유지하는 최선의 방법으로 큐티클 커터를 주로 사용한다. 또한 손상으로부터 손톱을 보호하고, 손톱과 발톱을 깨끗하게 하기 위해 많이 사용한다(그림 1-27).

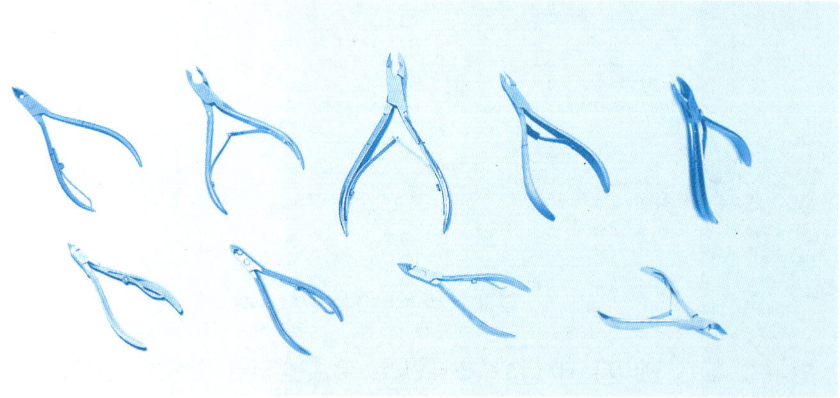

그림 1-27 • cuticle cutter

큐티클 커터의 특징은 손톱이 외부로 돌출이 되어 있거나 혹은 표피 주위에 발견된 죽은 피부를 절단하는데 유용하다. 이는 피부의 적절한 보호를 위한 필수 도구로 각광을 받고 있다. 손톱과 발톱에서 주로 많이 발생하는 주요 특정 감염을 예방하는 데 도움이 된다. 큐티클 커터는 완벽하게 손톱 주위에 맞게 규격화되어 있고 개량화하였으므로 우리 주위에 많이 사용하고 있다. 커터의 날카로운 날을 적절히 사용하여 표피 커터의 칼날을 유지하려면 주로 손톱에 사용하고 적절한 매니큐어 도구로 사용한다. 유연하게 가꾸어져 있는 곡선과 날카로운 칼날을 가지고 있는 게 커터의 장점이다.

(6) 큐티클 니퍼

큐티클 니퍼(cuticle nipper)는 니퍼의 모양이나 구조상 집게발 구조를 하여 손톱이나 발톱을 절단하는 데 사용되는 작은 도구이다. 일반적으로 내구성이 좋은 금속인 스틸로 만들어지는데 이는 손바닥 크기에 맞는 두 갈래 형태의 핸들로 설계되었다(그림 1-28).

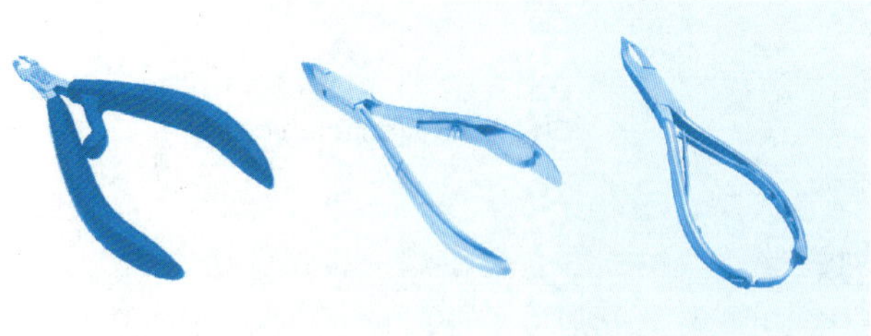

그림 1-28 • cuticle nipper

표피의 집게발의 끝에 표피 주위에 과도한 피부상태를 파악하고 난 다음에 손톱이나 발톱에 돌출되어 있는 부위를 제거하기 위해 강화된 날카로운 가장자리와 금속 턱으로 갖춰져 있는 구조로 볼 수 있다. 길이에 따른 사양은 턱뼈의 모양은 보통 1[inch](약 2.5[cm]) 깊이 이하이다. 그렇지만, 큐티클 니퍼의 경우 일반인들이 사용하기에는 많은 무리가 있을뿐더러 위험성이 가중될 수가 있다.

주로 네일 기술자나 관련 분야 종사자들이 사용하기에는 별 무리가 없겠지만, 일반인들이 사용했을 경우 자칫 상해를 입힐 우려가 있으니 주의가 요망되는게 큐티클 니퍼의 단점이다. 네일 기술자는 손을 가꾸기 위한 트리트먼트 중 니퍼가 있는 표피 집게발을 사용하는 것이 일반적인데, 니퍼의 중요한 위생기준을 유지하기 위해 표피의 집게발은 안전성과 보존성을 위해 간이 소독해야 한다. 심지어 숙련된 기술자들도 손톱을 손질하거나 모양과 형태를 가꾸는데 때로는 실수로 표피를 잘라서 상처로 인한 출혈이 생겨 다칠 우려가 크다. 출혈의 위험을 방지하기 위해 소량에서 표피의 집게발은 소독해야 감염을 예방할 수 있다.

(7) 론 저

론저(rongeur)는 자궁경부 척추 앞쪽에 근접하여 수술 집도시점에 사용한다. 주로 여성의 자궁경부수술할 때 많이 사용되는데, 외과의사가 론저를 사용했을 경우 뼈를 제거하는 용도로도 많이 사용하고 있다. 독일에서 최상과 최적의 조건을 겸비한 스테인리스 스틸로 제조해서 만든 것이다(그림 1-29).

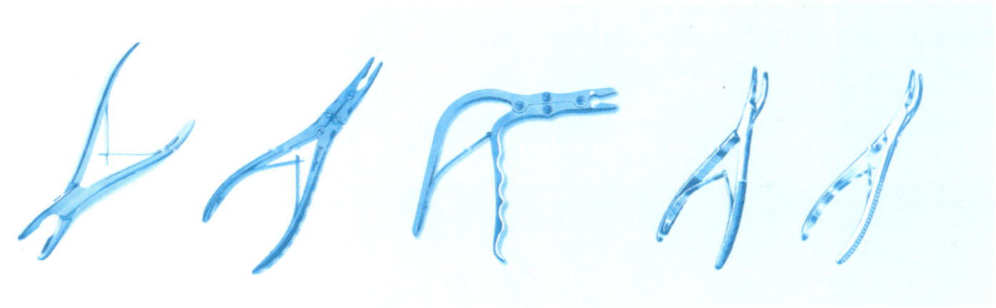

그림 1-29 • rongeur

① 론저의 경우 앞쪽에 자궁경부 척추에 사용하기 위해 처음에 설계되었는데, 계속 사용하고 연구한 결과 척추수술의 다른 영역에서뿐만 아니라 일반 정형외과와 신경외과에서 두개골 실험과 수술목적에 주로 사용되었다.

② 뒷부분 경추, 척추에서 론저가 손상없이 관절에서 부드러운 조직을 제거하는데 사용하고 있고, 구조상 얇은 판 아래 팁을 미끄러지는 것은 다른 것보다 훨씬 얇고 팁 한쪽으로 비대칭 디자인으로 용이하다. 일반적으로 정형외과에서는 크게 론저의 디자인이나 구조의 특성상 활용할 때 부드러운 조직을 다룰 때 뼈 표면에 근접할 시점에 피 한 방울 흘리지 않고 절개부위를 제거할 수 있다.

(8) 편 치

펀치(punch)는 특별히 신경과학의 급성 수술절차를 수행하도록 설계되어 있는 수술도구이다. 펀치는 광범위한 품질 소재를 사용하여 가공 처리하여 제작되었는데, 병원과 요양원에서 다양한 영역과 범위에 따른 용도로 사용되고 있기 때문에 안전하고 위생적이며, 또한 크기별로 나누어 볼 때 최적의 수술에 따른 집도나 정확성에서 사용할 수 있는 특정작업 요구사항을 충족시킬 수 있을 정도로 수술에 절대적으로 필요한 도구이다(그림 1-30).

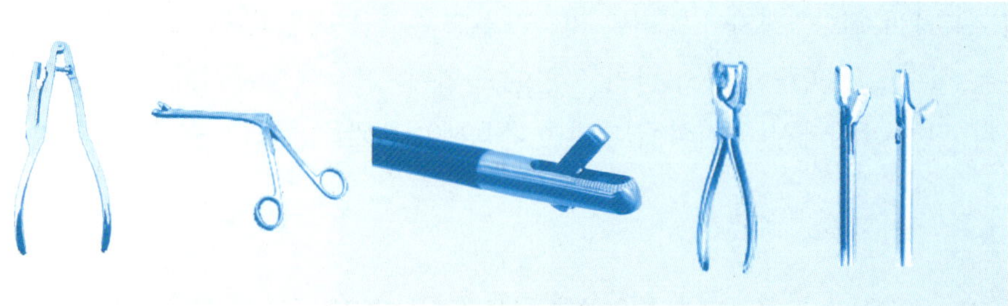

그림 1-30 • punch

(9) 뼈 커터

뼈 커터(bone cutter)는 주로 뼈 절단을 위해 사용하는 것인데, 경우에 따라서 외과 수술 응용 때 정확하고 측정 가능한 결과를 제공하는 전문 용도에 많이 사용된다(그림 1-31).

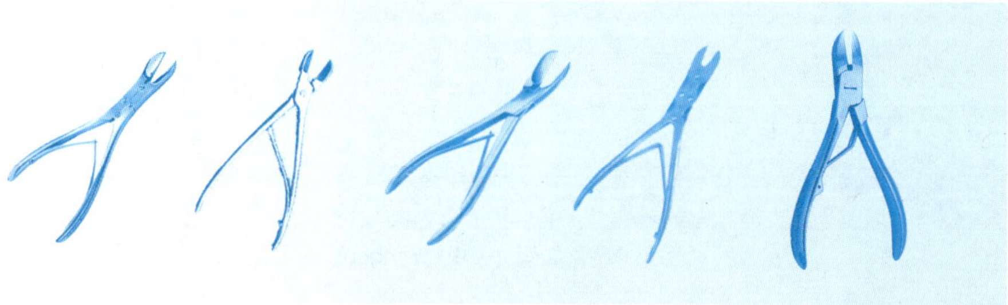

그림 1-31 • bone cutter

다른 용도는 무릎 수술이나 커터의 구조와 특성상 와이어의 날카로운 가닥으로 만든 케이블로 절단용이나 자르는 톱으로 일부 수술방식이나 절차에도 사용된다. 수술할 때 전문 커팅으로는 주로 두개골이나 갈비뼈를 절단하는데 사용된다. 수술할 때 뼈에 자극을 주어 상처를 제어하는데 사용되지만 아직 실험단계에 불과할 정도이다. 주요 기능은 뼈나 수술부위를 제거하여 자를 수 있는 기능을 제공하여 사용하는 것이다.

(10) 치 즐

치즐(chisel)은 외과에서 수술용도로 쓰이기는 하는데, 대외적으로 본다면 주로 나무나 돌, 또는 금속과 같은 견고한 물체를 조각하거나 절단하여 그 끝부분에 날카로운 칼날의 특성상 모양의 커팅을 가꾸기 위해 사용되는 용도로 널리 사용되고 있는 도구이다(그림 1-32).

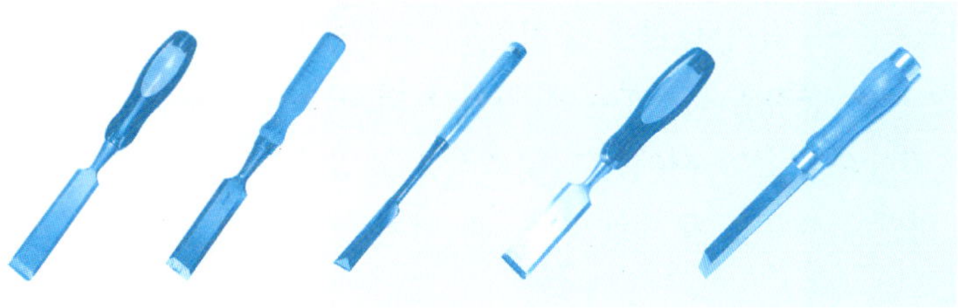

그림 1-32 • chisel

치즐의 일부 유형의 핸들과 칼날의 경우에 날카로운 가장자리는 금속이나 나무로 만들어진다. 사용환경에 따라 일상적인 경우 나무 손잡이 형태로 되어 있지만, 수술용도로는 다른 수술기구들과 같이 스테인리스 형태의 강철로 제작되고 금속을 많이 사용하고 있다. 치즐은 사용하는 범위가 다양하며, 각각의 특수 용도에 적합하게 제작되어 치즐의 종류와 특성상 칼날 폭 또는 길이뿐만 아니라, 칼날의 형상과 경도의 관점에서 매우 다르게 구성되어 있을 수 있다. 치즐의 기원을 보면 치즐은 뜨거운 금속을 절단하는 데 사용되어진다. 다른 도구에 비해 금속을 절단하는 대장장이에게서 비롯되었다. 치즐의 명칭은 일반적으로 잘못된 정보에 의해 석탄정이라고도 한다.

(11) 말 렛

말렛(mallet)은 수술용 망치이고, 주요 용도는 힘을 가했을 때 손상을 초래하지 않고 단지 수술이나 치료부위 표면을 때리거나 가하기 위한 것이므로 수술용 망치 특성상 충격을 가할 때 손상을 입고 다치기 쉬움에도 불구하고 여러 가지 재질의 망치머리로 부드러운 머리와 유연한 해머의 일종이다(그림 1-33).

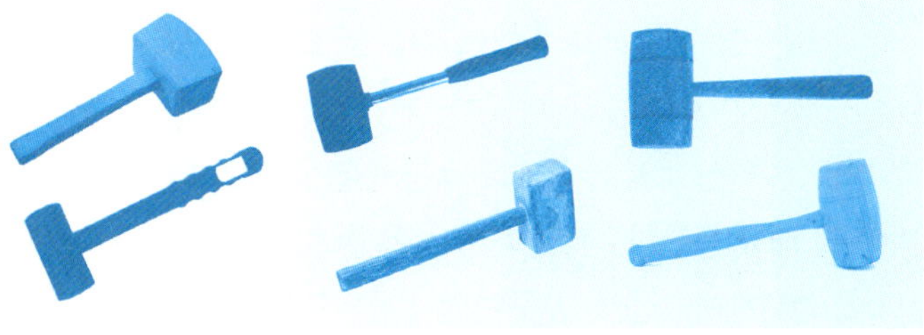

그림 1-33 • mallet

망치는 일반적으로 때리거나 가할 때 조절을 쉽게 할 수 있고 짧은 손잡이가 있는 게 특징이다. 망치의 경우 수술용뿐만이 아니라 일상에서 생활화되어 보편적으로 사용하고 있다. 대개 망치는 설계나 제작으로 만들고, 재료는 나무, 부드러운 금속, 고무, 플라스틱, 및 생가죽으로, 제작되는데 망치가 충격을 가할 때 물체에 변형될 수 있도록 설계한다. 대개 망치는 탄소 소재로 만들어진다. 일반적으로 망치를 주로 사용하는 직업으로 목수의 경우 물건을 고치거나 개조하거나 못으로 박거나 항상 소지하고 다니면서 망치를 사용한다. 망치의 광범위한 머리를 내리칠 때 사용자의 특정부분에 있어서 더 적은 정밀도를 요구할 정도로 사용할 수 있다. 망치를 평상시 사용할 때에는 나무조각을 조립하거나 부착할 때 망치로 때려서 만들거나 가구와 바닥에 나무를 못으로 박을 때 망치로 사용할 수 있다.

(12) 오스테오톰

오스테오톰(osteotome)은 뼈를 절단하는 도구로 사용하는 수술기구이다. 이 수술도구는 1830년 베른 하르트 하이네, 뷔르츠부르크에서 독일의 의사에 의해 발명되었다. 뼈를 그대로 활용하여 두개골을 열고 들기 위해 사용되었다. 오늘날에는 오스테오톰은 치과 이식에 사용되고 오스테오톰 기법으로 높은 수준의 보장할 수 있는 뼈의 상태와 수량을 제어하고 조절할 수 있도록 개발되었는데, 한편으로는 치과 보철 및 교정으로 임플란트를 개선할 수 있도록 적절하게 만들어진 수술도구가 오스테오톰이다(그림 1-34).

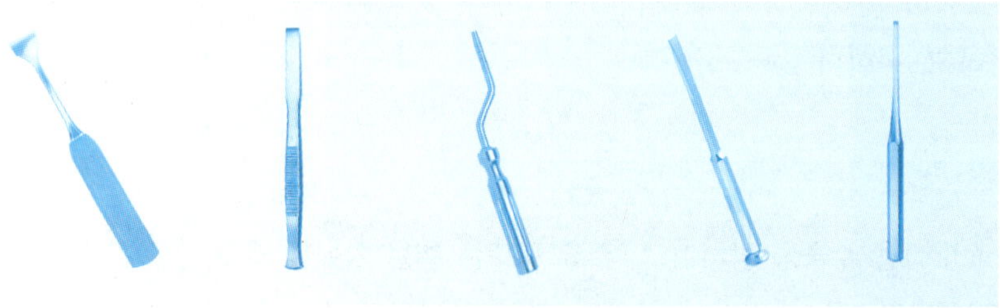

그림 1-34 • osteotome

(13) 가우지

가우지(gouge)는 곡선 절단 모서리 형태의 구조로 되어 있어서 망치로 박을 때 쓰는 정이다. 가우지는 폭의 1/8, 2에 이르기까지 다양한 크기로 만들어진다(그림 1-35).

사용용도나 범위로는 일상에서 수공예로 둥근 원통을 깎을 때 주로 많이 사용하고, 나뭇조각의 가장자리를 박아 팔 때 사용한다. 적절하게 사용할 수 있는 경우로는 가우지 특성상 예리하고 깨끗할 정도로 섬세하며, 절삭 공구이니 만큼 단단하고 견고한 물체를 망치로 두들겨 모양을 파서 만들 때 쓰지만, 항상 불미스런 사고를 방지하기 위해 주의하여 취급해야 한다.

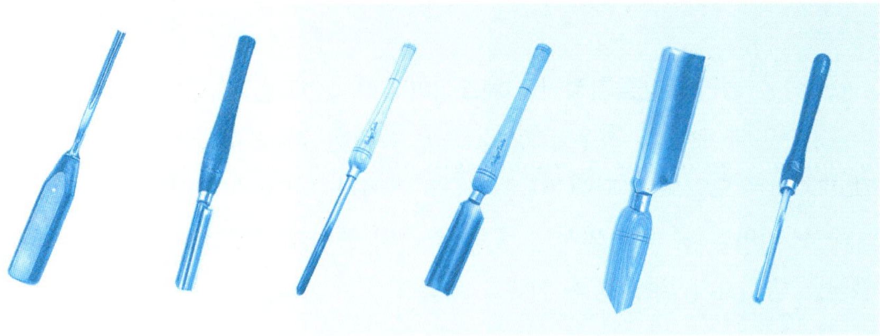

그림 1-35 • gouge

가우지를 사용하는 경우가 물체를 지정되어 있는 장소에 갖다놓고 망치로 두들기기 전에 우선 도구를 조작하려면, 두 손을 자유자재로 사용하는 걸 막론하고 가우지를 사용하기 위해 안전이 가장 최우선이다. 일단 사용되는 사람을 향해 사용하는 것보다 가급적 일정한 간격과 거리를 두고 사용하는 게 안전하고 사용지침에 준수하는 것이 사용하는 와중에 위험성을 최소화 할 수 있다.

(14) 스카펠

스카펠(scapel)은 의료행위 시 사용하는 수술용 칼이며, 현재 쓰이고 있는 수술용 칼에는 일반용과 일회용이 있는데, 이들 모두 안전장치가 미비하여 사용 시나 사용 후 처리과정에서 칼날에 찔리거나 베여 2차 감염될 위험성이 높아 수술칼날에 덮개를 장착하고 손잡이를 만들고, 시술을 하기 위하여 칼날을 손잡이에 부착할 시 자동으로 칼날이 칼집 밖으로 노출되어 칼로서의 기능을 가능케 하고, 사용 후 탈착과정에서 칼날이 자동으로 덮개 속으로 들어가 찔림을 원천적으로 막아주는 칼날과 손잡이로 구성된 칼날, 교체식 수술용 칼의 구조에 관한 것으로 하고, 열처리된 티타늄과 세라믹, 다이아몬드 형태로 재질이 구성되어 있다(그림 1-36).

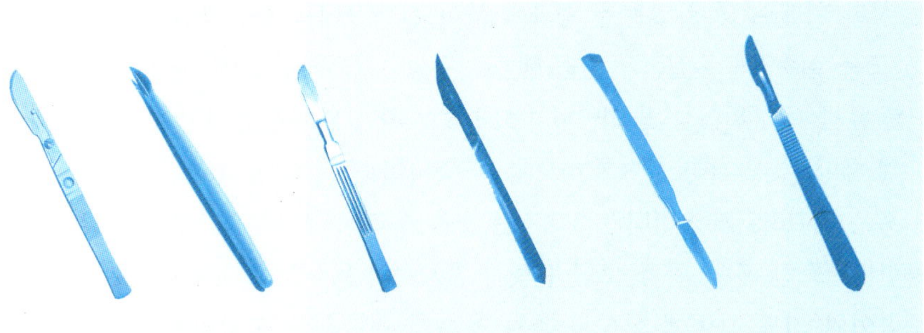

그림 1-36 • scapel

(15) 퀴 렛

퀴렛(curette)은 절단의 생물학적인 신체조직이나 미세먼지를 제거하는데 유용하고, 청소용으로 설계된 수술기구인데 퀴렛의 경우 모양이 종종 유사한 작은 수술도구이며, 퀴렛의 끝에 작은 특징인 갈고리 같은 모양으로 되어 있는 수술도구이다. 퀴렛은 영어의 어원인 동사 퀴렛으로 긁는다는 뜻을 의미한다. 외과의사는 종종 조직의 종양제거에 쓰이기도 하며, 산부인과에서 자궁의 팽창을 방지하기 위해 종종 퀴렛을 사용하기도 한다(그림 1-37).

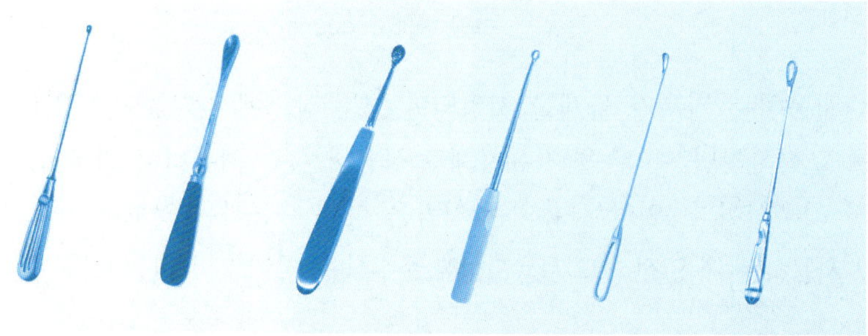

그림 1-37 • curette

대개 일반적으로 치과 시술에 적용하고 치주질환의 발생 시 퀴렛을 이용하면 인간의 치아의 충치예방 및 치주치료에 주로 사용되는 치과전용 수술기구로 널리 쓰이기도 한다. 작업을 시행할 경우 퀴렛은 모양과 다양한 크기의 방식이 있기 때문에 수술기구마다 크기별로 나열되어 있다. 퀴렛의 기원은 초기 1940년대 후반 Friedy제조회사의 휴고 프리드먼의 도움으로 박사 클레이튼 그레이시에 의해 발명되었다.

(16) 스킨 훅

스킨 훅(skin hook)은 모양과 형태를 감안한다면 궁극적으로 손잡이가 가로형태로 띠고 있고, 산등성이 형태로 되어 있는 굴곡과 더불어 실생활에서 사용하면 수술 중에 원활하게 사용할 수 있도록 실속있게 손잡이와 칼을 핸들로 구성하고, 수술 중에 올바른 사용을 위한 끝부분인 후크를 유지하고, 위험성 및 미연의 사고를 방지하기 위해 안전성이 보강되어 있어 사용 도중에 실수로 접촉을 방지하고 보호하도록 구축되어 있다(그림 1-38).

스킨 훅은 미끄러지거나 아니면 찢어지는 것을 우려하여 피부를 보호하고 위험을 방지하기 위해 사용한다. 스킨 훅이 얼핏 보면 핀셋과 흡사하여 용수철 형태로 탄성도가 높아 궁극적으로 철의 손잡이와 가드 사이에 형성된 추가 용수철 멈춤쇠를 포함하여 스킨 훅을 사용하는 동안 끝부분을 고정시키는 역할을 할 수 있어서 안전성 면에서는 뛰어난 편이다.

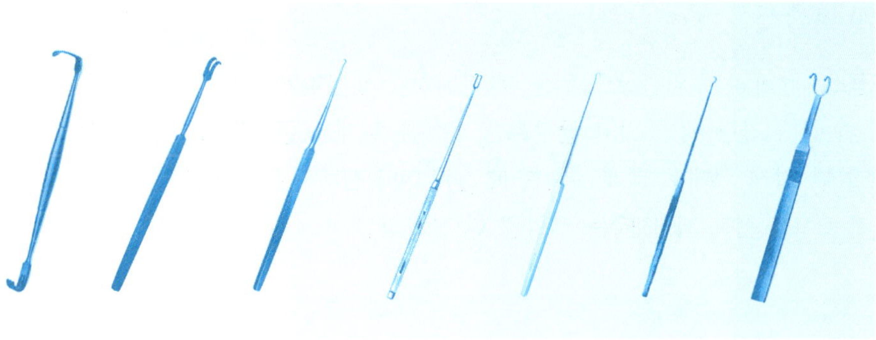

그림 1-38 • skin hook

일반적으로 핀셋이랑 흡사하여 혼동하는 경우도 있지만 핀셋의 경우 끝부분이 갈고리 모양으로 돌출되지 않고 어떤 물건이나 사물을 손쉽게 집어낼 수 있는 원리인데 반해, 스킨 훅의 경우 갈고리로 되어 있어서 낚시바늘과 비슷한 구조형태로 되어 있어 마치 유인하여 포획하는 원리로 제작되어 있다.

(17) 니들 홀더

니들 홀더(needle holder)는 수술도구 중 하나로써 주로 외과수술 용도로 많이 사용되고 있는데 용도로는 여성의 난소를 제거하거나 적출할 때 사용한다(그림 1-39).

니들 홀더는 일반적인 집게 형태로 되어 있어서 동물이나 가축을 치료하거나 수술할 때 수의학 수술도구의 용도로도 많이 쓰인다. 주요 소재로는 스테인리스 스틸이나 가볍고 견고한 티타늄 소재를 많이 쓰고 있다.

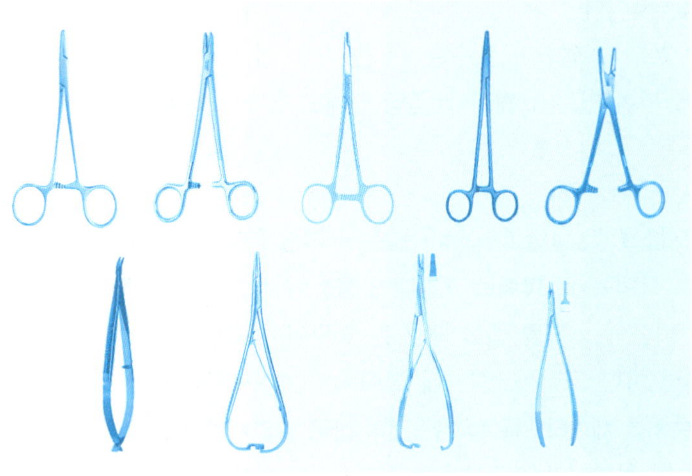

그림 1-39 • needle holder

(18) 포셉스

포셉스(forceps)는 외관상으로 볼 때 가위처럼 생겼지만 면밀히 관찰해보면 교차점을 기준으로 약 45[°] 가량 꺾여 있고 끝부분은 한쪽은 길게 다른 한쪽은 약간 꺾어서 나와 있는데, 얼핏 보면 집게 형태로 대개 수술할 때, 종양이나 신체기관을 절개했을 때, 조직을 잡거나 수술 도중에 조직을 잡아 지탱해주는 역할을 한다(그림 1-40).

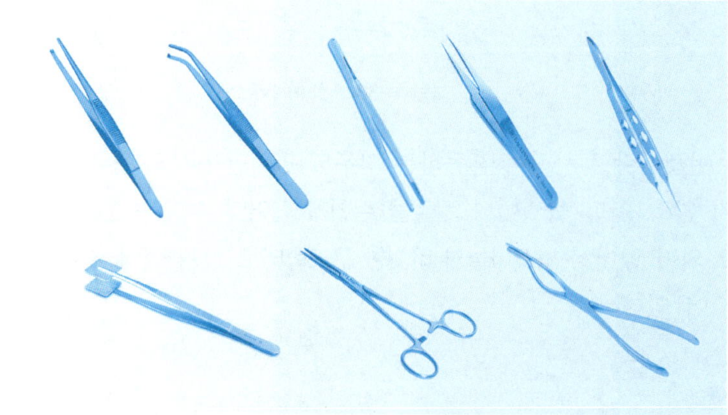

그림 1-40 • forceps

일반적으로 외과에서 의료행위 및 치료에서 매일 사용하는 의료기기의 하나로써 가장 귀중한 역할을 하는 도구이다. 포셉스의 두 가지 기본 변형형태는 다음과 같다.

① 수술 시 조직을 집거나 지탱해주는 역할을 하기 위해 압력을 유지할 수 있도록 해주는 방법과 수술 시 포셉스를 사용하는 사용자의 손으로 신체부위와 조직을 잡을 때 반응이 온다는 것이다.

② 작업하는 동안 포셉스라는 수술기구를 활용 시 영구적인 역할을 활용할 수 있으며 잠금 형태로 되어 있는 집게이다. 잠금 집게도 추가로 클램프로 사용할 수 있는 기능이 있다.

1) 앨리게이터 포셉스

앨리게이터 포셉스(alligator forceps)는 우선 이중 형태의 집게로 되어 있어서 주로 치과용도인 발치에 많이 쓰이는데, 마취로 구강에 안정을 취하고 난 뒤 전기드릴로 박음질하고 자극을 가하고 소독한 다음에 치아를 뽑을 때 쓰는 도구이다(그림 1-41).

악어 집게처럼 어떤 조직을 집을 때 절대 놓지 않는 완력을 가지고 있는 만큼 작은 물건을 쥐고 있거나, 충치를 제거하도록 설계된 것이 바로 앨리게이터 포셉스이다. 톱니 모양의 이빨이 악어와 연상이 될 정도지만 조직이나 멸균 드레싱을 처리하기 위한 이상적인 집게이다. 스테인리스 앨리게이터 포셉스로서 병원, 수술센터, 전문진료센터에서 사용하기에 적합하게 만들어졌다.

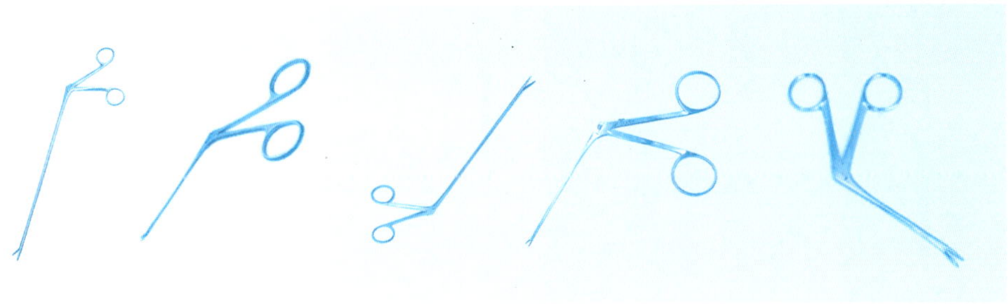

그림 1-41 • alligator forceps

2) 티슈 포셉스

티슈 포셉스(tissue forceps)는 외과수술 용도로 수술할 때 장기조직을 원활하게 잘 잡을 수 있도록 도와주는 도구이다(그림 1-42).

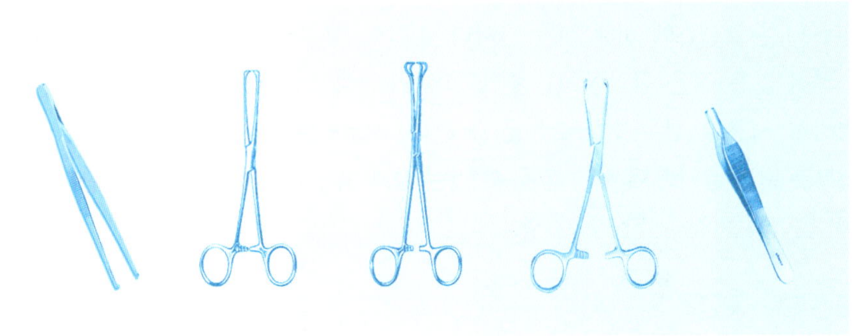

그림 1-42 • tissue forceps

앨리게이터 포셉스와 마찬가지로 치과치료 용도로 많이 쓰이는데, 치아발치나 치아교정 시 치아를 고르게 해주고 반대로 일반적인 외과수술의 경우에 정밀 봉합수술 시 사용하는 도구로 환자가 빨리 치유할 수 있도록 많은 도움을 주기도 한다.

수술할 때 두개골과 흉곽이나 피부에 신경봉합 시술을 할 경우나 심장수술 시 조직 포셉에 의존하는 편이기도 하며, 신체 해부 시설에서 일하는 의료전문가들, 이를테면 사체를 중점적으로 관리를 하여 장기나 신체 및 조직을 관리하고 관장하는 장소에서도 많이 활용하는데, 대체로 장기 기증할 때 뼈를 분리하면 연골을 통해 조직 집게인 티슈 포셉스를 사용하기도 하며, 의료실험실에 사용될 시신을 해부하는 목적에도 많이 사용한다.

3) 헤모스테틱 포셉스

헤모스테틱 포셉스(hemostatic forceps)는 일반적으로 혈관을 집을 때 사용하는 포셉스, 즉 집게로써 실전에 많이 사용되지만 크기에서는 다른 포셉스에 비해 작은 편이다(그림 1-43).

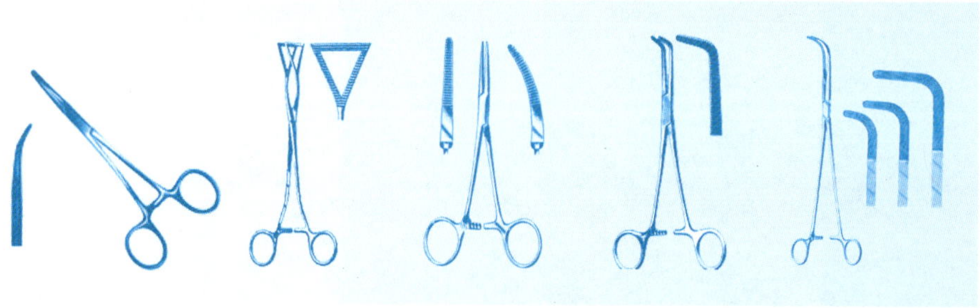

그림 1-43 • hemostatic forceps

스테인리스와 티타늄 소재로써 부식을 방지하여 미생물 감염에 따른 위험성이 떨어져서 안전한 반면 외과수술에 실전 적용할 경우 혈관을 집을 때 숙련되어 있는 경험자가 집을 경우, 혈관에 자극을 최소화시켜 출혈이나 부차적인 위험성을 감소시킬 수 있다. 자칫 힘을 잘못 가했을 경우 혈관신경에 자극을 주어 출혈의 위험성도 배가 되므로 신경써서 사용하는 것이 원칙이다.

그러나 다른 포셉스에 비해 작은 편이라 손잡이 부분인 동그라미 원형에 들어갈 수 있는 면적이 크지 않는 점을 감안할 때, 손가락마디의 면적이 큰 사람의 경우 사용하기가 부담될 정도로 민감하여 사용할 경우 별도로 주문 제작하여 사용하는 게 가장 편리하고 안전할 것이다. 그리고 끝부분 날은 날카롭지 않고 집을 수 있는 집게 형태로 되어 있어서 절단면은 날이 무디고 절단력이 떨어지는 것을 알 수 있다.

4) 모스키토 포셉스

모스키토 포셉스(mosquito forceps)는 어원은 모기이다. 집게의 특성상 출혈을 제어하고 수술 중에 혈관을 처리하고 제어하기 위해 설계된 포셉이다. 포셉스의 경우 임베디드(embedded) 기생충 같은 조직과 이물질을 파악 및 유지하기 위해 집게를 사용한다(그림 1-44).

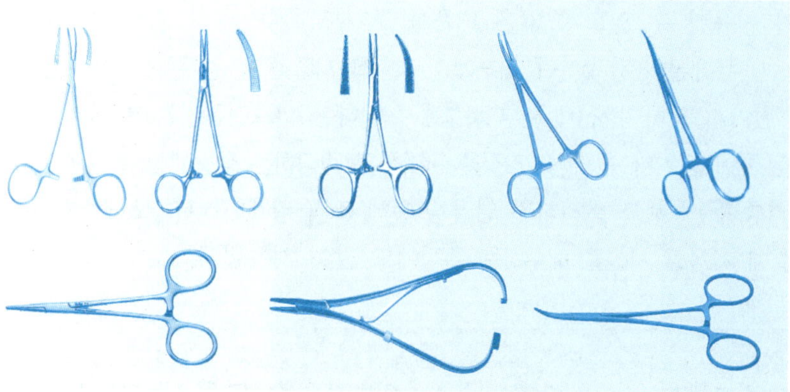

그림 1-44 • mosquito forceps

모스키토 포셉스는 출혈을 제어할 수 있도록 안전성을 제공한다. 이 수술기구는 모기의 작은 크기와 작은 벌레에서 이름을 착안했다. 포셉의 코는 작고 전체 도구는 손잡이 부분에 손가락을 구멍에 넣을 수 있도록 하여 결국에 전체 도구의 모양은 모기와 곤충 날개의 얇은 코가 연상될 정도이므로 모스키토 포셉스라 한다. 모스키토 포셉스는 팁과 경첩 사이의 짧은 거리에 있는 작은 팁을 보유하고 있는데, 이것은 수술도구의 팁을 통해 출혈제어를 발휘하는데 많은 것을 제공한다. 모기 포셉의 구조상 끝부분은 직선이나 곡선 형태로 되어 있다.

5) 옵스테트리컬 포셉스

옵스테트리컬 포셉스(obstetrical forceps)는 집게의 특성상 아기의 머리 양쪽에 배치한 상태에서 위치를 지정한 다음 긴 곡선 주걱 같은 양쪽 집게 부분을 사용하여 출산 시 아기의 머리를 잡아 끄집어 낼 때 사용하는 기구이다(그림 1-45).

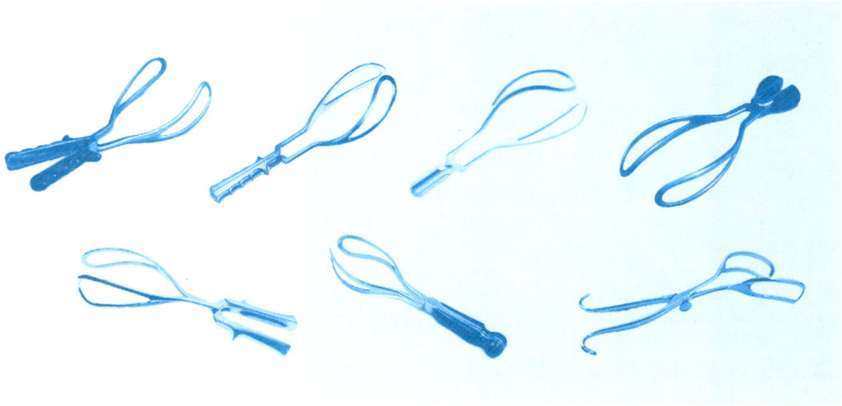

그림 1-45 • obstetrical forceps

이 포셉스의 경우 확장 가위와 같은 핸들이 갖춰져 있고, 지속적으로 사용하여 아기를 꺼낼 때 집게는 아기가 자연스럽게 밀어 혼자 밖으로 나오지 못했을 경우, 아기뿐만이 아니라 산모의 출산에 따른 고통이 가중될 때 출산을 유도하거나 인위적으로 출산을 시도했을 때 사용할 수 있다.

6) 스펀지 포셉스, 드레싱 포셉스

스펀지 포셉스(sponge(holding) forceps), 드레싱 포셉스(dressing forceps)는 스펀지 지주 집게로 알려진 스펀지 포셉은 일반적으로 진찰이나 진료할 때 면봉이나 거즈 등 집을 때 사용한다(그림 1-46, 1-47).

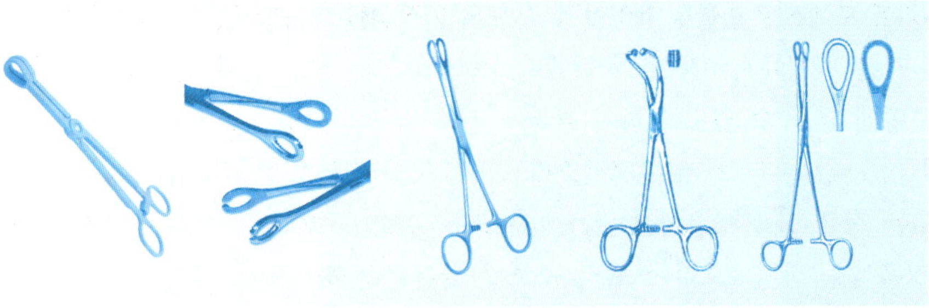

그림 1-46 • sponge(holding) forceps

일반적으로 톱니 모양 형태로 되어 있는 끝부분과 원형으로 되어 있는 가위 모양형태의 스펀지 포셉스도 있다. 스펀지 지주 포셉의 길이는 7~9[inch](18~23[cm])이다. 우선 길쭉한 팁은 섬세한 작업을 원활하게 할 수 있도록 구성되어 있다. 의료 스펀지 포셉은 작은 수술작업이나 과도한 외상이나 손상 없이 자유롭게 사용 가능하도록 잘 구성되어 있다. 사용할 경우 수술 중 손상을 최소화하기 때문에 많은 의사들은 집게를 사용하는 것을 매우 선호하는 편이다.

스펀지의 집게는 매우 정확하며 부드럽게 조직을 유지하고 간편하게 소지하여 이동할 때 불편함이 없을 정도이다. 특히 외상에 따른 감염예방에 도움이 되기 때문에 소독하지 않는 맨손이라든가 장갑을 착용했을 경우 감염의 위험성도 극히 적은 편이다.

스펀지 포셉을 활용하는 가장 일반적인 의료영역은 산부인과에 있는데, 이는 종종 자궁 내 장치의 삽입으로 수술할 경우 여성의 추가 감염을 억제하는 살균 절차방법에 의해 사용되기도 한다. 그러한 경우에는 정작 낙태에 따른 불가항력적인 수술을 강행할 경우, 자궁경부와 자궁을 잡고 있을 뿐만이 아니라 다음 단계 작업과정인 자궁검사 및 조직제거를 위해 사용하는 경우도 있다.

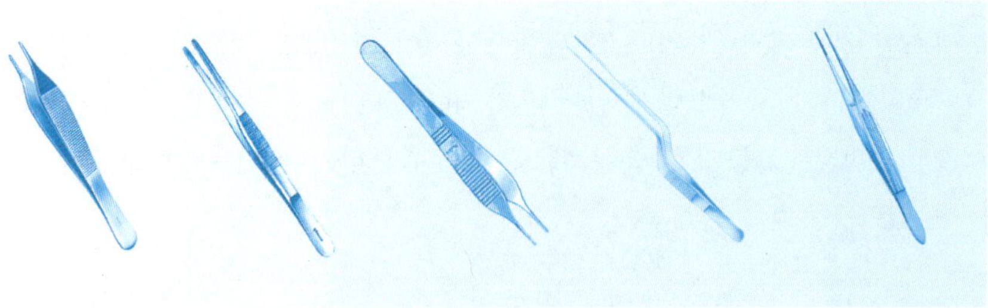

그림 1-47 • dressing forceps

7) 앨리스 티슈 포셉스

앨리스 티슈 포셉스(allis tissue forceps)는 집게이며 보통 물체를 집을 때 사용되는 휴대용 의료 기기인데, 주로 결합조직이나 장기, 혈관, 근육, 뼈와 신경을 둘러싸는 섬유조직의 시트를 잡을 때 사용하는 도구이다. 또한 충격흡수 역할을 작용하고 주된 목적은 뼈와 근육을 연결하기 위한 도구로 많이 쓰이기도 하지만, 이런 일련의 과정에 따른 연결은 근육과 신체가 움직일 수 있도록 힘을 발휘하기 위해 포셉스를 사용하기도 한다(그림 1-48).

앨리스 티슈 포셉스는 모양과 크기에 따라 끝부분의 모양, 크기와 타입은 수술방법과 유형에 의한 의료방식의 성격에 따라 달라지는데, 대부분의 앨리스 티슈 포셉스는 여러 용도에 반복 살균기술을 견딜 수 있는 고급 강철로 만들어졌다. 앨리스 티슈 포셉스의 경우 인치(25.4[cm])에 일반적으로 크기에 따라(12.7[cm]) 길이에 따른 차이가 다를 수 있다.

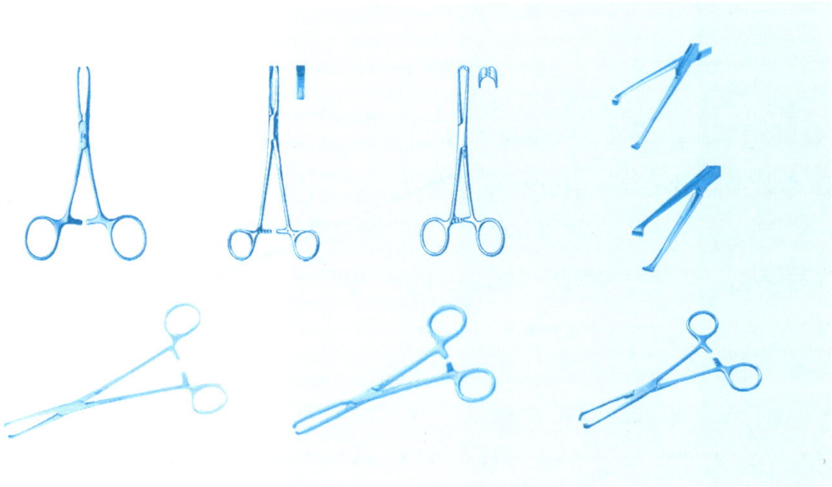

그림 1-48 • allis tissue forceps

(19) 클램프

클램프(clamp)는 외과 수술을 하는 동안 혈액의 흐름이나 기타 체액을 절개하여 외과나 다른 진료에 사용되도록 완비한 의료전문가가 사용하는 도구로 많은 외래 절차뿐만 아니라 현장 응급의료기술자(구급차)와 구급대에 의해 병원 진료에 사용된다. 수술이나 진료 및 외부적으로 응용할 수 있는 기능을 수행하기 위해 클램프 스타일에 의한 다양한 크기가 존재한다. 각 도구의 끝의 형태는 일반적으로 수술이나 진료할 때 사용될 수 있고 많은 사람들이 원활한 진료와 치료 및 수술받을 수 있도록 설계되었다(그림 1-49).

표준형의 외과 클램프는 경량이며 살균 및 실용적인 목적을 위해 스테인리스 스틸로 만들어져 있는데, 이는 대부분의 의료용 가위나 집게 및 도구들도 스테인리스 스틸로 구성이 되어 있으며, 부식을 방지하고 영구적으로 보존이 가능하도록 설계가 되어 있다. 사용 후 멸균처리를 하고 나서 다른 환자나 수술 시 재사용해도 무방할 정도이다.

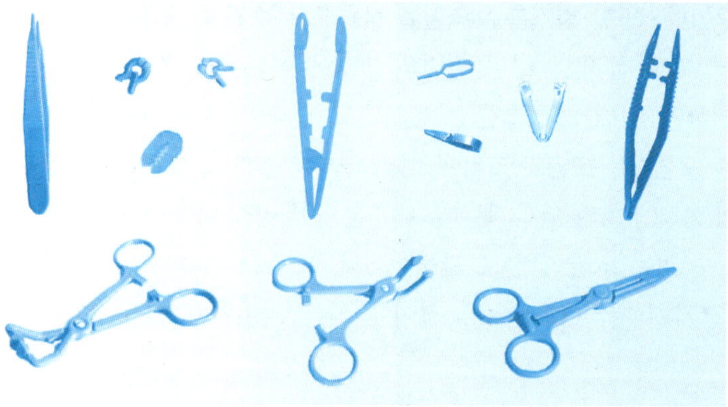

그림 1-49 • clamp

대부분의 클램프는 쉽게 가위형태처럼 개량할 수 있다. 톱니 모양의 이빨 손잡이는 의사가 어떤 조건에도 불문하고 긴장을 완화시키고, 안정된 자세로 사용할 수 있게 압력을 조절하거나 잠금을 할 수 있도록 연동 이빨이 줄지어 처리되어 있어서 **잠금처리가 가능**하다. 이런 **잠금장치는 사용자인 본인 이외에 사용 못하도록 방지**할 수 있는 기능까지 갖춰져 있다.

1) 타월 클램프

타월 클램프(towel clamp)는 수술이나 치료하는 동안 외과에서 수술을 종료하거나 아니면 위생적으로 처리할 수 있도록 수술도구나 주변 환경을 청결하게 정리할 때 쓰이기도 하는 수술기구이다(그림 1-50).

수술실에서 사용되는 이외에 타월 클램프 또한 병원과 의사의 일상적인 환경에서도 주로 사용되기도 한다. 예 치과의사가 치아세척을 준비하기 위해 환자에게 이물질이나 혈액을 닦을 때 사용되기도 한다.

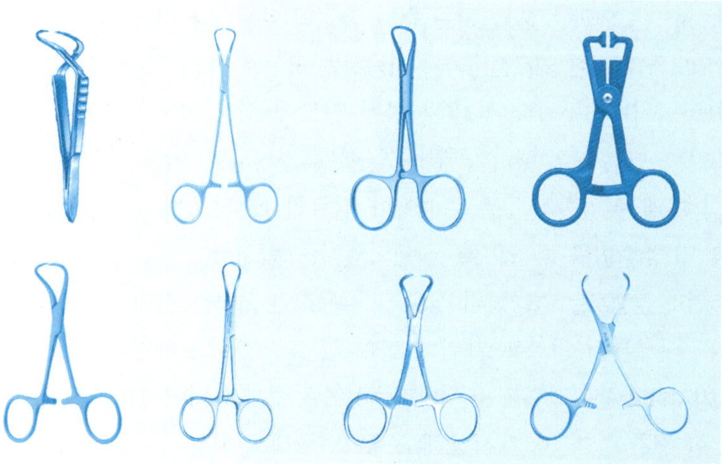

그림 1-50 • towel clamp

① 클램프의 목적은 수술 후 다음 절차를 수행하는 동안 흔적이 남아 있는지 확인하여 위생적으로 정리하고 닦는데 사용되는데, 타월 클램프를 사용하려면 누군가가 사전에 미리 클램프를 준비하고 그것이 어디에 필요한지 사전에 위치를 파악하고 수술하는 과정이나 종료하는 시점에도 항상 준비가 되어 있어야 한다.

② 클램프의 디자인은 사용 및 제조업체에 따라 약간씩 차이가 있지만 일반적으로 사용하기가 쉽기 때문에 간편하다는 것이 장점이다.

③ 타월 클램프는 플라스틱과 같은 재료로 만들어진 일회용인 게 단점이지만, 클램프는 클램프가 재사용할 수 있도록 소독할 수 있는 금속과 유사한 재료로 제작이 되어 환경적인 부분에서나 일회용과 재사용 사이의 균형을 맞추기에는 어려움이 뒤따른다.

④ 일회용 클램프 사용이 보편화되어 쓰레기를 생성하는 동안 살균세척 및 재사용 가능한 클램프를 저장하는 것은 에너지와 환경오염을 줄일 수 있는 기회를 제공한다.

2) 불독 클램프

불독 클램프(bulldog clamp)는 흔히 겸자라고 하는데 겸자의 경우 혈관에 가까이 접근하여 혈액이 흐르는 것을 일시적으로 차단할 때 사용하는 수술도구이다(그림 1-51).

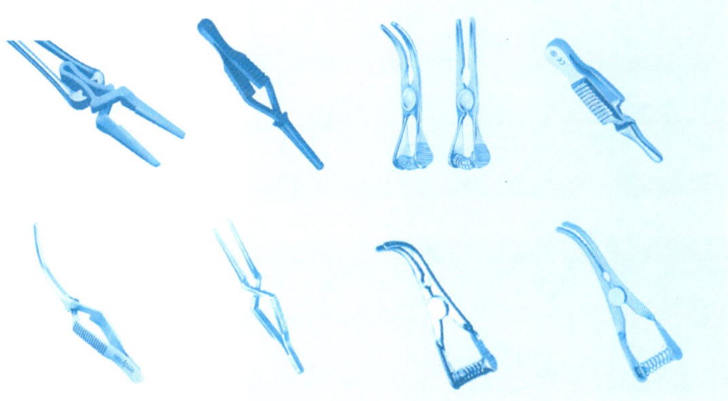

그림 1-51 • bulldog clamp

① 수술부위 조직을 절개할 때 출혈을 미연에 방지하여 겸자를 많이 사용하고 외과수술에 가장 필요한 수술도구이다. 모든 수술도구의 재질은 스테인리스 스틸 또는 티타늄으로 만들어졌으며, 가장 일반적인 겸자는 용수철 교차 클램프이며, 혈액공급을 차단하는 효과적인 도구가 될 톱니 모양과 칼날 구조로 되어 있다.

② 동맥과 정맥을 위해 만든 클램프가 있다. 동맥과 정맥의 구조와 기능이 다르기 때문에 클램프의 경우 동맥이나 정맥과 같이 쓰는 경우가 있다. 동맥과 정맥의 혈관크기와 면적이 치명적으로 자극을 가하여 출혈의 위험성을 감안할 때 위험성을 완화시키고 안전성을 위

해 강화시킨 차원에서 동맥과 정맥 전용 클램프가 개발되어야 한다.

③ 모든 동맥, 폐동맥을 제외하고 호흡기 동맥 및 제대동맥, 복부 및 임신 기간 동안 탯줄로 확장 골반 영역의 혈관은 산소혈액 아니면 해당 수술을 진행할 때도 클램프를 사용할 수 있는 환경과 여건의 필요성도 제기된다.

④ 겸자의 주된 목적은 혈액의 흐름을 중단하고 수술의 영역에서 과도한 출혈을 방지하며, 혈액의 불필요한 흐름을 통해 환자의 생명에 직접적으로 필요하다. 클램프의 가장 흔한 유형은 처리가 압착 때 열리고, 압력이 핸들에서 발생되면서 조절이 가능하다.

⑤ 클램프의 변화는 수술의 위치와 외과의사의 필요에 따라 활용범위가 달라질 수 있다.

예 글로버 불독 클램프는 표준처리 운항개방과 클램프의 종료를 대체하기 위해 긴장 조정나사를 사용하는데, 이 긴장 조정나사는 혈관에 배치하는 압력제어 기능이 갖춰져 있다.

(20) 쉬 스

쉬스(sheath)는 무릎관절 수술이나 연골 수술 등 식염수의 계속적인 주입으로 수술 진행 도중에 내시경이 원활히 움직일 수 있도록 도와주는 보조적인 역할을 하는 기구인데, 수술에 사용되는 내시경마다 제조회사가 상이하다는 것은 쉬스의 입구모양이 각각 다를 수 있다(그림 1-52).

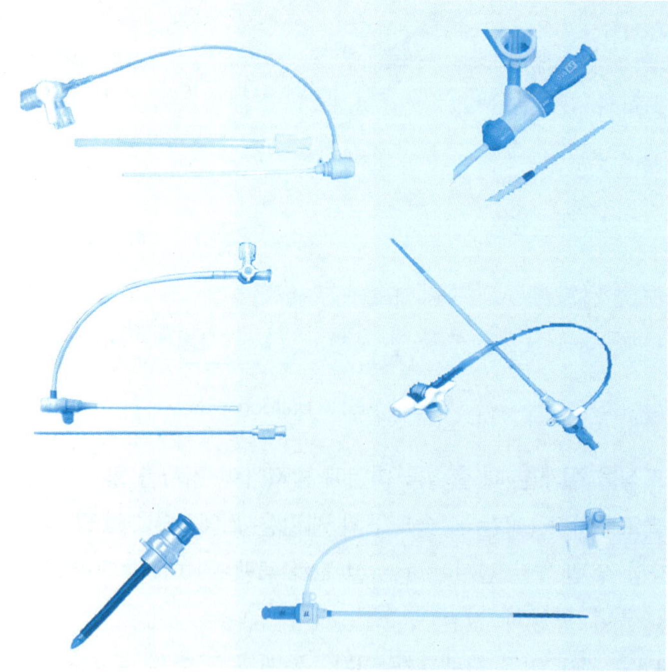

그림 1-52 • sheath

쉬스는 연골파열 수술에 많이 사용되고 있다, 연골파열은 보통 젊은 층의 환자에게 종종 나타나는 질환으로, 과격한 스포츠 활동을 하거나 무릎에 큰 충격을 받게 되면 관절 사이에서 완충작용을 하는 연골이 파열되어 통증을 유발하게 되는데, 이 연골파열을 방치하게 될 경우 연령대가 젊다고 하더라도 퇴행성 관절염이 발생될 수 있어 주의가 필요한 질환이다.

내시경을 이용한 수술에서도 쉬스가 적용된다. 내시경마다 종류가 많지만, 수술 시 주로 연골에 사용되는 경우도 있고 반대로 신체조직의 상태를 확인하기 위해 내시경이 쓰이지만, 쉬스의 경우 연골조직에 한해서 사용하는 수술기구이나 수술기구로 하기 보다는 보조역할하는 보조기구로 관절내시경이나 척추 등 신체기관 가운데 연골조직에 관한 수술 시 필요한 기구이다.

(21) 아스피레이션 시린지

아스피레이션 시린지(aspiration syringe)는 치과 등에서 국소 마취를 할 때 마취제를 주입하기 위한 용도로 사용되는 기구이다(그림 1-53).

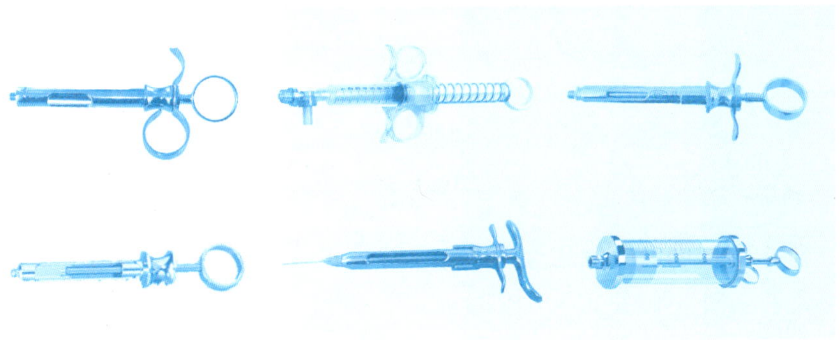

그림 1-53 • aspiration syringe

아스피레이션 시린지는 주로 치과 등에서 국소 마취를 할 때 마취제를 주입하기 위한 용도로 사용되는 기구로 많이 쓰인다.

> 예 치과 치료할 때 발치나 치아교정할 때나 치아 관련 수술 및 시술을 할 때 아스피레이션 시린지를 많이 쓴다. 치과에서 뿐만이 아니라 외과용도로 많이 쓰이며, 연골 수술과 관련된 치료목적에도 쓰인다. 주로 치과에서만 한정되어 있어 발치치료나 치아교정 및 임플란트 시술 때 아스피레이션 시린지를 본 기억이 있을 것이다.

아스피레이션 시린지의 구조는 미세 바늘 흡인에 사용하기 위해 흡인주사기 홀더 형태를 띠고 있어서 치과 치료 전 치과 관련 시술도구 가운데 하나로 준비에 필요한 기구이다.

주사기의 사용방식으로는 가까운 프런트 엔드에서 수동으로 이동하는 방식이며, 결합은 주사기 피스톤으로 트리거의 후방운동을 통해 주사기 피스톤으로 방아쇠를 연결하여 권총의 원리와 비슷하다.

(22) 리트랙터

리트랙터(retractor)는 수술할 때 절개부위를 개복*하고 수술부위의 가장자리를 개복하여 수술이 진행하는 동안 개복부위를 틀로 고정시켜서 사용하는 의료기기이다(그림 1-54).

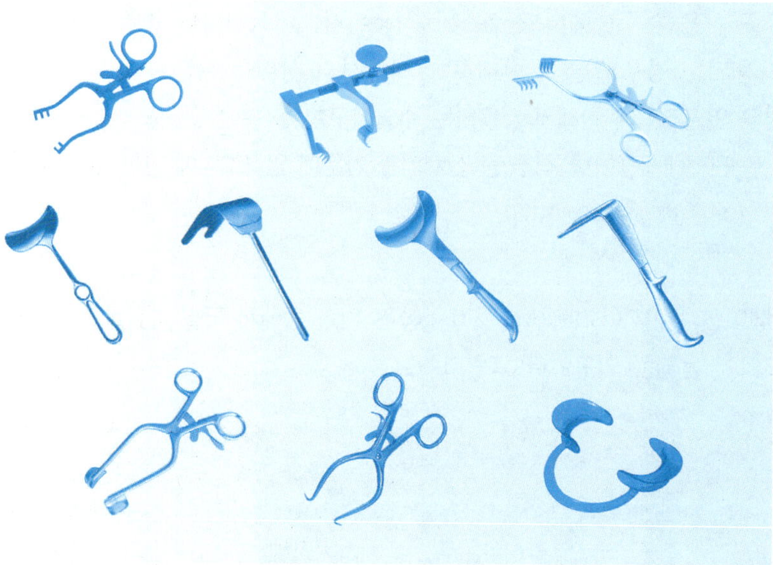

그림 1-54 • retractor

일부 외과의사들은 신체의 영역, 훈련과 경험에 따라 특정 환경설정을 하여 개복하여 고정시키는 훈련을 하는데 이는 작업의 난이도와 개복할 때 진행하는 동안 육체적인 어려움이 뒤따르는 만큼 단독작업보다 집단작업이 최우선으로 선행되어야 할 작업이기도 하다.

예 복부수술을 하면 의사는 리트랙터를 삽입하고 절개할 부위를 잡아 사용할 수 있는데, 위험성이 뒤따라서 환자뿐만이 아닌 수술을 진행하는 의사의 상황을 감안할 때 공동역할이 최우선일 수 있다.

리트랙터는 특정 장기를 뒤로 빼고 하는데 사용할 수 있으며, 의사는 장기 가운데 하나인 간을 수술하는 동안이나 아니면 복부수술을 진행한다고 가정하면, 리트랙터로 창자를 고정하여 수술을 원활히 진행할 수 있으나 신중한 작업이 절대적으로 필요하니 유의할 필요성이 제기된다.

(23) 트로카

트로카(trocar)는 수술도구를 소개하는 데 외과용도로 사용할 수 있는 범위는 신체에 구멍을 만드는 데 사용되는 수술도구이다. 또한 복강경과 같은 수술할 때 인체에 구멍을 뚫어 시술할 때 사용하는 수술기구이기도 하다(그림 1-55).

---

* 개복 : 조직을 절개하고 내부 장기를 볼 수 있다.

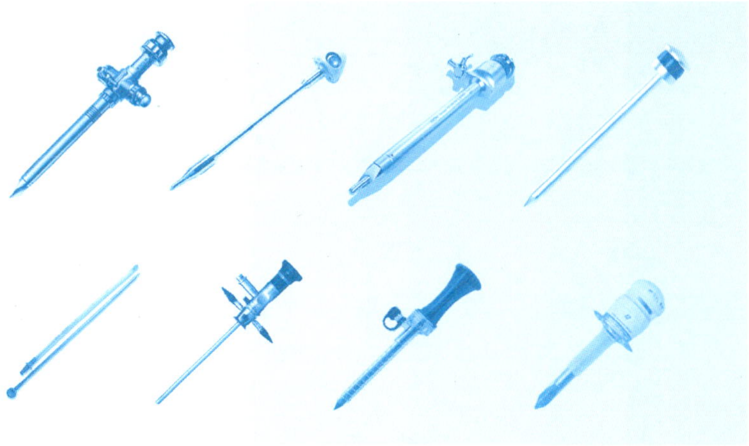

그림 1-55 • trocar

트로카는 내시경이나 포셉스 등의 수술기구들의 이동통로를 확보하는데 쓰인다. 수술도구 특성상 트로카의 맨 앞부분인 투관침을 통해 정맥을 통과하고, 복강경 수술절차에 사용되는데, 끝부분이 날카롭고 예리하지만 투관침은 무딘 칼날로 사용한다. 그 이유는 투관침 삽입 후 환자의 내부 장기의 손상을 방지하기 위해 안전하게 사용해야 되기 때문이다. 그리고 종종 환자에서 사용할 때 투관침을 단일 사용하도록 설계되었다.

인간뿐만 아니라 수의학에서도 수술기구인 트로카 앞부분인 투관침 사용에 보편화되어 있다. 환자의 장기 내부에 위장에서 소화효소 분비로 분해하는 과정에서 발생되는 소화효소 액체와 가스가 상승되었다면, 투관침을 신속하게 삽입하여 가스가 상승되지 않도록 제거하고 다음 작업에 이어서 흡인관을 연결할 수 있다. 일단 의사가 장기내부에 발생되거나 잔존하는 가스 상승의 원인을 파악하고 문제를 해결할 수 있을 때까지 환자를 안정시키고, 트로카 투관침의 역할을 위해 원활하게 수행하도록 환자에 대한 편의를 도모하는데 매진해야 한다.

반대로 정맥과 동맥에 대한 수술, 복강경과 수술절차에서 트로카는 수술 중에 사용하는 도구에 대한 항목(수술위치)의 지점을 만들어 사용할 수 있으며, 수술이 끝난 후 장치는 조심스럽게 제거하고 작은 바늘이 위치에 부착되어 수술진행하거나 종료 때 제거하면 된다.

(24) 스펙큘럼

스펙큘럼(speculum)은 복수형으로 스펙큘라(specula)라고도 하며, 질(vaginal), 직장(rectum), 귀(ear) 등의 내부공간(cavity)을 가진 곳을 검사하고자 할 때 질입구(channel)를 넓혀줘 검사를 용이하게 도와주는 수술기구이다(그림 1-56).

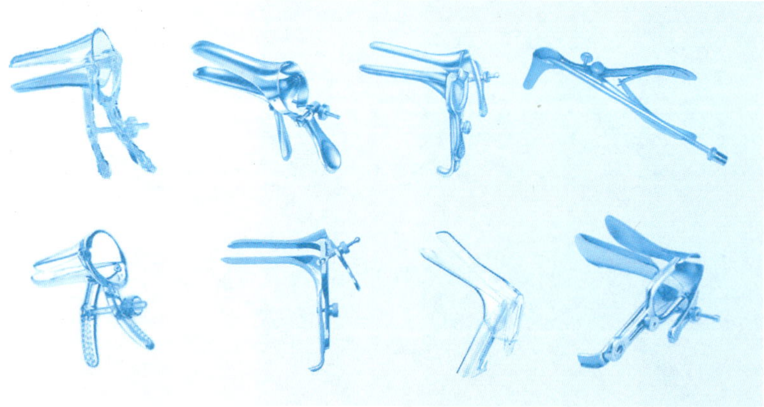

그림 1-56 • speculum

스펙큘럼의 경우 일반적으로 질, 항문, 귀, 또는 콧구멍 같은 신체 또는 통로가 존재하는 기관에 사용될 수 있는 기구로 입구를 넓히는데 사용되는 의료기기이다. 스펙큘럼 시험을 실시하는 경우, 의사 또는 다른 의료전문가는 환자의 내부 상태를 확인해보고 수술도구를 사용할 수 있는데, 또한 장치가 신체 통로 개방하는 데 사용할 수 있고 라틴어에서 용어는 '거울'을 의미하기도 한다.

스펙큘럼의 경우 특정 목적에 따라 서로 다른 크기와 모양에 따라 사용할 수 있는데, 대부분의 경우 사용 후 소독이 가능하도록 금속으로 만들어지기도 한다. 특히 일부 스펙큘럼의 경우 응급실에서 사용되는 것은 플라스틱으로 만들어진 것이 있는데 이는 통로 개방에도 사용되는 경우도 간혹 있다.

스펙큘럼의 사용자인 의사가 직접 환자의 통로 내부공간을 확인할 수 있는데, 산부인과 진료 시 자궁 관련 질환을 임상검사나 정밀검사 때도 내부공간을 확인하여 종양 여부와 바이러스 감염에 따른 질병 여부를 판별할 수 있고, 자궁외벽의 출혈 여부와 여성의 음부에 성교 후 HIV* 항체 질환 여부 등도 확인이 가능하기 때문에 산부인과에서 널리 쓰이고 있다.

(25) 본애로우니들

본애로우니들(bone arrow needle)은 뼈 속에 있는 척수(bone marrow)를 추출하기 위해 사용하는 기구이다. 본애로우니들은 뼈 속에 있는 척수를 추출할 때 사용하는 기구인데, 이는 주로 골수이식을 위해 필요한 골수를 추출할 때 사용하고, 골수조직에 있는 조혈모세포와 헤모글로빈을 추출하는데 유용하게 사용하고 있는 수술기구이기도 하다(그림 1-57).

* HIV(Human Immunodeficiency Virus) : 감염자의 혈액이나 정액 등의 체액을 통해서 생체의 점막이나 상처로 침입하여 4~7년간의 잠복기를 거쳐 발병하게 된다. 그러나 보균자도 잠복기 동안은 건강인과 별차이가 없기 때문에 접촉한 사람에게 감염시키게 된다.

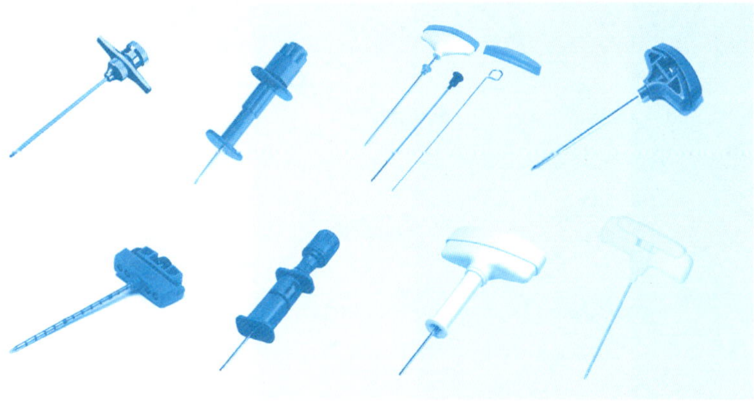

그림 1-57 • bone arrow needle

골수의 경우 큰 뼈 안쪽에 위치한 외벽이 지방조직이다. 골수의 조혈모세포를 추출하여 교잡과 분열과정에 따른 세포의 핵이 형성되는데, 이는 줄기세포라 하여 줄기세포의 면역구조와 유전자는 골수에 상당히 존재하고 있어서 본애로우니들을 통해 추출작업할 때 원활히 쓰이고 있다. 거기다가 혈구 및 혈소판을 추출하여 자신의 유전형질과 일치할 경우 백혈병이나 빈혈 림프종 만성환자에게 공급이 되어 만약 반대로 골수의 기능이 원활하지 않을 경우 골수의 탄력성을 손상입게 되어 제구실을 못하게 된다. 골수이식을 할 경우, 성장 관련 장애를 가지고 있는 경우, 성장치료에 활용되는 사례가 있기 때문에 수술기구가 유용하게 여겨진다.

(26) 텅디프레서

텅디프레서(tongue depressor)는 대개 외래환자 가운데 감기환자나 기관지 천식이나 구강상태를 확인하기 위해 사용한다(그림 1-58). 이 기구를 사용할 때 환자는 입을 벌려서 구강상태에 따라 기관지 천식이나 목감기 여부를 판별한다. 이외에 현재 컨디션 등과 같이 육안으로 확인이 가능한데 육안검사는 정확성은 다소 약화되었지만, 일상적으로 발생되는 주요 질환인 감기나 기관지 천식 기도상태를 확인하는데 원활하고 용이하다. 환자의 혀를 검사하는 동안 입안의 혓바닥을 살펴보면서 혀를 말거나 모양과 형태를 의사의 지시에 따라 환자가 반응하여 혀를 말거나 올리거나 내릴 때 형태를 자유자재로 변형시키는 데, 텅디프레서는 임상적 검사를 하는 데 사용되는 의료기기이다.

재질은 나무로 만들어진 것은 일회용이지만, 이는 외래환자 가운데 감기환자나 내과진료 대상자에 한해서만 일회용이 널리 쓰이고 반대로 치과 치료목적으로 사용하는 경우나 구강 관련 수술이나 치료목적으로 쓰는 경우 수술기구와 마찬가지로 재질이 스테인리스 스틸로 되어 있어서 녹이 슬거나 부식의 위험성도 적다.

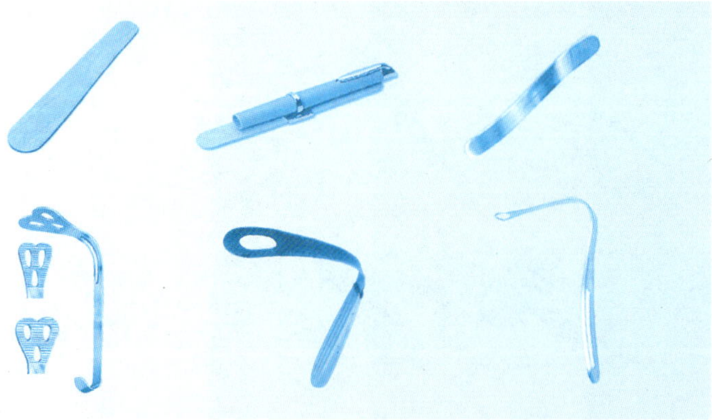

그림 1-58 • tongue depressor

(27) 핸드피스

핸드피스(handpiece)는 **의료용으로 쓰이며 일상적으로 드릴**이다. 드릴의 경우 구멍을 뚫거나, 가구나 물건을 제작하거나, 설계할 때 연결부위를 만들 때 홈을 파서 나사를 조이는 공간을 만들거나, 나사에 드릴 날 끝부분에 연결하여 접합하는 역할을 하는 것이다(그림 1-59).

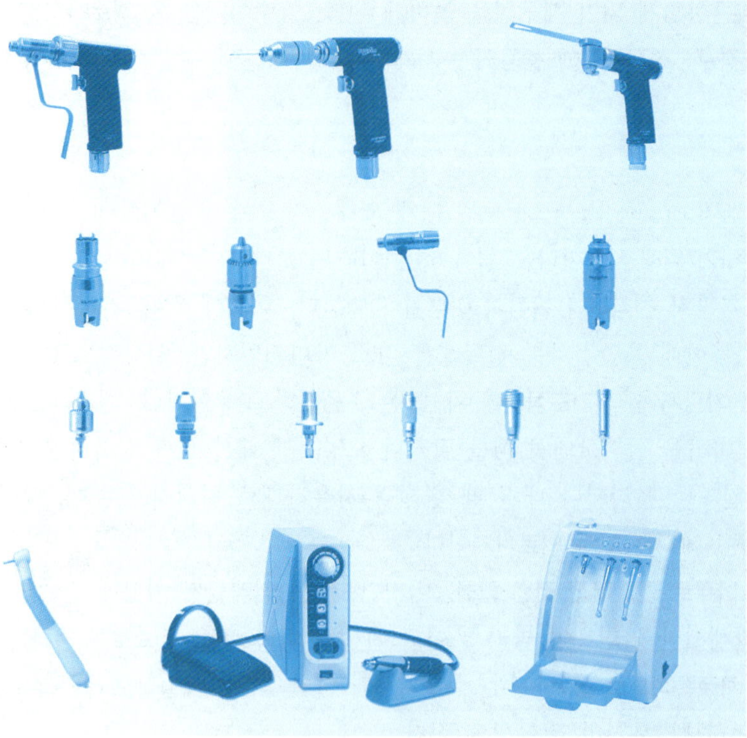

그림 1-59 • handpiece

핸드피스를 외과수술용으로 사용하는 경우도 있는데 주로 보형물을 삽입할 때이다.

예 관절이나 뼈에 함몰된 부분이나 완전 손상으로 인해 인공뼈를 이식하거나 접합하기 위해 틀을 구성하거나 꾸밀 때 혹은 보형물 삽입 시 뼈에 구멍을 내거나 조각할 때 핸드피스를 이용하는 경우도 있다.

연골수술에서도 핸드피스를 많이 사용하지만 뇌종양과 같은 두개골 개복을 위한 수술작업에도 핸드피스를 사용하여 구멍을 뚫어 종양을 제거하기 전 우선과제로 많이 쓰인다. 즉 핸드피스는 치과치료 용도로 쓰이며, 엔진 또는 기계적 응축형태의 원리로 전기 콘센트에 연결하여 전력을 공급하는 형식보다는 배터리 충전식으로 사용하여 회전력의 강도세기를 조절하여 구멍을 뚫거나 보형물을 제작하거나 뼈에 접합할 때 사용하기 때문에 수술이 진행하거나 작업하는 동안 원활히 사용할 수 있다. 배터리 충전식 소스로 팔, 케이블, 벨트, 또는 튜브로 연결되어 있다.

07 시린지 펌프

승압약제, 혈압강하제, 항암제, 분만촉진제, 비경구 영양제, 마취제와 같은 약물주입을 위한 펌프로 시간당 정확한 양의 약물을 주입시키고자 할 때에 사용되며 소아과, 외과, 마취과, 암치료, 중환자실뿐 아니라 일반 병동에서도 다양한 기능으로 사용되는 장비이다(그림 1-60)

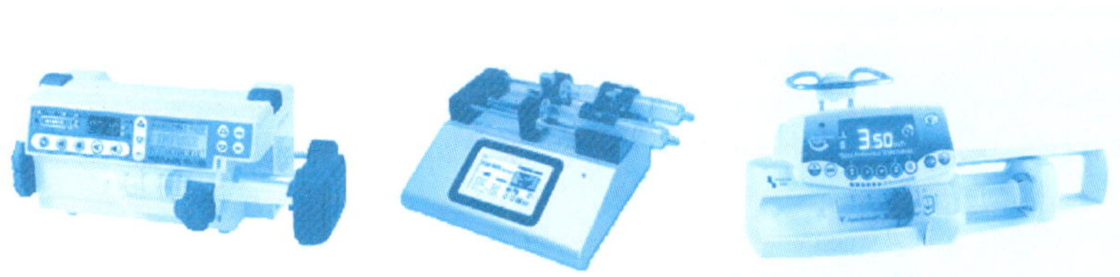

그림 1-60 • 시린지 펌프

일반적으로 주사기 펌프는 의료용과 공업용으로 나누어져 있다. 일반적 의료용은 보건복지부에 의료장비로 등록되어서 인체에 사용할 수 있는 주사기 펌프이다. 공업용은 인체가 아닌 실험용으로 사용하는 것으로 주사기에 액체를 넣고 기계식 방식으로 단위분당 또는 시간당 수[μl]~수[ml]로 주입하는 용도로 사용된다. 주사기 펌프로는 주사기 1개를 장착할 수 있는 것과 2개를 장착할 수 있는 것이 있고, 다채널로 4개를 동시에 각기 따로 조절해서 쓰는 다채널 주사기 펌프도 있다. 일반적으로 가격이 좀 비싼 편이긴 하지만 실험실에서 많이 이용되고 있다.

1. 시린지 펌프 사용방법

전원선택, 전원투입, 주사통 장착, 주입 순으로 사용한다.

(1) 전원의 선택

외부전원으로 사용하는 경우는 전원 코드를 접속한다. 내장의 배터리로 사용할 때는 전원 표시등에 따라 용량을 확인한 후에 배터리의 소모에 주의하여 사용한다.

(2) 전원투입

전원 스위치(power switch)를 ON으로 한다.

(3) 주사통의 장착

주입하는 약액을 충전한 주사통을 플런저 홀더와 주사기 클램프에 의해 고정한다.

(4) 주 입

주사통에 수용액의 튜브를 접속하고 조종 스위치를 눌러서 수용액의 튜브 내에 약액을 충전한다.

2. 이중 실린더 펌프

24시간 지속적으로 주입과 흡입할 수 있는 주사기 펌프이다. 한 모듈로 독립적인 2개의 펌프를 사용하며, 2개의 스테퍼 모터와 2개의 유로가 있으며 각각의 펌프 독립적으로 작동한다.

더블 주사기 펌프는 펌핑 기술에 있어서 대단한 발전으로 이 제품은 하드웨어와 소프트웨어를 통해 링크된 독립적인 2개의 펌핑 채널을 가지고 있다.

밸브박스와 연결할 경우, 낮은 유속에서도 정밀하고 펄스가 전혀없는 주사기 펌프의 특성을 최대한 살리면서도 **튜브 연동식 펌프**나 **피스톤 펌프**와 같이 연속적으로 이송할 수 있고, 작업의 종류에 따라 조작 모드를 선정할 수 있다.

(1) 교행/평행 작동 모드(reciprocal/parallel mode)

주사기의 메커니즘이 동일한 방향 또는 반대방향으로 작동, **주입**(infuse)과 **흡입**(withdraw)을 동시에 할 경우, 또는 한쪽은 주입하고 다른 한쪽은 흡입할 경우에 사용한다.

(2) 비율 모드(proportional mode)

유량과 주사기 크기가 서로 다를 경우, 각각의 주사기 메커니즘을 별도로 설정한다.

(3) 자동정지 모드(autostop mode)

주입량의 설정에 의해 자동 정지한다.

(4) 연속실행 모드(continuous run mode)

주입이 완료되면 다시 반대 방향으로 이동한다.

08 심장보조기기

심장은 체내에 혈액을 순환시키며 산소와 영양분, 그리고 노폐물을 이동시키는 중요한 기관이다. 심장에 이상이 있으면 생명에 치명적인 영향을 주게 되며 노화나 질환에 의한 심장기능의 이상은 수술이나 약물로 치료가 가능하지만 수술이나 약물로도 심장기능이 회복되지 못하는 경우 인공심장 의료기기에 대해서 설명한다.

1. 심장보조기기 정의 및 원리

심장이식수술은 환자에게 큰 부담을 준다. 그래서 회생이 가능한 심장의 경우 심장보조기기로 그 부담을 줄이고 성공확률을 높여준다.

(1) 심장보조기기의 정의

박동형 펌프(pulsatile flow blood pump)에 속하는 **심장보조기기**(cardiac assist device : aortic-balloon system)는 심장의 기능저하 시 기능회복을 돕기 위하여 **대퇴동맥**(femoral artery)이나 말초동맥을 통해 일정한 체적의 풍선(balloon)을 카테터 끝에 달아 **좌쇄골하동맥** 아래에 풍선을 삽입시키고, 환자의 심장박동에 동기시켜 풍선을 확장하여 심장의 회복을 돕는 장치이다.

(2) 심장보조기기의 원리

심전도 신호를 검출하여 심실수축기를 검출한다. 체내에 삽입된 풍선은 심장의 수축기에 풍선을 수축시켜 공간을 확보하여 좌심실압을 저하시켜 수축을 보조하며, 확장기에는 풍선을 확장시켜 혈액유통을 보조함으로써 좌심실의 기능을 보조하며, 심장의 확장기에 추가의 심박출을 제공함은 물론 심장에 혈액을 공급하는 관상동맥으로의 혈류공급을 제공한다. 이산화탄소(CO_2)를 사용하여 풍선이 파괴되었을 때 발생하는 가스 색전증*을 최소화할 수 있다. IABP(Intra Aortic Ballon Pump)의 심기능 보조 메커니즘은 다음과 같다.

① 풍선의 수축과 확장에 의한 심장의 부하는 감소하며 심박출량은 증가한다.

② 관상동맥 혈류량이 증가하며 심장의 산소소비량이 감소한다.

2. 심실보조장치 정의 및 원리

심실보조장치는 종래의 통상적인 심부전 치료약물이나 개심술로써 치료할 수 없는 심부전 환자에서 심실의 기능을 기계적으로 도와주는 장치이며, 즉 자기심장이 하는 펌프로서의 역할을 도와주는 것이다.

(1) 심실보조장치의 정의

심실보조장치(Ventricular Assist Device : VAD)는 심장질환이나 개심수술 후의 심부전 또는 급성 심근장애로 인하여 심장의 심박출량이 부족하여 회복되지 못하는 환자의 심장기능의 회복을 도모하기 위하여 심실로 유입되는 혈류의 일부를 받아서 동맥쪽으로 우회시켜 박출시켜 줌으로써 심실의 부하를 감소시켜 회복을 돕는 장치이며, 심실보조장치를 환자의 심장기능 중 저하되는 심실을 보조하는 역할에 따라 좌심실 보조장치, 우심실 보조장치, 양심실 보조장치로 나눠진다(그림 1-61).

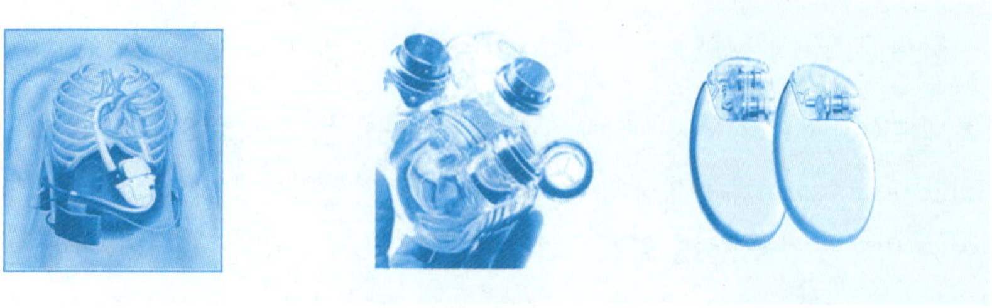

그림 1-61 • 심실보조장치

---

* 색전증(embolism) : 혈류나 림프류에 의해 맥관계(혈관 및 림프관) 속으로 운반되어 온 여러 부유물이 가는 혈관강(血管腔)의 일부 또는 전부를 막은 상태이다.

현재 임상에서 이용가능한 장치는 **노바코**(Novacord LVAD), **하트메이트**(heartmate LVAD), **쏘라텍**(Thoratec's LVAD) 등이 사용된다.

(2) 심실보조장치의 원리

직접 심실에 유입관을 설치하거나 심실 유입구인 심방에 설치하고 연속형 펌프나 박동형 펌프를 이용하여 동맥 쪽으로 박출시킨다.

① 임상에 많이 사용되는 **체외순환형은 체외에 구동장치 또는 펌프를 부착**시키는 것이고, **체내에 모든 장치를 이식시켜 심실보조장치 장착 후 환자의 퇴원 및 재활이 용이한 체내 삽입형 심실보조장치**(Implantable VAD)**가** 개발되었다.

② 최근에는 **심실보조장치의 장기간 사용이 가능해지면서 심장이식 후 면역억제,** 재사용에 의한 부작용 등에 관한 연구가 활발하고 환자에게 사용된다. 또한 **체내형·체외형 심실 보조장치**와의 효과를 비교하여 **연속형 펌프**로서 **원심성 펌프**나 **축류 펌프** 등이 **체외형 및 체내삽입형으로 개발되어 사용되고,** 체외에서 **전기를 공급**하여 구동하거나 체내에 이식된 **전기 모터로 구동**하고 일시적 **심장기능의 대체 및 영구이식용으로 사용**하고 있다.

예 Jarvic형 심장이식 후 620일 생존(1988)하였다.

㉠ **연속형 펌프**(continuous flow blood pump)는 **연속류가 생성**되어 혈액펌프는 **원심형**과 **축류형**의 2가지로 분류할 수 있다. **축류형 펌프의 임펠러는 통상적으로 매분당 1만 회의 회전속도**를 가지고, **원심형 펌프는 축류형 펌프의 1/5~1/3 정도의 회전속도**를 가진다.

㉡ **원심형 혈액 펌프**(centrifugal blood pump)는 최근에 장기간 동안 **체내에 이식하여 좌심실 또는 양 심실 보조기능**을 가지는 원심형 혈액 펌프의 **개발이 진행**되고 있으며, 초기에는 자석커플링을 이용하여 축에 고정된 임펠러를 회전시키는 방식이 시도되었으나, 임펠러 중심축에 고정된 **베어링 내부에 혈액이 누출**되거나 **마찰**에 의한 과도한 **발열,** 그리고 **장기간 사용 시 베어링에서 혈전이 고착되는 단점**이 있다.

㉢ 3세대로 개발된 혈액 펌프는 자기부상방식을 이용하여 접촉부가 완전히 없어진 모델이 개발되고 있는데, 이는 기존의 접촉형 베어링 채용에 의해 발생하는 문제가 완전히 해결될 수 있었으며, 최근에는 유체 베어링을 이용하여 임펠러의 회전에 의해 동적으로 부상되는 임펠러를 사용하는 혈액 펌프가 소개되고 있다. **자기부상형과 유체부상형** 혈액 펌프 2가지 모두 장기간 체내 이식에 이상적인 모델이다. 대표적인 원심형 혈액 펌프는 Eva Heart, Dura Heart LVAS, Heartmate Ⅲ, VentrAssist LVAS 등이 있다.

㉣ **축류형 심실보조장치**(axial type ventricular assist device)는 **회전식 펌프가 끊임없이**

회전하는 부분에 의해 비박동성 혈류를 생성하며, 축류형 혈액펌프의 회전부는 임펠러 형상을 가지고 있고 아르키메데스의 스크류펌프와 근본적으로 동일하다. 회전중심에 위치하는 작은 곡선형 임펠러는 분당 약 1만회의 속도로 회전하며, 각각의 날개는 혈액을 뒤쪽으로 밀어내며 이 효과적인 메커니즘은 원심형 혈액펌프에 비해 1/3밖에 안 되는 부피의 펌프가 가능하도록 하였다.

3. 완전이식형 인공심장

완전이식형 인공심장(Total Artificial Heart : TAH) 은 말기 심장질환환자로서 심장이식을 하여야 하는 경우 자연심장을 떼어내고 양쪽 심실의 기능을 가진 소형화된 인공심장을 이식하여 심장 대신 작동하는 순환장치이다(그림 1-62).

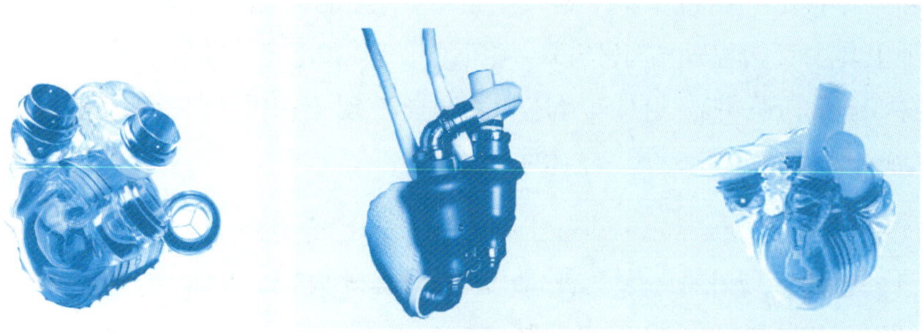

(a) 아비오코(미국식) (b) 초소형 인공심장 (c) 맥동형 인공심장

그림 1-62 • 완전이식형 인공심장

① 우심실용 펌프는 혈액의 폐순환을 담당하여 산소교환이 되도록 하고 좌심실용 펌프는 산소가 공급된 혈액의 체내 순환을 담당하며, 이식수술 시 자연심장의 좌심방과 우심방을 남긴 채 좌심실과 우심실을 제거한 후 이식한다.

② 체외의 압축공기(pneumatic energy)를 공급하여 구동하는 전기공압식 인공심장은 이미 임상에서 이용되고 있으며, 전기 에너지를 사용하여 피부를 관통하는 연결선을 모두 없애고 체내에 이식된 전기 모터로 구동되는 완전이식형은 현재 연구개발 중이다. 현재 사용하고 있는 제품으로는 Cardiowest TAH, Abiocor TAH 등이 있다.

심장병을 앓고 있는 대부분의 환자들은 장기를 기증받기 전까지 수술을 받을 수 없고, 또 기증을 받는다 하여도 여러 가지 조건이 충족되지 않으면 다른 장기를 기다려야 하는 일들이 빈번하였다. 의학의 발달에서 인류의 수명연장을 위한 개발과 노력은 심장 보조역할이 아닌 완전이식형 인공심장을 개발하게 되었다. 완전이식형 인공심장의 구성은 다음과 같다.

(1) 혈액 펌프

인공 좌우 심실이 되는 2개의 혈액 펌프가 있는데 혈액펌프에 이용되는 재질로는 **티타늄 합금**이나 **폴리우레탄**을 사용하고 생체적합성을 뛰어나게 하기 위해 표면처리를 하고, 각각의 인공심실에는 동맥이 연결되는 출구에 2개씩의 **인공심장판막**과 심방과 연결되는 유입구가 있다. 펌프는 자연심장의 박동성을 기준으로 하는 **박동형 혈액 펌프**와 **연속류 혈액 펌프**로 나눌 수 있다(그림 1-63).

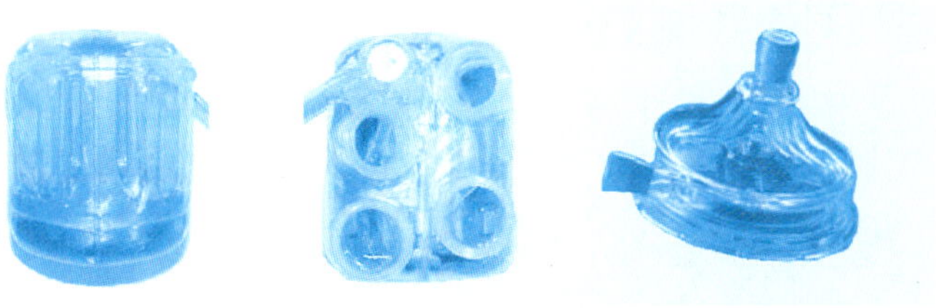

그림 1-63 • 아비오코(Abiocor) 및 혈액 펌프

박동성 혈액 펌프와 연속류 혈액 펌프를 분류하면 〈표 1-2〉와 같다.

표 1-2 • 혈액펌프의 분류

분 류	구 분
박동성 유무 (pulsatility)	박동성(pulsatile), 페리스탈틱(peristaltic), 연속류형(continuous) 원심형(centrifugal), 축류형(axial)
구동메커니즘 (driving mechanism)	전기기계식(electromechanical), 전기유압식(elecrtohydraulic) 전기공압식(electropneumatic), 유체기계식(fluid machinary) 원심형(centrifugal), 축류형(axial)
이식성 여부 (implantation)	이식형(implantable), 체외형(external), 비부착형(extracorporeal) 부착형(paracorporeal)
적용방법 (application)	심실보조장치(Ventricular Assist Device : VAD) 좌심실보조장치(Lift VAD : LVAD) 우심실보조장치(Right VAD : RVAD) 양심실보조장치(Bi-Ventricular assist : BVAD, BiVAD) 완전인공심장(Total Artificial Heart : TAH))
인공심장 역할 (therapy)	심장이식을 위한 가교역할(bridge to transplantation) 혈액펌프이식을 위한 가교역할(bridge to bridge) 영구이식(destination therapy)

(2) 작동기

에너지원에 따라 **공기압 구동방식**과 **전기구동방식**으로 나눌 수 있다.

① 공압식 구동방식은 진공과 압축공기이며 이들의 흐름을 제어하는 밸브 등으로 구성된다. 커다란 압축공기용 압박기(compressor) 때문에 생체 내 완전이식이 불가능하고, 이식받은 환자는 활동하는데 제한받는 단점이 있다.

② 전기기계식 인공심장의 경우 전기 에너지를 기계적인 박출 에너지로 변환시키기 위한 각종 기계장치가 사용되며 대부분 브러시 없는 직류 전동기나 전자석 등이 사용된다. 이는 공압식 인공심장과 달리 작동기가 내부에 있어 이동성이 뛰어난 내장형 맥동 펌프가 이에 속하며, 이들의 기계적인 작동을 인공심실 내의 혈액 박출로 변환시켜 주기 위한 기계장치들이 사용된다. 현재 사용하고 있는 제품으로 Novacor LVAD, Heartmate LVAD, Heartsaver VAD 등이 있다.

(3) 제어 및 파워 장치

환자의 생리적 요구에 응답하는 출력을 제공하도록 하기 위해 인공심장에 마이크로프로세서가 부착된 제어장치*가 이용된다. 심장수술 시에는 심장운동을 정지시켜야 한다. 심폐기의 우회경로(bypass route)를 확보하여 정맥에서 혈액추출 후막형 산화기(membrane type oxygenator)에서 기체교환을 달성하고 다시 동맥으로 혈액을 주입함으로써 심폐기능을 구성할 수 있다.

09 약물주입 펌프

여러 환자들의 경우 규칙적인 시간과 속도에 맞춰 정확한 양의 약물을 주입해야 되는 경우가 있다. 이러한 환자들에게는 정확하고 안전하게 약물을 주입하기 위해 약물주입 펌프(infusion pump)를 사용한다.

1. 약물주입 펌프 사용목적 및 용도

환자의 상태에 따라 정맥으로의 약물 및 혼합물 주입을 위해 정확하고도 정량 주입을 위한 제어가 필요하다.

---

* 제어장치 : 인공심장이식 시에 고도의 안전성을 제공하기 위해 체내에 이식되며 인공심장 작동에 필요한 에너지는 피부 위에 놓이는 1차 코일과 피하에 이식된 2차 코일 간의 자기유도방식에 의해 에너지가 체내로 전달되는 역할을 하고 필요한 경우를 위해 체내·외에 개별 보조 배터리가 연결된다.

① 약물주입 펌프는 환자에게 정해진 수액량을 일정하게 주입시켜 주는 기기이다.
② 알람기능에 공기가 있음(air-in-line), 막힘(occlusion), 완료(complete), 배터리 부족(low battery), 문열림(door open)을 갖추고 있어서 쉽게 수액주입의 상태를 알 수 있다.
③ 약물주입 펌프는 피스톤 펌프(piston pump)나 연동 펌프(peristaltic pump) 작용에 의해 주입량을 가변할 수 있다. 부피측정형 수액 펌프들은 주입약물의 부피로 제어되며 약물의 주입을 안전하고 정확하게 할 수 있어야 한다.
④ 인퓨전펌프(infusion pump)는 병원, 가정의 일반적인 환경에서 사용할 수 있다. 또 내부 충전기가 장착되어 병원 내에서 환자의 이동 및 구급차에 의한 이동 중에도 사용할 수 있다.

2. 약물주입 펌프 동작원리 및 조건

프레세니우스에 의해 최초로 제조된 주입 펌프는 환자의 순환계로 치료약물 또는 영양소 등을 인체로 주입하는데, 일반적으로 피하, 정맥, 동맥, 그리고 경막으로 약물을 정확하게 투입하기 위해 사용되며, 인퓨전펌프(infusion pump)는 마이크로 컨트롤러(micro controller)에 의해 작동되므로 의료진이 원하는 수액량을 환자에게 주입할 수 있으며 다음과 같은 기능이 있다.

(1) 인퓨전펌프는 시간당 0.1[mL] 정도의 적은 양의 약물도 투입가능

인젝션 형태의 인퓨전펌프는 무통증을 위해 환자가 제어하는 시간마다 약물주입이 가능하기도 하고 또는 일정시간동안 정량의 약물주입을 위해 볼륨 제어가 가능하기도 한다.

(2) 인퓨전펌프의 주입유형에 따른 기능

사용자 인터페이스로서 임상관리자 또는 간호사에 의해 설정하고, 연속주입은 프로그램에 의해 작은 펄스 형태로 한번 주입량이 20[nL]에서 100[μL] 사이에서 정할 수 있다.

(3) 간헐적 주입

연속주입 시보다 많은 양을 주입할 수 있는데 간헐적인 주입을 위한 주입시간은 프로그램에 의해 설정이 가능하다.

(4) 인퓨전펌프 중 볼륨펌프

환자들에게 영양분 공급, 인슐린과 같은 호르몬 공급, 또는 통증제어를 위한 약물을 주입하게 되며 이식형 또는 병원 등에서 사용되도록 제품화되어 있다. 이들 볼륨펌프들은 연동 펌프의 변형으로 약물주입 통로인 실리콘형 고무관을 압축한 롤러가 이용되기도 하며, 손가락으로 누르는 형태의 롤러가 사용되기도 한다.

(5) 수액 펌프에 사용되는 소형 펌프들은 컴퓨터에 의해 제어

혈관의 압력은 81[bf/in^2](55[kPa])보다 작고 피하 압력은 181[bf/in^2](125[kPa]) 정도이기에 약물투입액의 높은 압력은 약물주입 시 혈관을 압박하므로 주의를 해야 한다.

(6) 흐름제한장치

압력액, 혈관 등의 압력 차이에 따른 약물주입 조절을 위해 주입 시스템의 기압을 일정하게 유지하기 위한 기능을 담당한다.

(7) 공기정화 필터

환자의 정맥 속으로 유입되는 공기를 제거하기 위한 안전장치이다. 통상 인체 무게에서 1[kg]당 0.55[cm^3] 정도의 공기는 인체에 해가 되기에 충분한 양이다. 이들 작은 공기입자들은 동맥에서 해를 끼칠 수 있으며, 이들 공기입자들은 정맥에서 심장을 통해 폐에서 체외로 분리 배출되기도 한다.

(8) 공기정화 필터 장치

얇은 막으로 구성되어 있어 공기입자를 발산한다. 혈액 내에 큰 기포가 있으면 출혈이 발생하기도 하며, 소형의 주입 펌프들은 삼투압을 사용하여 제거하기도 한다.

(9) 공기정화 필터 장치 세팅

일반적으로 표준 Ⅳ세트(15~20drops/[mL])에서부터 미세 약품방울 Ⅳ세트(60drops/[mL]) 구동가능하며, 주입량 세팅 범위 1[mL/h]~999.9[mL/h] 정도이며, 정확성 ±5[%] 이내이다. 일반적인 사용 온도조건은 5~40[℃] 정도이며, 상대습도는 ≤ 90[%] 유지가 일반적이다.

(10) 폐쇄 압력

40~140[kPa]이며, 8가지 폐쇄 감성경보, 전원장치로는 100[V]~240[V], 50[Hz]/60[Hz]이며, 내부전지는 재충전된 Ni-H전지, DC12[V], 2000[mah](이때 부하시간≥5[h])이다.

3. 약물주입 펌프의 종류

약물주입 펌프에는 기계적 펌프와 이동형 펌프, 이식형 펌프, 부피제어기가 있다.

(1) 기계적 펌프

약물투입속도를 정확하게 조절하기 위해 스텝모터를 사용한 피스톤펌프, 롤러펌프와 같은 연동펌프 이전의 정맥투입장치를 그대로 사용할 수 있는 피아노 건반형의 펌프 등을 사용한다. 이와 같이 기계적으로 약물투입속도를 제어하는 것을 기계적 펌프라 한다(그림 1-64).

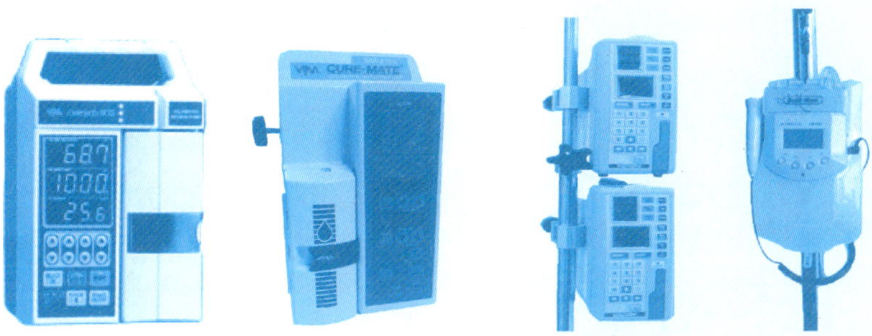

(a) 기계적 펌프　　　(b) 이동형 펌프

그림 1-64 • 약물주입 펌프

(2) 이동형 약물투입장치와 이식형 약물투입장치

체외에 부착하고 다닐 수 있을 정도로 작은 이동형(ambulatory) 투입장치와 체내에 이식되어 고농도의 약물이 정해진 속도로 투입하게 하는 이식형(implantable) 투입장치가 있다. 이식형은 정기적으로 약물을 충전시켜 주어야 하는 단점이 있다.

(3) 부피제어기

중력에 의하여 투입되는 약물의 양을 정확하게 항상 제어하는 장치이다. 부피제어기(volumetric controller)는 정맥투입기에 단위시간당 떨어지는 약물의 방울수를 제어하는 점적실이 있어 투입되는 약물의 부피를 조절한다. 간단한 제어기로서 발광다이오드(LED)와 광검출기(photodetector)를 통하여 방울수를 검출하여 약물병과 점적실 사이의 밸브를 제어한다.

10 의료용 로봇

과거 내시경이 개발되면서 인체를 절개하지 않아도 체내의 특정 부위를 관찰하고 검사할 수 있게 되었다. 내시경 기술이 발전됨에 따라 내시경의 직경이 가늘어졌다. 내시경과 함께 가느다란 와이어, 간단한 도구를 투입하여 조직검사를 하고 지혈할 수 있는 단계에 이른다. 그리고 첨단 컴퓨터의 발달과 기계공학의 발전은 이제 각 분야에서 로봇의 역할을 확대시키고 이제는 의료의 중요한 역할도 담당하는 시대가 되었다. 실제 로봇의 의학 응용은 1990년대에 들어 매우 연구가 활발해지고 실용화되기 시작하였다(그림 1-65).

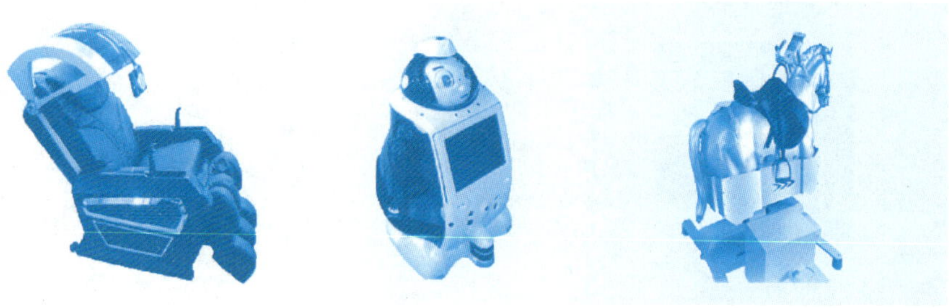

(a) 안마 로봇 '체어봇' (b) 심리치료용 로봇 (c) 승마형 로봇 '라이드봇' '라이프 케어봇'

그림 1-65 • 의료용 로봇들

1. 의료용 로봇의 역사

문명의 발달로 인한 인류의 삶은 편리함을 추구하기 위해 각종 도구를 발명하게 되었다. 이 중 로봇의 발명이야 말로 인류의 삶은 편리함을 얻게 되었다.

① 진공청소 로봇, 의료용 로봇, 서비스 로봇, 우주탐사용 로봇 등 속속 실용화하고 있는 많은 종류의 로봇은 이미 우리 사회에 도래한 '로봇시대'를 실감나게 한다. 일반인들은 로봇을 얼마나 이해하고 있을까? 이제 우리도 로봇에 대한 이해를 높여야 할 때가 아닌가 싶다. 보통 현대소설이나 만화를 통해서 알고 있는 로봇에 대한 이미지는 사람마다 천차만별인데, 일반적으로 전문가들이 정의하는 로봇은 "지능을 가진 인간이나 동물의 행동이나 모양을 프로그램에 의해 모방하는 다양한 기계장치"로 풀이한다.

② 사람에 따라서는 "주위로부터 정보를 수집할 수 있고, 움직이거나 물건을 조작하는 물리적인 일을 해야만 로봇이다"라는 좁은 의미로 정의하기도 하며, 로봇에 대한 통일된 정의는 아직 없는데 로봇 기술이 너무나 급속히 진보하므로 기술적 개념 자체가 가변적이기 때문이다.

로봇 만화영화가 생기기 이전, 옛날부터 인간은 인간의 반복적인 일을 대신해 줄 기계를 개발하였다.

③ 기원전 4세기 **아리스토텔레스**(Aristotles)**는 그의 책에서 "인간의 뜻에 따라서 스스로 일하고 복종하는 기구가 있다면 하인이 필요 없을 것**"이라는 생각을 언급하기도 했다. 기원전 3세기의 **그리스 신화와 전설에 나오는 청동으로 된 인조인간 '탈로스'는 로봇에 대한 인간의 소망을 가시적으로 보여주는 대표적인 예**라고 할 수 있다. 특히 그리스 로마 등에서는 종교의식의 한 도구로 인간을 모방한 기계가 활용되기도 했다. 이런 로봇에 대한 인간의 긴 몽상에도 불구하고 **로봇**(robot)이라는 어원이 생긴 것은 20세기부터이다. 1921년 체코의 극작가 **카렐 차펙**(Karel Capek)이 그의 희곡 R.U.R(Rossum's Universal Robots : 만능 로봇)에서 처음 사용한 걸 시초로 인해 **로봇이라는 말은 체코어로 노예 또는 노동자**(serf or one in subservient labour)를 뜻하는 'robota'에서 나온 것이다. 이 희곡에서 로봇은 작업능력에서는 **인간과 동등하거나 뛰어나지만 감정이 없는 인조인간인데 노동**자로서 시킨다.

④ 20세기 들어 공장자동화의 물결을 타고 산업용 로봇은 실용화 단계로 접어들었다. 그 시작은 미 뉴저지주에 있는 제너럴 모터스 자동차 공장에서였다. 21세기에 접어든 이제 인공지능을 가진 인간형 로봇을 비롯, 의료 및 우주탐사용 로봇까지 상상을 초월하는 다양한 첨단 로봇의 시대가 열리고 있다.

2. 의료용 로봇의 종류 및 특징

인간의 편리한 삶뿐만 아니라 로봇은 생명과 관련된 의학에서도 그 필요성을 인정받고 이제는 없어서는 안되는 중요 부분으로 자리잡게 되었다.

(1) 수술 로봇

수술 로봇(surgical robot)은 정교함과 세밀함이 특별히 요구되는 수술에 로봇 수술 시스템의 이용가치가 크다(그림 1-66).

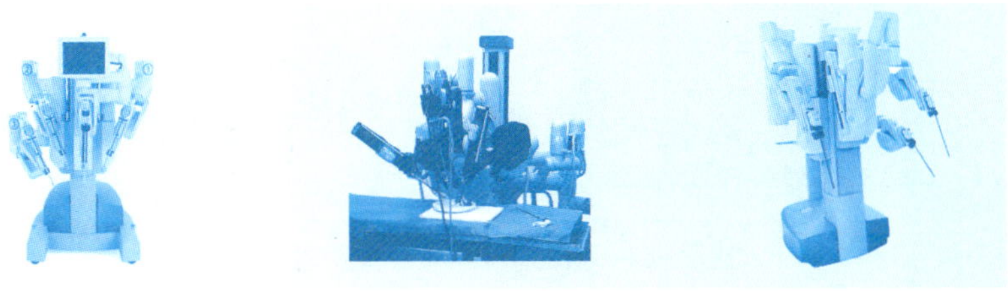

그림 1-66 • 수술 로봇

① 대표적 수술로는 전립선암에 대한 근치적 전립선절제술*을 들 수 있는데, 전립선은 의사의 접근이 비교적 어려운 좁은 골반강 내에 위치하고 있으며, 보통 호두알에서부터 자두 정도의 작은 크기여서 기본적으로 수술이 어렵다. 따라서 암수술이 성공적으로 이뤄졌다 하더라도 연관 조직의 부분적 손상에 따른 수술 중 다량의 출혈, 수술 후 요실금, 성기능장애의 발생은 어느 정도는 불가피한 것으로 여겨져 왔다.

그러나 로봇 수술은 배에 가스를 넣어 기복을 형성, 수술하는 복강경 수술이므로 가스의 압력만으로도 지혈효과가 있어 전립선 절제술 시 개복수술에 비해 출혈이 훨씬 적다는 장점이 있다. 그리고 확대시킨 3차원 영상과 로봇 팔의 섬세한 움직임을 통해 전립선 표면의 신경과 혈관을 잘 구분해 전립선을 벗길 때 이들을 잘 보존할 수 있고 요도의 길이도 충분히 확보할 수 있다.

② 최근엔 로봇 수술 시스템의 영역이 점차 확대돼 복강 내의 대장암과 위암 수술과 갑상선 수술에도 활발하게 이용하고 있으며, 비뇨기과의 부분 신절제술, 신우 및 요관재건술, 방광절제술, 부인과의 자궁적출술, 자궁근종수술 등에도 적용하고 있다.

(2) 미세 수술용 원격 로봇

의학 로봇 종류의 하나인 미세 수술용 원격 로봇은 수술 시 위험성을 방지하고 정확도와 안정성을 기여하고 있다.

① 미세 수술용 원격 로봇 시스템은 육체적 피로, 눈의 피로, 손떨림, 전염성이 있거나 방사능이 있는 위험성으로부터 의사를 보호하고 돕기 위해 발달되어 왔는데, 진보된 미세 수술 영역 중에서 4개를 선정하여 미세 수술 작업을 대상으로 동작과 수술도구, 정밀도를 분석하여 미세 수술 로봇의 개발을 위한 요구사항을 제안하여 미세 수술의 작업분석은 수술 로봇의 기본적인 개념 디자인을 분류하고 체계화하는데 도움을 줄 수 있다. 분석된 결과로서 미세 수술에 적합하도록 특수하게 디자인된 병렬 미니퓰레이터를 개발하여 수술용 로봇의 신화가 탄생되었다(그림 1-67).

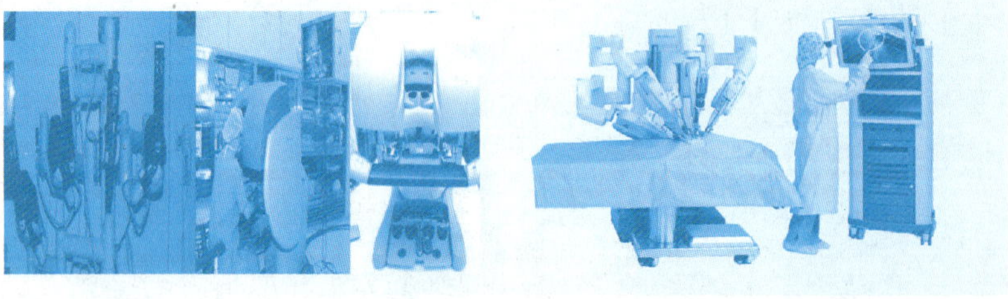

그림 1-67 • 다빈치의 미세 수술용 원격수술 로봇

---

* 전립선절제술 : 전립성종양, 전립성낭포, 결석 및 전립선부 요도의 폐색증의 치료법으로서 실시되는 수술법이다.

② 미세 수술용 로봇으로 선호하고 있는 품목은 다빈치로써 초기의 제우스는 기존의 복강경의 기구들을 시술자 대신 잡아 주는 역할을 한 반면 다빈치는 몸 안에 직접 삽입되는 로봇으로 시술자의 손처럼 움직여 마치 환부를 열고 시술자가 직접 시술하는 것과 같이 수술하는 로봇인데, 이는 시술자에게 좌우 반전 없이 10~15배의 확대된 입체영상을 전달하고 시술자의 움직임을 정교하게 5~8[mm]의 작은 로봇 팔에 전달함으로써 기존의 매우 어렵거나 불가능하였던 시술을 가능하게 하였다. 다빈치의 사용은 미국과 유럽의 거의 모든 우수대학 병원과 수련병원에 사용하고 있을 정도로 이미 보편화되어 있는 것으로 알려져 있다.

③ 다빈치 로봇 시스템은 수술 시 3차원 확대 이미지를 확인하면서 로봇을 조정할 때 시술자가 위치하는 원격조정장치(console)와 로봇 팔이 환자의 몸으로 들어올 때 위치하는 환자 cart로 나뉘어 구성되는데, 환자의 하복부에 6개의 1[cm] 정도 구멍을 뚫고 이를 통하여 수술용 초정밀 3차원 카메라와 사람의 손과 똑같은 움직임을 하는 로봇 팔을 집어넣고 수술을 시행하게 된다.

시술자는 원격조정장치에서 10~15배 확대된 3차원 이미지를 보면서 엄지와 검지로 로봇 팔의 움직임을 조정하며, 로봇 관절은 7개의 자유도를 가지며, 실제 인체 관절의 움직임을 그대로 재현할 뿐만 아니라 인체 관절의 운동범위 이상 움직임이 가능한 장점이 있고, 로봇 팔은 인체의 자연스런 손떨림을 막아주는 기능이 있어 정확하고 미세한 움직임이 가능해질 정도이다.

④ 2000년 미국에서 처음 시행된 이래 지금까지 로봇 시스템을 이용한 근치적 전립선 적출술들의 보고에 의하면 수술 중 출혈량은 약 100[ml] 정도로 기존의 개복수술에 비해 유의하게 적고, 수술 후 약 80[%]의 환자에게 성생활이 가능할 정도의 발기부전이 보존되었으며, 패드를 사용하지 않을 정도의 완전 요자제까지 기간도 3주로 단축되어 기존 개복수술에 비해 요실금이나 발기부전 등의 기능적 측면에서 유의하게 향상된 결과를 보여주고 있다.

또한 수술 후 6주까지 신체적 측면과 정신적 측면을 개복수술과 비교하였을 때 로봇 수술을 받은 환자들의 상태가 더욱 양호하였고, 수술 전 상태로의 회복도 더욱 빠른 것으로 나타나 수술에 의한 이환률이 적어 일상생활로의 보다 빠른 복귀가 가능할 정도이며, 기능적인 측면뿐만 아니라 암의 치료결과에서도 수술 후 5년 무재발률이 84[%]에 이르러 기존의 개복수술에 견줄만한 결과를 보여주고 있다.

(3) 최소 침습수술 로봇

최소 침습수술(Minimally Invasive Surgery : MIS) 로봇은 현대에 들어서 의학의 발달과 함께 수술의 가장 중요한 트렌드로 자리잡은 것이 바로 최소 침습수술이다. 최소 침습수술은 이전 개복수술과는 다르게 상처를 최소화하고 이를 통한 출혈의 감소, 통증경감뿐만 아니라 빠른 회복까지 기대할 수 있는 장점이 있다(그림 1-68).

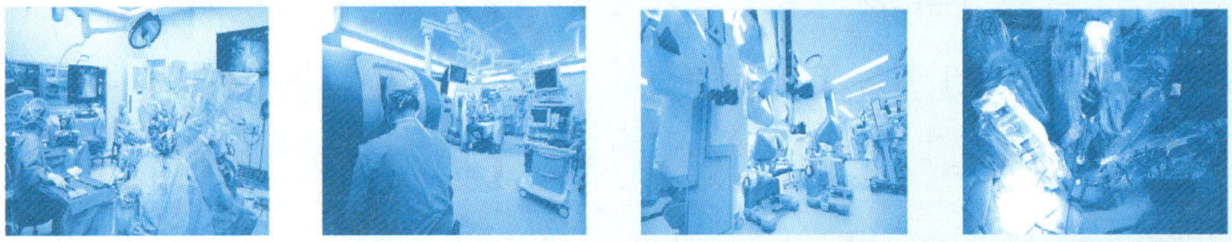

그림 1-68 • 최소 침습수술 로봇들

1) 최소 침습수술의 의미

최소 침습수술은 기존 수술에서 환자의 절개부위를 최소화하고 출혈을 최소화하는 수술이다. 수술의 정교함은 한층 업그레이드된 최신 기술이라 할 수 있다. 수술 중 오목가슴을 수술하기 위한 너스 수술법 역시 최소 침습수술의 좋은 예라 할 수 있다.

① 오목가슴 : '새가슴'과는 반대로 흉골이 안쪽으로 구부러져서 가슴이 움푹하게 들어가 있는 상태의 가슴이다. 이 수술은 치료를 위해 가슴 앞쪽에 20[cm]가량의 절개 후 늑연골*을 절제하는 큰 수술로 30일가량 입원해야 퇴원이 가능했다.

② 너스 수술법 : 10여년 전 만해도 수술 후 부작용이 많았고, 미용상 좋지 않아 환자 만족도가 매우 낮은 수준이었다. 그러나 현재는 눈부신 수술기법과 도구의 발달로 매우 안전하고 효과적인 수술이 가능해 일상생활 복귀가 빠르고, 여성의 경우 비키니 수영복을 입어도 남들이 알아보지 못할 만큼 수술절개 부위가 적다. '너스 수술법'이 환자의 치료기간을 단축했을 뿐만 아니라 만족도에 있어서도 큰 효과를 보여주는 것이며, 척추질환 수술에서도 내시경 수술은 다시 한번 그 장점을 발휘하고 있다.

㉠ 너스 수술법은 양쪽 가슴 양 측면을 약 1[cm] 정도 절개하여 구부린 금속막대를 가슴 속으로 삽입, 함몰된 뼈를 들어올리는 방법으로 수술 후 입원기간을 4일로 단축시켰다. 오목가슴은 가슴이 함몰되면 흉벽이 가슴 내부 장기를 압박함으로써 심장, 폐 기능저하와 성장장애, 상기도 감염 등을 유발하기 때문에, 성장이 다 되기 전에 수술을 실시해야 한다.

㉡ 디스크라고 하는 추간판 탈출증, 퇴행성 척추관절염, 척추관협착증 등과 같이 현대인들에게 많이 나타나는 질병에도 최소 침습수술이 이루어지는 것이다.

---

* 늑연골 : 늑골의 배쪽 끝과 흉골을 연결하는 유리모양의 연골

2) 최소 침습수술의 응용분야

최소 침습수술의 응용분야에는 복강경 수술, 관절경 수술, 수두증 및 뇌종양 적출 등 다양한 분야에 적용되어 활용되고 있다.

① 수술의 응용 분야에 있어서도 내시경을 이용한 수술에서부터 복강경 수술, 관절경 수술, 그리고 두개강내 내시경을 이용하는 수두증 및 뇌종양 적출 등 다양한 분야에 적용되고 있다.

② 첨단 수술이라 할 수 있는 로봇 수술 역시 최소 침습수술의 한 분야이다. 이만큼 최소 침습수술은 현재 이루어지고 있는 대부분의 수술 중 다수를 차지하며 많은 환자들에게 실시되고 있다.

③ 환자의 절개를 최소화한다는 것은 그만큼 수술받는 사람에게 무리를 최소화하고 상처를 최소화하며 통증을 경감시키는 효과를 가지고 있다. 또 수술 후 회복도 빨라 환자의 만족도 역시 높다.

④ 뇌질환 수술에 응용 : 최소 침습수술법은 고해상도의 MRI와 정확도를 요구하는 뇌질환 수술에 응용된다.

㉠ 뇌질환에도 많이 활용하면서 고해상도 MRI와 뇌혈관질환을 정확하게 확인할 수 있는 MRI 검사장비의 발전뿐 아니라 3차원적으로 1~2[mm]까지의 정확한 부위 확인이 가능한 첨단 두개강 내 네비게이션 장비를 통해 수술 전 진단뿐 아니라 수술 중 병소의 위치 확인이 가능하게 되었다.

㉡ 최소 침습수술법 응용으로 이전의 큰 절제술을 통한 수술이 아닌 최소한의 절개를 통해 수술이 가능하게 되었고, 특히 뇌수두증이나 뇌실종양과 같은 경우 천두술*을 통해 두개강 내 내시경을 이용하여 간단하게 수술할수 있게 되었다.

㉢ 감마나이프나 사이버나이프와 같은 방사선 수술기법을 통해 뇌를 절개하지 않고 뇌종양이나 뇌혈관질환, 삼차신경통, 파킨슨병과 같은 다양한 뇌질환에 대한 치료가 가능하게 되었고 뇌신경 조절수술법인 심부 뇌자극술과 척수자극술 등을 이용하며, 가느다란 도관을 뇌와 척수에 삽입하여 운동질환이나 통증질환을 전신 마취 없이 치료가능하게 되었다.

㉣ 가까운 미래에 이러한 수술법이 더욱 발전하여 최소 치료로 많은 질환들을 치료하게 될 것이다.

3) 최소 침습수술의 시작 내시경

내시경은 최소 침습수술의 시작이라 할 정도로 수술, 치료, 검사 등 응용분야가 광범위하다.

① 최소 침습수술의 시작 분야가 바로 내시경 수술이다. 내시경은 흔히 소화기내과의 검사법으

---

* 천두술 : 2[cm] 내외의 두개골 절개술이다.

로만 알고 있지만 내시경을 통해 용종*을 즉시 제거하고 출혈 부위를 치료할 수 있다.

② 다른 분야의 수술에 있어서도 그 활용도는 매우 높다. 처음 내시경 수술이 등장한 것은 100년 전으로 거슬러 올라간다. 현재 내시경은 장비의 발달과 더불어 굴곡형 내시경뿐만 아니라 장비가 작아지고 가늘어짐으로써 수술 적용범위를 넓혀가고 있다.

③ 내시경 수술의 일종인 복강경 수술은 배를 절제하는 개복수술과 달리 작은 구멍만을 이용해 특수 카메라가 부착된 복강경을 이용하는 수술법이다. 복강경 수술은 현재 초기 몇몇 수술에만 이용하던 것과 달리 흉부외과, 대장항문외과, 간담췌외과, 산부인과 등 다양한 분야에서 실시되고 있으며 환자의 만족도 역시 매우 높다.

④ 과거와 다르게 개복이 아닌 복강경을 이용해 위암, 대장암, 직장암, 간암, 자궁암 등 전문적인 암수술이 실시되고 있으며, 이용범위 역시 더 확대되고 있는 것이다.

⑤ 내시경을 이용한 간절제술과 문제점 : 간은 침묵의 장기로 문제가 발견되었을 때에는 이미 회복이 불가능한 경우가 많이 있다. 이러한 문제점이 발견되었을 때 이용되는 수술이 내시경을 이용한 최소 침습수술이다.

㉠ 보통 간은 침묵의 장기로 불릴 뿐만 아니라 다시 건강을 회복하기 어려운 장기 중 하나가 바로 간이다. 이 간을 치료하는데 있어서도 최소 침습수술 또한 빼놓을 수 없다.

㉡ 보통 간암 치료에 있어 자주 이루어지는 수술이 바로 간절제술이다. 간절제술은 간경화나 간암으로 악화된 간의 부분을 절제하는 수술이다. 보통 간은 혈관이 많은 장기로 수술 중 과도한 출혈이 일어날 수 있는 위험을 가지고 있다.

㉢ 내시경을 이용한 최소 침습 간절제술의 경우 이런 위험을 줄일 뿐만 아니라 환자의 수술시간도 단축할 수 있는 효과가 있다. 보통 개복수술은 수술 후 상처가 40~50[cm]까지 될 수 있지만 내시경을 이용한 수술은 이를 절반이상으로 줄일 수도 있다.

⑥ 갑상선암 수술 : 간절제술뿐만 아니라 여성 환자들에게 많이 발병하는 갑상선암에서도 최소 침습수술이 이루어진다.

㉠ 내시경을 이용하지 않은 수술의 경우에는 목에 흉터가 남을 수 있지만, 내시경을 이용한 수술은 겨드랑이나 유륜 부위로 내시경을 삽입, 갑상선암을 제거할 수 있을 뿐만 아니라 성대신경 및 부갑상선, 혈관손상 등의 부작용을 최소화할 수 있는 장점이 있다.

㉡ 여성에게 자주 나타나는 갑상선암의 특성상 상처가 보이지 않는다는 것은 가장 큰 장점으로 인식되고 있으며, 수술 후 3일 내 퇴원할 수 있다.

---

* 용종 : 외부, 점막, 장막 등의 면에 줄기를 가지고 돌출되어 구, 타원, 난원성을 띤 종류의 총칭이다. 폴립이라고도 한다.

4) 산부인과에서의 최소 침습수술의 종류

산부인과에서의 최소 침습수술은 내시경을 통한 수술, 검사로 개복수술에 비해 수술 시 빠른 회복과 함께 일상생활로의 복귀가 가능해진다.

① 산부인과에서 흔히 행해지는 최소 침습수술, 즉 내시경 수술로는 난소종양, 자궁근종, 자궁 외 임신 등을 치료하는 복강경과 자궁 속의 내부질환을 다루는 자궁경이 있다.

② 개복수술에 비해 최소한의 피부절개, 잦은 통증, 작은 수술부위 손상, 빠른 회복기간과 일상생활로의 복귀가 가능해 최근에는 거의 모든 부인과적 수술을 내시경으로 해결하고 있다.

③ 복강경 수술은 배꼽주위에 약 10[mm] 정도의 피부를 절개하고 가스를 주입한 후 내시경을 통해 수술하는 방법이다. 나머지 부위에도 약 5[mm] 정도의 절개를 2, 3개 정도 낸 후 수술기구를 삽입하여 시행하게 된다. 복부에 가스를 주입해야 하기 때문에 심혈관 질환이 있거나 장유착이 심해 손상가능성이 있는 환자는 사전에 충분한 검사를 받고 시행하여야 한다.

④ 자궁경 수술은 자궁점막하 근종 및 용종제거, 반복되는 인공유산으로 인한 자궁 내 유착 치료, 자궁기형 여부, 불임 및 자궁복부의 원인확인 등을 위해 시행하는 방법이다. 이는 자궁내부를 내시경을 통해 직접 들여다보면서 시술을 하기 때문에 보다 정확한 치료와 자세한 원인파악을 할 수 있는 장점이 있다.

⑤ 최소 침습수술을 응용한 내시경 수술의 범위가 더욱 확장되어 부인난소암, 자궁경부암, 자궁내막암 등 여성암의 경우에도 복강경을 이용한 수술이 시행되고 있다.

5) 척추수술에 응용한 고주파 내시경

보통 척추수술에서는 피부를 절개해 수술하는 것이 일반적이었지만, 디스크를 감싸고 있는 부위의 뼈나 근육에 손상을 줄 수 있다는 우려가 있고 재수술 역시 어려웠다. 하지만 내시경을 이용한 척추수술의 경우 이런 단점을 보완할 수 있다.

① 보통 내시경을 이용한 척추수술은 옆구리 측면이나 허리 중앙에 0.7[mm]정도의 구멍을 이용, 작은 내시경을 통해 고주파로 파열된 디스크를 치료하거나, 협착된 척추 부위를 수술해 주는 방법이다.

② 척추관절증과 같은 경우 수술이 필요 없이 척추관절을 조절하는 신경을 고주파로 치료하여 만성요통의 많은 원인을 해결할 수 있으며, 관절 부위를 수술할 때 이용하는 관절 내시경 역시 최소 침습수술에 해당한다.

③ 관절 내시경은 무릎연골 수술에 있어 주로 이용되는 방법으로 작은 절개부위에 관절내시경을 삽입하고 카메라로 이를 보면서 정확하게 수술하는 방법이다. 모든 최소 침습수술에 해

당하는 사항이지만 디스크나 척추질환에 이용되는 내시경 수술은 더많은 정교함과 경험을 요구될 만큼 중요하다.

(4) 고관절 및 무릎관절 전치환 수술 로봇

관절수술 로봇을 이용한 수술은 손상된 무릎이나 엉덩이 관절을 인공관절로 대치시킬 때 로봇이 기존의 망치를 대신해 수술의 정확도와 완성도를 높일 수 있는데, 고관절 수술용 로봇은 사람의 손으로 하는 기존의 인공관절 치환수술에 비해 여러 가지 장점이 있다(그림 1-69).

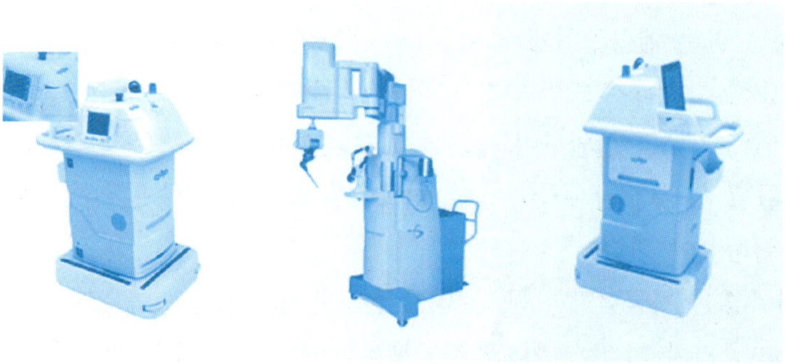

그림 1-69 • 고관절 및 무릎관절 전치환 수술 로봇

1) 고관절 수술의 문제점과 로봇 시술 시 장점

기존 수술은 손상된 관절 대신 인공관절을 갈아 끼우는 자리를 손으로 다듬기 때문에 시술자의 숙련도에 따라 오차가 커서 실패율이 15~20[%]에 이른다.

① 고관절 수술의 다른 문제점 : 실제 관절 크기보다 작은 인공관절을 삽입할 경우 헐거워질 수 있고, 반대로 너무 큰 것을 넣으면 골절위험성이 높아지기 때문이다. 또 삽입위치를 잘못 계산했을 때는 인공관절이 제자리를 못잡아 이탈할 수 있고 쿠션 역할을 하는 연골을 손상시킬 수도 있다.

② 로봇시술의 장점 : 과거의 수술법에 비해 절개부위가 적다. 작은 구멍만 뚫기 때문에 기존에 비해 수술 후 통증도 적고 회복도 빠르다. 또, 3D 영상지원과 고배율로 확대기능을 활용해 섬세한 수술이 가능하다. 이는 특히 전립선 절개와 같은 미세한 조직의 정밀한 수술 시 유용하다는 견해가 있다.

2) 인공관절 수술 로봇

로봇을 이용한 인공관절 치환수술은 게이지를 이용한 정합법으로 작고 간단한 시스템이 가능하고 또 0.1[mm] 이내의 오차로 뼈를 정밀하게 절삭, 체중이 실리는 부위에 인공관절을 안착시킬 수 있다는 것이 장점이며, 이에 따라 기존 수술의 경우 약 6~7일 걸리던 회복기간이 24시간 안쪽으로 짧아지게 된다.

① 인공관절 수술 로봇으로는 로보닥이 있는데, 1986년 미국 정형외과 의사가 IBM의 재정적인 도움을 반아 캘리포니아 대학과 팀을 이루어 고관절 전치환 수술용 로봇 개발을 시작했다.

② 1990년에 미국 ISS사가 설립되어 인공관절수술 로봇 상용화에 착수, 컴퓨터 프로그램을 통해 직접 조종과 시술이 가능한 로봇인 로보닥과 올소닥을 개발하는데 성공했다.

③ 로보닥은 로봇과 닥터의 합성어로 "로봇 의사"라는 의미에서 만들어졌다. 현재까지 세계적으로 27,000건의 로보닥 수술이 시행되었으며, 로보닥뿐만 아니라 다른 나라에서도 인공관절수술 로봇이 개발되고 있는 상황이다.

(5) 수술보조 로봇

수술보조 로봇(surgical assistant robot)은 수술을 진행하는 집도의의 명령에 따라 수술을 보조하거나 수술의 정확도를 높일 수 있도록 안내자 역할을 하는 로봇으로 목적에 따라 길잡이 로봇(navigation aid robot), 미세 자세조정 로봇(precise positioning robot), 의사 도우미 로봇(surgeon helper robot)으로 분류할 수 있다. 수술보조 로봇으로 널리 쓰이고 있는 것은 이솝인데, 일반적인 복강경 수술에서 카메라를 들어주는 역할을 하며, 이솝은 복강경 시술 시 보조의사의 역할을 대신하여 주는 로봇으로 단순한 1개의 로봇 팔에 카메라를 연결한 후 카메라의 위치를 시술자의 명령에 따라 좌우 혹은 상하의 조절을 하는 로봇이다. 이는 시술자와 보조의사간의 잘못된 의사전달로 인한 수술시간의 지연이나 보조의사의 피로도에 따른 사고위험성을 줄이는데 커다란 도움이 된다(그림 1-70).

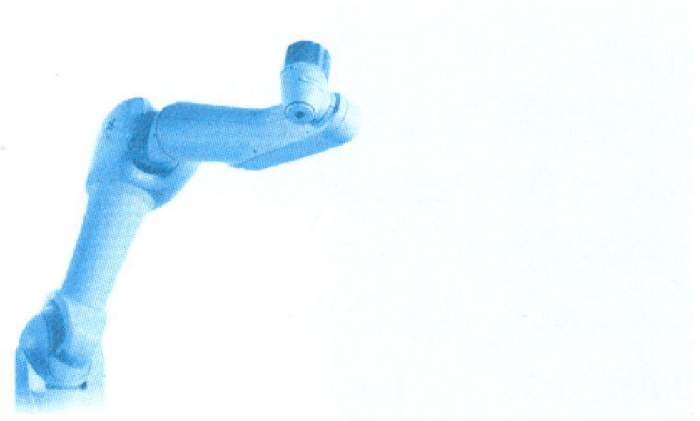

그림 1-70 • 수술보조 로봇(이솝)

(6) 길잡이 로봇

길잡이 로봇(navigation aid robot)은 의사의 경우 과거처럼 우리 몸 어딘가가 아플 때, 제일 가까운 동네 병원을 찾던 시대는 이미 지난 지 오래다. 이제는 치료를 받기 위해서 병원을 찾아갈 때 어느 병원에서 치료를 받는 것이 가장 좋을지, 많은 고민을 하여 병원을 선택한 후 치료를 받는 것이 일반적이다. 이때 여러 가지의 기준으로 병원을 선택하게 되는데 그 기준에는 병원의 위치, 의료진, 의료장비, 각종 편의시설, 치료비용 등이 있지만 무엇보다 최우선적으로 생각하는 것은 진료하는 의사의 능력이다.

의사의 능력은 대부분 임상경험을 통해서 쌓게 되는데, 그 동안은 의사의 임상경험에 의존해서 진료를 받아왔던 것이 사실이다. 하지만 의료기술이 나날이 발전하고 있는 현재는 그렇지 않다. 의사의 임상경험과 첨단 의료과학기술이 합심하여 수술을 하는 의료분야들이 많아지고 있다.

국내에서는 독일 베를린의 Charite 병원에서 개발된 로봇 컴퓨터 내비게이션 닥터 시스템이라는 것으로 로봇과 의사가 한 팀이 되어 임플란트 수술을 하는 것이다.

1) 기존 임플란트 시술의 문제점

① 임플란트 시술에 길잡이 로봇이 적용하면서 부작용이나 환자에게 유해를 가하지 않는다.

② 과거의 임플란트 수술은 먼저 환자의 잇몸을 절개한 후 의사가 직접 눈으로 보고 임플란트를 식립할 자리를 확인한 후 임플란트를 식립하고 잇몸 뼈에 자연스럽게 정착하기를 기다렸다가 인공치아를 고정하는 헤드 부분과 인공치아를 차례로 끼우는 과정으로 진행되었다.

③ 환자의 고통이 클 뿐만 아니라 의사의 임상경험에 의존하는 비율이 크기 때문에 똑같은 증상의 환자라 할지라도 수술하는 의사에 따라 결과가 달라질 수밖에 없었다고 한다.

2) 닥터 시스템을 이용한 임플란트

① CT 촬영으로 얻어진 3D 입체영상을 통해서 의사가 미리 임플란트를 식립할 위치를 정하여 계획을 하고, 이후에 로봇이 임플란트의 길이, 형태, 위치를 파악해서 안전하게 식립할 수 있도록 도와주는 것이다.

② 의사가 수술을 할 때 사전에 계획된 대로 잘 수술을 하고 있는지 로봇이 모니터링을 하면서 길잡이를 해주고, 만약 의사가 정확한 임플란트 식립위치를 벗어나게 되면 로봇이 이를 감지하여 신호를 보내주거나 기계장비가 멈추어 수술할 수 없도록 하는 방법으로 의사를 도와주게 된다.

③ 의사와 로봇이 한 팀이 되어 팀워크를 발휘해야 수술이 가능한 첨단 시스템인 것이며, 길잡이 로봇에 임플란트 시술이 효율적으로 활용되어 지대한 관심을 가지고 있다(그림 1-71).

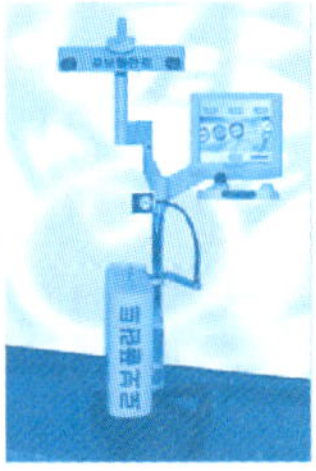

(a) 로보플란트

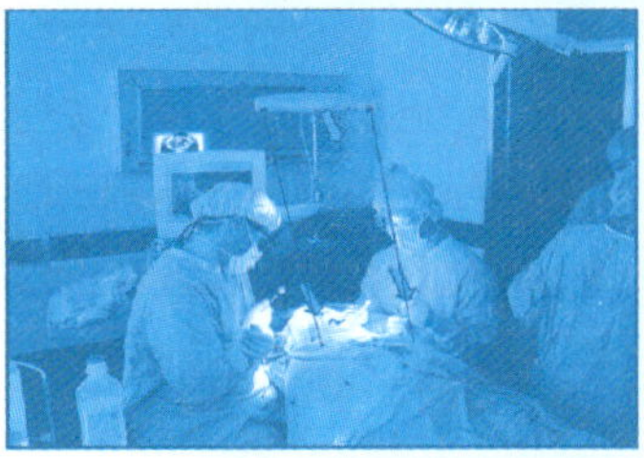

(b) 로보플란트를 이용한 시술장면

그림 1-71 • 로보플란트와 로보플란트를 이용한 시술장면

(7) 미세 자세조정 로봇

미세 자세조정 로봇(precise positioning robot)은 국내에서는 휠체어 로봇 시스템과 보행보조 로봇 등이 연구되고 있으며, MANUS는 상체를 사용할 수 없는 장애인을 위해 개발된 휠체어에 로봇이 부착된 시스템이다. 손으로 조이스틱을 조종해 동작하며, 손이 불편한 경우 턱으로 조이스틱 형태의 조종기를 사용하고 있다. 수술용 로봇은 원거리에서 실시하는 롭소* 원격수술을 중심으로 진보하고 있으며 다양한 분야에서 수술 로봇이 상용화되고 있다. 원격수술은 외과의사가 수마일 떨어진 곳에 위치한 환자에 대해 수술 로봇과 진보된 컴퓨터 기술을 이용하여 수술을 시행하는 방식으로 자세조정 로봇의 원리와 형태를 적용하여 치료목적으로 사용하거나 군사목적인 용도로 널리 확대되고 있다. 미래에는 이러한 로봇 수술이 상용화 될 것이다. 전문의는 수천 [km] 떨어진 곳에서도 로봇의 도움을 받아 환자의 수술을 집도할 수 있고, 전 세계의 의사 또는 의과대학생들이 온라인 네트워크를 통해 그 모습을 지켜보고 필요한 조언을 하거나 교육을 받을 수 있다(그림 1-72).

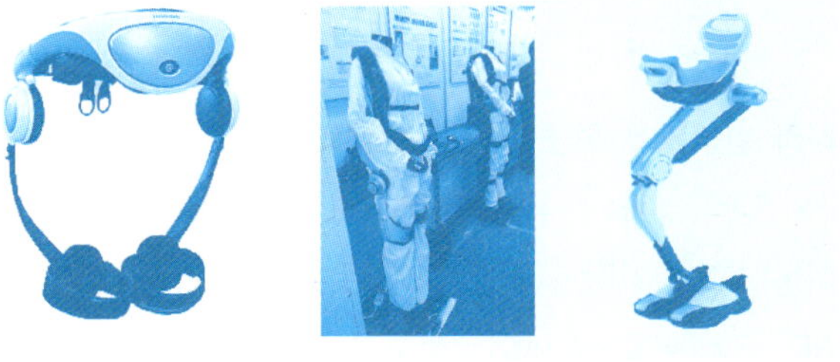

그림 1-72 • 보행보조 로봇

---

* 롭소 : Boston Dynamics에서 자체 개발한 네 발 로봇으로 높은 경사로를 오르고, 거친 바위 지형에서도 이동할 수 있어 군사용 목적으로 개발되었다. 심하게 충격을 받아도 금방 균형을 회복할 수 있을 정도로 민첩하고 안정적이어서 치료목적으로 사용할 경우 자세조정 로봇의 원리와 형태를 적용하여 더욱 정확하고 안정적으로 시술을 할 수 있을 것이다.

(8) 의사 도우미 로봇

의사 도우미 로봇(surgeon helper robot)이 나오면 의사의 피로누적과 과중한 업무량을 효율적으로 줄이고, 역할 분담으로 인한 업무수행의 결속을 증진시킬 수 있기 때문에 많은 도움을 받을 수 있고, 수술할 때 절실히 필요하므로 도우미 로봇이라 한다.

1) 의사 도우미 로봇의 역할과 종류

의료용 로봇은 수술 시 의사를 보조하여 절개위치유도, 적출, 절단 등을 수행하는 수술용 로봇, 위장 또는 대장 내부를 진단하는 내시경 로봇, 혈액 및 체액검사 등을 담당하는 검사 로봇 그리고, 환자의 재활치료를 돕는 재활보조 로봇 등으로 나눌 수 있다. 문제는 오늘날 현재에도 수술 전문의를 기피하는 성향이 많다보니 의료용 로봇에 대한 출원이 늘어나는 것은 수술의사를 기피하는 현상에 따른 의사 부족현상에 대처하고, 장시간의 수술에서 의사의 피로도를 줄이며, 전자 · 기계 기술을 적용하여 수술의 정밀도를 높이기 위한 기술개발이 활발히 이루어지고 있기 때문으로 분석이 된다(그림 1-73).

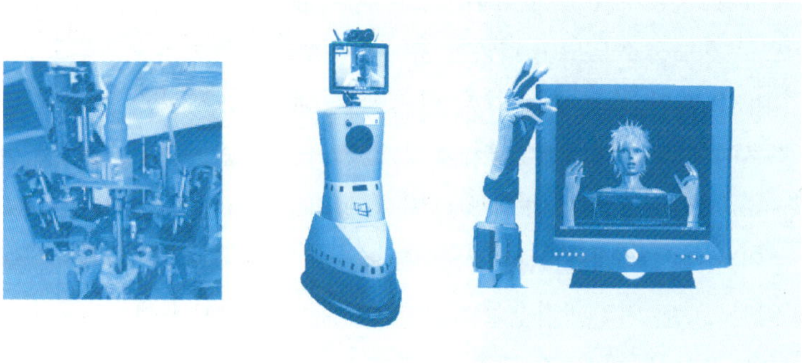

그림 1-73 • 의사 도우미 로봇

2) 의사 도우미 로봇의 개발과 전망

의료용뿐만이 아니라 실생활에 적용할 만한 도우미 로봇도 등장해 많은 관심을 가졌는데, 이는 실험단계이고 과학의 창의성과 관심을 조명해보기 위한 홍보에 불과하지만, 어느 도우미 로봇의 경우 바퀴로 이동하고 손가락 동작은 하지 못했으나, 이번 로봇에선 손가락 동작과 두 다리 걷기를 구현할 수 있다. 3차원 물체인식, 목적지 이동경로 판단, 시각 기반제어 같은 기술이 구현되었을 정도로 창의적으로 개발이 되었다.

(9) 수술 시뮬레이터 로봇

수술 시뮬레이터 로봇(surgery simulator robot)은 프랑스의 INRIA 연구팀은 인체의 장기들을 모델링하고, 조작자가 마치 실제의 장기를 만지고 있는 것과 같은 감촉을 제공하는 소프트웨어와 힘 반사기기에 대하여 연구를 하였다. 이는 내시경 수술에서 의사가 눈과 손으로 직접 장기를 수술하는 것이 아니라, 새로운 시뮬레이터 환경에서 좀 더 넓은 시야를 가지고 수술할 수 있도록 해주는 장치이다. 그러나 아직 제대로 반영을 이루는 데 부족한 점이 많듯이 두개골 내부의 신경수술을 하기 위하여 만들어진 기구가 있다. EC의 지원을 받는 Roboscope라는 연구팀은 MRI로 인체 내의 구조를 알아내고, 뇌에 대한 모델을 구한 뒤 기구가 접근을 금해야 할 곳을 미리 정하고 최소한의 구멍을 뚫어 신경수술을 할 수 있는 기구이다(그림 1-74).

한편 독일의 Karlsruhe대에서는 Endoscopic Sugery Trainer를 개발하여 수술 전 훈련용으로 사용하고 있다.

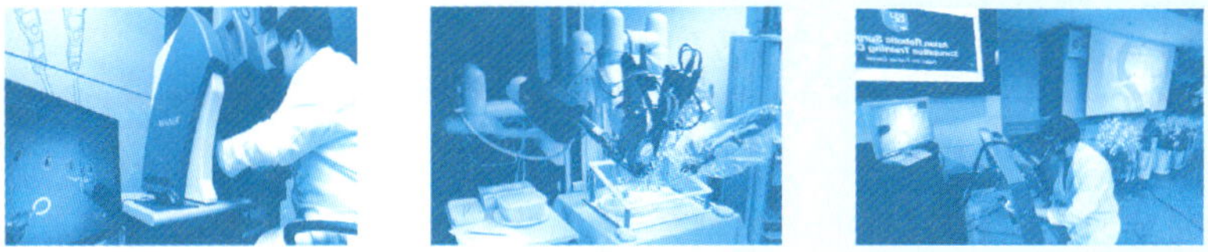

그림 1-74 • 수술 시뮬레이터 로봇

(10) 재활 로봇의 장점과 발전

재활 로봇(rehabilitation robot)은 사고나 뇌손상으로 인한 신체의 운동기능을 회복하기 위한 여러 가지 로봇 장치들이 연구되고 있으며, 특히 선진국의 경우 물리치료사에 의존하는 전통적인 방법에서 탈피하여 장시간 재활이 가능한 로봇 개발에 심혈을 기울이고 있다(그림 1-75).

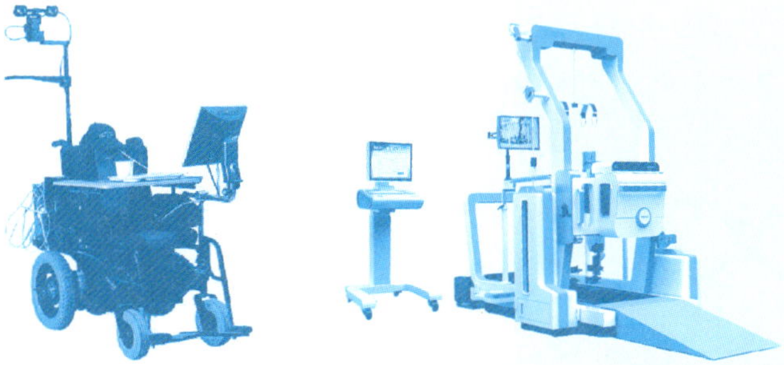

그림 1-75 • 재활 로봇 시스템

① 물리치료사의 수작업에 의존하던 재활에 비교하여 **재활시간을 좀더 길게 할 수 있으며**, 상지나 하지의 강직이 심한 환자의 경우도 로봇을 이용한 재활 프로그램이 가능하여 **물리치료사에 의존하던 방법보다 확장성이 매우 높다**. 특히, 상체의 운동기능이 손상된 경우 MIT에서 개발한 상지재활용 로봇이 임상적용 중에 있다.

② **하지재활의 경우** 보행 능력을 획득하기 위한 **보행훈련기기**와 같은 장치와 스위스의 **하지훈련용 로봇** Lokomat과 같은 제품이 개발되어 임상에 적용 중에 있을 정도로 재활 로봇의 필요성이 제기된다.

11 의료용품

의료용품에는 대표적으로 미세한 부분을 확대하여 보는 볼록렌즈 루뻬와 의료용 조명기기가 있다.

1. 루 뻬

맨눈으로는 자세히 볼 수 없는 미세한 부분을 확대하여 보는 볼록렌즈. 독일어로 **루뻬**(lupe)라고 한다. 눈앞에 놓인 물체를 **명시거리**에 놓아 육안으로 보는 것보다도 큰 **시각**(視角)으로 볼 수 있게 한다. 렌즈에 대한 눈이나 물체의 위치에 의해 확대율이 달라진다. 눈을 렌즈에 가까이 대어 물체를 렌즈의 초점 안쪽에 놓았을 때 가장 크고 분명한 상을 볼 수 있다. 유리로 만들지만 플라스틱으로 만든 것도 있다. 포켓용, 조명이 달린 것, 시계수리용 등이 있고, 이러한 원리를 응용하여 의료용 기기로 쓰이고 있다(그림 1-76).

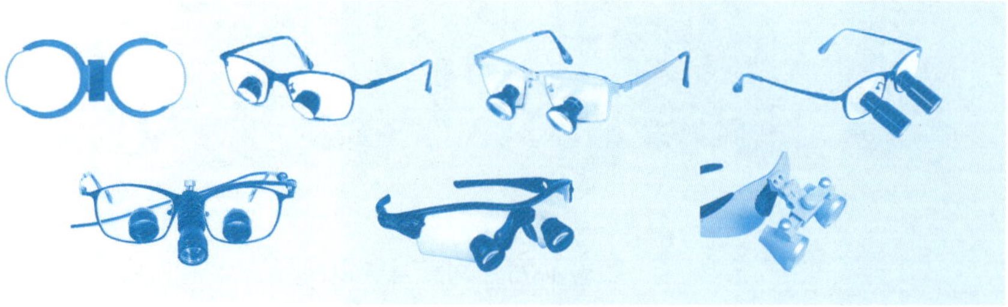

그림 1-76 • 루뻬

(1) 루뻬의 기능

루뻬는 수술과 진단 시 최적의 수술환경을 제공할 수 있다.

① 루뻬는 헤드램프(head lamp)에 장착하여 사용하면서 환자의 시술 시 깨끗한 시야를 제공하며 동공간거리(PD), 디옵터(Diopter)에 의한 맞춤형도 있으며 배율은 2.5배에서 8배까지 다양한 배율을 가지고 있다.

② 의료용 카메라와 포터를 LED(Light Emitting Diode), Source Box를 루뻬에 연결하여 사용할 수 있으며 수술과 진단할 때 최적의 수술환경을 제공할 수 있다.

(2) 시력의 원리와 기능

사람의 눈은 사진기와 비슷하다고 할 수 있으나 사진기의 경우에는 렌즈와 필름면 사이의 거리를 변화시켜서 초점을 맞추게 된다. 눈의 경우에는 렌즈에 해당하는 수정체의 두께를 조절하여 초점거리를 변화시켜서 일정한 거리에 있는 망막에 초점을 맞추게 된다.

① 망막에 초점을 맞추면 모양체의 근육이 이완되어 가장 먼 거리를 볼 수 있는데 그 지점을 원점이라 한다.
한편 모양체가 긴장되어 수정체가 더 볼록해지면 상 초점은 앞으로 당겨지게 되고, 이 경우에는 원점보다 가까운 거리에 있는 물체가 망막에 선명한 상을 맺게 된다. 이러한 방법을 사용해서 가장 가까이 볼 수 있는 거리를 근점이라 한다. 정상적인 눈의 경우 원점은 무한대이고, 근점은 약 25[cm]이다. 이 근점을 명시거리라고도 한다. 우리가 물체를 관찰할 때 우리가 볼 수 있는 가장 가까운 이 거리에 물체를 당겨 놓거나 다가가서 관찰하세 된나.

② 어린이의 근점은 10[cm] 이하인데 나이가 들수록 점점 늘어나서 성인이 되면 25[cm]가 되고 더 나이가 들어 노안이 되면 이 거리가 1[m] 이상으로 늘어난다.

③ 광학적(光學的) 기능은 눈 바로 가까이에 놓인 물체를 먼 데에 떨어져 있는 상(像 : 虛像)으로 바꿔 놓음으로써 그 물체를 명시거리에 놓아 육안으로 보는 것보다도 큰 시각으로 볼 수 있게 하는 것이다.

(3) 루뻬의 역할과 종류

루뻬의 역할은 볼록렌즈, 즉 돋보기의 역할을 한다. 특히 정밀도를 요구하는 일이나 수술 시 루뻬의 역할은 수술을 집도하는 의사에게는 없어서는 안되는 의료기기이다.

① 렌즈에 대한 눈이나 물체의 위치에 의해서 확대율은 달라지나 눈을 렌즈에 접근시켜 물체를 렌즈의 초점 약간 안쪽에 놓았을 때 가장 크고 똑똑한 상을 볼 수 있다. 그때

의 확대율은 약 25/f* 이고, 이 값을 그 확대경의 배율이라 한다.

② 단일(單一) 볼록렌즈에서는 5배 정도가 그 한계이나 이것에 오목렌즈를 조합하여 30배 가까이까지 배율을 높인 것도 있다. 보통 유리를 쓰지만 플라스틱으로 만든 것도 있다. 포켓용, 자루 달린 것, 조명이 달린 것, 눈금이 있는 측정용, 시계수리용 등 종류가 많다.

③ 가장 가벼운 것은 11[g]짜리 독일산이며, 어떤 안경에도 장착이 가능하고 플립 업(flip up) 타입이다. 가벼운 대신 가격이 비싼 단점이 있다. 사용자의 최적 맞춤을 위해 정확한 측정과 정렬로 제작되었으며 높은 성능, 루뻬와 고품격 안경의 디자인적 조화까지 고려했다.

④ 우수한 광학 성능을 가지고 있는 루뻬는 사용자의 처방에 맞추어 정확히 정렬하여 영상이 전 영역에 걸쳐 밝고 선명하다. 특히 왜곡과 만곡을 최소화해 실제의 물체와 영상의 위치를 일치시켰기 때문에 눈과 두뇌의 정보전달이 자연스러워 광학 장비에 의해 발생할 수 있는 두통과 안구통을 최소화했다.

⑤ 탁월한 성능의 배율, 넓은 시계, 깊은 심도, 왜곡 없는 영상의 각 분해능, 색수차, 투과광의 연색성, 광축오차 등 광학 성능을 최우선시 했다. 사용자의 편리성에 중점을 두어 세심하게 신경을 쓰고 있는 루뻬 안경은 주요 구성품인 루뻬의 무게와 크기를 줄여 사용자의 귀와 코에 부담을 가장 적게 했다. 루뻬의 확대시야와 안경 렌즈 시야의 전환이 매우 편안한 것이 장점이다.

⑥ 루뻬 안경은 가벼운 무게와 심플한 디자인, 정교한 안경 피팅(fitting), 피부 알레르기(allergy) 원천 차단, 편리한 A/S 등 편의성까지 고려한 점이 돋보인다. 루뻬 안경을 착용하면 눈의 광학 성능 한계를 넘어선 작은 물체에 대한 확대 영상까지 제공된다.

⑦ 루뻬 안경은 눈의 광학적 결함인 근시, 난시, 원시 처방 등 시력보정의 역할까지 한다. 특히 장시간 작업을 하는 사용자를 위해 가장 편안한 자세의 작업거리를 측정 제작에 반영하여 경추, 척추에 무리가 가는 것을 예방하고 있다. 품격높은 디자인, 18금과 백금이 절묘하게 조화된 순 티타늄테(pure titanium frame)로 견고성과 내구성이 매우 우수하다. 피부 알레르기가 원천 차단된 고품질의 안경테는 다양한 색상, 다양한 디자인으로 선택의 폭을 넓게 하고 있다.

⑧ 루뻬 안경은 광학성, 편리성 등 사용자의 모든 조건을 고려한 맞춤형 루뻬이다. 선명성과 오직 하나뿐인 정확한 광축을 따라서 교차되는 초점을 맞추어 제작되고 있다.

2. 의료용 조명기기

의료용 조명기기의 원리는 전기로 빛을 발하는 LED 소자를 이용한 조명방법으로써 발광원리를

* f : cm 단위로 잰 렌즈의 초점거리이다.

이용하여 색의 기본요소인 적색, 녹색, 청색에 백색까지 다양한 색의 빛을 만들 수 있다. LCD 배경조명, 자동차조명, 일반조명, 경관조명, 건축조명, 환경의료조명 등 응용범위가 넓을 뿐만 아니라 기존 조명기구보다 에너지를 획기적으로 줄일 수 있고, 수명도 길며 형광등처럼 수은 등 유해물질을 전혀 사용하지 않기 때문에 친환경적인 제품으로 인식된다(그림 1-77).

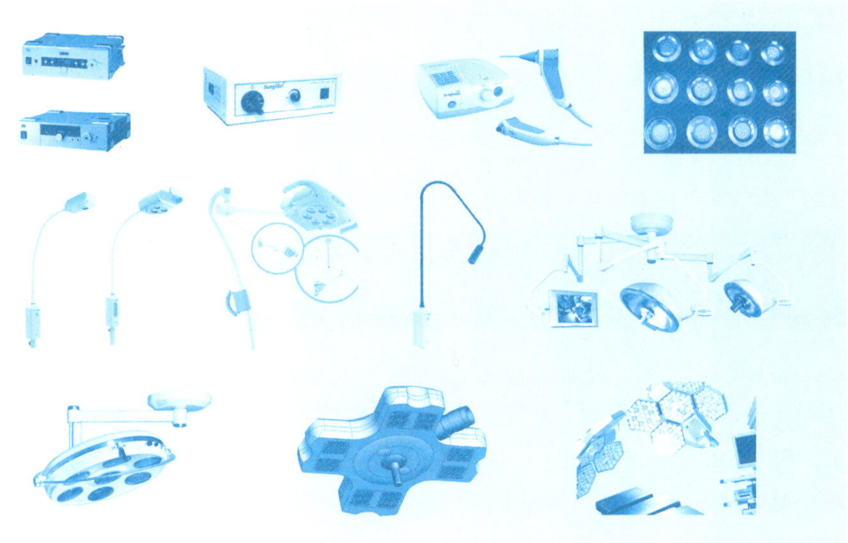

그림 1-77 • 의료용 조명기기

(1) LED를 응용한 조명기기의 장점

할로겐 조명 의료기기가 발열에 의한 열상승으로 수술환경상의 불편과 시술 시의 세포파괴 등의 문제점을 갖고 있으나, 반도체 소자를 이용한 냉광원인 LED를 응용한 조명 의료기기는 열 상승현상이 없을 뿐 아니라 자외선, 적외선 등의 유해파장을 완전히 차단하여 세포에 대한 악영향을 피할 수 있다.

(2) 그 밖에 의료용 파장가변 LED 조명

특정 파장대를 활용해 피부치료 및 암세포치료, 아토피치료, 심리치료, 정신질환치료, 살균소독이 가능하며 연구 및 개발이 활발히 일어나고 있다. 2020년에는 5조 시장을 형성할 것으로 예상하고 있다.

(3) 의료용 조명기기 각 분야별 활용도

의료용 조명기기는 조명기의 특성을 응용하여 그 분야가 넓다. 일명 광 의료기술은 주로 피부치료를 목적으로 쓰이고 있다.

① 피부질환 치료용 LED 치료기기에서 Medical Treatment(Machinery Based on LED Light Source) 피부질환 치료를 위한 광선요법은 태양광, 레이저, 형광등, UV 램프 등 다양한 광원을 이용하여 광이 피부 내에서 생화학적 반응을 촉진하는 원리를 이용해 피부조직의 선택적 재생 또는 파괴 등을 통해 손상된 피부를 치료하는 광의료기술이다.

② LED 광원 기술은 광선요법에서 사용되어 온 광원을 대체할 수 있는 기술로 각광을 받고 있다.

12 인공관절

관절염이나 골종양(骨腫瘍) 등으로 인하여 관절부의 뼈가 파괴되거나 관절손상을 입어 관절로서의 기능을 할 수 없게 된 경우에 그 관절을 절제하고 대신 인공관절을 사용한다.

1. 인공관절의 역사

인공관절은 관절염 등으로 손상된 관절 내에 인공삽입물을 유치시켜 통증을 해소시키는 수술기법으로 통증의 해소와 함께 관절기능의 회복, 안정성의 유지 그리고 변형의 교정을 동시에 할 수 있는 기법으로 1800년대 말이나 1900년대 초에는 근육, 근막, 지방, 피부 등 여러 조직을 고관절 내에 삽입하여 가동성 관절을 만드는 개재 관절성형술을 시도하였다. 역사적으로 인체에 처음으로 인공물체를 관절대용물로 삽입하여 처음으로 성공한 해는 1938년 스미스 패터슨이 신소재인 코발트-크롬 합금인 바이탈륨컵(vitallium cup) 관절성형술을 시행한 것이었다(그림 1-78).

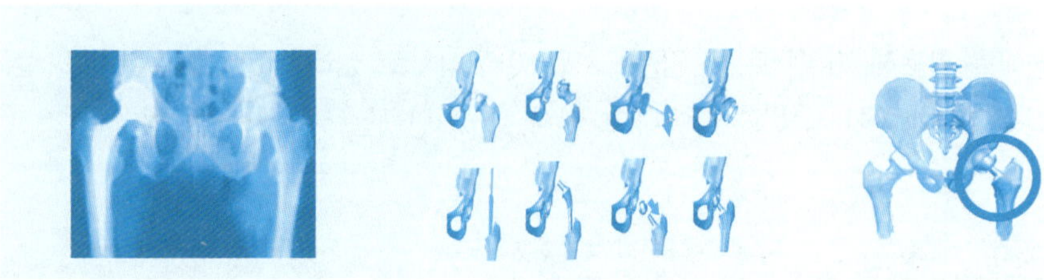

(a) 인공관절 수술 후 X-선 사진 (b) 인공고관절 시술장면 (c) 인공고관절 수술 후

그림 1-78 • 인공관절

(1) 인공고관절의 최초 모델

1940년 보히만(BohlmAn)과 모리(Moore)는 손상된 대퇴골두만 치환하여 관절기능을 개선하려는 부분 관절치환술을 시도하였는데, 오늘날의 인공고관절 대퇴골두의 최초 모델이 되었다.

(2) 인공고관절의 발전

1950년대 초 영국의 정형외과 의사인 존 찰리(John Charnley)는 여러 가지 실험을 통하여 대퇴부(femoral component)와 비구부(acetabular component)가 스테인리스 스틸로 제작된 관절 인공관절을 개발하게 되어 골시멘트*를 이용한 견고한 고정이 가능해지면서 시술과가 급속도로 발전하게 되었다. 당시엔 오늘날 사용하는 고농도 폴리에틸렌으로 된 컵을 만들어 사용하였지만 수술 후 10년 이상 장기 추시결과 초기에는 관절기능이 좋은 결과를 얻었으나, 골시멘트 주위에 심한 골흡수 등이 관찰되는 시멘트병(cement disease)이 발생하게 되었다. 이후 많은 정형외과 의사들이 골시멘트를 사용하지 않고 인공고관절 치환을 시행하게 되어 인공삽입물의 설계와 디자인을 비롯한 표면처리 등에 관심을 갖게 되었다.

(3) 골시멘트를 이용한 인공관절 수술

시멘트로 인공뼈를 만드는 것으로 척추체의 골절에 의한 동통을 완화시키는 것이 목적이다. 골시멘트 주입술 또는 척추압박골절, 경피적 척추성형술이라고도 한다. 골다공증이나 악성종양에 의한 척추의 압박골절, 외상 후의 척추체 허탈, 다발성 골수종, 척추체 혈관종 등에 적용된다. 동통 완화는 물론 치료의 여부에 따라서는 환자의 기립과 보행이 가능할 수도 있다.

① 1970년 프랑스의 부틴은 세라믹으로 인공관절을 만들어 처음에는 골시멘트를 사용하였으나 후에는 골시멘트를 사용하지 않고 골에 인공관절을 직접 삽입하였다.

② 1973년 미테마이어(mittermeier) 등은 산화알미늄 요업제품(aluminumoxide ceramic)을 인공관절에 사용하였다. 골시멘트를 사용하지 않을 때는 인공삽입물 표면에 작은 구멍을 만들거나 표면을 거칠게 처리하여 신생골이 이들 표면 속으로 들어가는 생물학적 고정을 얻도록 하였다. 최근 마모에 의한 골용해를 줄이기 위한 여러 신소재들이 연구개발되어 임상에서 사용되고 있다.

③ 비구부에는 시멘트를 사용하지 않는 반구형 비구컵과 대퇴 스템은 골시멘트로 고정하여 시술하는 것이 일반적이나 나이가 젊고 활동력이 많은 사람은 무시멘트 인공관절 치환술을, 고령이거나 활동력이 적은 경우에는 골시멘트를 이용한 치환술이 사용된다.

---

* 골시멘트 : 인공관절을 골과 견고하게 고정하기 위한 재료이고 일종의 합성수지이다. 이것이 굳어지기 전에 골내에 채워 이것을 급속의 골두나 관절에 부착한다. 고정은 견고하나 삽입 시의 혈압강하나 굳어질 때에 발하는 고열에 의한 골조직파괴 또는 시간의 경과와 함께 생기는 이완 등 아직도 문제로 남아 있다.

(4) 금속을 이용한 인공관절 수술

골시멘트는 고정은 견고하나 삽입 시의 혈압강하나 굳어질 때에 발하는 고열에 의한 **골조직파괴** 또는 시간의 경과와 함께 생기는 이완 등의 문제로 인해 금속을 이용한 **인공관절**이 개발되었다.

① 1960년대에 **코발트-크롬 합금**으로 제작된 **금속-금속 관절인** Mckee-Farrar **고관절 전치환술**은 장기간 추시된 일부에 대한 연구결과 사용된 **금속관절면의 마모율이 극히 낮고** 삽입물 주위 조직에서 **마모입자가 거의 발견되지 않은** 사실을 발견하게 되었다.

② **과거 실패한 금속-금속의 인공관절 제조기술상의 문제를** 개선하고 향상된 마찰공학적 개념을 갖춘 제2세대 금속관절면을 이용한 고관절 전치환 삽입물이 **1984년 베버**(Weber)**에 의해 개발되었다.**

③ 1991년에는 영국의 **맥민**(McMinn)에 의해서 제2세대 금속관절면이 **고관절 표면치환술**에도 처음으로 도입되었으며, 고정방법에 대한 임상시험을 거쳐 1994년부터는 **혼합형**(hybrid fixation)을 사용한 **표면치환기기**(birmingham hip resurfacing prosthesis)**가 개**발되어 사용되고 있다.

2. 인공관절에 사용되는 생체재료

정형외과 영역에서 사용되고 있는 생체재료는 크게 합성 **고분자 재료**, **금속재료**, **세라믹 재료** 등으로 나눌 수 있다. 인공관절에 많이 사용되고 있는 소재는 크게 2가지로서 **금속성과 비금속성**으로 나뉘어진다(그림 1-79).

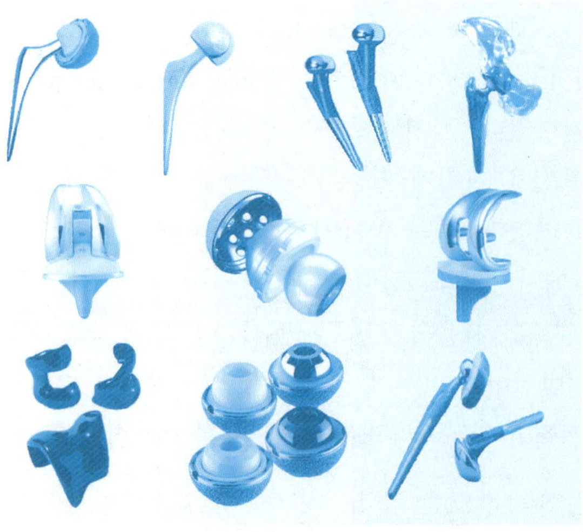

그림 1-79 • 인공관절에 사용되는 생체재료

(1) 금속성 생체재료

금속성에는 스테인리스 스틸, 코발트-크롬 합금, 티타늄 합금 등이 있다.

1) 스테인리스 스틸

1938년 스테인리스 스틸로 만든 인공관절이 처음으로 사용되었으며, 1950년대에는 스테인리스 스틸로 만든 금속-금속(metal to metal)의 인공관절이 사용되었으나, 스테인리스 스틸은 코발트-크롬 합금(Co-Cr-Mo)이나 티타늄합금보다 부식에 대한 저항이나 강도면에서 많이 떨어지기 때문에 최근에는 잘 사용하지 않는다.

2) 코발트-크롬 합금

코발트-크롬 합금은 1900년대 초에 개발되어 공장에서는 이미 사용되고 있다가 의료재료로는 1930년대 치과재료로 처음 사용되었다. 이때 사용된 코발트 크롬 합금은 바이탈륨(vitallium)이다. 코발트-크롬 합금은 이후 1970년대까지 인공관절의 주재료였다. 코발트-크롬 합금은 염소(chloride)를 함유하는 용액에 대한 부식저항이 매우 높을 뿐 아니라 기계적인 강도가 크고 경도가 커서 표면의 기형변형에 대한 저항성이 높다. 즉 마모에 대한 저항이 매우 높아 인공관절의 관절표면에 이용되고 있다.

3) 티타늄 합금

코발트-크롬 합금보다 더 좋은 재료의 개발이 계속되었는데 1950년대 비행기 산업에서 보다 가볍고 강하며 부식에 강한 금속으로 티타늄 합금이 개발되었다. 티타늄 합금의 장점을 살려 1950년대 후반과 1960년대부터 인체에 사용되면서 현재까지 널리 사용되고 있다. 티타늄 합금은 생체에 적합성이 높고 물성이 강하며 높은 피로(fatigue)와 저항성을 갖고 있다. Ti-6Ai-4V가 최근에 가장 흔히 사용되는 티타늄 합금이다. 티타늄의 가장 큰 장점은 낮은 탄성계수로, 코발트-크롬 합금이나 316[L] 스테인리스 스틸에 비해서 거의 절반밖에 되지 않는다. 이렇게 탄성력이 낮게 되면 삽입물에서 골로 많은 응력이 옮겨지게 되어 뼈가 약해지는 효과나 골흡수(bone resorption)를 최소화하는 데 효과가 있다.

(2) 비금속성 생체재료

비금속성으로는 중합체와 세라믹이 사용되고 있다.

1) 폴리에틸렌

존 챈리(John Charnley)는 처음에는 인공관절의 베어링으로 인체 내에서 화학적으로 안전하며, 마찰계수가 낮은 **폴리 테트라플루오르 에틸렌**(Poly Tetra Fluoro Ethylene : PTEE)을 사용하였으나, 마모가 잘 발생하여 수술 후 3년이 경과되지 않았는데도 불구하고 무려 7~10[mm]의 마모가 발생하였다. 그러하여 존 챈리(John Charnley)는 이를 대체할 수 있는 새로운 물질을 찾던 중 **고밀도 중합체**를 사용하여 1962년 처음으로 인공관절을 시행하고 이후 **초고밀도 중합체가 인공관절의 새로운 베어링 물질로 가장 많이 사용되어** 왔다.

그러나 이 초고밀도 중합체도 장시간 사용하면서 마모에 의해 조그만 중합체 미립자가 떨어져 나와 이 미립자에 대한 **생체반응으로 골용해**(osteolysis)**가 발생**하면서 인공관절의 가장 큰 문제점으로 대두되었다. 따라서 새로운 중합체의 개발이나 중합체의 물성을 강화시키는 연구가 활발히 진행되고 있다. 최근에는 **마모가 적고 가교상태**(cross linkin) **등을 증가시키는 폴리에틸렌의 물성을 변화시키는 방법들을 개선**하고 있다.

2) 세라믹

세라믹(ceramic)은 금속과 비슷한 물성이 있는 생체에 적합한 물질을 개발하려는 연구는 이미 1960년대부터 시작되었으나, 최근 인공관절 수술 후 발생하는 마모를 줄이기 위한 노력의 일환으로 **세라믹을 이용한 인공관절이 대두되면서 세라믹에 대한 관심이 증가**되었다.

① 세라믹의 특징 : 경도와 녹는점이 높으며, 전기와 열에 대한 전도가 낮다. 또한 유연성이 없고 상온에서 점진적인 변형이 거의 일어나지 않으며, 미세한 부스러짐에 매우 예민하여 변형이 일어나는 대신에 골절파괴가 발생하는 단점이 있다. 세라믹은 골과의 부착력이나 융합이 아주 좋으며, 관절면에 사용 시 마모가 감소되고 마모가 발생하여도 중합체나 금속보다는 훨씬 골용해가 적게 일어난다.

② 세라믹의 종류 : 세라믹의 생체재료에는 여러 종류가 있으나 체중을 오랫동안 받아야 하는 인공관절에서 주로 사용되는 세라믹에는 **알루미나**(alumina) **세라믹**과 **지르코니아**(zirconia)* **세라믹**이 있다. 알루미나 세라믹은 강도면에서는 금속보다 훨씬 강하나 물성의 특징상 합금이나 중합체에 비해 쉽게 깨어지고, 탄성계수가 높아 충격을 흡수하지 못하며 Ti-6Ai-4V, 티타늄 합금, 코발트-크롬 합금 등에 비해 긁힘에 대한 **저항**(scratch force)에서 약 30~40배 약한 단점이 있다.

단점을 개선할 목적으로 개발된 것이 지르코니아이다. 지르코니아는 알루미나에 비해서 물성이 더 강하고 탄성계수가 낮다는 장점이 있으나, 증기소독 시 표면이 거칠어져 폴리에틸렌과 같이 사용 시 많은 마모를 초래할 수 있다.

---

* 지르코니아(Zirconia) : 화학식 ZrO_2. 분자량 123.22, 녹는점 약 2,700[℃]이다. 단사정계로 보기 드문 광물이다. 굴절률이 크고 녹는점이 높아서 내식성이 크다. 물에 녹지 않고, 황산·플루오린화수소산에 녹는다. 요업용으로 중요한 원료이며, 치과에서 사용하는 세락믹 재료 중 가장 강도가 높고 심미성이 뛰어나 치아를 대신하는 재료로도 이용되고 있다. 급격한 온도의 변화에 견디므로 급열·급랭의 기구류(예 도가니)에도 사용된다.

3) 골시멘트

통상의 골접합용 시멘트는 분말부분과 액체부분으로 나누어져 있으며, 시술 시에는 분말형과 액체형을 혼합하여 죽상으로 만들어 사용한다. 일반적으로 골접합용 시멘트는 분말부분과 액체부분을 약 2 : 1의 비율로 혼합하여 사용한다.

① 분말부분은 고분자 메트릭스인 폴리메타크롤산(polymethyl methacrylate), X-선 조영제인 황산바륨, 개시제인 벤조일퍼옥 사이드의 혼합 분말로 이루어져 있으며, 액체부분은 단량체인 메타크릴산메틸, 중합촉진제인 N, N-디메틸아닐신(N-Dimethylparatoluidine), 중합금지제인 히드로퀴논 등으로 이루어져 있다. 이러한 죽상의 시멘트는 고분자 중합에 의하여 고형화되며 인공관절 등을 고정시키는 역할을 하게 된다.

② 골시멘트의 고형체 형성의 시간은 기온과 관계가 있다. 온도가 높을수록 골시멘트가 고형체가 되는 시간이 짧아진다. 즉, 골시멘트의 고형체 형성시간을 연장시키고 싶을 때는 실온을 낮추든지 골시멘트를 냉장고에 넣어 차게 한 후 사용한다.

③ 골시멘트 분말은 방사능 소견에 골시멘트 그림자를 만들기 위해서 과산화 벤질(benzly peroxide)은 중합체 결함을 위한 촉매제로 첨가된 것이다. 용액 중 N, N-디메틸아닐신은 중합형성에서 냉간의 자가 중합체 형성을 예방하는 일종의 안정제 역할을 한다. 중합체 형성 시에는 상당한 열이 발생되는데 표면온도는 60[°], 내부온도는 115[°]까지 오를 수 있다.

④ 골시멘트는 피질골에 비해 약하며 깨지기 쉬운 물질이다. 더욱이 인공관절 시술 시 골시멘트를 골수강 내 삽입 시에는 피와 다른 세척액과 섞여 들어가 골시멘트 자체 내 홈을 만들고 골과의 접촉을 약화시켜 그 강도를 감소시킨다.

(3) 인공관절의 문제점

인공관절이 생체의 정상관절과 똑같이 안정적일 수는 없기 때문에 간혹 발생하는 수술 후 탈구나 심부 상처의 감염증으로 인한 기능상실 등이 있으며 이를 예방하기 위해 세심한 주의가 요구된다. 최근에 인공관절의 가장 큰 문제점으로 인공관절면의 마모현상을 들 수 있는데 인공고관절 수술 후 시간의 흐름에 따라 관절면이 마모하면, 폴리에틸렌이나 금속 그리고 세라믹에서 조차 미립자가 떨어져 나와 생체반응을 일으킴으로써 점차 뼈가 녹아내리고 고정면이 느슨해지는 해리현상(loosening)이 발생한다.

3. 인공관절 치환술 시 사용되는 첨단관절의 조합

인공관절의 베어링으로 초고밀도 중합체가 사용되었으나 초고밀도 중합체도 장기간 사용

시에 마모가 되어 최근에는 폴리에틸렌을 만드는 방법을 개선하고 가교* 상태 등을 이용한 물성을 증가시키는 방법이 있다. 고농도의 방사선투과나 전자광(electron beam)을 쪼이면 폴리에틸렌 내부에서 가교상태를 형성하여 마모가 적은 폴리에틸렌을 만들 수 있다. 이러한 가교상태의 폴리에틸렌은 마모에 있어서 상당한 감소를 보여주기 때문에 기존의 폴리에틸렌이나 다른 신소재 관절을 대신할 수 있을 것으로 보이나 장기간의 주시관찰이 필요하다.

(1) 금속 대 금속 관절

금속 대 금속(metal to metal) 관절의 경우 마모의 양이나 마모의 미립자 수가 적어 조직반응이 경미하게 되고 골용해 또한 감소하게 되는 장점이 있어 최근에 많이 사용되고 있다.

(2) 세라믹 대 세라믹 관절

세라믹 대 세라믹(ceramic to ceramic) 관절의 경우 세라믹의 표면경도가 높아 마모의 발생이 적고 긁힘에 대한 저항도 매우 높을 뿐 아니라, 마찰계수가 낮고 오랜 기간 인체 내에 있어도 표면이 안정된다는 장점이 있으나, 미세한 선이나 흠이 발생하면 바로 부서지며 충격흡수 능력이 낮아 좋은 품질의 제품을 제작하기 어려운 단점이 있다.

일반적으로 인공고관절 치환술 시 발생하는 선상마모(linear wear)는 금속-폴리에틸렌 관절 시 1년에 0.1~0.2[mm], 금속 대 금속관절은 0.001[mm], 지금까지 사용한 알루미나-알루미나 관절은 1년에 0.005[mm] 정도로 마모가 발생하였으나, 최근 개발된 알루미나는 0.001[mm]까지 마모를 낮출 수 있다. 현재 많은 연구결과 마모가 적게 일어나는 폴리에틸렌(cross -linked polyethylene)과 세라믹과 세라믹 관절면 그리고 금속과 금속 관절면을 이용한 인공관절이 개발되어 사용되고 있으며 보다 많은 연구와 장기간의 주시관찰이 필요하다.

(3) 인공관절

관절염이나 종양 등으로 인하여 관절부의 뼈가 파괴되거나 관절손상을 입어 관절로서의 기능을 할 수 없게 된 경우에 그 관절을 절제하여 인공관절(artificial joint)을 대신 사용하는 것이다. 인공관절은 관절구와 적합한 관절두를 짝지은 금속 또는 합성수지로 만들어 관절의 기능을 대신할 수 있도록 제작되어 있으며, 견관절, 주관절, 고관절, 슬관절 등에 사용되며 최근에는 양측성의 변형성 고관절에도 자주 사용한다(그림 1-80).

---

* 가교 : 합성고분자의 용제(溶劑)나 전자파, 열 등에 대한 안정성을 얻는 데 효과가 있는 화학변화를 가교상태라 한다.

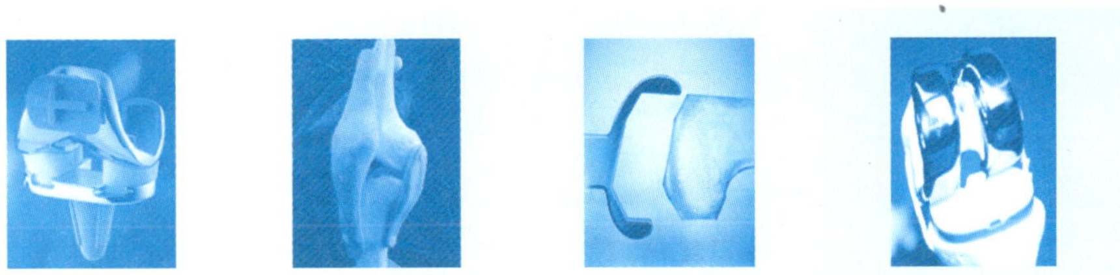

(a) 무릎관절 모형 (b) 무릎모형 (c) 인공관절술을 시행한 경우 (d) 무릎 인공관절

그림 1-80 • 인공관절

(4) 전동 드릴

전동 드릴(medical electric drill)은 수술용 드릴 시스템으로 인공관절 치환술 등 외과수술 시 뼈절단, 다듬질, 구멍을 내는 초미세 가공장비이다(그림 1-81).

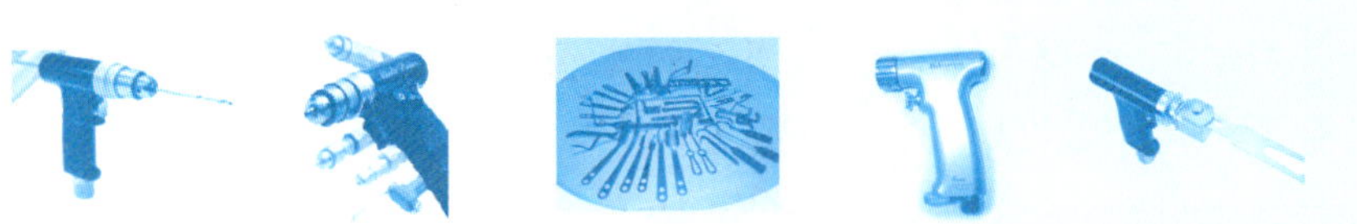

그림 1-81 • 전동 드릴

(5) 임플란트

임플란트(implant)는 티타늄이 뼈와 잘 달라붙는다는 사실이 발견된 후 이를 응용하여 치아의 결손이 있는 부위나 치아를 뽑은 자리의 턱뼈에 부가적인 수술을 통하여 충분히 감쌀 수 있도록 부피를 늘린 후에 생체적합적인 임플란트 본체를 심어 자연치아의 기능을 회복시켜주는 치과 치료술식이다. 성공적으로 매식되어 골유착(osseointegration)이 일어난 임플란트의 본체 위에는 보철물을 사용한다(그림 1-82).

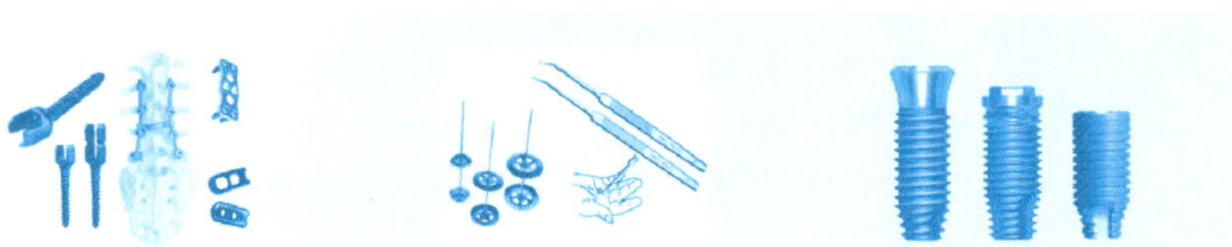

그림 1-82 • 임플란트

① 치과용 X-선 촬영을 이용해 턱뼈의 상태 및 전신상태를 평가하고, 잇몸을 열고 정확한 위치에 정확한 각도로 티타늄 기둥을 턱뼈에 심은 후 티타늄 치근과 턱뼈가 유착되면 잇몸 밖으로 보철물을 장착하고 그 위에 인공치아를 결합하는 과정으로 시술한다(그림 1-83).

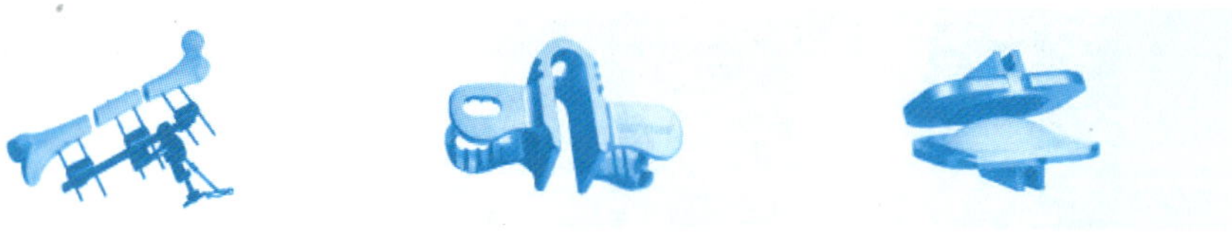

그림 1-83 • Artifix와 Spinous Bridge

② 치아가 1~2개 상실된 경우 양쪽의 인접 치아를 깎아서 상실 치아 부분을 복구해주는 형태의 브리지 치료를 하는 것이 전통적인 보철방법이었으나, 양쪽 치아가 모두 건전한 경우에는 치질을 삭제해야 한다는 단점이 있고, 또한 상실된 치아 부위에서 받는 힘이 인접한 다른 치아들에 가해져 시간이 지남에 따라 인접 치아들의 움직임이 생기고 치아를 깎았기 때문에 충치나 잇몸병이 생기는 단점이 있었다.

③ 임플란트를 심게 되면 인접한 다른 치아에는 손상을 주지 않으므로 위험이나 고통을 겪지 않아도 된다는 장점과 지지역할의 치아나 여러 개의 치아가 상실된 후에도 시술할 수 있어 많이 시술하고 있다. 다양한 관절의 길이와 골절에 대하여 대응할 수 있도록 제작된 단방향성의 프레임과 척추체의 미세 움직임을 보상하기 위하여 척추체의 극돌기에 시술하는 임플란트 등 그 종류가 다양하다.

④ 임플란트에 사용되는 수술기구의 특징은 그림 1-84와 같다.

실 물	설 명
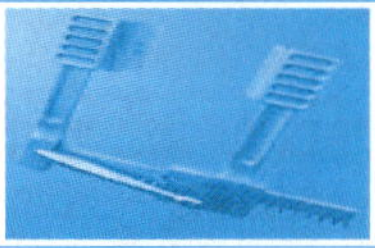	자가견인기(self-retractor) 근육, 피부조직 등을 벌려주는 기구이다.
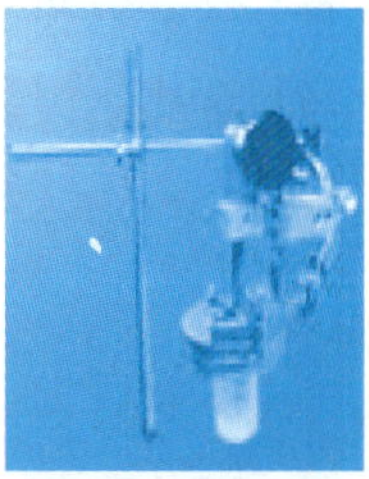	감수분열 물질의 내시경(MSE : Meiosis Substance Endoscopic) 감수분열을 포함하는 물질(MIS : Meiosis-Inducing Substance) 디스크 탈출(Disc herniation), 척추원반절제술(Discectomy) 경절 스크루(Pedicle screws), 내시경요추체내 융합(ALIF/Endoscopic PLIF) 척추성형술 & 경피적 척추후굴풍선복원술(Vertebroplasty & Kyphoplasty infected non-union) 관절임플란트제 후 수술 후 합병증에 의한 골절(childdren's fractures after removal of artificial joint implants due to postoperative) / 감염(Infection) 등의 특징이 있다.
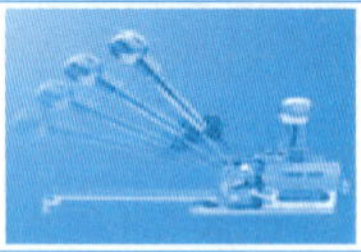	뼈 분쇄기(bone mill) 교정(revisions), 이식(grafting), 융합(fusions), 결손충만(defect filling) 등의 특징이 있다.

그림 1-84 • Instrument

⑤ 척추 임플란트 : 척추 임플란트(spinal implant)는 그림 1-85와 같은 특징이 있다.

실 물	설 명
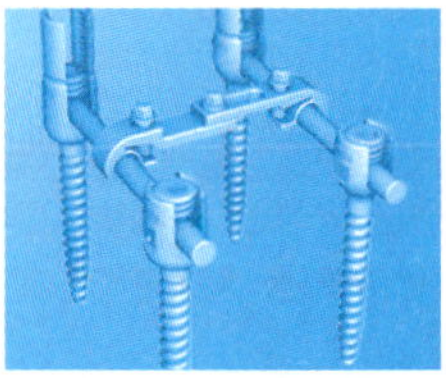	지나척추시스템(xena spinal system)
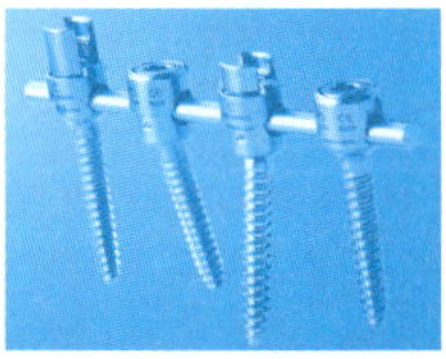	척추경 나사못(pedicle screw) 골절(fracture), 척추탈출증(spondylolisthesis), 척추측만증(scoliosis), 퇴행성질환(painful degenerative disc disease) 등의 시술에 사용하며 원터치시스템(one touch system), 미국 특허청(U.S. patent), 다양한 나사크기(screw size), 태핑나사(self-tapping screw)의 특징이 있다.
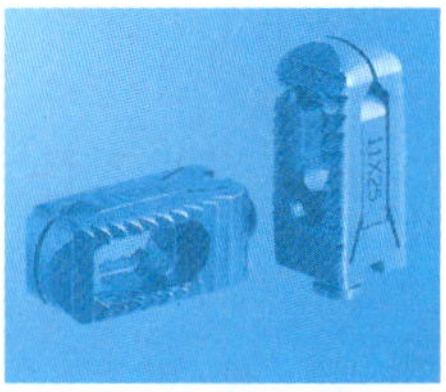	EL-Cage (척추융합 시술용 이식구) 디스크 손상 환자의 척추시술에서 쓰이는 인공삽입물로 형태는 원형 및 사각형이 있으며, 융합을 돕기 위해 제품의 중앙에 공간을 확보하여 시술대상자의 뼈를 넣어서 시술을 하게 된다. 나사 구조로 되어 있어 최소한의 절개로 시술이 가능하며, 콜렛 구조로 되어 있어 후방 시술이 용이하며 재교정이 가능하다. 기존의 척추경 나사 시스템과 연계하여 척추교정 시스템이 완성된다.
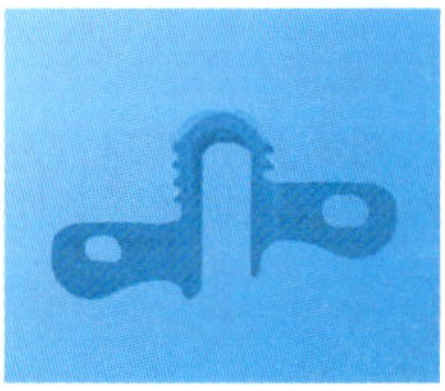	척추 간격유지기(spinous bridge) 척추 사이에 삽입 설치하여 척추의 하중을 분산시키기 위한 기기로 일정한 간격을 유지할 수 있다. 본체가 U자 형태이므로 상하로 제한적인 움직임을 제공하여 척추 사이에 설치가 되어서도 척추 사이의 움직임을 최대한 유지할 수 있도록 한다.
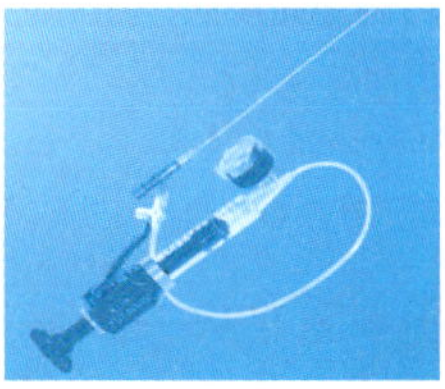	풍선척추성형술 관련 제품(typhoon) 풍선척추성형술(balloon kyphoplasty)에 쓰이는 제품으로 이상이 있는 척추를 바로 잡는데 이용된다. 시술 후 빠른 통증해소 및 조기보행이 가능하며 척추체 압박골절 변형의 복원에 의한 후만증*이 감소한다. 0.5[cm] 미만의 최소 절개와 국소마취로 시술할 수 있으며, 척추체골절부 망상골을 다져서 그 주변의 피질골을 보강하고 VEX 3000의 메탈스프링(metal spring)에 의해 공간을 형성하므로 후방 신경관쪽으로 뼈의 결합(bone cement)이 유출되지 않아 이로 인한 합병증을 감소시킬 수 있다. 또한 간편하고 안전한 기구로써 고령 환자에게도 시술 가능하며 수술 후 합병증이 거의 없다.

그림 1-85 • 척추 임플란트

* 척추후만증 : 정상 척추를 옆에서 바라보았을 때 목쪽(경추)부분과 허리(요추)쪽 부분이 앞으로 볼록 나온 모양이며 가슴(흉추)쪽과 엉덩이쪽은 뒤로 휜 모양이다. 그러나 추체, 추간판 및 주위 근육의 이상으로 인해 가슴쪽의 후만곡이 증가되어 있거나, 목부분과 허리부분에서 후만 변형이 보일 때를 후만증이라 한다.

⑥ 핸드피스 : 핸드피스(hand-piece)는 그림 1-86과 같은 특징이 있다.

수술용 전동공구	수술용 전동공구 설명
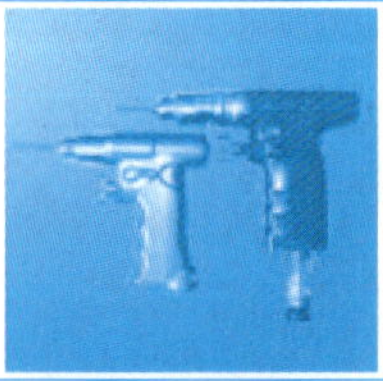	TY4S-100 한 손으로 정, 역회전이 가능 빠르고 쉽게 어태치먼트(attachment)를 교체 스탠다드 어태치먼트(standard attachment)와 호환 가벼우며, 인체공학적인 설계 하이파워, 하이토크(high power, high torque) 속도조절이 가능한 스위치를 채용한다.
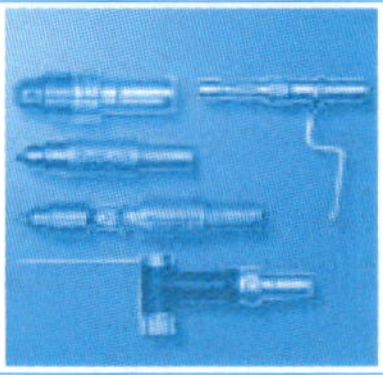	Attachment(부속물) TY4S-100D-1 Drill-Jacobs, TY4S-100D-2 Drill-High Torque TY4S-100R-2 Reamer, TY4S-100OS-3 Oscillating Saw TY4S-100WP-5 Wire, Pin Driver TY 4S-100WP-6 Wire, Pin Drive

그림 1-86 • Hand-piece

⑦ 내부고정 시스템 : 내부고정 시스템(internal fixator system)은 그림 1-87과 같은 종류와 특징이 있다.

실 물	설 명	실 물	설 명
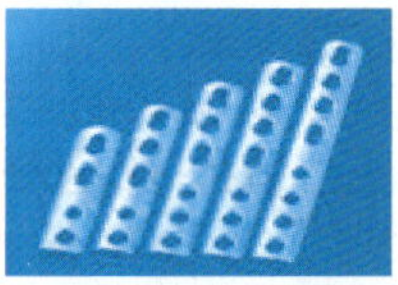	작은 뼈용 평판(small bone plate system)	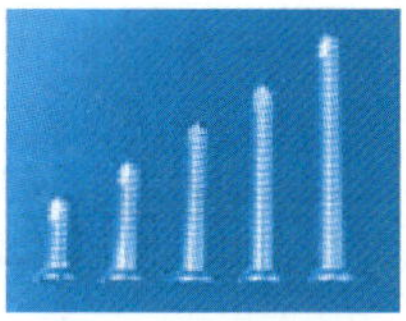	큰 뼈용 나사(large bone screws system)
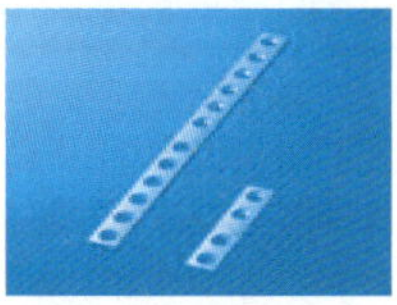	큰 뼈용 평판(large bone plate system)	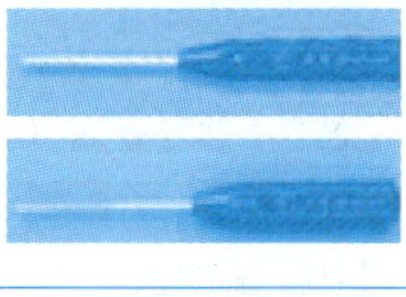	작은 뼈용 평판도구(small bone plate instruments)
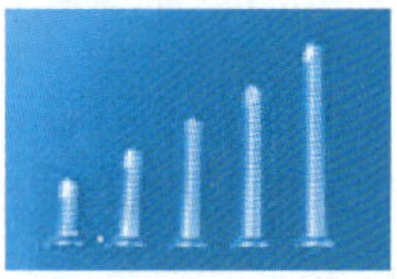	작은 뼈용 나사(small bone screws system)	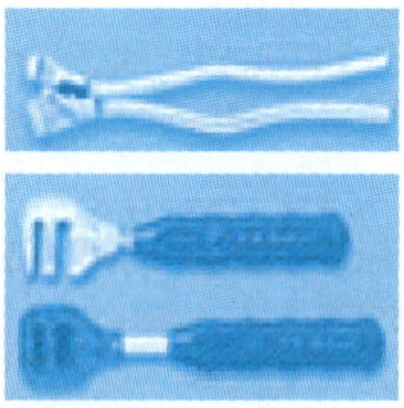	큰 뼈용 평판도구(large bone plate instruments)

그림 1-87 • Internal Fixator System

⑧ 외부고정 시스템 : 외부고정 시스템(external fixator system)은 그림 1-88과 같은 종류와 특징이 있다.

실 물	설 명
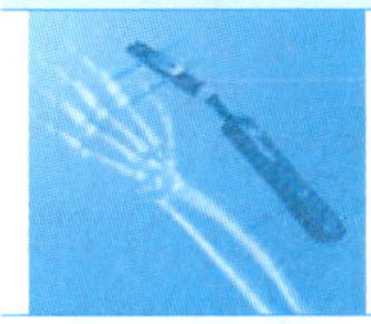	Basic(기본형의 외부고정 프레임) 외측요골골절(distal radius fractures)－앞쪽의 방사/자측 편위 지지되지 않은 틈(radial ulnar deviation unsupported gap in the anterior), 기둥(column)－척추원반절제술(discectomy), 척추체제거술(corpec ntomy) 등에 사용된다.
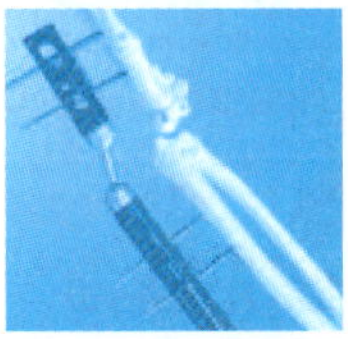	Mustang(골절 외부고정 프레임) 외측요골골절(distal radius fractures) 아래팔 골절(foreamrm fractures) 위팔 골절(humeral fractures) 해부학적 교정연장(anatomical reduction lengthening) 등에 사용된다.
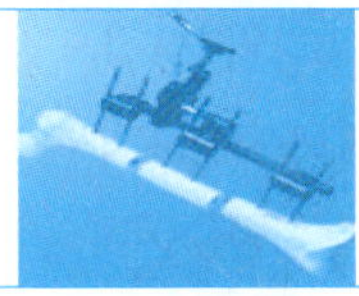	Artifix(다양한 관절의 길이와 골절에 대하여 대응할 수 있도록 제작된 단방향성의 프레임) 대퇴골(femur), 정강이뼈(tibial), 무릎관절(knee joint), 발목(ankle), 골반(pelvis) 등에 사용된다.
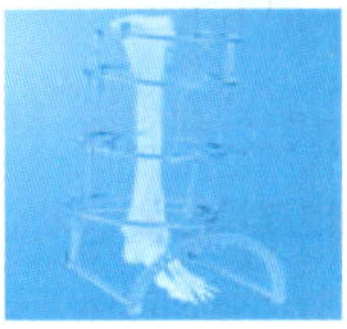	4S Ti. Ring Ext. Fixator(링형의 구성교합기) 부분골절(segmental fractures), 분쇄골절(communited fractures), 발목관절에서 발쪽으로 확장된 골절(fractures extended into the ankle joint limb lenghthening), 불유합(nonunion), 선천적 인기형 관절 내 골절(congenital deformities intra-articular fractures) 등에 사용된다.
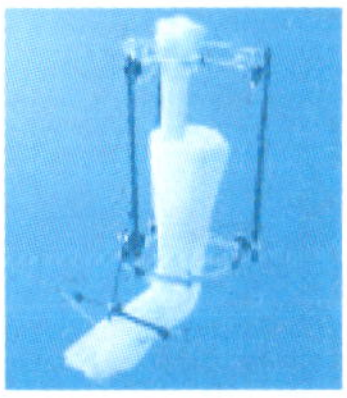	OCTOPUS(여러 가닥으로 고정시키는 프레임) 연조직의 파손을 동반한 폐쇄골절(closed fractures with serious soft tissue injury), 개방골절이나 연조직의 감염에 의한 불유합(open fractures or infected non-union requiring soft tissue), 혈관손상에 의한 골절 재건(reconstruction fractures with vascular injury), 심각한 골절 다발성 외상(serial fractures(including floating elbow) multple trauma), 골반고리손상(pelvic ring injuries), 손과 발의 골절(fractures of the hand and foot) 등에 사용된다.
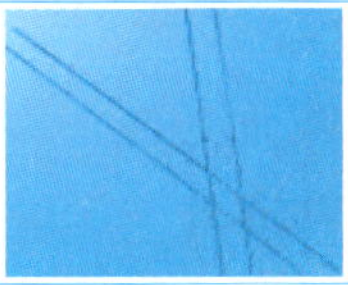	Ilizarov Wire(알리자로프 철사) 골절(fracture), 관절고정술(arthrodesis), 관절확장술(arthrectasia) 등의 특징이 있다.

그림 1-88 • External fixator system

13 인공심박조율기

심장박동수를 정상화하여 우리 몸의 여러 기관에 혈액을 충분히 공급하기 위하여 몸 안에 장치하는 인공적인 기계로 정상적인 심장은 동방결절(S-A node : Sino-Atrial node)이라는 심박조율기에 의해 심박이 조정된다. 동방결절에서 일정한 주기로 전기충격을 발생시키고 이 전기충격이 심방을 수축시킨다. 그 후 심방과 심실 사이의 방실결절(N-A node : Atrioventricular node)에 전기충격이 전달되어 활성화되고 심근전체로 전기충격이 퍼져 심장이 수축을 하게 된다.

하지만 동방결절이 제 역할을 다하지 못해 심장의 전도계에 이상이 생기는 현상을 심장블록이라 하며, 심장이 비정상적으로 박동하는 현상을 부정맥이라 한다. 부정맥은 정상적인 심전도가 관찰되지 않는 상태로 어른의 경우 심장은 1분에 60회 정도 규칙적으로 뛰는데 지나치게 빠르거나 늦거나 혹은 맥박이 불규칙하게 뛰는 것이다. 부정맥은 각종 심장질환의 합병증이나 후유증으로 발생하며 특히 서맥의 치료법 중 하나가 인공심박조율기를 사용하는 방법이다.

인공심박조율기(artificial pacemaker)는 그림 1-89와 같이 심장근육 내에, 심장표면에 심장의 가운데 빈곳 또는 심내막에 부착된 전극에 주기적으로 전기펄스를 보내는 전기자극기이다.

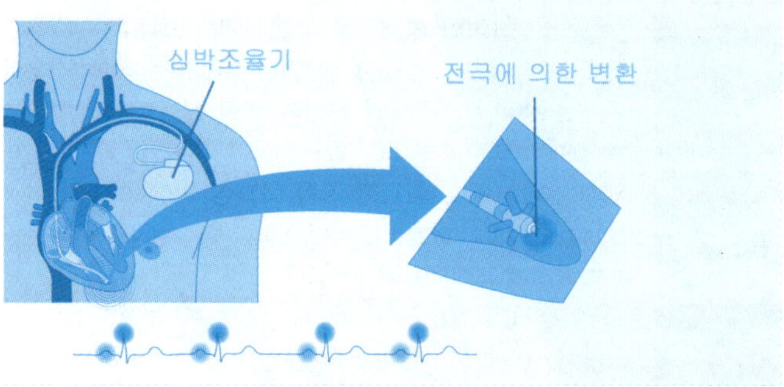

그림 1-89 • 심내막에 부착된 전극에 주기적으로 전기 펄스를 보내는 심박조율기

심박조율기는 맥박이 느려져 어지럼증이나 실신 또는 증상이 없더라도 급사의 위험성이 있는 경우에 주로 사용하는데, 스스로 적절한 시간간격으로 수축하지 못하는 질환상태에 있는 환자의 심장에 자극이 전달되면 심장이 수축하게 되어 환자의 심장박동을 일정하게 유지시켜 주는 보조기기 역할을 한다.

주요 병변상태로는 심폐색이 짙은 환자에게 주로 심박조율기를 사용하나 각종 심장질환의 증상인 부정맥, 특히 서맥을 치료하는데 효과적이며 비후성심근증, 심부전증 등 부정맥을 유발하는 질병에도 효과가 있다.

1. 인공심박조율기의 구성

인공심박조율기는 종류와 상관없이 크게 본체와 전극선 2부분으로 나뉜다.

① 본체는 전기자극 발생장치로 반영구적인 건전지와 작은 컴퓨터와 비슷한 전기회로로 구성되어 있다. 전지는 에너지를 만들어낼 전력을 제공하고 회로는 전기자극을 가할 시점과 에너지의 양을 결정한다. 본체의 기능은 심장박동이 비정상적으로 변할 때 이를 감지하여 전지에서 미세한 전류를 심장으로 전달하는 것이다. 이때 전류는 0.1~20[mA/sec]에서 조정이 가능하다. 이 전류로 인해 심근은 탈분극이 되어 수축하게 되고, 전류는 심근을 탈분극시킨 후에 다시 본체로 돌아온다. 본체는 가볍고 생체적합성이 좋은 금속으로 만들어진다.

② 전극선은 심근에 고정되어 본체에서 전달된 전류를 심장에 전달하는 역할을 한다. 사용하는 전극의 개수는 1개에서 3개까지 다양하며 종류에 따라 다르며, 심장의 전기적인 활동을 감지하는 역할도 한다. 환자의 증상에 따라 사용하는 심박조율기의 종류도 달라지고 그에 따라 작용방식도 다르다. 전극선은 전기전도성이 좋으면서도 외부와는 전기 절연성을 가져야 하며 유연한 성질과 충분한 물성을 갖추어야 한다. 또한 심장의 자발적인 활동을 방해하면 안된다. 전극선은 주로 심장 안쪽으로 삽입되지만 특정 경우에는 심장의 외부에 고정하기도 한다. 전극선은 다시 기능에 따라 4부분으로 나뉜다.

㉠ 속핀 : 본체에 연결되어 에너지가 최초로 지나가는 전극선의 끝부분이다.

㉡ 체 : 외부에 대해 절연되어 있는 금속선으로 본체에서 발생한 전류를 심장으로 전달하는 길 역할을 한다.

㉢ 정부위 : 전극선의 끝부분에 있으며 심근에 전극선을 고정시킬 수 있는 모양으로 만들어져 있다.

㉣ 극 : 고정부위 앞, 전극선의 제일 끝부분에 위치한다. 심장의 활동정보를 수집하여 본체로 전달하고 본체에서 발생한 전류를 심근에 전달하는 역할을 한다.

2. 심박조율기의 종류

심박조율기는 동기성 심박조율기, 비동기성 심박조율기, 영구형 심박조율기, 임시형 심박조율기가 있다.

(1) 동기성 심박조율기

환자들의 심박동작상태가 어떤 경우에는 정상적인 박동을 나타내는 경우가 있다. 정상적인 박동(beat)일 때 외부에서 박동을 가해줄 필요가 없기 때문에 환자들에게는 항상 심근에 전기자극을 가할 필요가 없다. 정상적인 상태에 연속적인 자극을 주면 경우에 따라 심각한 부작용을 유발할 수도 있고, 혹 자발적인 심근의 수축 후 바로 나타나는 재분극(repolarization) 과정에서 외부의 전기자극이 주어지면 심방의 박동이 불규칙적으로 빨라지거나 혹은 멈추는 경우도 발생할 수 있다. 따라서 심장의 자발적인 박동을 방해해서는 안되는 것이 심박조율기의 규칙이다(그림 1-90).

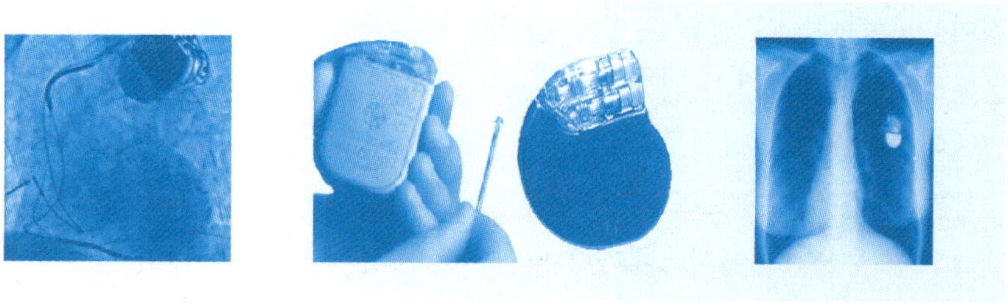

(a) 심장 속 심박조율기 (b) 심박조율기 (c) 심박조율기 X-ray

그림 1-90 • 심박조율기

동기성 심박조율기에는 심방동기성 심박조율기와 응답형 심박조율기 2가지 형태가 사용되고 있다.

(2) 비동기성 심박조율기

다른 곳의 신체나 심장의 현 증상에 관계없이 정해진 비율의 전기자극을 공급하는 심박조율기를 비동기성 심박조율기라 하고, 단위시간당 일정한 박동수를 얻을 수 있다. 박동률을 상당히 높게 설정하는 비동기성 심박조율기를 이용하면 심박조율기의 자극과 자극 사이가 매우 짧아지기 때문에 심장이 스스로 박동할 수 없다. 또한 배터리가 빨리 소모되는 경향이 있어 현재는 배터리 소모를 방지하기 위해서 동기성 심박조율기를 사용하고 있다.

(3) 영구형 심박조율기

1) 특 징

영구적으로 사용하는 심박조율기로 부정맥이 심해 지속적인 심박조율을 필요로 하는 환자들에게 사용한다. 전극과 본체 모두 체내에 이식하므로 크기도 작고 가볍다. 영구형 심박조율기의 크기는 본체가 길이 약 4[cm], 무게 17~24[g], 전극이 약 50~60[cm] 정도이다. 임시형 심박조율기와 달리 전원은 5[V] 정도의 전압을 발생시킬 수 있는 리튬전지이며, 전극은 정맥을 통해 심장에 삽입해 종류에 따라 적절한 위치에 놓고, 본체는 전극선과 연결한 다음 쇄골

아래 피부를 절개해 넣어둔다. 영구형 심박조율기는 심한 부정맥 환자들이 일상에서 불편함 없이 살아갈 수 있게 심박을 조절해준다.

2) 영구형 심박조율기 이식 후 점검

영구형 심박조율기를 이식한 후에는 주기적으로 점검을 받아야 한다. 검진주기는 개인의 건강 상태에 따라 조금씩 다르지만 보통 6개월에서 1년에 한 번 정도이다. 심박조율기를 점검 및 조정할 때 페이스메이커 조정기라는 일종의 리모컨을 이용한다. 조정기를 심박조율기가 있는 피부 위에 올려놓으면 심박조율기의 정보가 모두 인식되는데 이 정보를 바탕으로 치료기능을 조정하기도 한다. 영구형 심박조율기의 경우 시술 후 관리를 해주는 프로그래머도 있어 치료기능을 조절할 때 프로그래머에 지시사항을 입력하면 간단하게 조정할 수 있다. 심박조율기를 점검할 때 몇 가지 필수적인 검사가 있다.

① 심장조율에 필요한 최소 에너지인 조율역치를 구하고 조율자극의 세기를 조정한다. 일반적으로 조율자극의 세기는 조율역치의 2배 크기로 한다. 조율자극의 세기가 너무 강하면 배터리가 빨리 떨어지고, 너무 약하면 조율효과가 없으므로 적절히 조절해야 한다.

② 심전도를 확인하여 심장과 심박조율기의 전기적인 활동을 모두 확인하고 기록한다.

③ 심장의 비정상 수축에 대한 감도를 확인한다. 심장이 수축할 때 그것을 얼마나 잘 감지하는지 검사한다. 감도가 높으면 심장의 비정상 수축을 잘 감지할 수 있고 불필요한 전기자극을 줄일 수 있다.

④ 심박률 반응성 검사를 한다. 환자에게 운동을 시켜 심박조율기의 반응을 보는 검사가 있는데, 심박조율기의 형태 중 발생시키는 전기자극의 주기가 일정해진 것이 아니라 신체대사 요구량에 따라 자동 조절되는 심박조율기가 있으며 기능이 정상적인지 검사한다.

⑤ 전지는 반영구적인 것을 쓰기 때문에 전지의 수명은 대략 5~10년 정도로 긴 편이며, 배터리가 모두 소모되면 심박조율기를 교체해야 하며 교체할 때는 본체만 교체하면 된다.

(4) 임시형 심박조율기

1) 사용목적

서맥이 일시적으로 발생하였다가 회복될 가능성이 많은 경우나 영구형 인공심박조율기를 이식하기 전 기다리는 동안에 시술하는데 수술은 국소마취 하에서 시행하고, 임시형의 경우에는 사타구니 정맥이나 쇄골하정맥을 이용하고 소요시간은 10~15분 정도이다. 전원은 체외에 있으며 9[V]의 전압을 생성하고 체내로 전극만 삽입해 심장에 충격을 준다.

영구형 심박조율기를 이식하기 전에 심박을 안정시키는 목적으로 사용하며, 서맥이 심한 응급상황에 응급처치를 위해 사용하기도 한다. 전류크기는 4~5[mA]에서 점차 낮게 조정하면 심박수는 환자의 고유 심박수보다 조금 낮게 설정한다. 체외에서 임시로 장착하는 페이스메이커로 부정맥이 심하지 않아 회복 가능성이 있어 장기적인 심박조율이 필요하지 않은 환자들의 치료에 사용한다.

2) 임시형 심박조율기와 응급처치

임시형 심박조율기의 사용은 심한 서맥에 대한 응급처치 방법으로 상당히 효과적이다. 약물을 사용했을 때 반응이 없는 경우 임시형 심박조율기를 이용한 전기적 치료를 하게 된다.

① 경정맥 심박조율 : 전극을 방사선 투시기를 사용해 내경정맥, 쇄골하정맥, 대퇴정맥 등의 정맥을 통해 삽입해서 전기자극을 전달하며, 가장 효과적이고 안정적인 방법이다.

② 경흉부 심박조율 : 흉벽에서 조율전극선을 직접 심실벽에 삽입하여 심장의 전기적인 활동을 강화한다.

③ 경식도 심박조율 : 전극을 식도로 통해서 삽입하고 조율한다.

④ 경피적 심박조율 : 모든 서맥 증상에 있어 일차적으로 맥박을 안정화시킨다. 조율 패드를 환자의 가슴 앞뒤로 부착하고 ECG 파형을 관찰하면서 흘려주는 전류량을 변화시킨다. 응급상황 발생 시 가장 신속하게 행할 수 있는 시술부터 시행한다.

표 1-3은 가장 먼저 경피적 심박조율을 시도하고 효과가 없을 경우 경흉부 심박조율이나 경정맥 심박조율을 시행한다. 응급상황이 아닌 경우에는 환자에게 적절한 방법을 신중하게 선택해서 실시한다.

표 1-3 • 심박조율 방법의 장 · 단점

심박조율방법	조율부위	장 점	단 점
경피적 심장조율	심실	간단하고 안전하며 빠른 시간 내에 시행이 가능하다.	심장의 활동을 정확히 알기 어렵고 내성이 생길 수 있다.
경흉부 심장조율	심실	빠르게 시행이 가능하다.	시행이 다소 복잡하다.
경정맥 심장조율	심방, 심실	가장 안정적이고 효과적이다.	침습적이며 시간이 오래 걸린다.
경식도 심장조율	심방	안전하며 심방의 활동정보를 정확히 알 수 있다.	환자의 내성이 생길 수 있다.

3. 심박조율기의 형태

여러 형태로 나뉘는데 심실 및 심방박동의 조절여부와 조절방법에 따른 차이로 분류한다.

(1) Single chamber

전극선 1개만을 이용해 심방이나 심실 중 한 곳에만 두고 심박을 조절한다.

① VVI(Ventricle Pacing Inhibited)는 전극이 심실에 위치해서 심실박동을 감지하고 조율하는 형태로 가장 간단하고 안전성이 높다. 심실기능이 저하된 환자에게는 사용하면 안되며 심방과 심실 간의 박동을 조화롭게 맞추기 힘들다.

② AAI(Atrium Pacing Inhibited)는 VVI와 비슷하지만 전극이 심방에 있어 심방박동을 감지하고 조율한다. 심방전도에 문제가 있고 방실전도에는 문제가 없는 동 기능부전환자에게 사용한다.

③ 심박동수 반응형 심박조율(rate responsive pacing, rate adaptive pacing)은 운동 시 심박동수와 관련되어 변동하는 것(동결절, QT 간격, 신체의 움직임, 호흡수, 중심정맥온도, 중심정맥의 PH나 산소포화도)들을 감지하여 심방(AAIR), 심실(VVIR) 또는 심방심실(DDDR)을 조율하여 심박동수를 필요시 증가시키는 것이다.

(2) Dual Chamber

전극선 2개를 이용해 심방과 심실에 적절히 배치해서 심박을 효과적으로 조절한다. Single chamber 형태보다 가격은 비싸나 성능이 좋다.

① VDD(Ventricle Dual Dual)는 심방에 전기자극을 주지 않고 심방의 움직임에 따라 심실의 움직임을 조율한다. 심방의 활동은 정상이지만 심실의 활동이 비정상적인 방실전도차단 환자에게 사용한다. 1개의 전극선과 1개의 감지기가 있다. 전극선은 심실에, 감지기는 심방에 위치시킨다.

② DDD(Dual Dual Dual)는 전극선이 각각 심방과 심실에 위치해서 심방과 심실 모두를 감지하고 조율한다. 실제 심장과 비슷하게 심방과 심실을 순차적으로 조율한다. 즉, 심방조율과 심실조율 간에 적당한 이격거리를 둔다.

③ DDDR(Rate Responsive Mode : DDD)는 DDD와 성질은 같지만 신체활동에 따라 심박수를 조절해주는 기능이 있으며 DDD보다 실제 심장에 가까운 형태이다.

④ BVR(Biventricular pacing)은 심장재동기화치료(Cardiac Resynchronization Therapy : CRT)라 하고 전극선이 3개가 있으며 좌심실, 우심실, 심방에 각각 위치한다. 전극선이 양쪽 심실에 모두 위치함으로써 좌・우가 동시에 수축하지 않는 증상이 있을 때 다시 동시에 수축할 수 있도록 조율하는 역할을 한다. 심실의 좌・우가 동시에 수축하지 않는 것은 심부전 환자의 일반적 증상이며, BVR 형태의 심박조율기를 사용하면 심부전 환자들의 사망률을 낮출 수 있다. 이는 모두 심박을 감지해서 필요할 때만 전기자극을 가할

수 있도록 만들어진 형태이며 동기성 심박조율기라고 한다. 초기의 심박조율기는 한 번 자극주기를 결정해 놓으면 심박이 정상적일 때라도 늘 그 주기대로 자극을 내보내는 형태였다. 이를 비동기성 심박조율기라고 한다.

4. 심박조율기 이식 후 주의사항

방사선 치료, 전기수술, 열치료, 쇄석술을 시행하면 심박조율기가 오작동을 일으킬 가능성이 있으므로 의사와 상의 후 시행한다. 만약 심박조율기를 이식한 환자에게 제세동이 필요한 상황이 온다면 제세동기를 사용하는데 있어서 전극을 부착하는데 주의한다. 전극은 심박조율기의 위치에서 약간 벗어난 곳에 부착해 제세동기의 강한 전류에 심박조율기가 영향을 받지 않도록 한다. 환자진료나 치료 시에 의료기기에 제약을 받을 수 있는데 X-선, 초음파, CT 등은 영향이 별로 없고, 자기공명단층촬영장치(Magnetic Resonance Imager : MRI)는 심박조율기를 영구적으로 손상시키므로 자기공명단층촬영장치 촬영을 하면 안된다. 가정에서 사용하는 전자기기는 대부분 사용이 가능하나 자석요, 고주파, 초음파, 온열치료기 등은 사용하면 안 된다. 휴대폰은 사용이 가능하지만 일정거리를 두고 사용하는 것이 좋다. 휴대폰 외에도 강한 전기나 자석의 영향을 받을 가능성이 있는 장소나 기기의 사용에 주의한다.

5. 심박조율기 이식의 부작용

심근에 전극선이 고정된 부위에서 외부물질에 의한 염증반응을 일으킬 수 있고 이를 방지하기 위해 전극선의 끝부분인 전극에 항염증 약물을 투여시켜 심장에 고정해 둔다. 이러한 처리를 통해 전극선 끝부분에서 약물이 방출되고 접합부위의 염증이 감소하며 상처가 줄어들어 심박조율의 효과를 높인다. 심박조율기의 사용으로 많은 부정맥환자들의 생명을 살릴 수 있게 되었다.

심박조율기 이식은 다른 부정맥 치료법 보다 안전하고 간단하며 합병증이 적어서 많이 사용하는 치료법이지만, 심박조율기 이식을 여러 번 하면 드물게 부작용으로 상대정맥증후군이 나타날 수도 있다. 심박조율기의 전극을 삽입할 때 상대정맥으로 많이 삽입하는데 이때 상대정맥에서 혈전에 의한 폐쇄가 일어날 수 있다. 이러한 상태를 상대정맥증후군(superior vanacava syndrome)이라 한다. 혈전은 보통 삽입된 전극을 따라 생기는데, 심하면 혈관내막과 협착을 일으키기도 한다. 상대정맥 증후군은 항응고제, 혈전용해제를 사용하거나 혈전제거술, 풍선확장술 등 다양한 치료방법으로 치료할 수 있다.

14 인공심폐기기

심장의 주요 기능은 산소가 많은 신선한 혈액을 몸에 공급하고 이산화탄소가 포함된 신선하지 않은 혈액을 몸 밖으로 내보내는 것이다. 이때 산소와 이산화탄소의 교환은 폐에서 이루어진다. 호흡으로 들이마신 산소가 심장으로부터 보내진 혈액의 이산화탄소와 폐에서 교환되어 온 몸으로 공급되는 것이다. **교환을 일으키는 구체적인 대상은 적혈구 내 헤모글로빈**이다. 헤모글로빈은 적절한 환경에 따라 산소를 달고 다니기도 하고 산소를 떼놓기도 한다.

1. 인공심폐장치기의 정의

인공심폐장치기(pump oxygenator, heart-lung machine : 심폐기)는 **외과수술 동안 심장을 일시적으로 멈추게 한 다음 혈액과 함께 몸 세포조직의 관류를 외용 펌프**(체외 펌프)**로 유지시키며, 혈액에 산소를 공급해** 주고 **환자의 체내에서 흐르는 혈액은 캐뉼러**라 하는 **살균된 깨끗한 관**을 **통해서 운반된다**. 환자의 근육조직에 맞는 **캐뉼러***를 삽입시켜 혈액을 공급하거나 공급받도록 한다(그림 1-91).

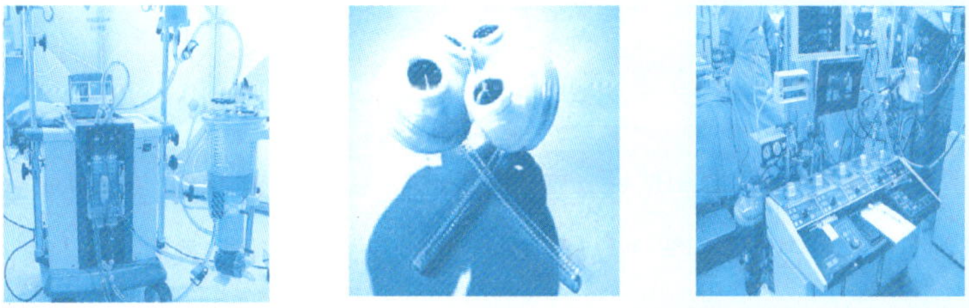

그림 1-91 • 인공심폐기기

① Cardiopulmonary bypass machine이라고도 하는 심폐기는 심폐수술(open heart surgery) 시 심장과 폐의 대체 역할을 위한 의료기기로 혈액에 산소를 공급하여 순환시키는 기능을 한다.

② 심폐기는 혈액을 심장의 우심방에서 산소공급기라고 하는 특별저장소로 보내고 산소공

* 캐뉼러(cannula) : 액체나 공기를 통하게 하기 위해서 사용된다. 흉강이나 복강에 찬 액체를 꺼내거나, 혈관 내에 삽입하여 채혈(採血)하거나, 기관절개술 때 기관 내에 삽입하여 호흡시키기 위한 것 등 여러 가지 용도의 캐뉼러가 있다. 투관침(套管針)을 캐뉼러 속으로 통과시켜 찌르고 목적하는 곳에 이르면 투관침은 뽑아내는 방법도 있다.

급기 안에서 특별 투과막에 의해 산소가 공급된다. 이런 과정을 거치면서 어두운 혈액들이 인체 혈관을 통해 순환을 한다. 심폐기는 체외순환 시 따로 관리가 되고 있기 때문에 수술의료진이나 환자는 안전하게 수술이 가능하다.

③ 혈액에 직접 산소가 접촉하는 방식을 사용하였는데 적혈구의 파괴 및 단백질의 변성이 일어나 혈액이 가스와 간접적으로 접촉하는 밀폐형 인공심폐기가 개발되었다.

2. 인공심폐장치기의 심장질환의 수술

1953년 기번(Gibbon)이 인공심폐기를 이용한 심방중격결손 환자의 개심술을 최초로 선 보인 후 지금은 일상화되었고 비교적 안전하게 시행되고 있다. 국내에서 약 60~70여개 병원에서 매년 수천회 이상의 개심술이 시행되고 있고, 성공률이 높지만 아직도 인공심폐기를 이용한 개심술에는 인공심폐기를 통한 관류시간이 길면 길수록 심장과 폐의 손상이 있으므로 대부분의 수술이 체외순환시간 1~3시간 이내에서 이루어져야 하며, 인체의 산소소모량을 줄이기 위한 저체온법(hypothermia), 표면냉각법, 중심냉각법, 심정지를 위한 심정지마비액 사용과 혈액응고방지를 위한 지혈제 사용, 국소관류로 인한 혈액응고장애 등의 제약이 따른다. 이렇게 인공심폐기를 이용한 심장수술기술의 발달로 대부분의 심장질환이 수술로 치료가 가능하게 되어 Gibbon이 처음 개심술에 성공한 심방중격결손의 수술은 오늘날 수술사망률이 1[%]미만의 좋은 결과를 기대할 수 있다.

3. 인공심폐장치기의 펌핑 작용

회전판 위에 롤러가 혈액을 운반하는 관을 압축하고 압축된 부분의 앞쪽으로 혈류에 힘을 가하게 되어 일어난다. 이런 연동운동은 박자를 이루면서 맥박이 뛰는 흐름을 나타낸다(그림 1-92).

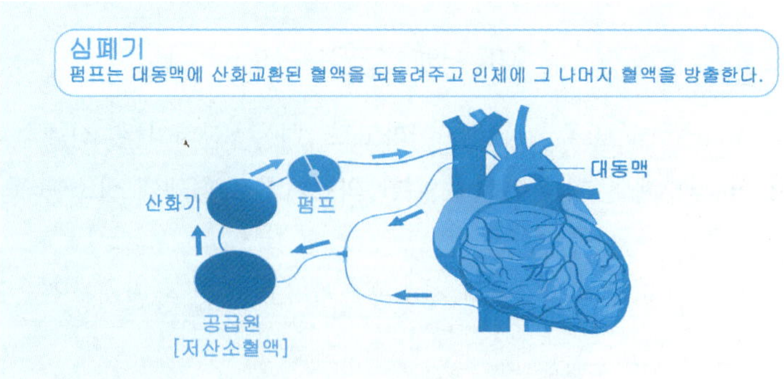

그림 1-92 • 인공심폐기의 모식도

4. 인공심폐장치기의 구성

(1) 정맥 캐뉼러

정맥 캐뉼러(venous cannula)는 환부에 꽂아 액을 빼내거나 약을 넣는 데 쓰는 금속관이다. 정맥환류는 펌프를 사용하지 않고 중력에 의한 방법이 주로 사용되는데, 우심방이나 대정맥 혹은 대퇴정맥에 삽입된 캐뉼러를 경유하여 저장소(reservoir)로 배수(drain)가 된다. 정맥 캐뉼러에는 2가지 방식이 있다(그림 1-93).

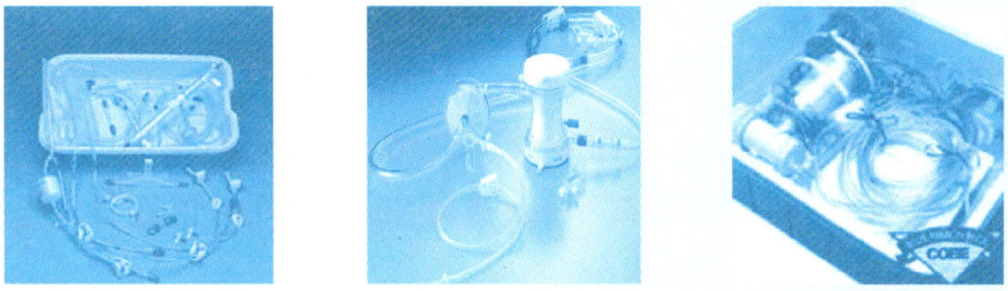

그림 1-93 • 인공심폐기 구성

① Single right artrial cannula는 우심방 부속지를 통해 우심방에 하나의 캐뉼러만 삽입하는 것으로 우심실을 감압할 수 있으나 경정맥 고혈압이 발생할 수 있다.

② 2개의 캐뉼러로 우심방을 통하여 상대정맥과 하대정맥으로 각각 삽관하여 체정맥환류를 시키는 것으로 우심방이 열려있지 않으면 관상정맥동(coronary sinus)에서의 현류로 인해 우심장이 확장될 수 있다.

③ 중심정맥압 : 심장주기에 따른 평균 우심방압 삼첨판막이 열릴 때 우심실의 이완기말 압력(preload)를 반영 우심방 내에 삽입한 c-line*이나 폐동맥 카테터로 측정하며 0~15[mmHg]를 유지한다.

④ 정맥환류 : 상하의 대정맥을 거쳐 우심방에 단위시간에 유입하는 혈액량으로 중력에 의존하며 25~30[inch] 아래의 정맥저장소에 위치한다.

(2) 동맥 캐뉼러

환자의 체표면적과 예상 Flow rate(Fr)로 결정한다. 크기는 6~24[Fr]이며 무명동맥, 직하부 또는 사지동맥을 이용한다.

---

* c-line : 중심정맥관(정맥을 통해 심장 가까이의 굵은 혈관까지 삽입되는 관)

(3) 산화기

산소공급기라고도 하고 산화기(oxygenator)는 심폐기를 이루는 구성성분 중에서 동맥 펌프와 더불어 가장 중요한 2가지 기본 성분 중의 하나이다. 정맥혈에 산소를 공급하기 위한 산화기는 단순히 산소공급만을 하는 것이 아니라 이산화탄소 제거기능도 겸하고 있다. 그러므로 산화기보다 인공폐, 혹은 가스 교환기라고도 한다.

처음에는 막을 통하거나 기포를 형성하여 혈액과 공기를 직접 접촉시키므로 혈구의 파괴, 용혈, 혈장단백질의 변성, 거품제거제 사용에 따른 부작용, 혈전형성과 같은 문제를 일으켜 요즘 사용되는 것은 프로필렌 중합체나 실리콘으로 만든 막형과 중공사형이 있다. 그리고 산소와 정맥혈을 가는 막을 사이에 두고 접촉시킴으로써 가스 교환이 이루어진다. 실리콘 박막의 경우 산소투과성이 좋아서 실리콘 중공사의 외부에 산소 가스를 흐르게 하고 내부 관에는 혈액을 보낸다. 프로필렌 중합체 중공사는 기계적 강도가 좋아서 매우 얇게 만들 수 있으므로 널리 사용되고 있으나, 혈액과 인공막이 접촉하므로 헤파린을 투여하여 혈전의 형성을 막아주어야 한다. 기포형 산화기와 막형 산화기가 있다.

① 기포형 산화기 : 정맥혈액이 산포관(diffusion plate)을 통해 생성된 기포의 크기는 35[μm] 정도로 수많은 작은 산소기포들과 직접 접촉함으로써 가스 교환이 일어나게 하는 산화기이다. 기포형 산화기(bubble oxygenator)는 1970~1980년대 초에 이용되었으며 2시간 이내의 관류에 사용하나 시간이 흐를수록 손상이 증가된다.

② 막형 산화기(membrane oxygenator) : 혈액과 가스가 집적 접촉하는 대신 폴리프로필렌(polypropylene), 실리콘 수지, 테플론 등 산소 및 이산화탄소에 투과성인 막상구조를 사이에 두고 가스 교환이 일어나는 산화기로서 인체의 가스 교환방식에 보다 접근된 형태이다. 최대 표면면적은 1.6~5.4[m^2]으로 열교환기와 하나의 유닛(unit)으로 구성되어 2~3시간 이상의 관류에 유리하다. 대부분의 혈액손상은 첫 2~3분간 발생된다.

(4) 연동 펌프

연동 펌프(peristaltic pump)를 동맥 펌프(arterial pump)라고도 하며 산화된 혈액을 환자에게 되돌려 보내는 장치로 일반적으로 롤러펌프(roller pump)와 원심성 펌프(centrifugal pump)의 2종류가 있다.

① 롤러펌프 : 체외순환은 2개의 롤러가 회전하는 막대기 양쪽에 달려 혈액이 들어 있는 튜브를 눌러 혈액을 박출하는 형태의 펌프를 사용한다. 주로 사용되는 롤러펌프는 2개의 롤러의 작용으로 혈액을 이동시키는데 단점은 혈액과 공기를 같이 펌핑할 수 있고, 혈류가 막혔을 경우 과압력이 가해질 수 있으며 적혈구손상, 관유출 등이 발생할 수 있다.

② 원심성 펌프 : 급속히 회전하는 추진기(impeller)에 의해 혈액을 원심성으로 이동시키게 되는데 캐뉼러 크기, 관의 길이와 직경, 환자의 혈관주변 저항(periphera vascular resistance)에 의해 영향을 받는다. 혈류가 막혀있다거나, 저항이 있을 때에는 혈류가 감소하거나, 정지할 수 있어 펌프 속도를 증가시킴으로써 보상할 수 있다. 그러므로 유량계(flow meter)는 원심성 펌프에 있어 필수적이다.

(5) 열교환기

열교환기(heat exchanger)는 심폐바이패스 시 저체온의 유도를 위하여 사용된다. 이를 위해서 심폐기에는 환자의 혈액을 냉각시키고 다시 혈액을 가온시킬 수 있는 장치가 필요하며, 내부에서 냉각 또는 가온된 물을 순환시켜 관류혈액을 냉각 또는 가온시킴으로써 환자의 체온을 조절하게 된다. 체온은 직장과 비인두로 측정하며 냉각속도는 0.7~1.5[℃/min]이며 가온속도는 0.2~0.5[℃/min]이다.

(6) 저혈조

혈액저장소(reservoirs)에는 심장수술 시 심장과 폐를 비우기 위해 환자로부터 배수(drain)된 혈액이 저장되어 있다. 2가지의 혈액저장소가 있는데, 환자의 정맥환류를 저장하는 정맥혈저장소와 수술 중 심장 외로 배출되는 혈액을 심장절개흡인기(cardiotomy sucker)로 흡인하여 저장하는 심장절개저장소(cardiotomy reservoir)가 있고 각각에는 여과기가 있다. 저혈조(blood reservoir)는 응급상황 시 5~10초간의 관류에 필요한 혈액을 공급하며, 정맥환류량이 과도할 때 저장하는 역할과 공기를 배출하는 역할을 한다.

① 기포형 산화기(bubble oxygenator) : 동맥혈의 저장소이다.

② 막형 산화기(membrane oxygenator) : 정맥혈의 저장소이다.

(7) 심장 내 흡입장치

심장 내 흡입장치(cardiotomy suction system)는 수술 중 출혈을 저혈조로 흡입하는 기기이다. 심폐기를 사용하며 발생하는 혈액손상의 중요 원인은 공기와 혈액의 접촉과 교류이며, 가스색전증의 중요한 원인으로는 질소가스의 방울들이 혈관을 돌아다니는 것으로 가스색전증을 유발시킨다.

(8) 여과기

혈액 내의 작은 입자나 가스에 의한 색전증을 방지하기 위해서 동맥선(arterial line) 내에 장치하는데, 입자의 크기에 따라 여과기(filters) 구멍보다 큰 것을 걸러내는 Depth filter와 전극을 이용하여 여과기의 전극과 반대되는 전극의 입자를 걸러내는 Screen filter가 있다. 나일론이나 폴리에스테르를 사용하여 막형의 필터를 만들며 20~40[μm] 정도이다.

(9) Cell Saver

Cell Saver는 헤파린* 투여 전 또는 프로타민**의 투여 후 자가수혈법(Autotransfusio-n : 1~5unit packed RBC)이다.

(10) 심폐기사

심폐기사(perfusionist)는 심장수술 시에 오픈 심장수술이나 기타 심장수술에는 환자의 순환계 또는 호흡기능을 대체할 필요가 있는 의료절차를 수행하는 동안 Extractor portal 순환장비를 운영하는 기사이다.

5. 호기말 이산화탄소분압 측정기

세포 내의 사립체는 산소의 존재하에 호기성 대사과정을 통하여 38[mol]의 ATP와 수분 그리고 탄산가스를 생성하며 이 탄산가스는 폐를 통하여 체외로 배출된다. 이러한 과정을 환기라고 하며 이는 산소화 과정과 별개로 이루어지고 있다.

(1) 탄산가스분압의 측정

보통 전신마취 중에 호흡회로와 연결해서 환기가 잘되고 있는지 확인할 때 사용하는데 환기가 안 되면 산소공급이 중단되어 저산소증 현상이 일어나게 된다. 그 외에 환자의 자발호흡이 돌아왔는지, 호흡회로의 밸브에 이상이 있는지, 이산화탄소의 흡수제의 기능이 떨어졌는지를 알 수 있고, 동맥 내 이산화탄소분압을 알 수 있다면 호기말 이산화탄소분압과 비교하여 환기량을 조절할 수 있다.

---

* 헤파린(Heparin) : 동물의 비만세포가 합성하는 글리코사미노글리칸의 일종, 황산기, 카르복시기의 대부분이 음전하를 갖는 고분자전해질이다.

** 프로타민(Protamine) : 척추동물의 성숙한 정자핵 중에 존재하는 염기성 단백질의 총칭, DNA와 결합하여 복합체 뉴클레오프로타민이 되어 정자의 염색질을 형성한다.

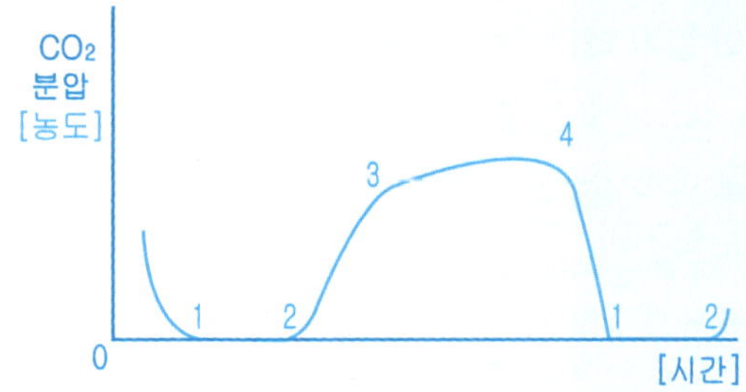

그림 1-94 • 호기말 이산화탄소분압을 나타내는 정상적인 파형

① 임상적으로 탄산가스의 분압은 측정하는 방법 및 부위에 따라서 호기말 탄산가스분압(End-Tidal PCO_2 : $PETCO_2$)과 동맥혈 탄산가스분압($PaCO_2$) 등이 있다. $PaCO_2$는 침습적 방법인 혈액가스분석을 통해서 알 수 있으나, $PETCO_2$는 호기말 탄산가스 농도측정기*를 이용하여 비침습적 방법으로 간단하게 그리고 연속적으로 측정할 수 있다.

② 중환자실이나 수술실 등에서 기관 튜브에 연결하여 간단하게 이용할 수 있는 호기말 탄산가스 농도측정기는 $PETCO_2$를 수치와 파형으로도 나타낸다. 그 파형을 보고 폐포 환기 상태를 간접적으로 평가할 수 있다. 호기말 탄산가스 농도측정기에서 볼 수 있는 파형을 그림 1-94에 나타내었으며, 표 1-4는 그 파형에 대한 설명이다.

표 1-4 • 호기말 탄산가스 농도측정기에서 관찰되는 파형

4 – 1	흡기 상태이다.
1 – 4	호기 상태이다.
1 – 2	탄산가스가 거의 없는 해부학적 사강 내의 가스가 배출되는 호기의 초기단계이다.
2 – 3	폐포로부터 배출되는 가스와 해부학적 사강 내의 가스가 혼합 배출되는 단계이다.
3 – 4	폐포 내의 가스가 배출되는 단계이다.
4	호기말 이산화탄소분압[농도]을 나타낸다.

③ 정상인은 폐포환기가 적절할 경우에 탄산가스분압은 36~44[mmHg] 수준으로 유지되고 있다.

㉠ $PaCO_2$가 35[mmHg] 이하로 감소된 경우를 과환기(hyperventilation, 과호흡증후군) 또는 저탄산증(hypocarbia, hypocapnia)이라고 한다.

㉡ $PaCO_2$가 45[mmHg] 이상으로 증가된 경우를 저환기(hypoventilation) 또는 과탄산증(hypercarbia, hypercapnia)이라고 한다.

④ 정상인에게 폐포의($PaCO_2$)를 반영하는 $PaCO_2$는 40[mmHg] 내외이나 기관 및 기관지와 같

---

* 호기말 탄산가스 농도측정기(capnometer) : 환자로부터 배출되는 가스 중의 탄산가스의 농도를 측정하는 기계이다.

은 사강*의 PCO_2는 28[mmHg] 내외이고 또한 호기말 이산화탄소분압($PETCO_2$)은 사강 내 PCO_2의 영향을 많이 받기 때문에 대략 28[mmHg] 내외가 되며 $PaCO_2$보다 낮게 나타난다.

⑤ 임신부의 약 50[%] 정도, 체외순환을 수행한 환자의 약 8[%] 그리고 마취 중이거나 또는 기계적 환기보조를 받고 있는 환자의 약 12[%]에서는 $PETCO_2$가 PCO_2와 비슷하거나 또는 높게 나타날 수도 있다.

㉠ 호기말 이산화탄소분압의 증가 : 체온이 높거나 또는 사강이 증가한 경우에 나타날 수 있다.

㉡ 호기말 이산화탄소분압의 감소 : 저체온, CO_2 생성과 심박출량이 적은 경우 폐색전 그리고 폐포의 환기 시에 흔히 볼 수 있다.

⑥ 정상인에서 $PaCO_2$와 $PETCO_2$ 간의 차이는 6[mmHg] 이하인데 이 차이는 폐질환이 있거나 또는 심박출량이 감소할 때 증가하며, 환기가 균등하게 이루어지지 않으면 $PETCO_2$는 더 이상 정확하게 $PaCO_2$를 반영하지 못한다.

(2) 호기말 이산화탄소분압 측정의 원리

탄산가스 분압측정기(capnography)의 측정원리는 산소포화측정기**와 같이 광의 흡수에 관한 비어(Beer)의 법칙을 이용하며 식 (1-1)과 같다.

$$I = I_o \cdot e^{-kcl} \tag{1-1}$$

I : 빔이 지나가는 경로 I_o : 출발 때의 빔강도

c : 단위체적당 분자수(농도) k : 비례상수

혼성 원자결합 분자인 그림 1-95의 이산화탄소(CO_2), 일산화탄소(CO), 질소산화물(NOx), 탄산수소(HC), 메탄(CH_4), 프로판($CH_3CH_2CH_3$) 등은 적외선의 흡수에 의해서 쌍극자 모멘트(moment)의 회전 및 진동을 하게 된다.

---

* 사강(dead space) : 호흡기관 내에서 가스 교환과 관계가 없는 기능적 공간의 용적. 폐호흡에 대한 가스 교환이 이루어지는 부위는 폐포와 폐포관뿐이고, 그 이외의 비강으로부터 인두, 기관, 기관지를 지나서 소기관지에 도달하는 기도에는 호흡상피가 없고 기도내의 공기는 그대로 호출된다. 이에 대해 가스 교환에 관여하는 용적을 폐포기량이라 한다.

** 펄스옥시미터(pulse oximeter) : 혈액의 산소포화도를 비혈관적으로 측정하는 것

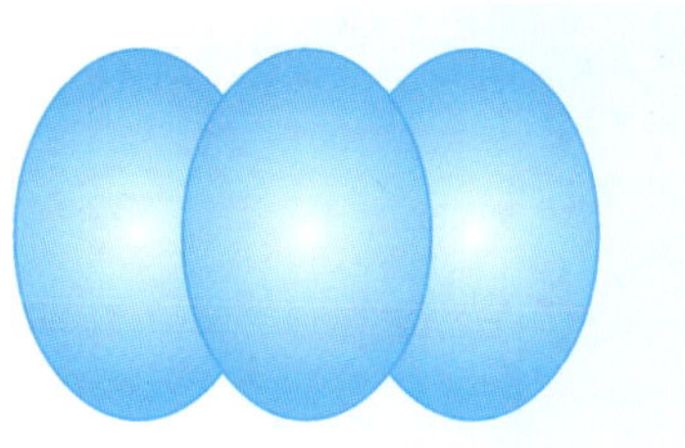

그림 1-95 • 이산화탄소의 분자구조

그리고 방출된 적외선의 감소 정도는 바로 적외선을 흡수한 기체농도의 함수로 나타나게 된다. 또한 특정 기체는 특정 파장의 에너지만을 흡수하므로 특정 파장 성분의 감소량을 광필터를 통하여 측정을 하게 되면 특정 기체농도를 그림 1-96과 같이 측정할 수 있다.

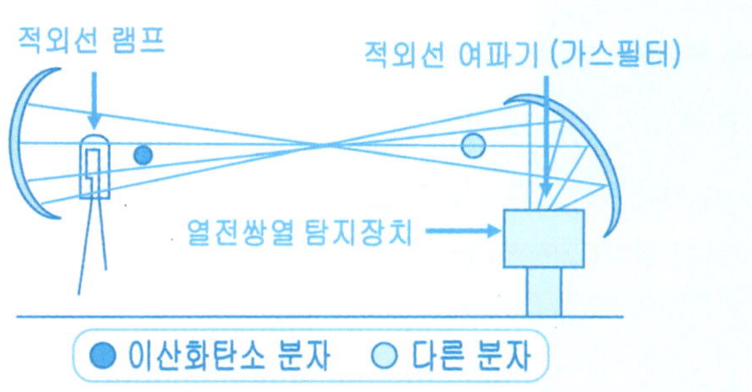

그림 1-96 • 단일광 적외선 흡수기체 검출기의 구조

(3) 탄산가스 분압측정기 임상적 유용성

기계적 환기보조 또는 자발호흡(spontaneous breathing)을 하고 있는 환자에서 환기상태가 적절한지를 평가할 수 있다.

1) 기관 튜브가 제대로 기관 내에 삽입되었는지 확인

튜브가 기관 내로 삽입되지 않고 식도 내로 잘못 삽입되면 호기가 배출되지 않으므로 곡선이 나타나지 않게 된다.

2) 흡입마취 시 이산화탄소흡수제인 소다석회의 효능

소다석회를 장시간 사용한 결과, 이산화탄소 흡수능력이 감퇴된 경우에는 파형이 기저선(base line)까지 내려오지 않고 그 위에 위치한다. 이런 경우에는 소다석회를 새것으로 교체하거나 또는 호기 밸브(expiratory valve)가 제대로 작동하는지 그림 1-97과 같이 확인한다.

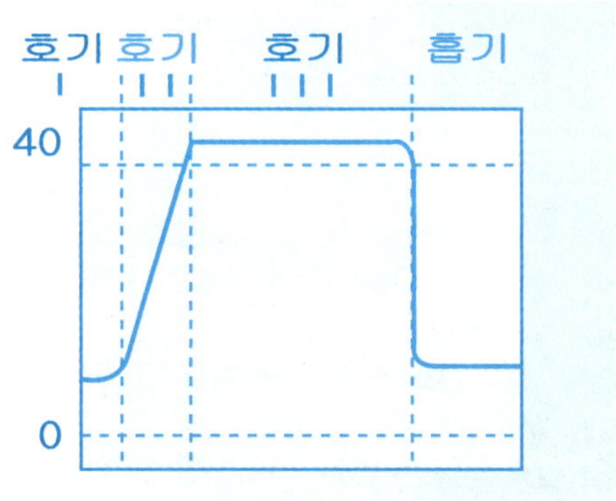

그림 1-97 • 이산화탄소 흡수제의 기능이 소실되었거나 또는 호기 밸브가 제대로 작동하지 않을 때 나타나는 파형

3) 심폐소생술의 결과를 평가

소생술 중에 관류상태가 충분하지 않으면 폐포 사강이 커지기 때문에 호기말 PCO_2는 흔히 10[mmHg] 이하로 낮아지나, 심박출량이 많아질수록 폐포에서 많은 가스 교환이 이루어지기 때문에 호기말 PCO_2는 흔히 20[mmHg] 이상으로 높아지며 자발적 순환이 이루어지며 호기말 PCO_2가 갑자기 40[mmHg] 이상으로 상승하게 된다. 따라서 소생술 중의 호기말 PCO_2는 심박출량, 관상관류압, 소생술을 시작한 시기 및 소생 가능성 등과 높은 상호관계가 있기 때문에 환자의 병의 진행정도를 평가하는 데 큰 도움이 된다.

(4) 탄산가스 분압측정기의 문제점

중환자에게 분압측정기(capnography)의 가장 큰 문제점은 $PaCO_2$와 $PETCO_2$ 간의 상호관계가 일정하지 않으며, 특히 심박출량이 낮거나 또는 환기/관류 불균형이 발생하는 환자에게는 신뢰도가 낮기 때문에 호기말 이산화탄소분압($PETCO_2$) 하나만 가지고 환기상태를 평가하는 것은 좋지 않다(그림 1-98).

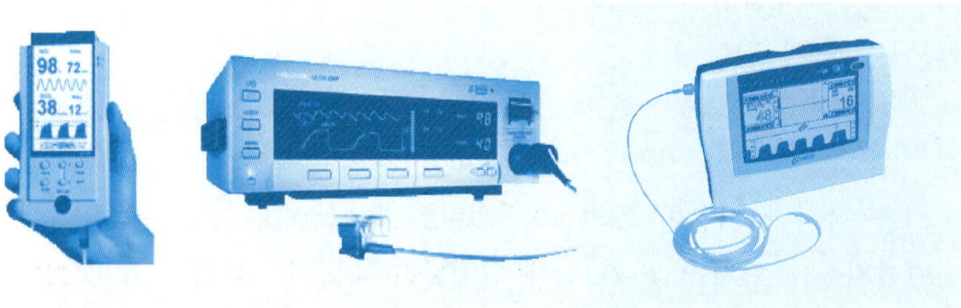

그림 1-98 • 호기말 이산화탄소분압($PETCO_2$) 측정기

15 인공신장기

시간이 지나 과학이 급속도로 발전을 거듭하고 진보하면서 인공장기에 대한 사람들의 높은 관심을 가지면서 손상된 장기는 자연적으로 원상회복이 안되는 불능상태에 도래하게 되면 인공장기에 대한 관심이 지대할 수 있다.

1. 인공장기

장기의 기능을 대용시킬 목적으로 만들어진 장치, **인공신장** 및 **인공심폐장치**가 그 대표적이며, 일반적으로 체외에 장치하여 쓰는 규모가 큰 장치를 주로 **인공장기**라고 한다.

(1) 인공장기에 사용되는 바이오 연료전지

글루코오스와 산소를 이용해 전기를 발생시키는 **바이오 연료전지**를 기존 배터리를 사용하던 장기에 교체하여 사용한다.

① **프랑스 국립과학연구센터**(CNRS)에서 인공장기에 사용되는 배터리 대신 사람 몸이 생산하는 **글루코오스와 산소를 이용해 전기를 발생시키는 바이오 연료전지**를 개발해 동물을 대상으로 임상실험을 진행 중이다.

② 바이오 연료전지 2개의 전극을 이용해 **글루코오스로부터 전자를 빼앗아 산소와 수소분자에게 이동시켜 물을 만들어 전기가 발생하는 원리**로 시작해 인공장기개발에 점점 임박해 왔다는 시기가 전개되고 있다.

③ **바이오 연료전지는 전기전도성이 매우 높은 탄소나노튜브를 이용해 전기생산량을 높일 수 있**고 오랜 기간 동안 인공장기개발에 의한 사람의 생체 내 **인공 배터리**를 삽입함으로써 오랫동안 고통을 받는 환자에게 커다란 희망과 축복을 선사해준다.

(2) 인공장기의 목적과 발전

인공장기의 인체 중의 일부장기 또는 신체의 일부분이 질병이나 사고에 의해서 손상을 입었을 경우에는 **인공장기를 이용하여 환자들의 질병을 치료하는** 데 **주요 목적**이 있다.

① 역사적으로 1890년경 뼈의 골절에 대한 고정으로 금속제 Screw와 Plate 등을 사용한 이후 약 100여년이 지난 이들 **인공장기의 개발역사**는 크게 4세대로 나눌 수 있다.

㉠ **제1세대 : 아주 초창기의 Implant로서 원시적인 공업용 재료**를 인체에 일부를 지지 또는

보철하는 것으로 1940년도의 것을 일컫는다. 이러한 재료는 생체재료의 어떠한 실용성이나 효과보다는 초기적인 호기심에서 시작하였다.

㉡ 제2세대 : 생명공학자들이 고안한 일반 공업재료를 의사들이 고장나고 손상된 장기의 일부분을 대체하는 것으로 시작되었는데 인체와 접촉하는 조직 등과 이상현상이 고려되지 아니하였다. 즉 생체적합성이라는 정확한 정의가 없이 우연적으로 적용된 시기였다.

예 인공고관절을 한국전쟁 시 인공혈관을 시술한 것이다. 본격적으로 수술이 시행된 1950년 후반부터 현재까지 수많은 환자들에게 임상적으로 성공을 보였다.

㉢ 제3세대 : 1, 2세대에서 강조되었던 생체와의 어떤 작용이 없는 상태보다는 인체와 어떤 상호작용이 있는 아주 정교하게 디자인되고 응용된 생체재료로 주위의 조직세포를 자극하여 이식이 더 빨라 효과적으로 수행될 수 있도록 하는 생체재료의 개발세대였다.

예 도포된 인공고관절, 콜라겐 등이 도포된 인공혈관 등을 들 수 있다.

㉣ 제4세대 : 조직세포공학을 응용한 것으로 인체에서 추출된 조직세포와 합성재료가 동시에 사용되는 혼합형 인공장기의 개발이다. 이들은 인체의 장기를 재시술과 완전 교체하여 생체조직을 시술하기보다는 손상된 조직의 개선과 회복에 초점이 맞추고 있다.

② 생체재료를 인공장기 및 이와 관계되는 연구 및 실용화에 있어서 고분자공학을 위시한 재료공학, 약학, 생화학, 의학 등의 연구는 필수적이다. 이중에서도 고분자재료가 응용되는 분야는 안과, 이비인후과, 치과, 내과, 외과, 심장혈관외과, 정형외과, 뇌신경외과, 성형외과, 약제학, 유전자치료(gene theraphy), 재활의학 및 조직세포를 이용한 생체공학 등의 분야에 이르기까지 광범위하게 응용되고 있다.

(3) 오늘날 인공장기의 문제점과 해결방안

인공장기의 문제점은 아직까지 완벽하게 인간의 장기를 구현하고 그 기능을 수행해내지 못하기 때문에 실제 이식할 장기를 기다려야 한다.

① 현재 인공장기의 기술수준은 이미 높은 편에 있는데 기계식 인공심장은 미국에서 이미 상용화된 상태이다.

② 인공심장은 환자에게 맞는 심장이 구해질 때까지 임시적으로 몸 안에 넣어두는 일종의 대행 역할을 수행했다.

㉠ 사용가능 기간은 대략 평균 2~3주이며, 심장이식이 필요한 환자가 더 이상 생존 불가능할 때 인공심장을 넣어 생명을 잠시 연장한다는 의미다. 그 시간 안에 적합한 심장이 나타나지 않으면 환자는 죽음에 이른다. 예외적으로 임시 용도로 넣은 인공심장으로 9년까지 생존한 환자도 있다.

㉡ 2020년경부터 사용가능 기간을 대폭 늘린 인공심장이 나올 것이라 예상한다.

㉢ 생체공학의 바이오 로봇 기술 등의 개발로 인해 진행이 되고 있는데 인공장기 개발은 바이오와 기계 · 시스템 공학의 결합을 통한 바이오 로봇(bio robot) 기술의 원형이다.

㉣ 바이오 로봇은 인간, 곤충 등 생체모방이나 수술보조, 재활 시비스, 진단검사 등 의료 및 생명분야에서의 이용을 목적으로 하는 로봇, 또 연골 · 뼈재생 등 조직공학을 활용한 바이오 로봇 시스템도 포함된다.

㉤ 맞춤형 인공신장 경우 환자의 신장세포를 채취, 신장모양의 뼈대에서 배양되고 있는 신장세포에 영양분을 공급해 완전한 장기 형태를 갖추게 되면 환자에게 이식을 하게 되는 것이다.

㉥ 인공심장, 인공방광, 인공망막 등이 개발돼 있지만 인체거부 반응을 줄여야 하는 기술적 과제와 상용화까지는 시간이 좀더 필요한 상황이다. 아울러 한발 더 나아가 생물과 기계장치의 결합체, 즉 뇌 이외의 수족이나 장기 등을 생체기능 대행 로봇으로 이식한 사이보그(cyborg) 인간, 바이오닉 인간(생체인간 : bionic human) 시대가 올 날도 멀지 않을 만큼 앞으로의 현실과 미래를 전망한다.

2. 인공심장

인공심장의 경우 심장을 대체할 장기를 몸에 달거나 외과적 수술형태로 삽입할 때 사용하는 게 인공심장(그림 1-99)인데, 인공심장의 경우 공기압축식과 전기기계식으로 구성이 된다.

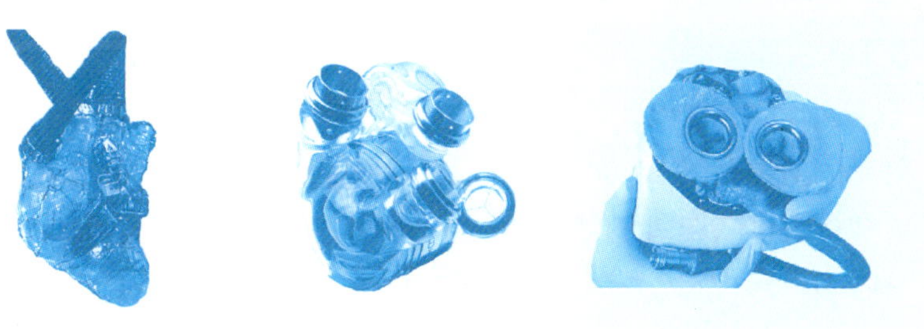

그림 1-99 • 인공심장

(1) 인공심장 원리와 목적

인공심장의 새로운 발돋움을 시작한 중요한 시기는 미국의 클리블랜드 클리닉 연구소에서는 1990년대부터 실용화를 목표로 개발하고 있다.

① 기존과는 다른 새로운 발상에서 탄생된 무박동형(無拍動型) 인공심장, 즉 맥박이 없는

인공심장의 연구가 추진되고 있다.

② 심장이 펌프 작용에 의하여 혈액을 순환시키고 있는데 비하여 이는 스크루와 같은 프로펠러를 회전시켜 혈액을 일정한 빠르기로 흘려보내도록 되어 있다.

③ 평소에는 체중 1[kg]당 매분 90[cc]의 혈액을 흘려보내는데 운동량에 맞추어 프로펠러의 회전수를 증감시켜 혈액을 조절한다.

④ 송아지를 사용한 실험에서는 진짜 심장을 인위적으로 정지시킨 다음 인공심장을 장착하여 3개월 이상 생존시키는데 성공하였다.

⑤ 심장수술 직후의 환자에게 수 시간에서 5일 정도 심장의 보조로서 사용하는 임상응용도 시작되고 있다. 인공심장의 연구는 여러 가지 각도에서 시도되고 있다.

(2) 인간심장 이식수술과 문제점

인간심장과 인공심장의 차이는 무려 30억 회, 이 엄청난 숫자는 인간의 일생(75년으로 계산)에 심장이 맥박치는 횟수인데, 무려 2억[L]의 혈액을 체내에 순환시키고 있으면서 인간은 살아가고 있다.

① 심장의 펌프 작용에는 2가지가 있다.

㉠ 우심실에서 혈액을 폐로 보내는 작용이다.

㉡ 좌심실에서 혈액을 대동맥을 거쳐 체내로 보내는 작용이다.

이 2가지 펌프 작용은 압력이 집중되지 않도록 완전히 균형이 유지되어야 하며, 절대로 고장은 허용되지 않는다. 힘겹고 정교한 일을 장기간에 걸쳐 끊임없이 하고 있는 것이 심장이다.

② 현대인에게는 불규칙한 생활이 지속되고 스트레스 원인이 많은 생활에서 1년에 4000만 회나 규칙적으로 박동작용을 계속하고 있는 심장에 좋은 영향을 줄 리가 없으므로, 여러 문명국에서 심장병은 주요 사망원인이 되고 있다.

③ 새로운 약의 개발, 의료의 진보, 페이스메이커와 인공판 등은 심장병으로 시달리는 사람을 어느 정도까지는 구해왔다. 그러나 절망적인 심장병 환자를 살려내기에는 불충분하여 결국 다른 사람의 심장을 이식하든지 인공심장의 도움을 받는 수밖에 없다.

④ 역사적인 최초의 심장이식은 1967년 12월 3일, 남아프리카의 크리스천 버나드 박사에 의하여 이루어졌다. 환자는 18일밖에 생존하지 못했지만 현재 미국에서는 연간 60회 이상의 심장이식이 이루어지고 있으며, 1년 생존율 70[%], 5년 생존율 50[%]로 상당한 성공을 거두고 있다.

⑤ 심장이식을 성공시키기 위해서는 심장제공자의 뇌가 정지된 직후에 심장이 아직 고동을 계속하고 있는 이른바 '뇌사'의 상태에서 이식하지 않으면 안 된다. 그러나 우리나라에서는 아직

사회적·법률적으로 뇌사를 죽음으로 인정하지 않고 있으며, 유족의 감정적인 문제도 있어서 심장이식을 원활하게 할 수 없는 상황에서도 절망적인 심장병 환자를 살려내는 수단으로 인공심장의 개발에 뜨거운 기대를 걸고 있다.

(3) 인공심장의 발전

미국에서도 인공심장에 대한 연구가 아주 오래전부터 가축과 반려동물을 대상으로 실험이 진행되었는데, 1969년, 미국 텍사스 심장연구소의 덴튼 쿨리 박사는 절망적인 심장병 환자에게 심장이식까지의 연결단계로서 세계에서 처음으로 인공심장을 정착하였다.

1957년 미국에서 처음으로 체내에 장착하는 방식의 인공심장 수술이 실시되었는데, 클리블랜드 클리닉 연구소의 윌리엄 콜트 박사가 인공심장을 체내에 장착한 개를 1시간 30분 동안 생존시키는 데 성공하였다. 그 후 여러 가지 형태의 인공심장으로 실험이 되풀이되었는데 개는 하루를 생존시키는데 그쳤다. 그로부터 5년의 세월이 소요되고 1970년에 인공심장 수술을 한 동물의 생존기간은 꾸준히 늘어나 1973년에는 미국 유타대학의 로버트 저비크 박사가 개발한 인공심장으로 송아지를 297일 동안 생존시키기에 이르렀다.

(4) 인공심장의 주요 구조

사람의 생체조직과는 거리가 멀다고 생각을 하지만 가축의 장기를 이용해 활용한 연구로 오늘날의 경우 부작용의 위험성을 줄일 수 있어서 이식을 하는데 원활한 수준이다.

가축을 대상으로 개발되던 인공심장을 송아지에게 이식하여 성공하게 되어 자신을 얻은 연구진들은 1982년 12월 1일, 마침내 유타대학에서 인체에 대한 인공심장 영구장착 수술을 단행하게 되었다. 수술을 받은 사람은 61세의 전 치과의사 버니 클락씨로, 집도(執刀)는 같은 대학의 흉부 심장외과 주임인 윌리엄 도브리스 박사가 맡았다. 수술에 사용된 자빅 7형 인공심장은 자빅 박사가 개발한 것으로서 심장의 좌우 심실에 상당하는 두 인공심실로 구성되어 있다. 실제 심장에서 좌·우의 심실만을 척출하고, 대신 이 인공심실을 심방 및 대동맥과 폐동맥에 연결하여, 각각의 인공 심실은 왼쪽 늑골 밑을 통한 직경 6[mm]의 튜브와 연결되어 있다. 그리고 컴프레서에서 깊이 2[m]의 튜브를 통해서 보내지는 압축공기로 인공심실의 다이어프램(격막(隔膜)형의 판(瓣 : 밸브))을 움직여 혈액순환 기능을 하게 하는 구조로 되어 있다.

병원에 입원한 환자를 대상으로 5시간에 이르는 수술은 성공하여 한때는 회복의 증상을 보였으나 수술 후 112일째 숨을 거두었고, 사망원인은 혈전과 세균의 감염증이었는데, 인공 심장에는 2가지가 아직 완전히 해결되지 못한 과제로 남아 있다.

여러 환자들도 이 자빅 7형 인공심장을 이식받았으며, 그 중 한명은 620일 동안 생존했다. 그러나 과학자들은 1980년대 후반에 공기로 작동되는 영구인공심장의 사용을 포기했다. 환자 중에 인공심장에서 생긴 혈액응고물이 떨어져나가 뇌동맥을 막아서 뇌졸증이 일어나기도 했다. 또 이 장치에는 커다란 외부 동력원이 있어 움직이는 데 불편을 주었으며, 공기관이 피부를 뚫고 통과하여 인공심장과 연결되기 때문이다. 따라서 심장이식을 기다리는 환자에게 일시적인 대체 심장으로만 사용되었다.

3. 인공신장

말기 신부전 환자에게 시행되는 신대체요법의 하나로 투석기(인공신장기)와 투석막을 이용하여 혈액으로부터 노폐물을 제거하고, 신체 내의 전해질 균형을 유지하며 과잉의 수분을 제거하는 방법이다.

(1) 인공신장의 목적

기능장애를 일으키는 신장을 대신하도록 만든 장치이며 주로 요독증 치료에 쓴다. 신장이 기능부전을 일으키면 배뇨를 할 수 없게 되어 요독증 등이 되기 때문에 인공신장이 필요하게 되었는데, 초기의 인공신장(1960년대)은 급성신부전에만 사용하였다. 그 후 혈액 액세스(blood access)가 개발되어 현재는 주로 만성신부전에 장기간에 걸쳐 이용되고 있다(그림 1-100).

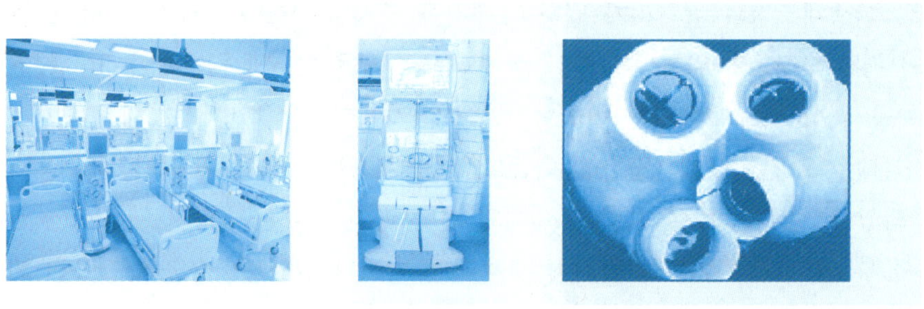

(a) 인공신장 투석센터 (b) 투석기 (c) 인공신장용 혈액투석기

그림 1-100 • 인공신장 관련 장비

(2) 인공투석의 원리

투석은 반투과성 막을 사이에 두고 농도 또는 삼투압이 다른 2가지 액체를 접촉시키면 용질이 확산되거나 삼투가 이루어진다. 인공투석(dialysis)은 이 원리를 응용한 것인데, 혈액과 투석액 사이에서 셀로판막으로 투석하여 혈액 속의 요소 · 크레아티닌* 근육 내에 존재하는 크레아

---

* 크레아티닌(creatinine) : 우리 몸속 특히 근육에 존재하는 성분이며 이는 정상적으로 사구체에 대부분 여과가 되기 때문에 우리가 흔히 혈액 내 크레아티닌 농도로써 신장의 기능을 체크하고 있다.

티닌에서 생기는 물질이고 크레아티닌의 1일 생산량은 근육의 양에 비례해서 거의 일정하다.

① 크레아티닌의 요중배설은 사구체 여과치에 비례하고 있으므로 그 혈중농도는 신장기능을 아는 지표로서 널리 사용되고 있다. 정상치는 1[mg/dl]전후인데, 몸무게, 근육량의 차이에 따라서 약간의 차이가 있다. 기능부전에서 혈중 크레아티닌은 노폐물 또는 각종 독소와 수분 등을 제거하는 동시에 필요한 전해질과 포도당 등을 투석액에서 혈액쪽으로 보급하는 일이다. 이 때 분자량이 작은 것은 제거하기 쉽고 분자량이 큰 것은 제거하기 어렵다.

② 투석막으로는 셀로판계 외에 에틸렌비닐알코올·폴리메틸메타크릴레이트·폴리아크릴니트릴 등의 고분자막을 이용하고 있다.

(3) 인공투석의 여과

여과는 막 내부에 있는 용액에 압력을 가하면 막 내외의 압력차에 의해 용액 중의 용질이 수분과 함께 흐르고 막의 필터에 의해 여과된다. 용질이 막의 구멍을 통과하면 분자량의 대소에 관계 없이 거의 동등하게 제거된다. 이 원리를 이용한 것이 혈액여과법인데, 투석액은 필요 없고 소형화할 수 있으며 여과된 체액을 보충하기 위해 많은 양의 수액이 필요하다. 여과막으로는 투석막과 같은 재료 외에 폴리아시드·폴리술판 등의 막을 이용하고 있다.

(4) 투석의 흡착

흡착은 요독증의 원인물질을 활성탄·이온교환수지·제올라이트·알루미나 같은 각종 흡착제를 사용하여 흡착·제거하는 방법이다.

① 혈액과 흡작제가 직접 접촉하는 직접 혈액관류법이 사용되는데, 이때에는 흡착제의 분진(粉塵)이 혈액 속에 유입하는 것을 막기 위해 흡착제의 표면을 콜로디온·알부민 또는 인공고분자재료 등의 막으로 덮을 필요가 있다.

② 흡착방식은 특별한 장치가 필요 없는 편리함이 있는 반면에 요소나 수분을 제거할 수 없으며, [pH]나 전해질 등을 조절할 수 없는 난점이 있기 때문에 투석과 병용하여 사용할 필요가 있다.

(5) 혈액 액세스

혈액 액세스*로는 만성투석환자에게 인공투석장치를 결합하기 위해서는 혈관을 반복해 이용할 필요가 있다. 이때 플라스틱관을 전완(前腕) 혈관과 결합시켜 반복 이용할 수 있도록 한 것

* 혈액 액세스(blood access) : 체외순환시키기 위해 대량의 혈액을 혈관에서 빼내거나 되돌리기 위한 수도꼭지 모양의 장치. 폴리테트라플루오르에틸렌과 실리콘관을 조합한 외분로와 혈관을 봉합하거나 인공혈관을 이용한 내분로가 있다.

이 혈액 액세스이다. 현재 전완의 동맥과 정맥을 문합하여 우회시켜 혈액 액세스로 이용하는 방법도 개발되고 있다.

(6) 복막관류의 종류와 장 · 단점

복막관류는 복벽에 커넥터(연결장치)를 장착하여 가는 관을 통하여 투석액을 대량으로 복강 내에 넣어 복막에 의한 투석으로 혈액 속 또는 몸속의 독물을 감소시키는 것이다.

① 혈액을 이용하는 방법에 비하면 투석효과는 느리지만 투석 때의 불균형증후군 등이 잘 발생하지 않는다는 이점이 있는 간편한 방법이다.

② 최근에는 투석액주머니를 이용하여 하루에 여러 번 복막투석을 하는 지속적 외래복막투석법*이 시도되고 있다. 이것에는 감염에 의한 부작용 방지방법이 마련되어 있으므로 환자 자신이 쉽게 실시할 수 있다.

(7) 혈장교환법

혈액여과막의 구멍지름을 크게 하면 혈액 속의 혈장까지 여과할 수 있다. 이렇게 여과한 혈장 속의 유해성분을 제거한 뒤 다시 체내로 되돌려 주는 방법으로 신장질환 이외에 각종 면역질환 · 대사이상 · 간부전 등의 치료에 널리 이용되고 있다.

(8) 휴대용 투석장치

벨트처럼 허리에 차고 다니는 배터리 가동 혈액투석장치로 먹고 마시고 잠자는 등 일상생활을 하면서 하루 7~8시간 착용할 수 있다. 이 휴대용 투석장치의 특징은 오랜 시간 착용할 수 있기 때문에 현재 병원에서 사용되고 있는 고정 투석장치에 비해 혈류속도와 혈액에서 독성물질을 청소하는 속도가 느리다는 것이 단점이다.

고정 투석장치는 일주일에 3번 3~4시간씩 짧은 시간동안 사용하기 때문에 혈액의 변화와 청소속도가 빨라 환자의 몸이 변화에 적응할 여유가 없어 환자가 불편을 느낀다. 이 휴대용 투석장치를 사용하면 보다 편안하게 투석이 진행될 수 있다. 휴대용 투석장치는 장시간 몸에 달고 다녀야 하는 불편함이 있다.

(9) 신장의 기능

영양소의 분해결과 체내에 생긴 노폐물을 걸러 내어 몸속의 액체(체액)가 항상 일정한 성질(항

---

* 외래복막투석법(Continuous Ambulatory Peritoneal Dialysis : CAPD) : 혈액투석과 비교하면 특별한 장치가 필요 없고 항응고제가 필요 없을 뿐 아니라 비용도 적게 든다. 요독증성 물질의 제거효율도 높고 물 · 전해질의 조정에도 뛰어난 효과가 있다. 결점은 조작이 번거롭고 장시간 걸리며, 단백질 누출이 있고 복막염에 걸릴 우려가 있다.

상성)을 유지하도록 하는 것이다. 그러나 요도 감염과 같은 원인에 의해 사구체가 손상되는 등 신장에 이상이 생길 수 있다. 신장의 사구체가 손상되면 노폐물이 배설되지 못하고 체내에 쌓여 혈액이나 다른 체액의 항상성이 유지되지 못하고, 몸이 붓고 요통이 생기는 등 여러 가지 증상이 나타나며 심한 경우 사망하게 된다.

신장병 환자의 치료를 위해 인공신장이 사용되는데, 이것은 반투과성 막을 경계로 한쪽으로는 환자의 혈액이, 다른 한쪽으로는 인공적으로 만든 용액이 흐르도록 하여 혈액 속의 노폐물을 걸러내는 장치이다. 신장에 이상이 생긴 환자들은 인공신장을 이용하거나 신장이식을 받음으로써 고통에서 벗어날 수 있다. 인공신장은 신장으로 가는 혈액을 몸밖으로 연결해서 걸러내고, 깨끗한 혈액을 몸 안으로 되돌려 보내는 장치이다. 신장은 체내의 노폐물을 걸러내는 매우 중요한 기관으로 신장에 이상이 생기면 체내에 노폐물이 혈액과 조직액에 그대로 녹아 있어 중독증을 일으키고 심하면 사망하게 된다.

4. 인공폐

몸 밖에서 심장과 폐의 기능을 대행하는 인공심폐장치의 일부. 가스를 직접 혈액 안에 뿜어 넣는 기포형과 가스 투과형의 막을 매개하여 혈액과 가스 교환을 하는 막형으로 구별되는데, 막형에 이용되는 소재는 실리콘, 다공성 폴리올레핀, 연신 폴리테트라플루오르에틸렌 등이 있다. 질소를 공급하고 이산화탄소를 배출하는 작용을 한다. 심장내부의 병변에 대해 수술을 할 경우에는 심장 내부에 혈액이 없는 상태가 필요한데, 이 때문에 상대정맥, 하대정맥에서 우심방으로 되돌아오는 정맥혈을 체외로 이끌어 여기에 산소를 주는 산소가장치(인공폐), 가산소된 혈액을 동맥의 내부로 들여보내는 펌프(인공심)가 필요하다. 이와 같이 일시적으로 폐와 심장을 대신하는 장치가 인공폐이다(그림 1-101).

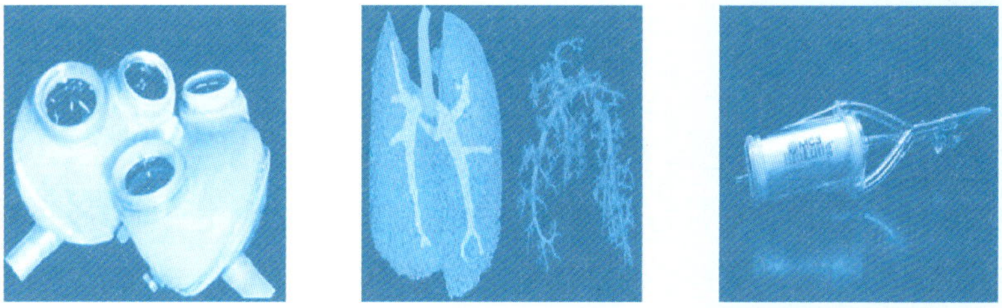

그림 1-101 • 인공폐

(1) 인공폐의 종류

인공폐에는 기포형, 회전원판형, 스크린형, 막형 등 여러가지 형태가 있는데, 현재 가장 흔히 사용되고 있는 것은 일회용의 기포형산 소가장치와 막형산 소가장치이다. 펌프는 롤러형이 널리 사용되고, 박동형도 고안, 사용되고 있어서 1953년에 처음으로 임상응용에 성공했는데 오늘날에는 대부분의 심장수술이 인공폐를 사용해서 이루어지고 있다.

(2) 인공심폐의 구조와 기능

인공폐는 심장의 펌프기능을 일시적 또는 영구적으로 대행하는 인공장기이다. 심장을 절개하여 심장 내의 수술을 하기 위해서는 일시적으로 전신에서 되돌아오는 혈액을 심장에서 우회하게 하여 체외로 끌어내 산소를 공급하고 동맥을 거쳐 체내로 되돌려줄 필요가 있다. 이것을 체외순환이라고 하며, 그때 사용되는 것이 인공심폐이다.

① 인공심폐에는 혈액을 내보내는 심장의 역할을 하는 인공심펌프와 혈액에 산소를 공급하고 탄산가스(이산화탄소)를 배제하는 폐의 역할을 하는 인공폐가 있다.

② 인공심펌프는 현재 가장 많이 사용되는 것이 드베이키형의 롤러펌프이다. 이것은 고무관 또는 염화비닐관을 롤러로 밀어서 혈액을 일방적으로 보내는 정상류(비박동류) 펌프이다.

(3) 인공폐의 원리와 결점

최근에는 더 생리적인 박동류 펌프도 이용되고 있으며, 인공폐에는 기포형 · 원판형 · 막형의 3가지 종류가 있는데, 기포형은 혼합통이라고 하는 통 속에 혈액을 흐르게 하고, 혈액에 산소를 기포로 직접 불어넣어 산소공급과 탄산가스 배출을 하는 방식이다. 기포형은 가스 교환능력이 뛰어나 편리하지만 혈액이 직접 산소가스와 접촉하기 때문에 혈액성분이 기계적으로 파괴되거나 혈장의 단백질이 변성되는 결점이 있다.

(4) 인공폐의 기능

원판형으로는 10~20개의 원판을 동일한 축에 부착하고 혈액을 채운 저혈조(貯血槽) 속에 반쯤 담가 회전시키는 방법이다. 회전하는 원판에 생기는 혈액의 막에 산소가스를 불어넣어 혈액의 산소화를 이루는 것이다. 원판형은 기포형에 비해 혈액파괴가 적고, 혈액가스 성상의 제어도 쉽다. 그러나 사용 후 분해 · 조립 · 소독 등에 시간이 소요되기 때문에 현재는 많이 사용하지 않는다.

① 생체의 폐는 폐포막을 통하여 혈액가스를 교환하는데, 그것을 모방한 것이 막형이다. 혈액파괴는 극히 적고 장기간 사용도 가능하다. 최근에는 가스 교환의 효율이 뛰어난 고분자막이 개발되어 실용화됨에 따라 임상에도 응용되고 있다.

② 막형에는 실리콘막을 사용하여 균질막에 의한 기체의 용해확산을 이용한 것 외에, 폴리프로필렌막을 사용하여 다공질막*의 작은 구멍 속을 기체가 통과하게 하는 것 등이 있다.

(5) 인공심폐의 부속품과 체외순환

인공심폐 부속품으로는 장치와 생체를 연결하는 염화비닐관과 체외순환 중의 혈액온도를 조절하는 열교환기가 있다. 그 밖에 체외순환 중의 측정·자동제어를 위한 장치가 있다.

① 인공심폐에 의한 체외순환으로는 혈액의 응고를 막기 위해 혈액 내에 헤파린 등을 첨가한 뒤 인공심폐의 동맥측 회로가 상행대동맥 또는 대퇴동맥으로 삽입된다. 이어 정맥측 회로가 우심방으로부터 상·하대정맥에 삽입된다. 또한 인공심펌프로 동맥측 회로가 상행대동맥 또는 대퇴동맥에 의해 혈액을 빼낸다. 적절한 관류량(灌流量)으로 혈액을 보내거나 빼내는 균형이 유지되면 심장 내의 수술조작이 시작된다.

② 인공심폐에 의한 체외순환 중에 혈액의 관류량·산소유량·혈액온도 또는 혈액의 희석도 등을 조절하며, 인공심폐의 응용으로는 인공심폐의 체외순환은 심장수술에 널리 이용되고 있으며, 그 외에도 수술 후 또는 심부전 때의 순환보조에 이용된다. 또 폐부전에는 며칠간 또는 수 주간에 이르는 장기폐기능의 보조에 이용되며, 암치료 때 하이퍼서미아(가온요법) 등에서도 응용되고 있다.

5. 인공혈관

혈관이식을 위해 재료로 사용하는 인공관으로 대용혈관이라고 하며, 인공혈관에 관한 연구는 예로부터 이루어져 왔으나, 오늘날 널리 쓰이고 있는 혈관 중막(中幕)의 탄성섬유를 인공적으로 제작한 인공혈관을 최초로 발표한 사람은 1952년 A.H. 블레이크모어인데, 그 후 나일론·올론·데이크론·테플론 등의 합성고분자 재료를 편직한 인공혈관, 그 표면을 특수 가공한 것, 부직포 인공혈관, 또는 소의 경동맥을 가공한 것이나 사람의 제대정맥 등의 생체재료가 등장했다.

오늘날에는 적어도 일정한 굵기 이상의 동맥에서는 인공혈관 이식이 일반적인 수술로 실시되고 있다. 인공혈관의 재료는 여러 해 동안 생체 내에서 물리·화학적으로 변성하지 않아야 하며, 생체반응이 적어야 한다. 따라서 오늘날에는 데이크론 또는 테플론 등을 평직하거나 겉뜨기하여 꿰맨 자리가 없고, 휘지 않도록 풀무모양의 주름을 낸 인공혈관이 임상적으로 널리 쓰인다(그림 1-102).

---

* 다공질막(多孔質膜) : 막에 실제 세공이 많은 막으로 세공의 크기는 수[nm] 이상이고 세공수가 많고 균일한 공격을 가진 막이다.

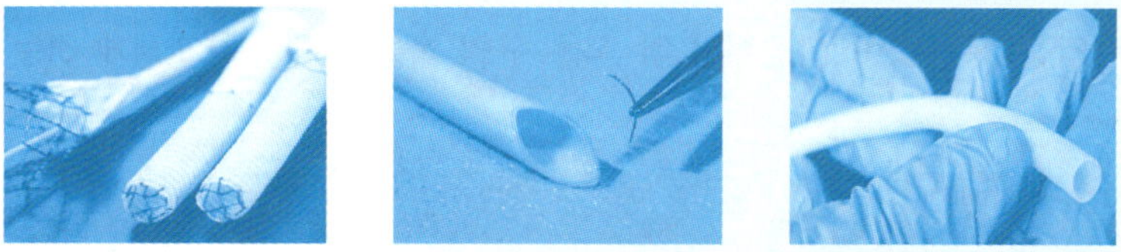

그림 1-102 • 인공혈관

(1) 인공혈관의 기능과 이식의 문제점

인공혈관의 표면에는 사람 혈관과의 문합부나 섬유의 간극을 통한 새로운 내막이 형성되고, 외면이나 섬유간극에도 섬유조직이 생겨 인공혈관과 잘 유합하여 박리되지 않고 기질화되므로 이식 후 4~6개월이면 치유된다.

① 인공혈관 이식은 대동맥 또는 체간의 굵은 동맥인 경우에 가장 효과적이며, 사지에 사용하는 경우에는 관절을 지나는 이식은 피하는 편이 좋다. 감염에 취약한 결점이 있으므로 외상이나 감염부 등 동맥결손부에 이식할 때에는 되도록 자가정맥을 사용하거나 요령껏 수술하여 감염이 없는 부분에 이식하도록 해야 한다.

② 인공혈관은 이미 많은 임상에서 사용되고 있으며, 동맥류나 동맥폐색의 재건에 70~80[%] 정도 만족할 만한 성과를 올리고 있다. 이식 후 혈전에 의한 폐색이나 문합부의 불완전한 봉합으로 인한 파열 · 출혈 · 동맥류의 형성 등도 적지 않으므로 인공혈관 이식의 적응에 대한 재검토와 수술기술의 개선 등이 요망된다.

(2) 인공혈관의 개발과 발전

미국 노스캐롤리나의 생물공학 회사인 휴마사이트의 조직공학자가 동료 연구진들은 기존의 혈관을 대체할 수 있게 혈관을 생산할 수 있는 새로운 기술개발에 성공하였다. 기증받은 주검으로부터 얻은 인간근육세포들은 생분해성 고분자인 폴리글라콜릭산(ploypglycolic acid)으로 만들어진 관모양의 틀 위에 이식하여 배양하였다. 이 거푸집위에서 세포가 성장하면 생분해되는 고분자를 대체할 콜라겐과 다른 세포외 기질이 분비된다. 이후 계면활성제를 이용하여 세포를 제거하면 이론적으로 세포가 포함되지 않은 대체혈관만이 남는다. 연구진은 이 혈관은 세포로 이루어지지 않아서 수개월동안 저장할 수 있고 이식받은 환자는 면역거부반응이 일어나지 않은 것으로 예상하였다.

① 연구진은 하나의 기증자로부터 얻은 세포들로만 만든 혈관과 여러 기증자들의 세포들로 이루어진 혈관을 비교하였다. 여러 기증자로부터의 세포들의 혼합으로 이루어진 혈관도

단일의 기증자로부터 얻은 세포들로 이루어진 혈관만큼 튼튼하였다. 이러한 결과는 많은 수의 대체혈관을 좀 더 저렴한 비용으로 생산할 수 있을지 모른다는 밝은 전망을 갖게 하였다. 연구진은 체내 이식실험을 위해 8마리의 바분(baboon) 원숭이에게 대체혈관을 이식하였으나, 6개월 동안이나 아무런 혈관막힘 현상이 일어나지 않았고 인간의 콜라겐과 세포외 기질로 구성되었음에도 불구하고 아무런 면역반응을 일으키지 않았다.

② 심장동맥 우회술을 위해 개의 세포로부터 좀 더 가는 혈관을 제작하여 5마리의 개들에게 이식하는 실험을 수행하였는데 1년여 동안 아무런 문제가 일어나지 않았다. 또한 원숭이와 개를 이용한 두 이식실험에서 대체혈관은 정상혈관에서 존재하는 세포들이 발견되어 혈관이 이식된 동물체내에서 대체혈관을 잘 수용하고 있다는 것을 제시하였다.
현재까지 테스트된 동물의 수는 적지만 미국 조지아공대(Georgia Institute of Technology)의 연구결과는 매우 흥미롭다고 할 만큼 쉽게 저장할 수 있는 인공혈관의 개발은 외과 의사들이 필요할 때 바로 이용 가능하다는 것을 의미하기 때문이다.

③ 동물실험의 결과들은 아직 초기 단계임에도 불구하고 이번 연구는 앞으로 연구에 중요한 바탕이 되고 인간에게 이식 테스트를 시작할 것이다.

(3) 인공혈관 이식 시 주의사항

인공혈관은 동맥류, 혈전, 외상 등으로 혈관이식수술을 할 때에 현재 사용하고 있는 환자 자신의 대퇴부 정맥 대신 사용하는 인공적인 혈관이다. 항혈전성이 뛰어나고 천연혈관처럼 굴곡 및 신장이 이루어져야 하며, 생체에 적응하기 쉽고 혈관과도 잘 결합해야 수술 시 봉합이 잘 되고 이식시 누혈(漏血)이 적어야 한다.

내경을 좁히면 혈전이 생기기 쉽기 때문에 내경이 가는 인공혈관을 제작하는 데 필요한 소재 연구가 필수인 만큼 현재 개발 중인 것은 콜라겐에 항혈전제인 헤파린을 화학결합시킨 것이고, 고분자 제품의 튜브에아크릴아미드 등을 결합시켜 내벽에 활성을 갖는 것, 항혈전성이 뛰어난 셀룰로오스를 사용하는 것 등이 있는데, 생체적합성과 항혈전성이 뛰어난 연속다공질체인 고어텍스는 생체재료로 현재 주목받고 있으며 인공혈관 개발도 진행되고 있다. 이 밖에 고분자막 위에 환자의 지방조직에서 채취한 혈관내피세포를 붙인 소재도 개발되고 있다.

16 전기수술기

전기수술기(electrosurgical unit)는 수술용 필수 장비로써 외과적인 수술이 필요할 때 고주파를 이용하여 환자를 치료하는 장비로 외과(정형외과, 성형외과, 신경외과), 내과, 비뇨기과, 이비인후과, 산부인과, 가정의학과, 안과 등에서 사용 가능하다. 전기수술기는 생물의 세포조직에 고주파 전류를 사용하여 열효과를 최대로 이용함으로써 피부 또는 세포조직을 절개 및 응고하는 기기이다(그림 1-103).

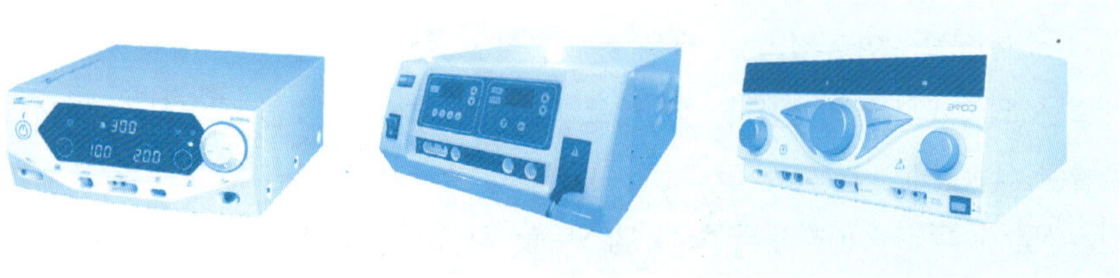

그림 1-103 • 전기수술기

1. 전기수술기 이론

(1) 전기수술기의 정의

스파크를 발생시켜 국부적으로 가열하여 조직절개 및 빠른 응고로 환자를 시술하는 것으로 수술을 시행하는 경우 인체조직의 일부를 절개하고, 수술 시 출혈을 줄이기 위한 방법이다.

(2) 수술기의 역사

수술기 사용 기술은 20세기 초에 발전되었으며, 19세기 초 프랑스의 물리학자 베크렐(Becquerel)이 전기를 사용해서 Wire Needle이 열을 내는 데모를 함으로써 처음으로 알려지게 되었다.

① 이집트인들은 피를 멈추게 하는 방법으로 열을 이용하였다. 뜨겁게 데운 팁은 조직을 응고, 제거, 탈수시키는데 이용되었지만, 이러한 방법은 열효과를 제어할 수 없어서 큰 혈관을 막거나 정밀한 수술에는 이용할 수 없었다.

② 1891년 d'Arsonoval에 의해서 높은 주파수의 전류는 전기충격 없이 사람의 몸을 통과할 수 있다는 것을 발견했다. 20[kHz] 이상의 높은 주파수의 전류는 사람의 몸을 통과하여 조직 내에서 열을 만들 수 있다(그림 1-104).

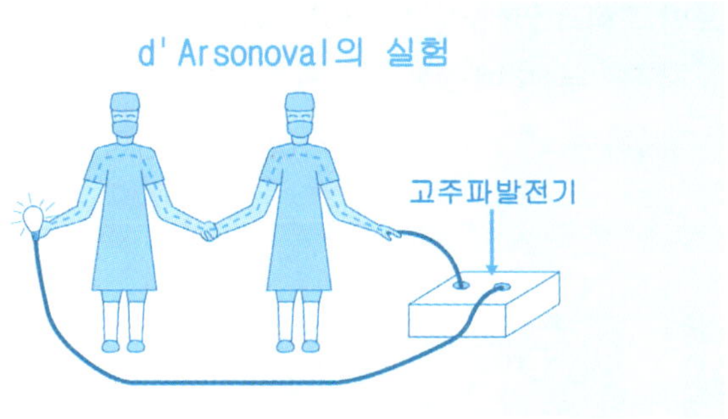

그림 1-104 • d' Arsonoval 실험

③ 최초로 실용적인 전기수술기를 만든 사람은 1920년 생체물리학자 William T. Bovie였다. 전기수술기를 높은 주파수를 이용하여 시술하고자 하는 생체조직의 온도를 올려 환자를 수술하였다. 전기수술기는 피의 손실, 병균의 전염률, 조직의 손상을 줄여 외과의사가 짧은 시간에 시술을 할 수 있게 하였다. 이러한 이유로 지금도 전기수술기를 Bovie라 한다.

(3) 전기수술기의 발전

전기수술기의 발전은 의학이 발전하면서 의학에 사용되어진 진단기기와 치료기기 역시 발전하였다. 필요에 따라 새로운 것을 발명하거나 기존의 것을 결합 혹은 발전시켰다. 전기수술기의 경우 수술도구에 전기적 효과를 결합시킨 복합적인 도구이다. 기존의 수술도구의 경우 절개 시 출혈이 발생되어 외과적 수술에 큰 위험요소로 남아있었다. 그러나 1920년 보비(Bovie)라는 물리학자가 수술도구에 전기적 요소를 결합시킨 것이 시초로 되었다. 이 당시의 전기수술기는 절개, 지혈의 역할을 하는 수준에 불과하였다.

기본원리는 환자의 몸에 (−)극의 극판을 연결한 뒤 수술도구에 (+)전류를 흘려 인체를 도체로 사용하는 것이다. 절개의 경우 전기수술기를 사용하면 절개와 즉시 절개면에 전류가 흘러가며 조직을 전기로 태워서 출혈을 막는다. 대극판 부착 시 환자의 피부표면에 넓은 면적에 부착되어야만 전극이 인체를 흘러갈 때 생기는 문제점인 화상을 면할 수 있다. 대극판은 일회용과 재사용 2가지로 분류된다.

(4) 전기수술기의 작용

전기수술기는 일반적으로 전기를 사용한다. 전기수술기의 기본 사용전압은 400[V]의 사인파이고 사용허용전압은 300[V]에서 1000[V] 사이로 유동적으로 적용한다. 사용 시 접촉→가열→ 폭발→기화 순으로 적용된다. 피부접촉 시 전기적으로 가열된 도구가 부위에 접촉하면 전류가 인체에 닿으며 조직과 연쇄반응을 하고 그 연쇄반응 시 나온 혈액은 열과 접촉하여 기화한다. 기기사용 시 RF 누설전류(RF leakage current)가 발생되는데 환자에게 위험한 전류이므로 계측기로 검사하여 150[mA] 이상 측정 시 점검하여 안전도를 확보해야 한다(그림 1-105) .

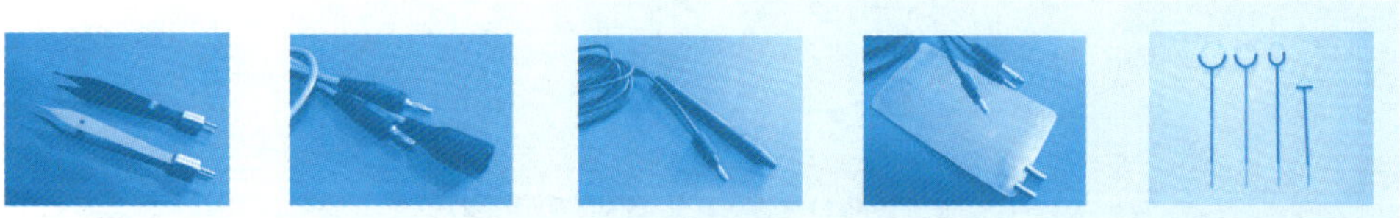

(a) 바이 폴라 핀셋 (b) 바이폴라 코드 (c) 핸드피스 (d) 대극관 (e) 고주파 원형탑

그림 1-105 • 전기수술기 부속품

(5) 전기수술기의 종류

전기수술기의 진화는 전기적인 부분과 도구적인 부분으로 분류할 수 있다. 전기적인 부분의 경우 전류의 변화폭을 쉽게 변경하거나 순간적으로 높은 전류를 사용할 수 있도록 하는 것이며, 도구적인 부분의 경우 수술용 도구의 발전에 따라 다양한 도구의 사용이 가능하도록 수정하며 각 도구마다의 사용되는 전류값을 결정하여 수술도구로서의 역할에 집중하였다.

수술도구의 발전으로 모노폴라(monopolar) 핸드피스와 바이폴라(bipolar) 핸드피스로 분류된다. 모노폴라의 경우 절개를 중점적으로 기획되었으며 바이폴라의 경우 혈액을 응고나 지혈하는데 사용된다. 혈액을 응고시키는 원리는 고전압/저전류를 핸드피스에 흘려보내 신체와 접촉 시 혈전을 생성하여 응고시키며 지혈의 경우 조직을 전기적으로 태워 조직의 출혈을 막는다(그림 1-106).

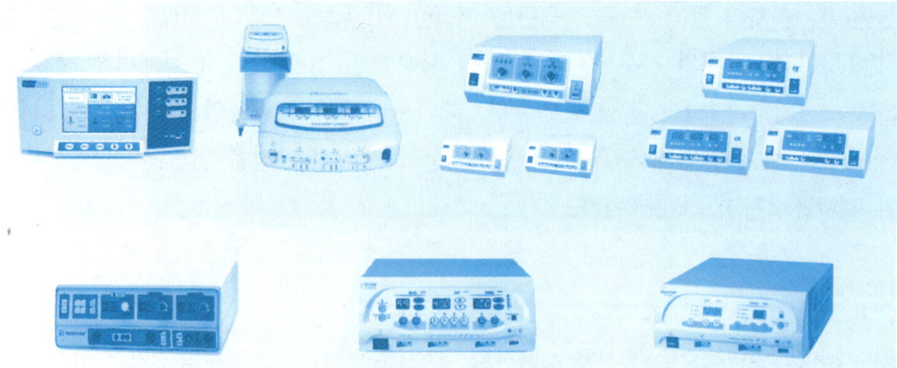

그림 1-106 • 전기수술기 종류

2. 전기수술기의 원리

고주파를 이용하여 고주파 전류를 이용한 수술의 원리는 매우 간단하다. **전기수술기는 고주파 전류의 열작용에 의해 생체조직을 절개하거나 응고하는** 기기이다. (생체)조직의 온도가 100[℃] 이상이 되면 세포액이 증발하고, 증발압에 의하여 세포조직이 갈라져서 절개된다. 조직의 온도가 100[℃] 이하를 유지하면 세포물질은 엉기게 되어 응고가 된다.

고주파 전류는 넓은 표면을 가진 환자전극(대극판)으로부터 환자의 몸을 통하여 좁은 표면을 가진 활성전극으로 흐른다. 이때 활성전극의 좁은 면적을 따라 고밀도의 전류가 형성되며 일정한 값을 넘으면 열을 발생하여 응고나 절개를 할 수가 있다. **가는 바늘**(needle electrode)이나 **창모양**(lancet electrode)의 활성전극은 매우 높은 전류밀도를 형성하고, 이에 따라 절개가 가능한 정도의 높은 온도를 조직에 가한다.

넓은 **표면의 전극**(ball electrode)은 상대적으로 낮은 전류밀도를 갖고 응고가 가능한 낮은 온도를 발생한다. **고주파 전류를 사용하는 이유는 고주파에서는 표피효과에 의해**(전류가 신체의 피부를 타고 흐름) **몸 내부의 신경이나 근육이 전기에 의한 자극을 받지 않도록 하기 위함이다. 신경이나 근육이 감지할 수 있는 최소 전류는 그 전류의 주파수에 반비례한다**(그림 1-107).

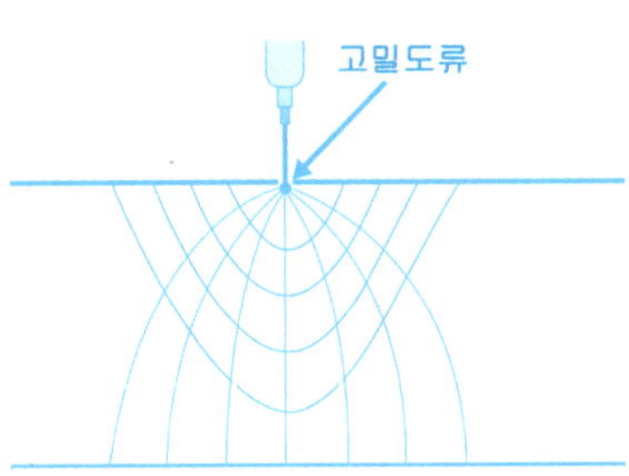

그림 1-107 • 고밀도류-고주파에 의한 조직 내에서의 열전도

(1) 수술기의 분류

전기수술기는 단극성 출력전용기, 양극성 출력전용기가 있다.

1) 단극성 출력전용기(monopolar device)

① 1개의 **활성전극**(active electrode)과 1개의 **환자전극**(patient plate)을 가지고 있다. 환자전극을 환자에게 붙이고 **활성전극으로 시술**한다.

② 환자전극은 확산전극(dispersive electrode), 대극판(neutral electrode), 궤환전극(return electrode) 등이 있다(그림 1-108).

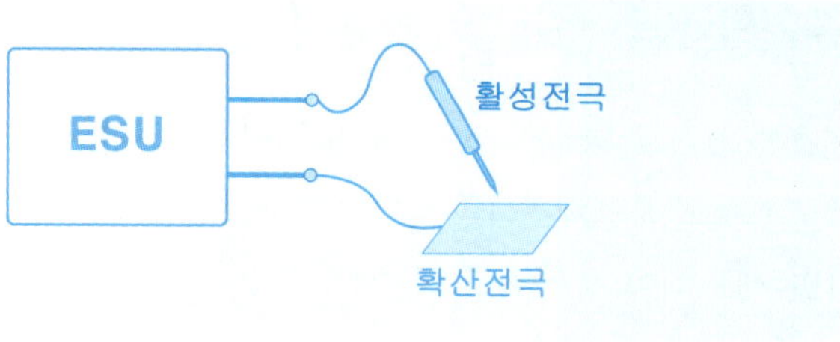

그림 1-108 • 단극성 출력전용기

2) 양극성 출력전용기(bipolar device)

양 전극이 절연된 핀셋 형태의 전극(forceps)을 사용하며 한쪽 전극에서 전류가 나와 다른 쪽 전극으로 귀환된다. 이 때 혈관이나 미세한 조직을 잡으면 고주파 전류가 양쪽 전극 사이로 도통되어 전극 사이에 있는 조직에 열이 발생하여 응고가 일어난다.

혈관을 처치하거나 섬세한 조직이나 신경 등을 수술하는 경우와 같이 정교한 응고를 요구하는 수술에서 사용한다(그림 1-109).

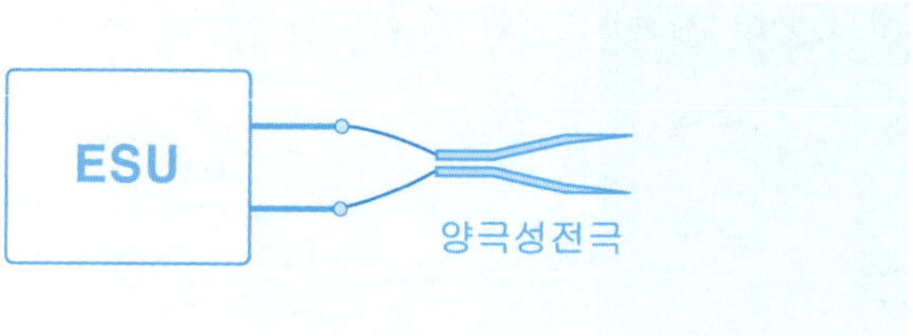

그림 1-109 • 양극성 출력전용기

(2) 주의사항

주의사항으로 전기가 인체에 미치는 영향과 접지의 중요성이 있다.

1) 전기가 인체에 미치는 영향

전기수술기는 생체조직에 직접적으로 전류를 인가하는 기기로 특히 누설전류에 의해 환자가 전기충격을 받거나 심지어 사망에 이를 수도 있으므로 사용에 세심한 주의를 요한다. 전류는 몸의 한 점으로 들어가서 다른 한 점으로 나오며 전류가 몸을 흐를 때 3가지의 일반적인 현상이 일어난다.

① 조직저항에 의한 열이 발생한다.
② 신경과 근육에 경련이 일어난다.
③ 전기적 화상이 일어난다.

표 1-5 • 전류량에 따라 인체에 나타나는 증상

전류량	인체에 나타나는 증상
~1[mA]	약간 짜릿함을 느낀다.
~5[mA]	통증을 느낀다(근육의 자제 가능).
~10[mA]	근육은 움직일 수 있으나 자제할 수 없는 고통을 받는다.
~20[mA]	근육이 수축되고 움직일 수 없는 상태이다(근육에 경련현상).
~50[mA]	근육이 경직되고 호흡곤란(위험한 상태)이 온다(심장의 고동이 불규칙하고 혈압상승).
~100[mA]	치명적인 장애 또는 심실쇄동으로 인해 사망에 이른다.
100[mA] 이상	순간적으로 치사

※ 상용전원 (50[Hz] / 60[Hz])에 대한 것이다. 1[mA]는 1[A]의 1000분의 1에 해당하는 전류이다. 상기와 같은 위험을 제거하기 위해 국제규격에 누설전류 허용값이 제시되어 있으며 장비는 제조 시 이를 만족하여야 한다.

※ 누설전류 표준규격 : 0.5[mA] 이하이다.

2) 대지접지의 중요성

대지접지(earth)는 장비에 잔류하고 있는 전류를 대지로 흐르게 함으로써 환자나 작동자를 누설전류의 위험으로부터 안전하게 할 수 있다. **누설전류는 인접한 절연체간의 전위차에 의해 흐르는 의도되지 않은 미소전류**이다(통상 [μA]). 누설전류의 중요한 요소는 전기장치 내의 모든 도체에서부터 **섀시**(chassis)나 환자에 흐르는 전류이다. 섀시에 흐르는 전류는 접지가 잘 되어 있을수록 안전하게 대지로 흐른다. 만약 접지선이 끊어진 경우 섀시에 잔류한 전류가 환자를 통해 흐를 수 있어 작동자가 전기충격을 받을 수 있다(그림 1-110).

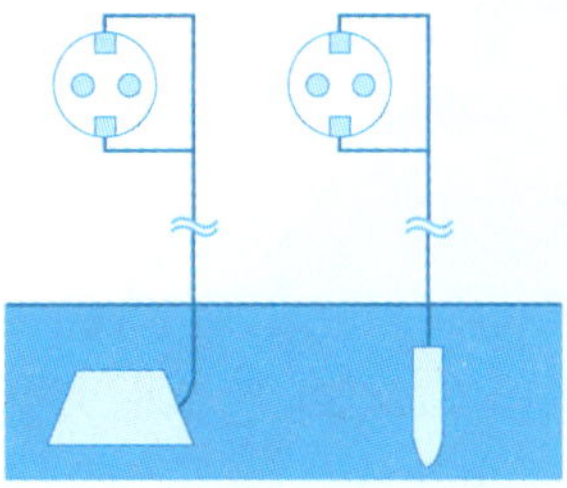

그림 1-110 • 접지공사

[참고]

접지공사

접지(earth : 대지접지)공사는 콘센트의 중성선을 금속판, 또는 뾰족한 금속막대에 연결하여 땅 속에 묻는 것이다. 보통 병원 접지는 1종 접지공사로 되어 있다(1종 접지는 10[Ω] 이하).

① 대지접지가 안된 경우 : 장비에 공급된 전류의 누설전류가 장비에 존재하다가 사람이 닿게 되면 사람을 통하여 전류가 흐르므로 사람은 전기가 통하는 것을 느끼거나 심한 경우 화상을 입거나 사망할 수 있다.

② 대지접지가 잘된 경우 : 장비에 공급된 전류의 누설전류가 대지접지(earth) 단자를 통하여 대지로 빠져나감으로써 사람이 장비에 닿더라도 전기의 흐름을 전혀 느낄 수 없어 안전하다.

③ 수술실에서의 전기수술기의 사용 : 수술실에서 전기수술기를 사용할 경우 다음 사항을 반드시 주의하여야 한다(그림 1-111).

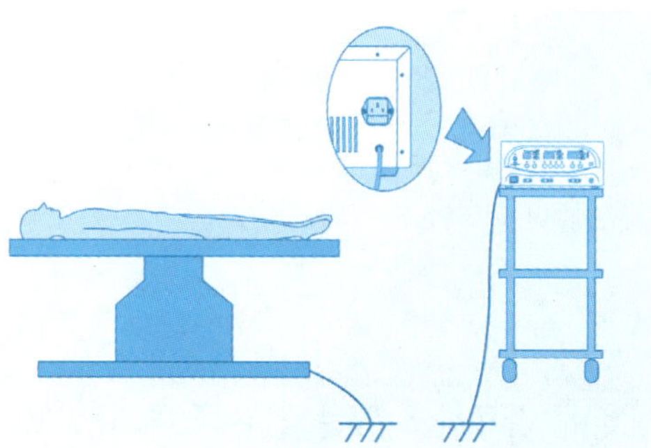

그림 1-111 • 수술실에서의 전기수술기의 사용

㉠ 수술실 내의 모든 장비는 대지와 접지되어야 한다.

㉡ 전기수술기의 Patient plate*는 넓은 면적이 환자에 닿도록 정확하게 부착되어야 한다.

㉢ 전기수술기는 의도적으로 고주파를 방사하는 기기로 이 고주파에 의해 수술실 내의 다른 장비에 영향을 미칠 수 있으므로 주의하여야 한다. ECG Monitor(환자감시장치)를 사용할 경우 모니터 전극은 수술기 전극으로부터 최소 150[mm] 이상 떨어져야 하며 오동작 방지를 위해 고주파 전류제한장치가 내장된 제품을 사용하여야 한다.

㉣ 건전지로 작동하는 장비의 환자에게 접촉되는 부분은 절연되어 있어야 한다(심장 전기충격기 등).

④ 조직에 대한 전기효과 : 낮은 주파수의 전류가 사람을 통과하면 고통과 충격을 주지만 20[kHz] 이상의 주파수 전류가 통과하면 고통과 근육축소는 없다. 이러한 높은 주파수(고주파) 전류는 조직 내에서 열을 발생시킨다. 실제로는 300[kHz] 이상의 주파수가 사용되는데 그 이유는 전극을 생체조직에 접촉할 때 발생할 수 있는 스파크로 인해 저주파 전류가 발생되는 현상을 최소화하기 위함이다.

⑤ 전기충격의 종류

㉠ 몸 전체에 감전되는 경우(macroshocks) : 건조한 피부의 높은 저항은 사람이 감전되었

* Patient plate : 환자에게 붙이는 대극판이다.

을 때에 심장마비의 위험성을 감소시킨다. 건조한 피부의 경우 1[cm]당 저항값은 15[KΩ]~1[MΩ]이다. 사지내의 내부저항은 약 200[Ω], 몸체 내부저항 100[Ω], 두 사지 간에 내부저항은 약 500[Ω]이다. 어떠한 의료행위에 있어서 피부의 저항을 줄이는 것은 전류흐름을 증가시켜 전기감전을 용이하게 만든다.

예 전극을 피부에 접촉하지 않고 인체 내부에 삽입하였을 경우(정맥용 카테터, 내부 온도 센서 등)는 Macroshock을 일으킬 가능성이 많아진다.

㉡ 심장에 감전되는 경우(microshocks) : 개의 경우에는 20[μA]에서 심장마비 증세를 일으킨다. 성인남자의 경우 80~600[μA]의 전류가 심장용 카테터를 통하여 심장에 전달되면 심장마비 증세를 일으킬 수 있다. 일반적으로 10[μA]까지는 안전하다.

3. 전기수술기의 사용

전기수술기 중 MEDITOM®DT-400P/300P 모델을 가지고 실습을 한다. 실습 시 장비사용에 대해 추가적으로 궁금한 사항은 장비와 함께 공급된 사용설명서를 참조하고 장비조작 시에도 장비와 함께 공급된 사용설명서의 주의사항을 꼭 읽고 나서 장비의 이상 유무를 확인한 후 정확하고 안전하게 사용하여야 한다.

(1) 각 부의 명칭

전기수술기의 각 부의 명칭은 그림 1-112에 나타내었다.

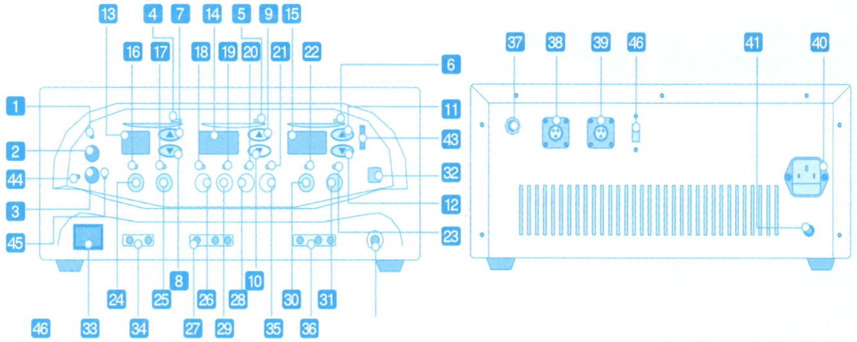

그림 1-112 • 전기수술기의 각 부의 명칭

1 D.R.M.(Daiwha Return Monitor) Setting Lamp : DUAL PAD 모드 시 D.R.M. Setting 확인 램프

2 D.R.M. Setting Switch : DUAL PAD 모드 시 D.R.M. Setting 스위치

3 Single Pad or Dual Pad 선택 스위치 : 스위치를 누를 때마다 SINGLE PAD 모드, DUAL PAD 모드가 교대로 선택

4 양극성 응고 출력확인 표시 램프
5 절개 출력확인 표시 램프
6 응고 출력확인 표시 램프
7 양극성 응고 출력증가 스위치
8 양극성 응고 출력감소 스위치
9 절개 출력증가 스위치
10 절개 출력감소 스위치
11 응고 출력증가 스위치
12 응고 출력감소 스위치
13 양극성 응고설정 출력표시기 : 출력설정값을 와트 단위로 표시
14 절개설정 출력표시기 : 절개 및 혼합출력. 출력설정값을 와트 단위로 표시
15 응고설정 출력표시기 : 응고출력 설정값을 와트 단위로 표시
16 표준 양극성 응고 모드 표시 램프
17 소프트 양극성 응고 모드 표시 램프
18 순수절개 모드 표시 램프
19 혼합절개1 모드 표시 램프
20 혼합절개2 모드 표시 램프
21 혼합절개3 모드 표시 램프
22 접촉응고 모드 표시 램프
23 분사응고 모드 표시 램프
24 표준 양극성 응고 모드 선택 스위치
25 소프트 양극성 응고 모드 선택 스위치
26 순수절개 모드 선택 스위치
27 혼합절개1 모드 선택 스위치
28 혼합절개2 모드 선택 스위치
29 혼합절개3 모드 선택 스위치
30 접촉응고 선택 스위치
31 분사응고 선택 스위치
32 대극판 분리경고 표시 램프 : DRM 실패 또는 대극판 단선, 대극판 미삽입시켜짐
33 양극성 겸자 연결부
34 절개, 응고전극 연결부1(TBH outlet 1)
35 절개, 응고전극 연결부2(TBH outlet 2)
36 대극판 연결부
37 음량 조정기
38 양극성 응고용 Single foot switch 연결부
39 절개, 응고용 Double foot switch 연결부
40 주전원 연결부 : 전원 코드(cord)를 연결
41 대지접지 연결부 : 접지선을 이용해 접지에 연결
42 D.R.M Level LED : PAD의 접촉면적이 사용 가능한 영역인지를 표시
43 SINGLE PAD 모드 램프
44 Dual PAD 모드 램프
45 전원 스위치

46 출력경로 설정 스위치 : 발판 스위치를 이용할 경우의 출력경로를 설정

- TBH 1 위치에 놓으면 발판 스위치를 눌렀을 때 '절개, 응고전극 연결부 1(TBH outlet 1)'으로 출력된다.
- TBH 2 위치에 놓으면 발판 스위치를 눌렀을 때 '절개, 응고전극 연결부 2(TBH outlet 2)'으로 출력된다.

(2) 액세서리 연결방법

액세서리 연결방법에는 TBH 및 대극판 연결방법, Unipolar Handle 및 대극판 연결방법, 양극성 겸자 연결방법, 발판 스위치에 연결방법이 있다.

① TBH(Twin Button Handle) 및 대극판(neutral plate, single/dual pad)을 연결한다(그림 1-113).

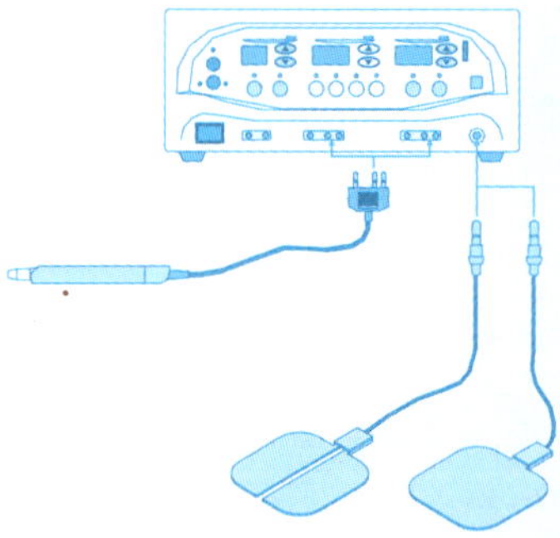

그림 1-113 • TBH 및 대극판 연결

② Unipolar Handle 및 대극판을 연결한다. Handle의 Jack을 선택된 전극연결부 3군데 중 가장 왼쪽 구멍에 꽂아 사용한다(그림 1-114).

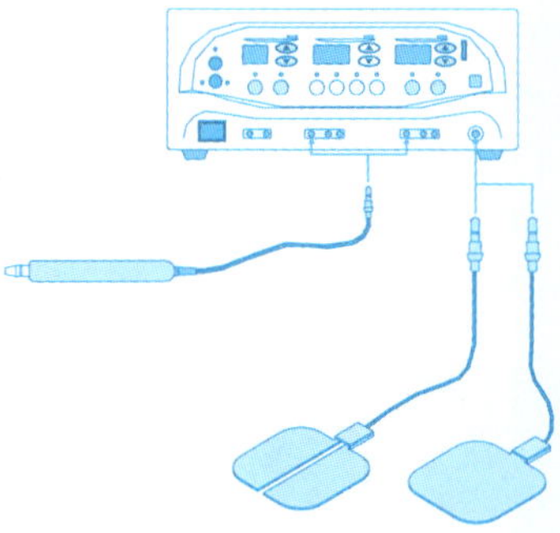

그림 1-114 • Unipolar Handle 및 대극판 연결

③ 양극성 겸자(bipolar forceps with cable)를 연결한다(그림 1-115).

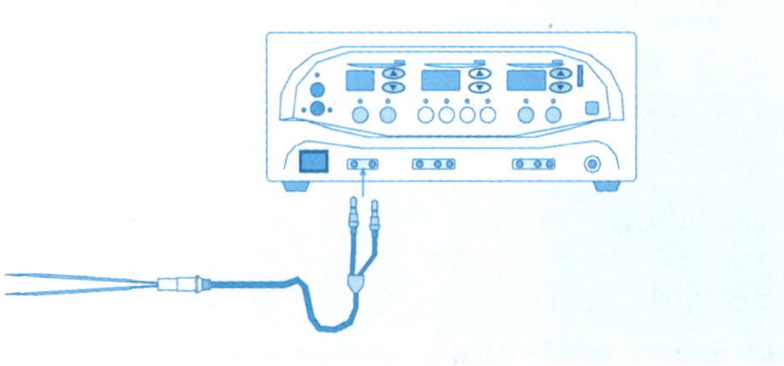

그림 1-115 • 양극성 겸자 연결

④ 발판 스위치(foot switches)를 연결한다(그림 1-116).

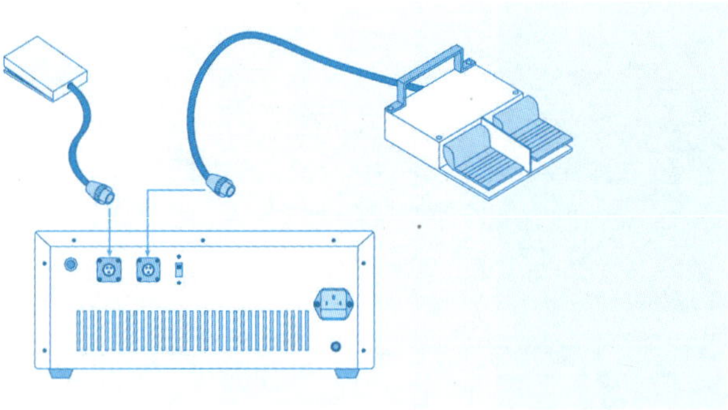

그림 1-116 • 발판 스위치 연결

(3) 사용방법 및 순서

사용방법에는 단극성 모드와 양극을 사용하는 양극성 모드가 있다.

1) 단극성 절개/응고 모드(monopolar)(그림 1-117)

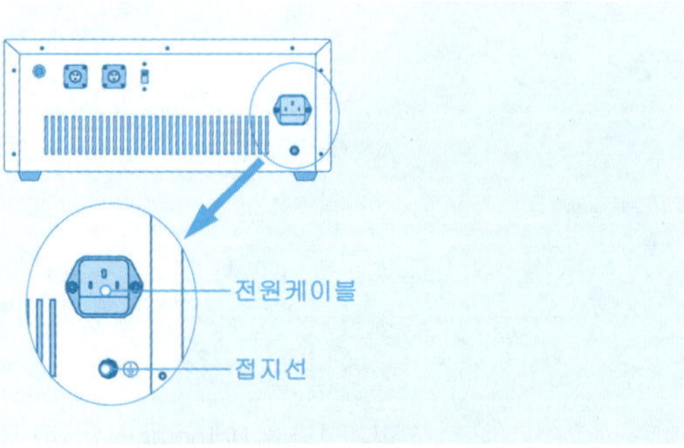

그림 1-117 • 단극성 절개/응고 모드

① 전원전압(110/220[V])을 확인 후 장비의 뒷면에 위치한 주전원 연결부에 전원 케이블을 연결한다. 만약 주전원부에 접지가 없을 때에는 뒷면에 위치한 접지 연결단자에 대지접지를 연결하여야 한다(그림 1-118).

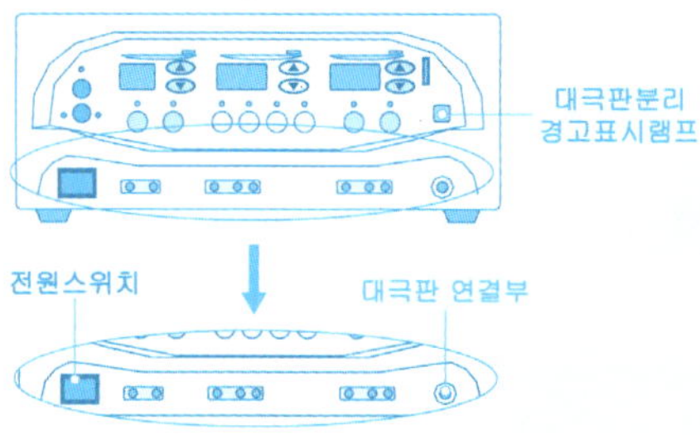

그림 1-118 • 전원전압(110/220[V])을 주전원 연결

② 전원 스위치를 ON 위치로 한다. 만약 Pad가 연결되지 않았을 경우 대극판 분리경고 표시램프에 불이 들어오고 경고음이 울린다.

③ Single Pad Mode, Dual Pad Mode 선택한다(그림 1-119).

㉠ Single Pad Mode

ⓐ Single Pad를 접지 연결단자에 연결한 후 알람이 멈추면 사용 준비상태가 된다.

ⓑ 환자의 몸에 Pad를 붙인다.

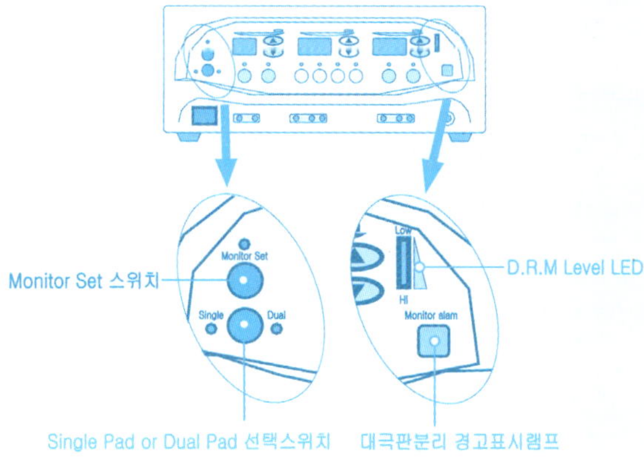

그림 1-119 • 전원 스위치 ON 위치연결

㉡ Dual Pad Mode(그림 1-120)

ⓐ Double Pad를 접지 연결단자에 연결하여 준다.

ⓑ (Single or 또는 Dual pad 선택 스위치)를 눌러 Dual Pad Mode로 설정한다.

스위치 오른쪽의 램프에 불이 들어오고 D.R.M. Setting 준비상태가 된다.

ⓒ 환자의 몸에 Pad를 붙인다. 이때 되도록 밀착하여 붙여주어야 D.R.M Level LED가 많이 켜지고 또한 더 안전해진다(제조회사 주의사항 참조).

④ D.R.M Level LED가 변화하는 것이 보일 것이다. LED가 3칸 이상 불이 켜지면 D.R.M을 Setting할 수 있는 상태이므로 (D.R.M Set 스위치)를 누른다.

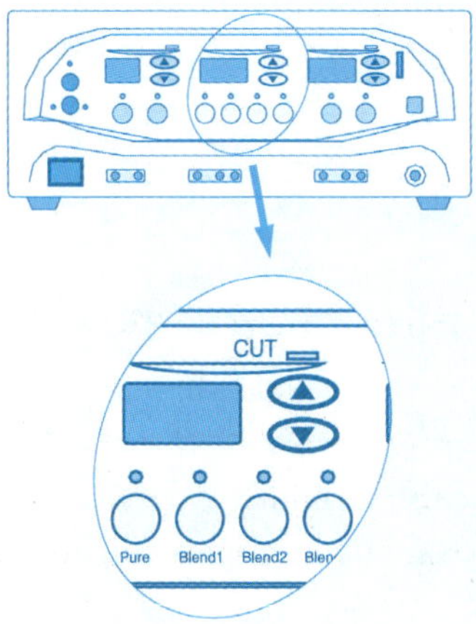

그림 1-120 • Dual Pad Mode

[참고] D.R.M Level LED가 2칸 이하인 경우는 대극판이 삽입되지 않았거나 Cable이 단선된 경우이고 10칸이면서 알람이 울리는 경우는 Cable이 단락된 경우이다.

⑤ 절개모드(Pure, Blend 1, Blend 2, Blend 3)를 선택하고 UP(▲) 스위치와 DOWN(▼) 스위치를 이용하여 알맞은 출력을 설정한다(그림 1-121).

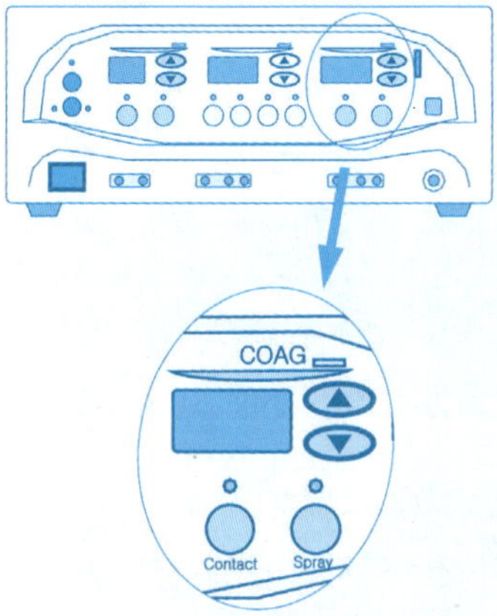

그림 1-121 • 절개 모드(Pure, Blend 1, Blend 2, Blend 3)를 선택

⑥ 응고모드(Contact, Spray)를 선택하고 UP(▲) 스위치와 DOWN(▼) 스위치를 이용하여 알맞은 출력을 설정한다(그림 1-122).

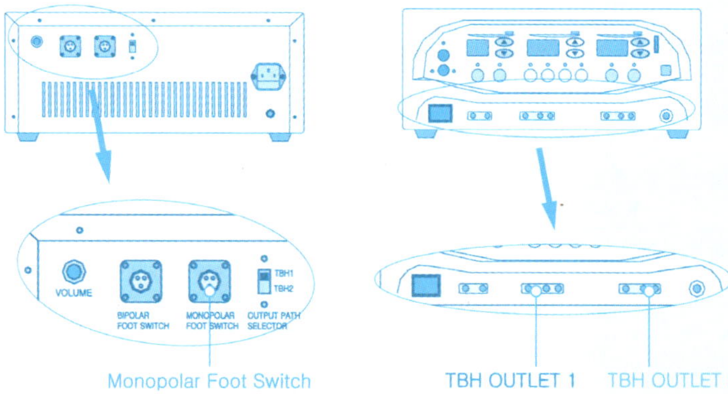

그림 1-122 • 응고 모드를 선택

⑦ T.B.H(Hand piece with Twin Button)을 사용할 경우 절개, 응고전극 연결부 1(TBH Outlet 1)이나 절개, 응고전극 연결부 2(TBH Outlet 2)에 연결하여 사용한다.

⑧ 발판 스위치를 이용할 경우 뒷면의 '절개, 응고용 Double Foot Switch 연결부'에 발판 스위치 커넥터를 연결한다. Unipolar Handle(Hand piece with no Button)을 사용할 경우에는 Handle의 Jack을 선택된 전극연결부 세 군데 중 가장 왼쪽에 꽂아 사용한다(Unipolar Handle 및 Neutral Plate 연결 참조).

㉠ Output Path Selector

ⓐ 출력경로 설정 스위치(output path selector)를 TBH 1로 설정하면 발판 스위치를 눌렀을 때 출력이 절개, 응고 전극연결부 1(TBH Outlet 1)로 나오게 된다(그림 1-123).

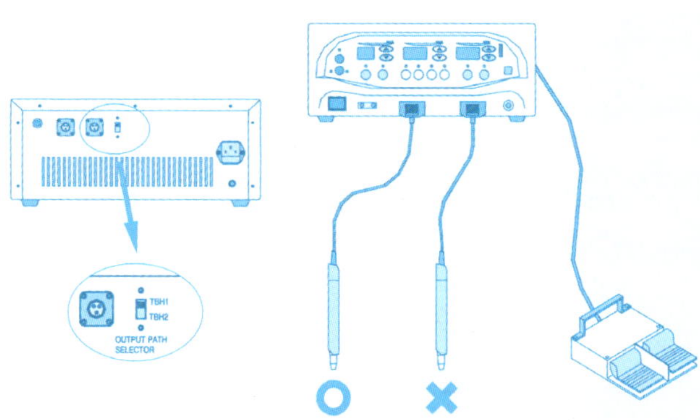

그림 1-123 • 출력 경로설정 스위치를 TBH 1로 설정

ⓑ 출력경로 설정 스위치(output path selector)를 TBH 2로 설정하면 발판 스위치를 눌렀을 때 출력이 절개, 응고 전극연결부 2(TBH outlet 2)로 나오게 된다(그림 1-124).

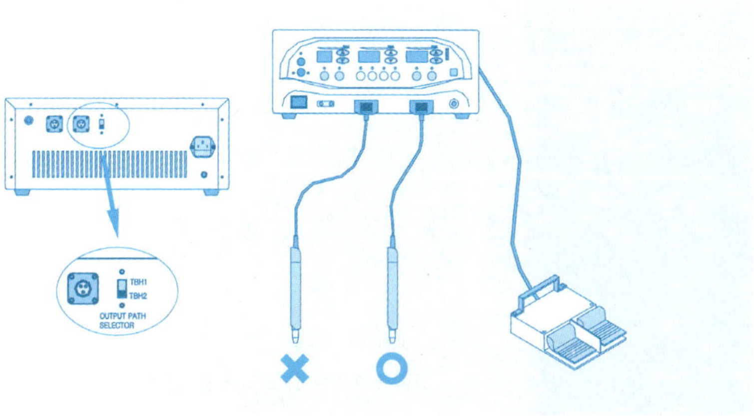

그림 1-124 • 출력 경로설정 스위치를 TBH 2로 설정

2) 양극성 모드(bipolar)

① 양극성용 발판 스위치를 뒷면의 '양극성 Foot Switch 연결부'에 연결한다.
② 모드 선택 스위치를 눌러 표준(standard) 양극성 응고 또는 소프트(soft) 양극성 응고를 선택한다(그림 1-125).

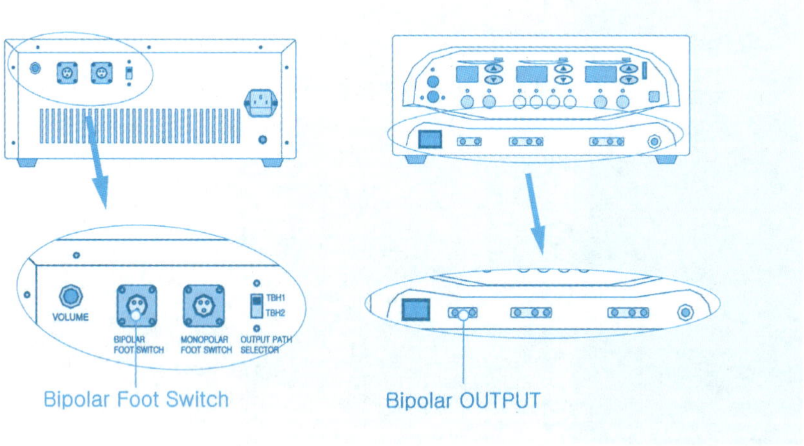

그림 1-125 • 양극성 모드

③ UP(▲) 스위치와 DOWN(▼) 스위치를 이용하여 알맞은 출력을 설정한다(그림 1-126).
④ 양극성 겸자(forceps with cable)를 연결하여 사용한다.

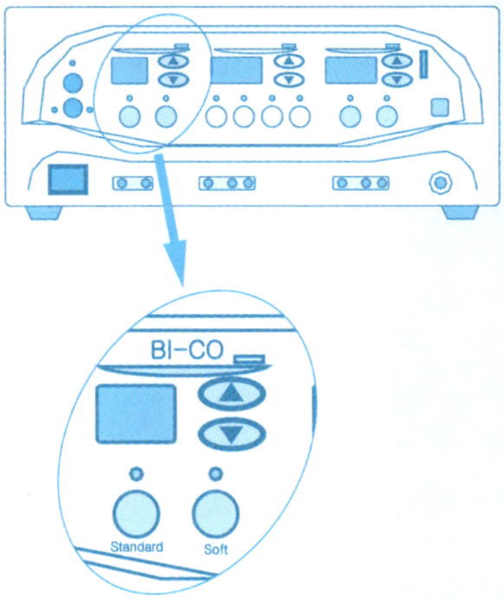

그림 1-126 • 양극성 모드의 동작순서

17 환자 체온유지기

수술 시 발생될 수 있는 환자의 체온감소나 저온 수술 후 환자의 체온을 올려야 할 때, 그리고 치료환자의 체온이 유지될 필요성이 있을 때 사용되는 기기이다(그림 1-127). 환자 체온유지기는 탱그 안의 증류수나 혹은 공기를 실정된 온노에 낫추어 데우고 환자 밑에 설치된 배송관을 통해 순환하며, 이 사이에 발생되는 열교환의 효과를 사용하여 환자의 체온을 강제적으로 유지시킨다.

① 온도설정 시 기계오작동으로 발생될 수 있는 문제에 대하여 온도 센서를 장착하여 일정 온도차의 상승이나 하락 시 기계작동이 멈추며 알림음을 발생하여 신속한 대응이 가능하도록 설계되었다. 정밀 온도제어기는 온도제어 시스템의 목적과 일정한 온도에서 장치를 유지하여 환자의 체온이 감소되는 것을 억제하는 것이다.

② 일반적으로 광학, 레이저, 생물학적 샘플, 또는 기타 온도에 민감한 장치의 온도를 정확하게 제어하여 환자를 회복하는데 기여를 하고 있다. 열전의 원리를 이용해 Peltier 장치, 저항 히터의 기능을 사용할 수 있다.

③ 정밀 온도 컨트롤러는 온도 센서의 피드백을 기반으로 기능 활성화를 통해 전력을 가동하여 전류 또는 전압 소스를 사용하는 기능을 갖추고 있고, 온도 센서는 일반적으로 서미스터, RTDs, 또는 LM335 또는 AD590 같은 선형 장치로 갖춰져 있다.

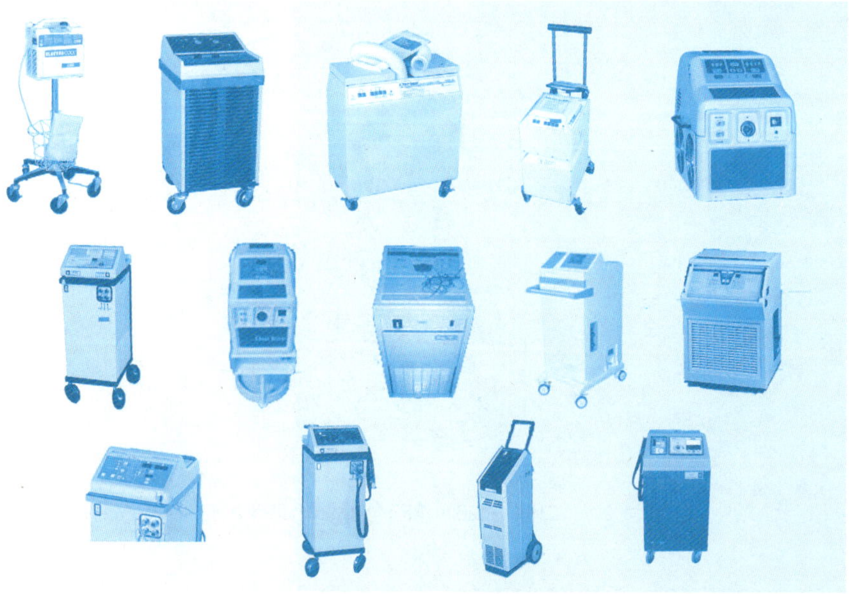

그림 1-127 • 환자 체온유지기

④ 시스템의 설계는 안정성을 지향한다. 안정되는 센서, 액추에이터, 그리고 장치가 제대로 연결되어 있다면 최상의 조건과 기능을 갖춰 컨트롤러가 있을 정도로 블록 다이어그램은 기본적인 온도 컨트롤러를 보여주기도 한다.

⑤ 온도 컨트롤러 기능설정 및 성능에 광범위하고 다양하게 블록 다이어그램 기본요소가 아닌 시장에서 사용할 수 있는 제품의 기여도와 우수함으로 환자가 회복하는데 도움이 된다.

⑥ 신호반응에 따른 컨트롤러에 대한 피드백을 제공하기 위해 실제 온도측정 및 전압 입력으로 변환해야 하는 구조 기능까지 탑재되어 있어서 일반적인 센서 서미스터라고 한다. 이것은 온도와 저항을 변경하는 저항인데, 대부분의 서미스터는 부정적인 온도 계수(NTC)인데, 이것의 저항은 온도증가로 줄어드는데 작용하는 역할을 하고 있다.

⑦ 저항 온도감지기(RTD)는 긍정적인 온도계수(PTC)장치이다. 온도의 증가로 저항이 증가한다. 이 반응은 서미스터보다 선형이지만, 낮은 안정성에 이를 경우 모두, 온도 컨트롤러에서 정밀 전류 소스 제어 시스템을 위한 전압 피드백을 제공하는 센서를 통해 전류 드라이브에 공급하여 기능을 더욱 극대화 한다.

⑧ 회로제한이 발생될 경우 미연에 방지하기 위한 온도 컨트롤러의 섹션은 열전 또는 저항 히터 및 온도제어장치를 보호한다. 또 주요 섹션은 조정, 양방향 전류 소스인데, 그것은 출력 스테이지로 알려질 수 있고, 이 섹션은 온도 액추에이터(열전 또는 저항 히터)에 전류구동하여 제어 시스템 섹션에 응답하는 역할을 부가적으로 설명할 수 있다.

⑨ 블록 다이어그램에서 열전이 컨트롤러에 있는 2개의 핀 사이에 연결되어 있다. 저항히터에 대한 배선은 한 방향으로 저항히터를 통해 전류흐름을 제한한다.

⑩ 열전장치(아래 주위 온도로 냉각)에서 열을 제거하는 경우 그 열을 시스템 밖으로 발산하고, 열전의 비효율에서 추가 열기도 발산해야 한다.

⑪ 방열판 디자인이 충분한 열의 경우 장치의 주위온도 이하로 유지될 수 있도록 제거된다. 그러나 디자인은 사용자뿐만 아니라 사용 경험자들의 경우 상업적 용도가 아닌 연구개발이나 실험용도로 사용하기 때문에 열이 로드 숙박 및 센서 온도가 대신 원하는 온도에서 머물러 상승하고, 제어 시스템은 열전을 통해 더 많은 냉각전류를 구동하여 반응하며 더 많은 열을 축적하여 방출하는데, 결과는 부하와 센서 온도의 지속적인 상승에 생성되는데 이것은 열가출이라고 한다.

⑫ 시스템의 온도조절을 하지만 주위환경에 부적절한 방열에 의해 작동되지 않을 수 있다.

즉 환자체온유지기의 경우 구조와 원리가 매우 복잡하고 난해한 부분이 있으나, 응급구조나 병원에서 저체온 환자들을 대상으로 사용하게 된다.

제 2 장

마취 · 수술 관련 해외의료기기

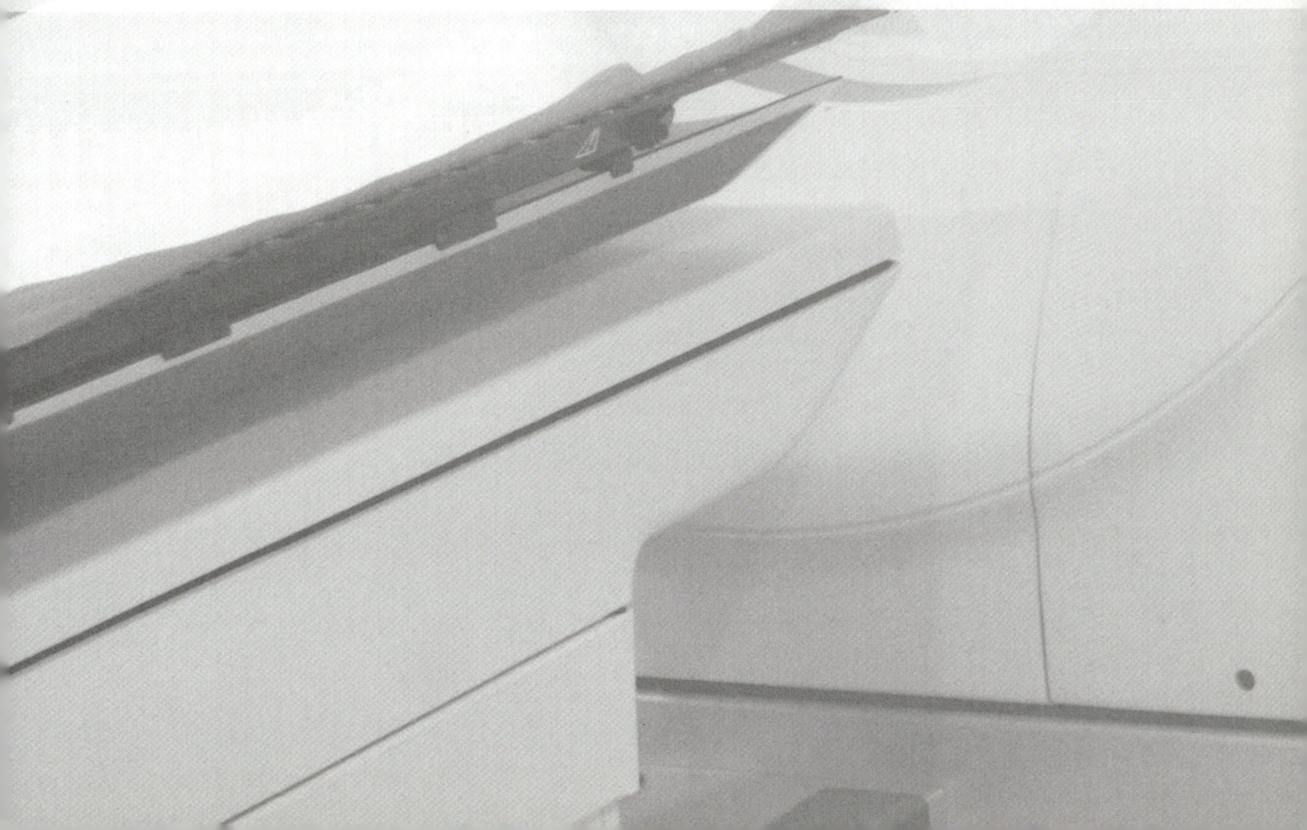

01 내시경용 담관금속 스텐트

올림푸스 메디컬 시스템즈(Olympus Medical Systems)사와 이스라엘 메디놀(Israel Medinol)사는 신체에 사용하기 적합한 금속 스텐트 'X-Suit NIR'를 출시했다(그림 2-1).

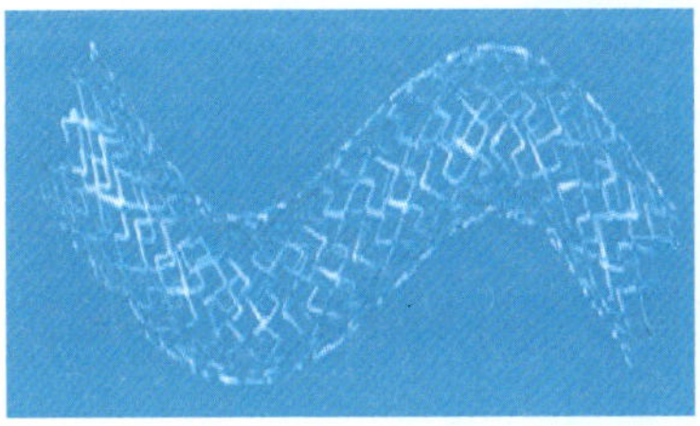

그림 2-1 • 내시경용 담관금속스텐트

① 금속 스텐트는 담관 손상과 관련된 내시경 치료에 필수 요소이다.
② 올림푸스는 위장 내시경 의료기기 선두 업체이며 관련 질병을 진단하고 치료를 지원하는 십이지장 내시경 치료기기를 선보이고 있다.
③ 금속 스텐트 기능을 향상시키기 위해 지속적인 노력을 기울이고 있으며, 메조테라피 장비 부분에 폭넓은 가치 제공을 통해 사업을 확대하고 있다.

02 동맥수술용 디스플레이

관상동맥우회로이식술(CABG)* 시 혈관 수확 과정을 도와주는 새로운 장치가 선을 보이며 의학계는 물론 많은 사람들의 관심을 끌고 있다(그림 2-2).

* 관상동맥우회로이식술(Coronary Artery Bypass Graft surgery : CABG) : 관상동맥우회술이라고도 하며 협심증으로 인한 흉통을 완화하고 관상동맥질환으로 인한 사망을 예방하기 위한 수술이다.

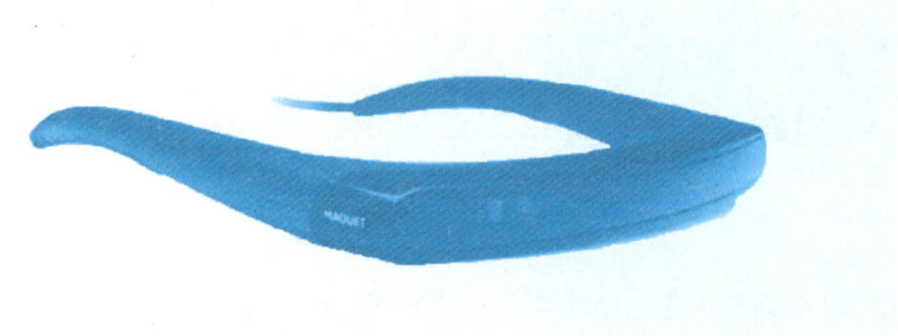

그림 2-2 • 동맥수술용 디스플레이

① 헤드-업(heads-up) 디스플레이는 원래 제트기 조종사가 적의 비행기를 조준할 수 있게 도와주는 장치로 잘 알려져 있다.

② 오늘날 뉴저지 주 웨인에 위치한 마크벳(MAQUET)사는 새로운 용도의 VASOVISION 내시경 비주얼라이제이션(endoscopic visualization) 시스템을 출시했다. 이 장치는 외과 의사가 관상동맥우회술 시술을 하기 위해 내시경 혈관을 수확(EVH)할 때 복제 정맥을 찾을 수 있게 도와주는 역할을 한다.

③ 정밀함이 요구되므로 내시경 장비에 부착되어 있지 않은 모니터를 보면서 내시경을 조종하는 작업은 어렵다. 따라서 새로 출시된 VASOVISION 디스플레이는 MAQUET사의 모든 VASOVIEW 시스템과 함께 작동하도록 고안되었으며 EVH 수확과정에 이용할 수 있다.

03 심장제세동기

세계적인 심장수술 의료기술 업체인 소린 그룹(Sorin group)이 차세대 심장재동기화 치료 세동제거기, '파라딤(Paradym) CRT 모델 8750'을 출시했다(그림 2-3).

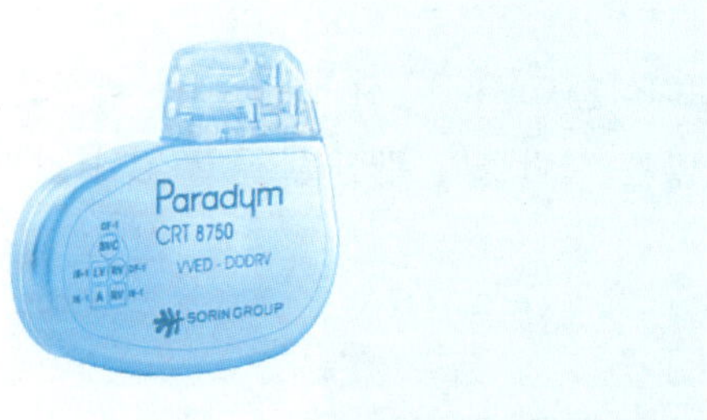

그림 2-3 • 심장제세동기 CTR8750

① 미국 식약청의 승인을 획득한 파라딤(Paradym™) CRT 모델 8750은 새로운 최첨단 배터리 기술을 특징으로 현재 출시된 이식 가능한 제세동기 가운데 가장 높은 에너지 출력인 37[J]을 자랑한다.

② 파라딤은 제품의 수명기간 내내 일정한 충전시간과 향상된 장기간의 수명으로 기존 이식형 제세동기(ICD)보다 수명기간이 2배로 긴 점이 장점이다.

③ 파라딤 CRT는 심장마비환자에 있어 **심장재동기화** 및 **반-빈박성 부정맥**(antitachyarrhythmia) 치료를 위한 많은 융통성을 제공한다.

④ 느린 심실성 빈맥을 위한 **페이싱**(facing) 및 감지설정과 동시에 환자가 운동하는 동안 조율과 재동기화를 전달해주는 BTO(Brady -Tachy Overlap) 기능이 탑재되어 있으며 BTO 기능은 **프로그래밍에서 내과의사의 재량**의 폭을 넓혀준다.

⑤ 제품은 34[cc] 용량에 11[mm] 두께로 **심실성 빈맥**의 식별에 뛰어난 감지 알고리즘을 특징으로 한다. 연구에 따르면 부적절한 쇼크 증상을 경험한 절대적 위험률은 단 5[%]에 불과하다고 관찰되어 있으며 이는 기록상 최저 수치에 해당한다.

04 3D 심장수술용 로봇

심장수술은 복잡하고 위험하며 특히 심장박동을 멈추게 하고 수술하는 것은 극히 어려운 수술이다. 잠시 동안 환자를 죽였다가 살리는 것이라 할 수도 있다. 그런데 이 복잡한 수술을 로봇 기술로 좀 더 안전하고 쉽게 할 수 있게 되었다(그림 2-4).

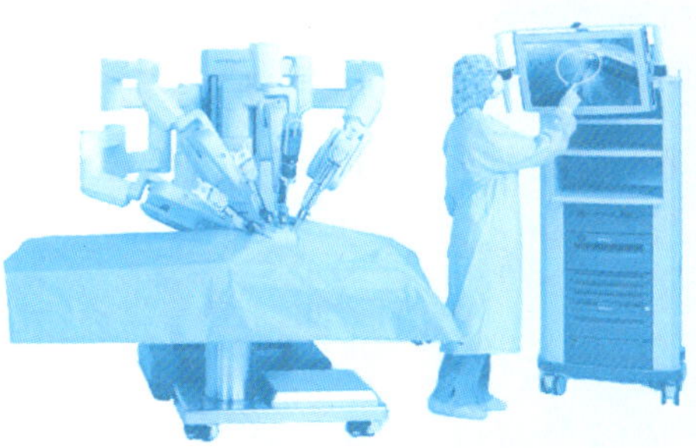

그림 2-4 • 3D 심장수술용 로봇

① 로봇 기술은 박동하는 심장의 움직임을 예측하고 박동 사이사이 수술기구를 움직여 수술을 집도하는 의사가 멈춰있는 심장을 수술하는 것처럼 안전하게 수술할 수 있는 기술이다.

② 수술용 3D 컴퓨터 로봇 모델은 프랑스의 몽펠리어 정보과학 로봇 공학 마이크로 전자공학 연구소(Montpellier Laboratory of Informatics, Robotics, and Microelectronics)에서 개발한 것으로서 지금까지 가능했던 2D 로봇에서 진화한 모델이다.

③ 3D 컴퓨터 로봇은 박동하는 심장의 움직임을 트랙킹할 뿐 아니라 숨을 쉴 때 환자의 가슴이 움직이는 것까지 계산해 낼 수 있으며, 실시간으로 컴퓨팅한 결과를 보여주기 때문에 복잡한 수술에 사용하는데 크게 도움이 된다. 또한, 박판 변형 로봇 모델은 수술이 진행되는 동안 심장박동 및 호흡에 로봇 팔이 적응하여 움직이도록 설계되었다.

④ 기존 로봇들은 심장박동과 호흡의 움직임을 보여주는 것도 2D 이미지에 불과하였고, 여러 단계를 거쳐 컴퓨팅해야 했기 때문에 수술 중에 사용하기에는 어려움이 있었다. 바로바로 즉각적인 피드백을 얻기에는 너무 느리다는 단점을 가지고 있었다.

이번에 개발된 3D 로봇은 3차원으로 심장의 박동을 관찰하고, 심장 움직임을 수학적으로 계산하는 것이 한 단계로 압축되었기 때문에 실제 수술에 활용할 수 있는 획기적인 기술이다. 이 로봇은 장기적으로 심장수술, 관상동맥 바이패스, 뇌수술 등에 활용될 것으로 기대된다. 단순히 수술의 복잡함 때문에 삶과 죽음의 기로에 서게 되는 많은 환자들이 훨씬 덜 위험하게 수술을 받을 수 있게 되는 것이다.

05 영구이식용 인공심장

위성 및 항공기술에 기초해 제작된 '**완벽한 인공심장**'의 시제품이 프랑스의 과학자들에 의해 파리에서 공개됐다. 실제 심장과 거의 동일하게 박동하는 인공심장은 심장박동 및 혈류흐름을 제어하는 전자 센서를 탑재했으며, 향후 수백만 명의 생명을 구할 것으로 예상된다(그림 2-5).

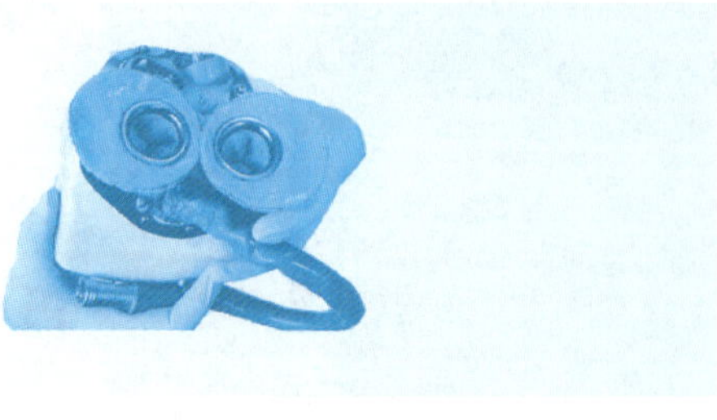

그림 2-5 • 영구이식용 인공심장

① 유럽 우주방위그룹(EADS)이 후원하는 생의학 기업인 카르마트(Carmat)가 개발한 인공 심장 시제품은 파리에서 열린 기자회견에서 최초로 공개됐다. Carmat사의 CEO인 패트릭 코우롬비에르(Patrick Coulombier)는 인체에 적용되는 원리는 항공기술에 사용되는 원리와 동일하다고 밝혔다. 그는 항공기 혹은 위성에서 공기압과 고노를 측정하는 동일한 소형 센서가 인공심장 내부에 장착되었다고 덧붙였다. 이로써 환자가 상황에 따라 많거나 적은 혈액이 필요할 때를 감지해 인공심장이 즉각적인 반응을 할 수 있다고 한다.

② 기존에도 여러 인공심장 제품이 출시되었지만 심장의 혈액을 대동맥으로 유입시키는 펌프 속도를 자동으로 제어할 수는 없었다. 따라서 체외에 별도의 배터리를 장착해 충전해줄 필요가 있었다. 이번에 새로 선보인 인공심장은 실물과 거의 흡사할 뿐만 아니라 실제 심장과 마찬가지로 2번의 펌프질로 혈액을 폐 및 신체기관에 보낼 수 있다.

06 의료 로봇

해외에서는 수술 시뮬레이터와 마이크로 의료 로봇과 관련된 비즈모델의 개발이 활발히 진행되고 있다. 수술 로봇 분야의 경우 그동안 여러 시스템들(AESOP, EndoAssist, PathFinder, Vector vision, Neuro Mate, daVinch, Zeus 등)이 개발되었지만 실제로 상용화되어 판매된 주요 시스템은 제우스 시스템과 다빈치 시스템이다(그림 2-6).

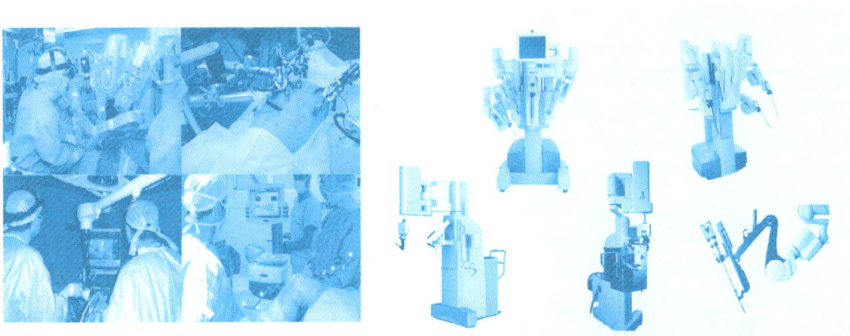

그림 2-6 • 상업화된 의료 로봇(AESOP, EndoAssist, Vector vision)

① 다빈치 시스템의 경우 Yulun Wang이 컴퓨터 모션사를 설립하고 AESOP을 상품화하여 판매하고 있는 동안 Intuitive Surgical Inc.가 사업을 시작하면서 개발하여 발표하였다. 이후 다빈치를 사용하여 1997년 벨기에에서 처음으로 환자에게 수술이 이루어진 1년 후 컴퓨터 모션사가 다시 제우스 시스템을 만들어 내었다. 이 2개의 수술 로봇 시스템은 비슷한 기구이지만 크게 2가지의 차이가 있었던 것으로 알려지고 있다.

㉠ 첫째는 제우스는 복강경 수술과 같이 모니터를 보면서 수술하는데 비해 다빈치는 입체영상 하에 수술이 이루어진다는 점에서 차이가 있었다.

㉡ 둘째는 제우스는 복강경 수술에 사용되는 기구와 같은 기구를 사용하여 수술하는데 비해 다빈치는 기구가 손목처럼 마음대로 구부러지는 동작을 구현함으로써 환자의 앞에서 바로 보면서 자유로운 동작을 구현하는 수술이 가능하였다는 것에 있었다.

② 현재 다빈치 시스템은 4개의 로봇 팔을 가진 시스템으로 발전되었으며 2001년 미국 FDA의 승인을 받았다. 이와 같이 한동안 로봇 수술은 제우스와 다빈치의 두 시스템이 대표적으로 사용되었으며 기타 몇 가지 시스템이 개발되고 있었으나, 제우스를 생산하는 회사가 다빈치를 만들어낸 회사에 합병되어 현재는 다빈치가 수술 로봇 시장을 장악하고 있는 상황이다.

07 다빈치 수술 로봇 시스템

현재 수술 로봇의 가장 대표적인 비즈니스 모델이라고 할 수 있는 다빈치 시스템을 자세히 살펴보면 로봇카트, 수술 콘솔 그리고 복강경 부분으로 나누어지고 있으며, 로봇카 3D 심장수술용 로봇은 약 2[m]의 높이에 544[kg]의 무게를 가진 실제 수술이 이루어지는 로봇 팔 부분으로 환자의 위나 옆에 위치한다(그림 2-7).

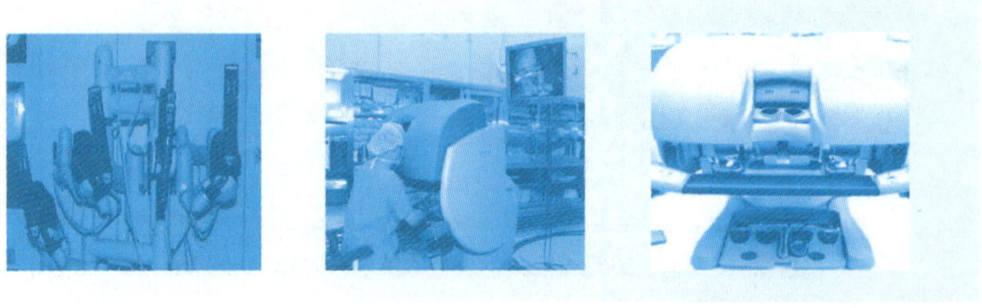

그림 2-7 • 다빈치 수술 로봇 시스템

① 복강경 카메라를 고정 및 조정하는 팔은 가운데 있으며 수술용 기구가 작동되는 팔이 3개가 있다. 이 기구로 수술 콘솔에서 의사에 의해 시행되는 동작이 전달되어 작동되는 원리를 가지고 있다.

② 다빈치의 장점은 복강경 수술뿐 아니라 일반 수술에서도 이용 가능하다는 점이다. 다빈치의 이용확대가 가능한 것이나 이 시스템의 진가는 복강경 수술에서 나타나고 있는 것으로 알려지고 있다. 따라서 전립선암에서 전립선을 제거하는 경우 기존의 복강경 수술 보다 월등한 점들이 있어 근래에 미국의 경우 폭발적인 수요 증가가 있었으며, 다빈치 중 절반이상이 비뇨기과 수술용으로 판매되고 있는 것으로 알려지고 있다.

③ 재활의료 로봇의 경우, 선진국에서는 이미 사회복지적 개념에서 이와 관련된 로봇의 개발을 정책적으로 도와왔다. 그 결과 외국에서 재활의료 로봇의 워크스테이션을 기반으로 하는 시스템, 이동 로봇을 기반으로 하는 시스템, 휠체어를 기반으로 하는 시스템 등 다양한 시스템을 기반으로 한 재활의료 로봇들이 제품화되고 있다.

④ 안정된 상태에서 섬세한 작업들을 할 수 있으나 작업이 미리 정해진 공간에서 이루어져야 하기 때문에, 이동성이 제한되어 있는 워크스테이션을 기반으로 하여 상업화된 제품으로는 프랑스의 AFMA사에 의해서 만들어진 AFMASTER가 대표적이며, 노인 및 신체장애자의 일상생활에서의 활동에 목적을 두고 만들어진 휠체어를 기반으로 하는 시스템은 독일 프라운호퍼 연구소에서 만든 Care-O-bot I/II이 대표적이다(그림 2-8).

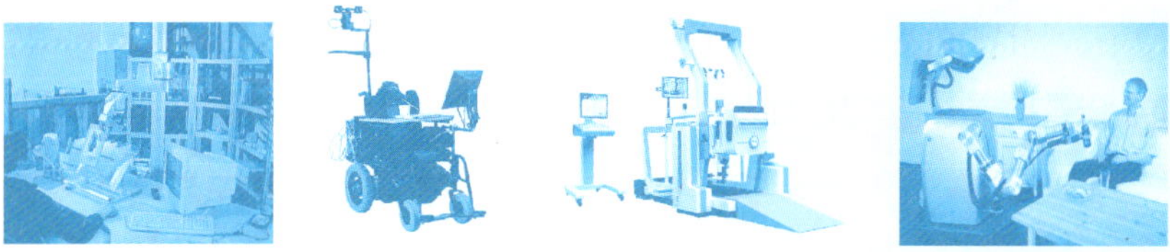

그림 2-8 • 외국에서 상용화된 재활 로봇(AFMASTER와 Care-O-bot)

⑤ 해외에서는 마이크로 로봇과 관련된 분야에서도 활발히 기술개발이 진행 중에 있으며 마이크로 기술이 발전함에 따라 의료기기에 접목되는 기술들이 시장에 나오고 있다. 일부 제품은 이미 시장을 형성하고 있으며 캡슐 내시경 로봇과 심도자 로봇이 있다.

⑥ 로봇과 관련된 기술들은 MIT가 주도하고 있다. MIT의 경우 캡슐내시경과 밀접한 관련이 있는 몸속에서 찍은 영상자료를 외부로 전송하는 통신기술인 인체전도 통신방법 기술을 보유하고 있어 인체의 미세한 전기자극을 통해 외부와 통신이 가능하게 함으로써 제품개발이 가능하도록 하고 있다.

⑦ 로봇 기술들을 이용하여 상용화한 회사로는 Given Imaging과 Medtronic사가 있다. 이스라엘

에 본사를 두고 있는 Given Imaging사는 2001년 창사이래 필캠(PillCam) 플랫폼을 기반으로 환자 친화적인 혁신 제품을 개발하여 위장관 진단 분야의 발전을 주도해오고 있다(그림 2-9).

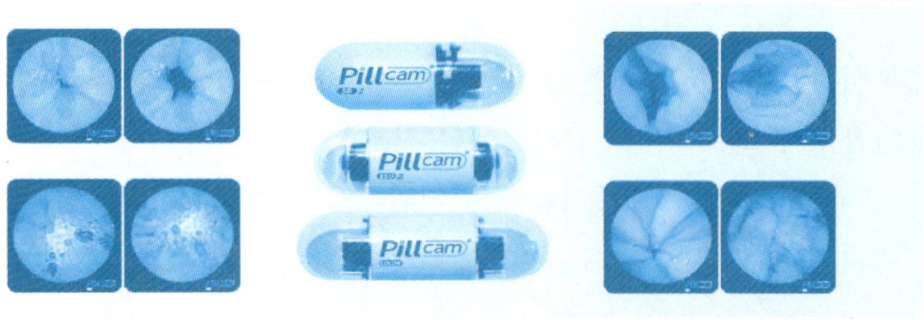

그림 2-9 • Given Imaging사의 PillCam

⑧ 필캠 캡슐형 내시경은 필캠 SB를 통해 소장의 상태를 찍어 보여준다. 필캠 ESO는 식도의 상태를 필캠 콜론(COLON)으로써 결장의 상태를 보여준다. 필캠 캡슐은 초소형 비디오 카메라로 환자가 이 캡슐을 삼키면 위장관과 소장의 내부상태를 사진으로 보여준다.

⑨ Given Imaging사의 다른 캡슐 제품으로는 장의 개방여부를 확인해주는 에이자일(AgileTM) 개방 캡슐, 위 · 식도 역류질환(Gastroesophageal Reflux Disease : GERD) 진단용 pH 검사에 쓰이는 업계 유일의 무선 · 무도관(catheter-free)형 48시간 pH 검사 제품 등이 있다.

⑩ 수술 시뮬레이터는 근래에 들어 프로세서의 성능이 좋아지면서 MRI나 CT영상 등을 활용하여 개발이 가속화되고 있다.

⑪ 현재 미국에서는 의사들에게 가상환경에서의 수술 훈련을 의무화하려는 움직임이 있으며, 여기에 맞물려 복강경, 대장 내시경 등의 다양한 수술에서의 시뮬레이터가 개발 중에 있다.

⑫ 대표적으로 미국 Georgia Tech의 안구수술 시뮬레이터, 미국 Boston Dynamics사의 개복수술 시뮬레이터, Mitsubishi Electric Research Lab의 무릎관절 내시경 시뮬레이터 등이 있다(그림 2-10).

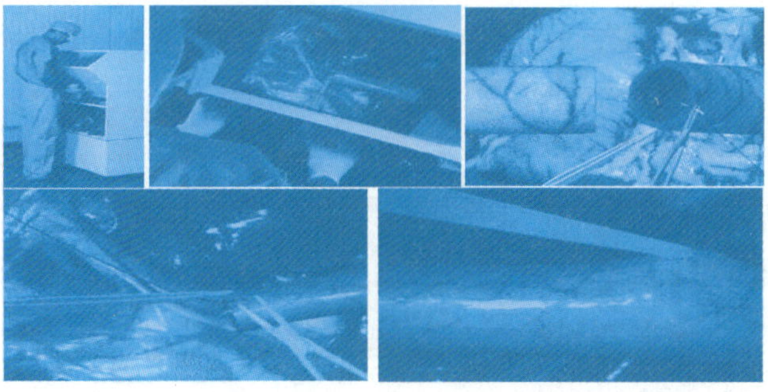

그림 2-10 • 미국 Boston Dynamics사의 개복수술 시뮬레이터

08 이식용 인공신장

미국에서 매년 50만명 이상이 고통받고 있는 **만성신장병**은 현재 신장이식만이 완치의 유일한 방법이다. 신장이식을 받지 못하는 환자들은 투석에 의존하고 있다. **투석은 혈액이 외부의 필터를 통과하게 하는 치료방법**으로서, 통상 일주일에 3번 정도 받으며 한 번에 3~4시간씩 걸린다. 비용도 만만치 않고 시간도 많이 든다. 하지만 이식이 가능한 최초의 **인공신장 프로토타입***이 마침내 개발되었다(그림 2-11).

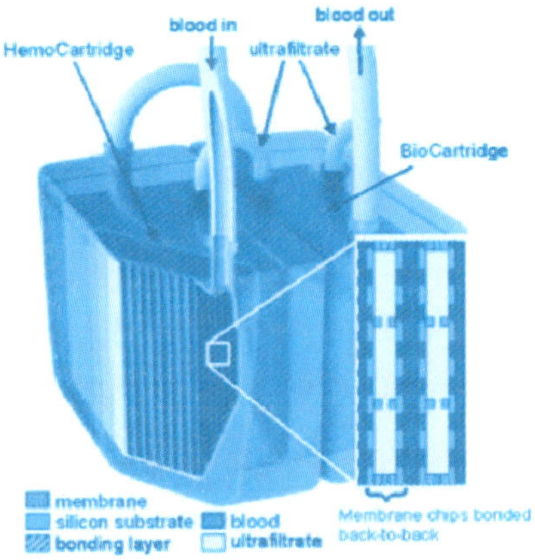

그림 2-11 • 이식용 인공신장

① 수천 개의 미세한 필터가 들어 있는 **인공신장은 진짜 신장처럼 대사와 수분 밸런스를 맞추는 기능**도 할 수 있는 생물반응장치이기도 하다. UC 샌프란시스코(UCSF)의 바이오 엔지니어링 치료과학 분야 전문가 슈보 로이 박사와 함께 미국 내 우수 엔지니어, 생물학자, 물리학자들이 힘을 모아 이루어낸 성과이다.

② 치료법은 연구진에 속한 미시건의 과학자에 의해 효과가 있음이 입증되었다. 제품은 가장 심하게 병을 앓고 있는 환자들을 대상으로 했다. 연구진의 목표는 살아있는 신장세포를 위해 특별히 설계된 실리콘 구조기술을 적용하고 인공신장의 거대한 크기를 커피컵 크기로 줄이는 것이었다. 그러면 이 기기는 **면역억제제**를 사용하지 않고도 몸 안에 이식될 수 있어 환자가 보통의 삶을 살 수 있다.

③ 연구진은 이미 동물에 이식 가능한 모델을 개발하여 동물실험을 실시해 왔으며, 5년

* 프로토타입(prototype) : 양산(量産)에 앞서 제작해보는 원형(原型)을 '프로토타입'이라 하는데, 프로토타이핑은 개발자들과 사용자들의 의사소통상의 효과를 증진시키기 위하여 취하는 시스템 개발상의 기법이다.

내지 7년 이내에 임상실험 준비를 완료할 계획이다. 한편, 투석은 과도한 시간과 비용을 초래하는 단점 이외에도 신장기능의 13[%]밖에 대체하지 못한다는 문제도 있다. 결과적으로 환자의 35[%] 정도만이 5년 이상 생존하게 된다.

④ 이식가능 인공신장은 두 단계 시스템으로 이러한 문제를 해결하고자 한다.

㉠ 헤모필터를 사용하여 혈액안의 독소를 제거하는 것이다.

㉡ 신장의 모세관 세포를 기르는 조직공학(tissue engineering) 기술을 적용하여 건강한 신장이 다른 생물학적 기능을 하도록 하는 것이다.

⑤ 펌프나 별도의 전원공급 없이 신체의 혈압으로 여과기능을 수행하도록 하는 것도 특징이다.

09 인공췌장 시스템

제1형 당뇨를 지닌 아이들은 하루에도 여러 차례 혈당 체크를 위해 손가락단자 검사(finger prick test)를 해야 한다. 그러나 현재 개발 중인 '인공췌장(artificial pancreas)' 시스템을 사용하면 더 이상 그러한 번거로움을 감수할 필요가 없다(그림 2-12).

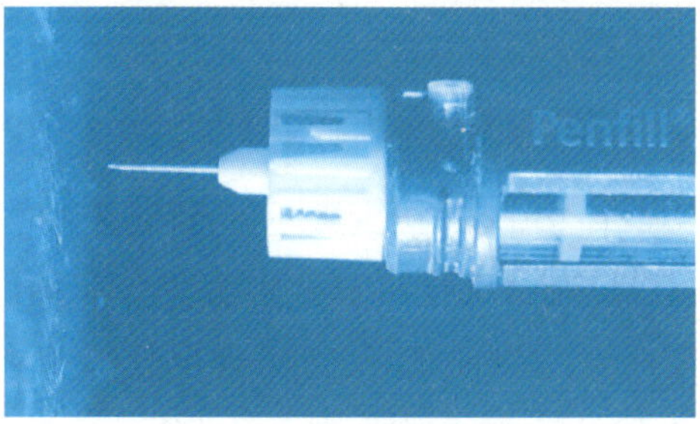

그림 2-12 • 인공췌장 시스템

① 영국의 캠브리지(Cambridge) 대학 내 과학자들이 개발 중인 '인공췌장' 시스템은 아이들이 앓고 있는 제 1형 당뇨병 관리에 도움이 될 것으로 보인다. 즉 새로 개발되는 시스템은 지속적인 포도당 모니터와 인슐린 펌프를 결합했으며, 정교한 알고리즘을 사용해 실시간으로 체크되는 포도당 수치에 따라 필요한 양의 인슐린을 정확하게 계산해낸다.

② 연구팀은 밤중에 인공췌장 시스템을 사용하면 잠자는 동안 혈당이 위험할 정도로 낮게 떨어지는 경우 발생하는 저혈당증의 위험을 급격하게 낮출 수 있다는 사실을 알아냈고, 혈당증은 제1형 당뇨를 앓는 아동과 성인이 늘 염두에 두고 조심해야 한다.

③ 캠브리지 대학 연구팀은 제1형 당뇨를 지닌 17명의 아동과 십대 청소년을 대상으로 미리 설정된 속도로 인슐린을 전달하는 일반적인 형태의 지속적 피하 인슐린 주입법(CSII)과 비교하여 인공췌장 시스템이 얼마나 잘 포도당 수준을 조절하는지를 측정했다.

④ 연구결과 인공췌장 시스템은 혈당수준을 일반수준의 60[%]로 지속시켜 40[%]를 유지시키는 CSII보다 성능이 좋은 것으로 나타났다.

⑤ 가벼운 저혈당증 상태로 여겨지는 경우인 혈당수준이 3.9[mmol/l] 이하로 떨어지는 시간을 반으로 줄였으며, 심각한 저혈당증 상태로 정의되는 3.0[mmol/l] 이하로 혈당이 떨어지지 않게 막아주었다.

10 인공장기용 바이오 연료전지

유연한 실리콘의 기술개발과 함께 전자센서의 소형화는 신체에 이식할 수 있는 의료 센서의 가능성을 넓혀 주었다. 하지만 인공장기를 비롯한 신체이식용 의료 센서의 개발이 직면한 주된 과제 중 하나는 어떻게 동력을 공급하는가에 있다. 현재 이들 기기는 외부동력기기를 통한 끊임없는 전력공급을 필요로 한다.

이식용 심박조율기는 배터리로 구동하지만 배터리의 수명이 끝나면 수술을 통해 제품 자체를 교체해야 한다. 이에 착안한 프랑스의 대학 연구팀이 잠재적으로 무제한적인 공급원인 생쥐 내 포도당을 활용해 전기를 생산할 수 있는 새로운 타입의 바이오 연료전지를 쥐에 이식하는데 성공했다(그림 2-13).

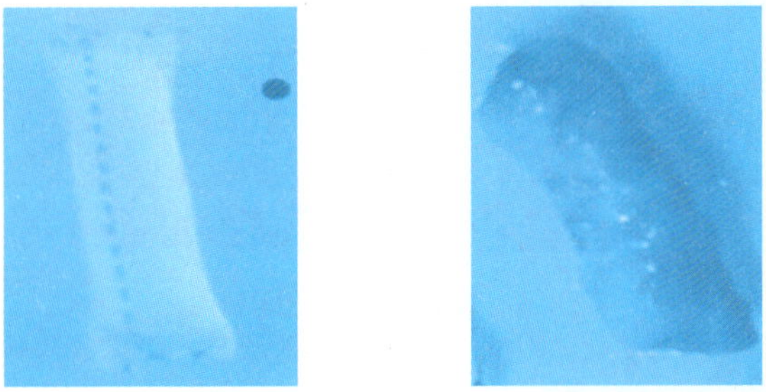

그림 2-13 • 인공장기용 바이오 연료전지

① 프랑스의 조제프 푸리에(Joseph Fourier) 대학의 필리프 생캥(Philippe Cinquin)이 이끄는 연구팀은 새로운 형태의 글루코스* 바이오 연료전지(GBFC)를 개발했다.

② 글루코스 바이오 연료전지는 효소를 사용해 신체 내 글루코스와 산소로부터 에너지를 생산한다. 글루코스와 산소가 제품 안으로 들어가면 효소는 글루코스의 산화를 촉진해 전기를 발생하는 방식이다. 레독스 중개자(redox mediator)라 하는 혼합물을 통해 효소에 있던 전하가 전극으로 이동해 바이오 연료전지에 전원을 공급한다.

③ 기존의 시도는 효소가 고도로 산화된 환경을 요하거나 염소의 충전입자 혹은 요산염 음이온 등이 세포 주위에 존재해 실패한 바 있다. 이를 해결하기 위해 연구팀은 투석 주머니(dialysis bag)가 위치한 그래파이트 디스크(graphite discs) 내부에 글루코스 효소를 넣고 앞서 이식용으로 승인된 플라스틱을 사용했다.

11 인공폐

미국 과학자들이 순수한 산소가 아닌 일반 공기를 이용하는 폐의 구조를 모방했다. 이번에 개발된 기기는 폐질환 환자를 위한 인공폐 장치에 사용되었던 산소 탱크를 사용하지 않아도 되며, 향후 이식 가능한 기기를 만드는데 좀 더 가까워진 것으로 평가되고 있다(그림 2-14).

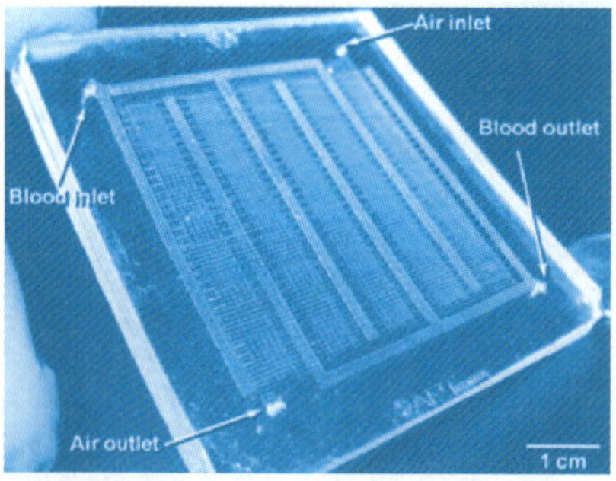

그림 2-14 • 인공폐

* 글루코스 : 대표적인 알도헥소스(탄소 6개를 가지며, 알데하이드기를 가지는 단당류)이며 D-글루코스를 포도당이라 한다. 탄수화물대사의 중심적 화합물로서 한 분자당 38개의 ATP를 합성할 수 있다.

① Joseph Potkay(Louis Stokes Cleveland) 의약센터 연구팀은 고분자인 폴리디메틸실록사인(polymethylsiloxane)으로 만든 미세 유체 채널(microfluidic channel)보다 작은 가지로 채널을 만들어 인공 모세혈관에 넣었다. 이것은 실제 폐의 정맥과 모세혈관과 유사한 형태를 띄고 있다.

② 연구팀은 혈액과 공기가 흐를 수 있는 출구와 입구를 만들었고 폴리디메틸실록사인 기체 교환막에 있는 모든 채널을 코팅했다.

③ 연구팀은 돼지 피를 이용해 이번에 개발한 기기를 테스트했다.

㉠ 피가 혈액 입구(blood inlet)를 통해 기기 안으로 흐르게 했다.

㉡ 공기 입구(air inlet)를 통해 공기를 불어넣어서 공기가 채널을 따라 이동하도록 했다.

㉢ 산소분자가 혈액 안으로 기체 교환막을 통해 확산되도록 했다.

㉣ 입구에서 오는 혈액에는 이산화탄소가 풍부하도록 했으며 막을 통해 확산되면서 공기 입구로 이동하므로 폐의 기능을 모방했다.

④ 연구팀은 개발된 기기의 산소교환 효율이 순수한 산소만을 사용하는 현재 기기보다 더 좋았다. 산소교환 효율은 현재 사용되고 있는 인공폐 기기보다 3~5배 정도 좋은 것은 크기가 작고, 마이크론 단위이며, 혈액과 공기 채널 때문이라고 연구팀은 말했다. 이것은 폐에서 발견되는 것들이 작으면 작을수록 효과적임을 처음으로 보여준 것이다.

⑤ 폐질환을 앓고 있는 환자의 호흡을 위해서는 환자혈액이 몸 밖에 있는 기계를 통해 산소를 공급한 후 다시 순환해서 환자 몸으로 이동하는 방식의 장비에 의존하고 있다.

⑥ 마이크로시스템 분야의 전문가인 미국 Jeffrey Borenstein(Charles Stark Draper Laboratory) 박사는 현재 기술은 복잡한 시스템 때문에 이를 관리하기가 힘들다며, 이번에 Potkay 연구팀이 개발한 기기는 공기를 이용해서 임상학적으로 필요한 산소를 공급할 수 있게 될 것이며, 휴대용 시스템에 대한 가능성을 열었다고 평가했다.

⑦ 연구팀은 이번에 개발한 기기가 사람에게 필요한 만큼의 산소를 운반할 수 있는 기기로 향상시키기 위해 노력하고 있다.

12 인공피부

스페인의 그라나다 대학교(University of Granada) 소속 과학자들이 탄력과 단단함, 그리고 저항력까지 실제 사람 피부와 흡사한 피브린-아가로스(fibrin-agarose) 인공피부 개발에 성공했다. 피브린-아가로스 바이오 물질에서 인공피부를 만들어낸 것은 이번이 처음 있는 일이다. 피브린은 혈액응고와 관련된 단백질의 일종이다. 한편, 아가로스는 해초에서 추출되는 당분의 일종으로 실험실에서 젤을 만들어내는데 많이 사용되는 물질이다(그림 2-15).

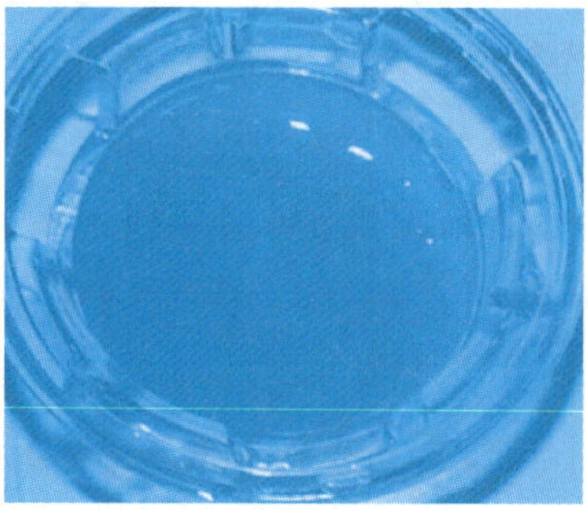

그림 2-15 • 인공피부

① 연구진은 혈장 샘플을 기증받아 여기서 피브린을 분리해냈다. 그리고 응고작용을 촉발시키기 위해 칼슘 클로라이드는 더하는 한편, 응고된 것이 분리되는 것을 방지하기 위한 트라넥사믹산과 아가로스 0.1[%]를 추가했다.

② 연구진은 얻어진 물질을 털없는 쥐의 등 피부에 이식하여 살아있는 유기조직에서의 생체합성을 관찰했다. 그 결과 실험대상 쥐들은 거부반응이나 감염증상을 보이지 않았고 이식부위는 6일 만에 치료되기 시작하여 20일 안에 완전히 아물었다.

③ 예전에는 콜라겐, 폴리글리콜릭산, 치토산 등의 바이오 물질을 사용하여 인공피부를 만들었었다. 그에 비해 피브린-아가로스 피부는 훨씬 더 안정적이고 인간의 피부와 흡사한 기능성을 지녀 인공피부의 활용범위가 크게 확대될 것으로 기대된다. 특히, 각종 피부 트러블 테스트에 사용될 수 있어 피부과 실험실 테스트에 사용되는 동물실험을 대체할 수 있을 것으로 보인다.

13 인공혈관

외과의사가 필요한 경우 바로 꺼내 환자에게 이식할 수 있는 인공혈관은 더 이상 공상과학영화에 나올만한 먼 미래의 얘기가 아니다. Science Translational Medicine 저널에 발표된 연구에 따르면 과학자들은 **인간의 세포를 배양하여 혈관**을 실험실에 만들기 위한 새로운 방법을 개발하여 **인공혈관을 체내에 이식 후에도 면역거부반응이 일어나지 않을 것으로 예상된**다. 지금까지 발표된 다른 인공혈관들과는 달리 이 인공혈관은 1년 정도까지 저장할 수 있어서 병원에서 환자들이 필요할 때 바로 이식할 수 있을 것으로 예상된다(그림 2-16).

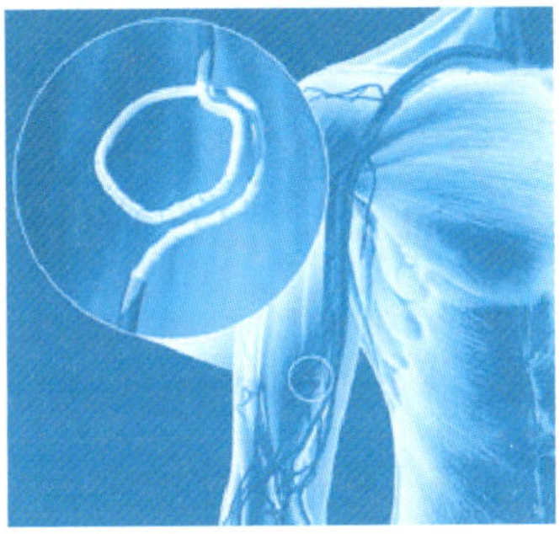

그림 2-16 • 인공혈관

① 의사들은 **심장혈관 우회술**이나 **투석환자들에게 혈관이식을 수행**하곤 한다. 종종 환자의 다리와 같은 다른 조직으로부터 혈관을 얻어 이식하게 되는데 알맞은 크기를 찾기 어려울 때가 있고, 또는 기증자나 다른 동물로부터의 이식은 안전하거나 효과적이지 않을 때가 있다. 이러한 경우에 몇몇의 과학자들은 **환자 자신에게로부터 얻은 세포로부터 얇은 막조직을 배양하여 둥글게 말아서 혈관**으로 만들기도 한다. 그러나 이러한 공정은 비용이 많이 들고 9개월 이상의 장시간이 요구되어 급한 환자에게는 적당치 않다.

② 미국 노스캐롤리나의 생물공학 회사인 휴마사이트(Humacyte)의 조직공학자인 Shannon Dahl 박사와 동료연구진들은 기존의 혈관을 대체할 수 있게 혈관을 생산할 수 있는 새로운 기술개발에 성공하였다.

③ 기증받은 주검으로부터 얻은 **인간 근육세포들은 생분해성 고분자인 폴리글리콜릭산**(ploygloycolic acid)으로 만들어진 관모양의 틀위에 이식하여 배양하였다. 이 거푸집 위에서 세포가 성장하면 생분해되는 고분자를 대체할 **콜라겐**과 다른 세포외기질이 분비된다. 이후 계면활성제를 이용하여 세포를 제거하면 이론적으로 세포가 포함되지 않

은 대체혈관만이 남는다.

④ 연구진은 혈관은 세포로 이루어지지 않아서 수개월동안 저장할 수 있고 이식받은 환자는 면역거부반응이 일어나지 않은 것으로 예상하였다.

⑤ 연구진은 하나의 기증자로부터 얻은 세포들로만 만든 혈관과 여러 기증자들의 세포들로 이루어진 혈관을 비교하였다. 여러 기증자로부터의 세포들의 혼합으로 이루어진 혈관도 단일의 기증자로부터 얻은 세포들로 이루어진 혈관만큼 튼튼하였다. 이러한 결과는 많은 수의 대체혈관을 좀더 저렴한 비용으로 생산할 수 있을지 모른다는 밝은 전망을 갖게 하였다.

⑥ 연구진은 체내 이식실험을 위해 8마리의 원숭이에게 이 대체혈관을 이식하였다. 이 대체혈관은 6개월 동안이나 아무런 혈관막힘 현상이 일어나지 않았고, 인간의 콜라겐과 세포외기질로 구성되었음에도 불구하고 아무런 면역반응을 일으키지 않았다.

⑦ 심장동맥우회술을 위해 개의 세포로부터 좀더 가는 혈관을 제작하여 5마리의 개들에게 이식하는 실험을 수행하였는데 1년여 동안 아무런 문제가 일어나지 않았다. 또한 원숭이와 개를 이용한 2가지 이식실험에서 대체혈관은 정상 혈관에서 존재하는 세포들이 발견되어 혈관이 이식된 동물체내에서 대체혈관을 잘 수용하고 있다는 것을 제시하였다.

⑧ 현재까지 테스트된 동물의 수는 적지만 미국 조지아공대(Georgia Institute of Technology)의 생물공학자인 Robert Nerem 교수는 이 연구결과는 매우 흥미롭다고 언급하였다. 쉽게 저장할 수 있는 인공혈관의 개발은 외과의사들이 필요할 때 바로 이용가능하다는 것을 의미하기 때문이다.

14 장문합 수술기기

수술용 기기 전문제조업체 이스라엘의 니티 서지컬 솔루션(NiTi surgical Solutions)은 장문합수술을 간단히 시술할 수 있는 혁신적인 새로운 기기를 개발했다. 형상기업합금 니티놀(nitinol)을 따 회사명을 지은 니티 서지컬 솔루션의 첫 번째 장문합시술기기는 콜론링(ColonRing)이었다(그림 2-17).

콜론링은 개복 수술과 복강경 수술에서 관상동맥 문합을 위해 고안된 기기로 미 식품의약안전국(FDA)과 유럽 당국의 승인을 받았다. 콜론링의 관강 내 니티놀 링은 원형 문합술 후 자연적으로 배설된다. 현재 장연결의 표준수술법인 봉합법이 조직을 뚫어 감염 및 출혈을 일으키기 쉬운데 비해 니티 서지컬은 안전하고 효과적인 시술법을 제공하고 있다.

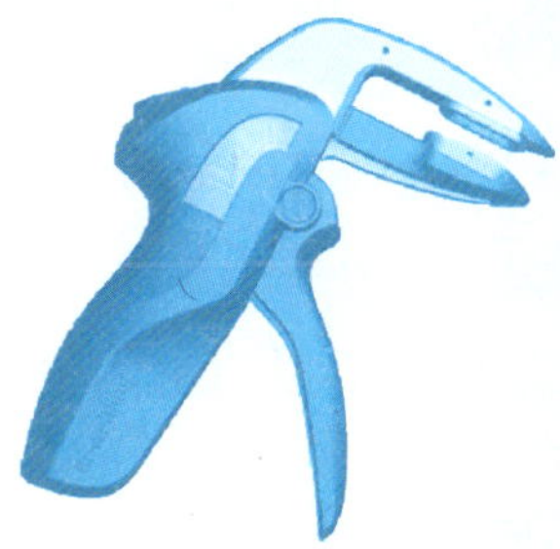

그림 2-17 • 장문합 수술기기 콜론링

15 척추고정 시스템

'소버린 스피널 시스템(SOVEREIGN spinal system)'은 렌즈 모양의 장치와 티타늄 나사볼트를 고정시키기 위한 3개의 구멍을 결합한 장비로, 이 티타늄 나사들이 장비를 뚫고 들어가 보형물이 빠지는 것을 방지하면서 주변의 척추뼈를 고정시킨다(그림 2-18).

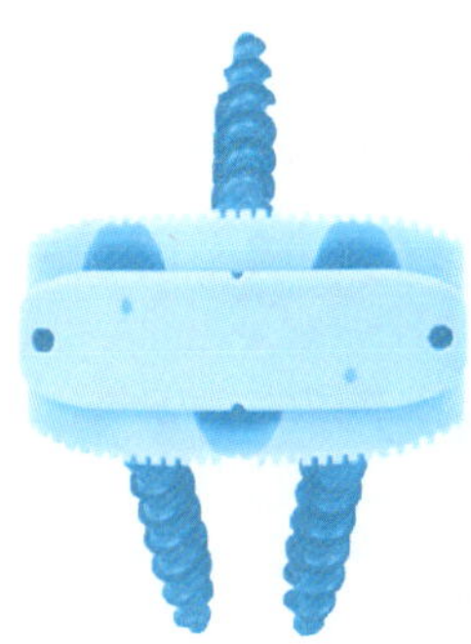

그림 2-18 • 척추고정 시스템

① 시스템은 나사가 빠지는 것의 방지는 커버 플레이트를 제공하고 있다. 고성능 플라스틱인 폴리에텔에텔 케톤(Polyetherether Ketone : PEEK)* 로 제작된 소버린 장비는 X-ray상에서 방사선을 투과할 수 있기 때문에 의사는 수술 후 진료 시 척추유합을 관찰할 수 있다.

② 소버린 스피널 시스템은 L2에서 S1까지 1개 혹은 2개의 인접한 척추뼈에 퇴행성 디스크

---

* PEEK : 내열성이 특히 뛰어난 열가소성 수지로 폴리이미드에 비해 성형가공이 용이하다.

질환(Degenerative Disc Disease : DDD)을 앓고 있는 환자에 자생적인 뼈이식을 시술하는 데 사용할 수 있다.

③ 퇴행성 디스크 질환은 병력과 방사선 사진으로 확인된 디스크 퇴행으로 인해서 등에 통증을 느끼게 되는 질병이다. 퇴행성 디스크 환자들은 뼈가 완전히 성장한 상태여야 하며, 비수술적인 치료를 6개월 정도 받아야만 한다. 이식은 복강경이나 전벽절개(open anterior approach)를 통해서 이식해야 한다.

④ 소버린 척추뼈 유합장비는 독립 장비 혹은 보조적인 고정장치와 함께 사용할 수 있다. 독립형 장비로 사용할 경우, 소버린 시스템은 3개의 티타늄 합금 나사와 함께 제공되는 커버 플레이트와 함께 사용하도록 되어 있다.

16 척추치료용 뼈보강제

흔히 골다공증이나 암에 의한 척추압박골절은 통증, 신경학적 증상, 실금을 비롯한 심각한 문제를 야기한다. 이를 치료하기 위한 경피적 척추후굴풍선복원술과 경피적 척추성형술은 외과적 절개수술에 비해 일부 뛰어난 장점이 있다. 이를 테면, 덜 외과적인 방법으로 회복시간이 빠르며 일부 환자의 경우 전신마취 없이 시술할 수도 있다(그림 2-19).

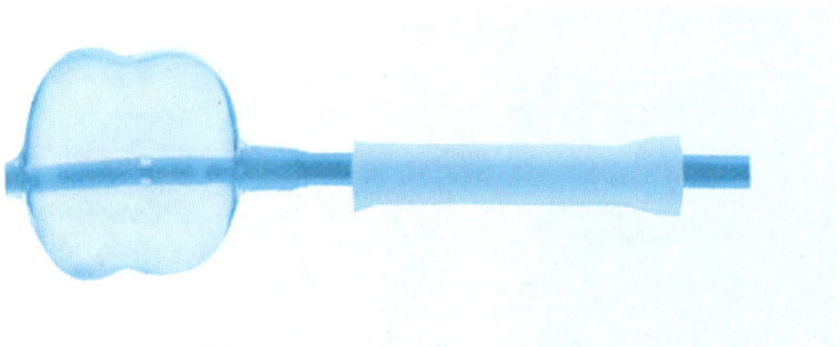

그림 2-19 • 척추치료용 뼈보강제

① 최근 미국 의료기기 전문업체인 메드트로닉(Medtronic)사가 새로운 버전의 '엑스팬더 팽창형 뼈보강제'(Xpander inflatable bone tamp)를 선보이며 미 식품의약안전국(FDA)의 승인을 받았다.

② 새 제품은 보다 향상된 팽창 패턴을 특징으로 기존 제품에 비해 양력(lifting force)이 강화되었다. 또한 반대편 척추골에 본 시멘트를 주입하면서 뼈보강제를 팽창된 상태로 유지할 수도 있다.

제 3 장

마취·수술 관련 해외의료기기 기술

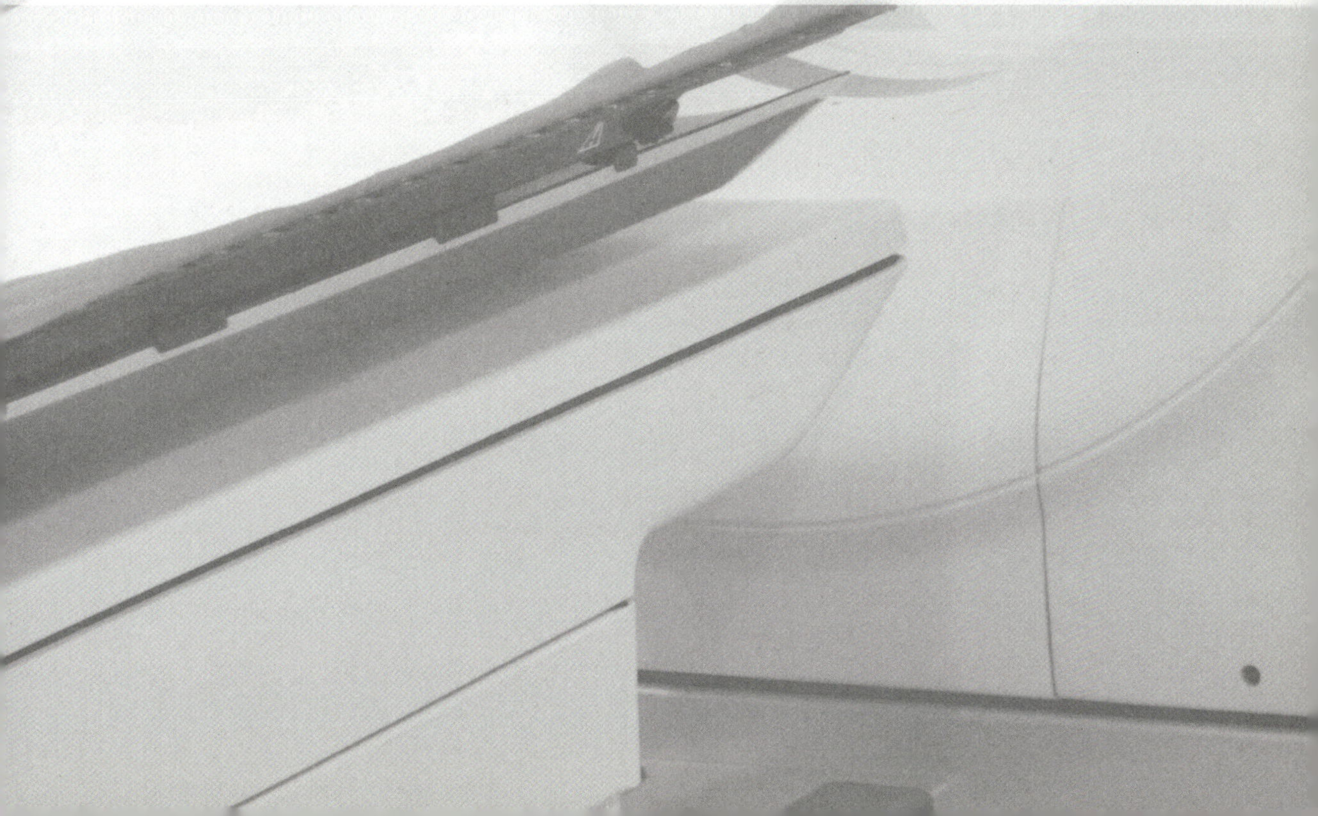

01 인공혈관 개발

외과의사가 필요한 경우 바로 꺼내 환자에게 이식할 수 있는 인공혈관은 더 이상 공상과학영화에 나올만한 먼 미래의 얘기가 아닐지도 모른다. 〈Science Translational Medicine〉 저널에 발표된 연구에 따르면 과학자들은 인간의 세포를 배양하여 혈관을 실험실에 만들기 위한 새로운 방법을 개발하여 이 인공혈관을 체내에 이식 후에도 면역거부반응이 일어나지 않을 것으로 예상된다. 지금까지 발표된 다른 인공혈관들과는 달리 이 인공혈관은 1년 정도까지 저장할 수 있어서 병원에서 환자들이 혈관이식을 수행하곤 한다.

종종 환자의 다리와 같은 다른 조직으로부터 혈관을 얻어 이식하게 되는데 알맞은 크기를 찾기 어려울 때가 있고 또는 기증자나 다른 동물로부터의 이식은 안전하거나 효과적이지 않을 때가 있다. 이러한 경우에 몇몇의 과학자들은 환자 자신에게로부터 얻은 세포로부터 얇은 막조직을 배양하여 둥글게 말아서 혈관으로 만들기도 한다. 그러나 이러한 공정은 비용이 많이 들고 9개월 이상의 장시간이 요구되어 급한 환자에게는 적당치 않다(그림 3-1).

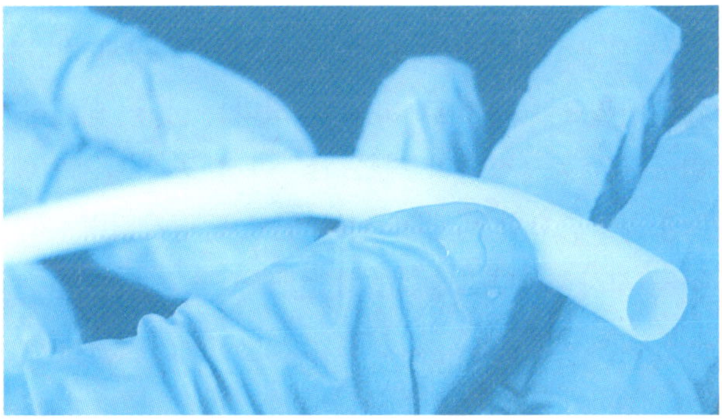

그림 3-1 • 인공혈관

① 미국 노스캐롤리나의 생물공학 회사인 휴마사이트(Humacyte)의 조직공학자인 Shannon Dahl 박사와 동료 연구진들은 기존의 혈관을 대체할 수 있게 혈관을 생산할 수 있는 새로운 기술개발에 성공하였다.

② 기증받은 주검으로부터 얻은 인간근육세포들은 생분해성 고분자인 폴리글리콜릭산(ploygloycolic acid)으로 만들어진 관모양의 틀위에 이식하여 배양하였다. 이 거푸집 위에서 세포가 성장하면 생분해되는 고분자를 대체할 콜라겐과 다른 세포외기질이 분비된다. 이후 계면활성제를 이용하여 세포를 제거하면 이론적으로 세포가 포함되지 않은 대체혈관만이 남는다.

③ 연구진은 이 혈관은 세포로 이루어지지 않아서 수개월동안 저장할 수 있고 이식받은 환자는 면역거부반응이 일어나지 않은 것으로 예상하였다.

④ 연구진은 하나의 기증자로부터 얻은 세포들로만 만든 혈관과 여러 기증자들의 세포들로 이루어진 혈관을 비교하였다. 여러 기증자로부터의 세포들의 혼합으로 이루어진 혈관도 단일의 기증자로부터 얻은 세포들로 이루어진 혈관만큼 튼튼하였다. 이러한 결과는 많은 수의 대체혈관을 좀 더 저렴한 비용으로 생산할 수 있을지 모른다는 밝은 전망을 갖게 하였다.

⑤ 연구진은 또한 체내 이식실험을 위해 8마리의 원숭이에게 이 대체혈관을 이식하였다. 이 대체혈관은 6개월 동안이나 아무런 혈관 막힘현상이 일어나지 않았고, 인간의 콜라겐과 세포외기질로 구성되었음에도 불구하고 아무런 면역반응을 일으키지 않았다.

㉠ 심장동맥 위회술을 위해 개의 세포로부터 좀 더 가는 혈관을 제작하여 5마리의 개들에게 이식하는 실험을 수행하였는데 1년여 동안 아무런 문제가 일어나지 않았다.

㉡ 원숭이와 개를 이용한 두 이식실험에서 대체혈관은 정상 혈관에서 존재하는 세포들이 발견되어 혈관이 이식된 동물체내에서 대체혈관을 잘 수용하고 있다는 것을 제시하였다.

⑥ 현재까지 테스트된 동물의 수는 적지만 미국 조지아공대(Georgia Institute of Technology) 의 생물공학자인 Robert Nerem 교수는 쉽게 저장할 수 있는 인공혈관의 개발은 외과의사들이 필요할 때 바로 이용가능하다는 것을 의미하기 때문이다.

⑦ Dahl 박사와 연구진은 동물실험의 결과들은 아직 초기 단계임에도 불구하고 이번 연구는 앞으로의 연구에 중요한 바탕이 되는 연구로 평가되며 추후 인간에게 이식 테스트를 시작할 것을 시사하였다.

02 그래핀 인공근육 신소재 개발

그래핀을 이용해 거미줄보다 6배, 케블라 보다 12배 이상 우수한 기계적 특성을 갖는 인공근육 섬유가 국내 연구자들의 주도로 개발되었다. 김선정 교수팀이 주도한 이번 연구는 교육과학기술부와 한국연구재단이 추진하는 리더연구자지원사업(창의적 연구)의 지원으로 수행되었다. 특히 이번 연구결과는 국내 연구진이 주축이 되어 일궈낸 값진 성과이며, Nature Communications에 Featured Image로 선정되었다(그림 3-2).

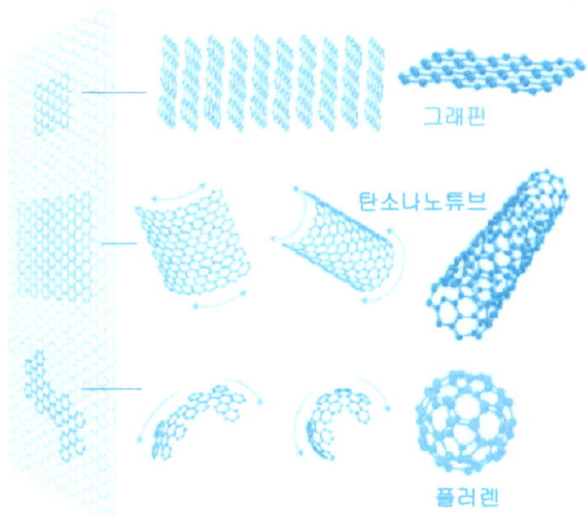

그림 3-2 • 그래핀, 탄소나노튜브 및 플러렌 인공근육 섬유

① 김선정 교수 연구팀은 그래핀과 탄소나노튜브가 결합된 나노구조가 인공근육 섬유제조 과정에서 스스로 배열하는 특성을 이용하여 거미줄 보다 6배, 방탄조끼로 사용되는 합성섬유인 케블라 보다 12배 이상 기계적 특성이 우수한 인공근육 신소재 개발에 성공하였다. 인공근육 소재는 강하고 유연하면서 전기적 특성이 우수해야 한다.
그래핀, 탄소나노튜브와 같은 나노물질은 기계적, 전기적 특성이 매우 우수하여 고강도 나노복합소재 개발에 널리 사용되어왔다. 그러나 2차원 면구조로 된 그래핀을 결합하여 섬유형태로 제조하는 것은 매우 어려워 주로 탄소나노튜브 기반의 인공근육 섬유연구에 초점을 맞주어 왔다.
탄소나노튜브의 뛰어난 물리적 특성에도 불구하고 섬유 제조과정에서 탄소나노튜브들이 인력에 의해 서로 엉켜 탄소나노튜브 기반 섬유의 기계적 특성을 향상시키는데 한계가 있었다. 이는 인공근육 소재개발에 있어 연구자들이 해결해야 할 과제이기도 하다. 일부 연구팀은 이를 해결하기 위해 탄소나노튜브 섬유 제조 후 엉킴을 강제로 풀어 추가적으로 배열하기 위한 후처리를 제시하여 왔다. 그러나 후처리 방법이 복잡하여 기계적 물성을 향상시키기 위한 최적 조건을 찾는데 어려움이 있다.

② 김 교수팀은 거미줄의 나노구조가 배열하는 원리인 생체모방 차원에서 아이디어를 얻어 그래핀과 탄소나노튜브를 물리적으로 결합시켜 나노구조가 스스로 배열하는 특성을 이용하여 섬유 제조공정에서 추가적인 열처리 또는 인장방법 없이 간단한 공정으로 섬유의 기계적 특성을 향상시켰고 대량 생산도 가능하게 하였다.

③ 김 교수팀이 개발한 그래핀/탄소나노튜브 복합체 섬유는 기존 탄소 기반 섬유와 달리 고무밴드에 바느질을 할 수 있는 질기고 유연함을 보이고, 고강도 스프링 형태로 만들어질 수 있

고, 외부 비틀림에 매우 강한 특성을 가지고 있다.

④ 김선정 교수는 "이번에 개발한 새로운 그래핀 섬유는 인공근육뿐만 아니라 센서, 액추에이터, 에너지 저장 등으로 활용될 수 있어 에너지 기반 산업에 크게 기여할 수 있을 것으로 기대한다"고 연구의의를 밝혔다.

03 놀라운 특성을 가진 탄소나노튜브 인공근육

미국 텍사스 대학(University of Texas at Dallas), 호주 울런공 대학(University of Wollongong), 캐나다 브리티시 콜럼비아 대학(University of British Columbia), 한양대학교의 연구진은 코끼리의 코처럼 휘어져 있지만 천 배 정도 더 많은 회전을 할 수 있는 새로운 인공근육을 개발했다(그림 3-3).

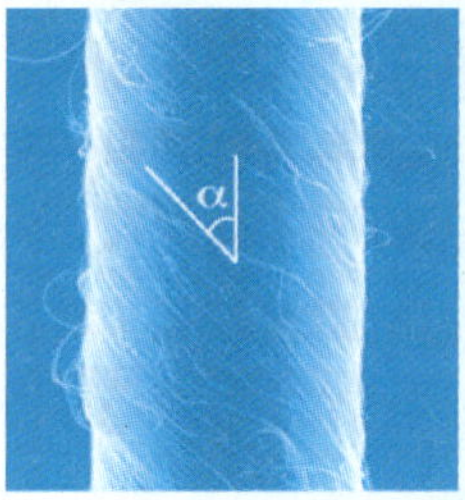

그림 3-3 • 탄소나노튜브 인공근육

① 탄소나노튜브 실을 기반으로 한 이 근육은 자신보다 2,000배 더 무거운 노를 1분당 590회 회전시킬 수 있고 인가전압이 변할 때마다 이 회전은 반전된다. 근육길이당 250번의 회전을 증명했는데, 이것은 강유전체, 기억형상합금, 전도성 유기 폴리머 등을 기반으로 한 이전 인공근육에 비해서 천 배 이상 더 큰 값이다. 실 무게당 출력전원은 큰 전기 모터의 것과 비교할 만하다. 그러나 이런 기존의 전기 모터의 무게당 성능은 그들이 [mm] 크기로 작아졌을 때 심각하게 낮아진다.

② 탄소나노튜브 인공근육은 강하고, 인성이 있으며 매우 유연한 탄소나노튜브 실을 이용해서 만들어졌는데, 탄소나노튜브는 사람 머리카락보다 수만배 더 작은 지름을 가진 나노크기 탄소 실린더로 구성되어 있다. 연사(twisting, 撚絲) 동안의 회전 방향에 따라서 서로 다른

나선형 실이 만들어진다. 회전은 비틀림인데 이것은 한계 회전을 초래할 때까지 한 방향으로 꼬임이 발생한다는 것을 의미하고, 그 후에 회전은 인가전압을 변화시킴으로써 전환될 수 있다. 전하가 발생할 때 실은 반대 방향으로 회전하지만 충전현상은 꼬인 실을 부분적으로 푸는 역할을 한다. 복잡성 때문에 소형화하기가 어려운 기존의 모터와는 달리 비틀림 탄소나노튜브 근육은 매우 긴 mm길이로 간단하고 저렴하게 만들 수 있다.

③ 나노튜브 비틀림 모터는 섬유전극과 상대전극으로 구성되었는데 이것은 전도성 액체 속에 침지되어 있다. 저전압 배터리가 전원으로 사용될 수 있는데, 이것은 반대 방향으로 비틀림 회전을 제공하도록 섬유에 전기화학적 충전과 방전을 가능하게 한다.

④ 연구진은 나노튜브 섬유에 노를 부착시켰는데 이것은 화학적 분석과 감지에 사용되는 혼합 액체와 같이 비틀림 회전이 가능했다.

⑤ 비틀림 회전의 메커니즘은 주목할 만하다.

㉠ 나노튜브 실을 충전시키는 것은 슈퍼커패시터를 충전하는 것과 같다. 즉, 나노튜브 위에 전기적으로 주입된 전하와 정전기적으로 균형을 이루기 위해서 실 속으로 이온들이 이동한다.

㉡ 섬유가 다공성이지만 이온의 유입은 실의 부피증가를 불러와서 1[%]까지 길이를 수축하면서 회전하게 된다.

㉢ 부피가 증가할 때의 실의 길이 방향으로의 놀라운 수축은 섬유의 나선형 구조로 설명될 수 있다.

㉣ 자연은 수억 년 동안 나선형으로 움직이는 근육을 기반으로 하는 비틀림 회전을 사용했고, 이것은 코끼리의 코와 문어 다리의 꼬임과 같은 일을 수행할 수 있게 했다.

㉤ 기계적인 단순함, 큰 비틀림 회전, 높은 회전속도, 마이크론 크기의 섬유 지름의 결합은 미세유체 펌프, 밸브 드라이브, 믹서(mixer) 등과 같은 분야에 매력적이다.

⑥ 연구진에 의해서 증명된 유체 믹서의 경우에 15마이크론 지름의 섬유는 1초당 1번씩 200배 더 큰 반경과 80배 더 무거운 패들을 회전시켰다. 고성능 비틀림 모터의 발견, 특성평가, 이해는 국제적 협력의 결과이었다고 연구진은 말했다. 서로 다른 대륙에 있는 4개 대학의 연구진들이 이 연구에 기여했다.

04 미세한 촉감의 변화를 감지하는 인공피부 개발

미국의 독립된 두 연구진이 미세한 촉감을 감지할 수 있는 인공피부를 각각 개발하였다. 두 가지 피부는 모두 킬로파스칼 미만의 압력변화를 감지할 수 있는데, 이 정도의 변화는 우리의 손가락이 컴퓨터 자판을 두드리거나 볼펜을 잡을 때 느낄 수 있는 수준이다. 이는 기존의 시스템보다 훨씬 발전한 것인데, 기존에는 수십 킬로파스칼 이상의 압력변화만을 감지할 수 있다. 이 정도면 단지 정압(static pressures)만을 감지하는 수준으로 일단 물건이 피부에 내려앉은 것은 감지한다. 이번에 개발된 인공피부들은 보철(prosthetics)이나 촉감을 느끼는 로봇(touch-sensitive robotic devices)을 만드는데 응용될 수 있을 것으로 보인다(그림 3-4).

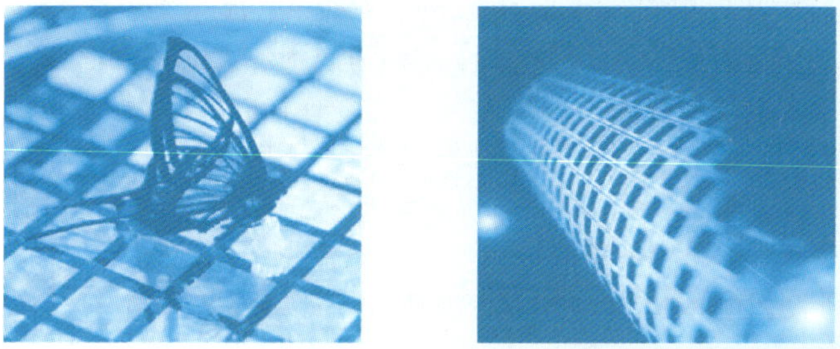

그림 3-4 • 미세한 촉감을 감지할 수 있는 인공피부

① 두 연구진이 개발한 인공피부는 모두 Nature Materials에 소개됐지만 접근방법은 제각기 다르다. 먼저, 제난 바오(Zhenan Bao : 화학)가 이끄는 스탠퍼드 대학의 연구진은 탄력 있는 폴리머인 PDMS(polydimethylsiloxane)를 소재로 이용하였다. 연구진은 6[cm^2]의 PDMS 조각에 일정한 간격으로 피라미드 형태의 구멍을 내었다.

② 연구진이 이 PDMS를 짓누르자 공기로 가득 차 있던 피라미드 형태의 구멍이 PDMS로 채워지면서 정전용량(capacitance : 전하를 보유할 수 있는 능력)이 변화했다.

③ 연구진은 PDMS 콘덴서(capacitor)의 정전용량이 변화하는 것을 쉽게 감지하기 위해 이것을 유기 트랜지스터*에 연결하였다.

④ 연구진은 이렇게 함으로써 트랜지스터 격자(grid)를 이용하여 장비 전체의 상이한 점에서 가해지는 미세한 압력변화를 추적할 수 있게 되었다.

---

* 유기 트랜지스터(organic transistor) : 전류가 변화할 때 그 차이를 읽어낼 수 있다.

PDMS를 기반으로 한 인공피부는 미세한 감촉도 감지할 수 있는 것으로 나타났다. 연구진이 인공피부 위에 파리와 나비를 내려앉게 해보니, 인공피부는 2가지 곤충의 움직임을 모두 감지하는 것으로 판명되었다. 연구진에 의하면 이 장치의 감도는 뛰어나지만 신축성이 부족하기 때문에 보철로 사용하기에는 아직 부족한 점이 있다고 한다.

그러나 연구진은 보철에 사용될 수 있는 신축성 있는 피부를 만들어 낼 수 있을 것으로 기대하고 있다. "우리의 궁극적 목표는 인공피부의 생체적합성(biocompatibility)을 높여 동물이나 실제 조직과 통합사용이 가능하도록 만드는 것이다."라고 연구진은 말했다. Nature Materials에 소개된 두 번째 인공피부는 UC 버클리의 알리 자비(Ali Javey)가 이끄는 연구진이 개발한 것이다.

⑤ 연구진은 밀착 프린팅(contact printing)이라는 기법을 이용하여 반도체 나노와이어를 격자 형태로 변화시켰다. 그리고는 이 격자를 신축성 있는 압력감지 고무(pressure-sensitive rubber)* 위에 올려 놓았다. 7[cm^2]의 격자 위에서 서로 교차되는 나노와이어는 트랜지스터로 작용했고, 개별 트랜지스터는 마치 하나의 화소(pixel)처럼 각 위치에서 나타나는 '압력으로 인한 전류의 변화'(pressure-induced current change)를 읽어냈다.

장치는 고무로 만들어진 것이기 때문에 구부러뜨릴 수 있다는 장점이 있다. "이 장치는 매우 작은 무기 반도체를 사용하기 때문에 탄력성이 매우 뛰어나다."고 연구진은 말했다.

⑥ 연구진이 시험삼아 장치를 구부려 U자 형태로 만든 다음, U자의 양팔 간격을 5[mm]까지 근접시켜도 장치는 여전히 잘 작동하는 것으로 나타났다. 하지만 완전히 작동하는 인공피부는 압력을 감지하고 구부러지는 것만으로 완성되는 것은 아니다.

"궁극적인 인조피부(prosthetic skin)는 인간의 본래 피부와 동일하게 거동해야 한다. 그것은 단지 압력뿐만 아니라 옆에서 가해지는 전단력(shear forces), 예컨대 당신의 다리를 스치며 내려가는 작은 나뭇가지의 움직임까지도 감지해야 한다. 이것은 가장 어려운 과제 중의 하나다."라고 영국 캠브리지 대학의 스테파니 라코르(Stephanie Lacour : 재료과학)라고 한다. UC 버클리의 연구진 역시 완전한 인공피부를 만들기 위해 극복해야 할 문제가 많다는 것을 인정하지만, 인공피부를 로봇 공학에 이용하는 것만큼은 보다 빠른 시일 내에 실현될 것으로 보고 있다.

⑦ 연구진의 다음 연구과제는 인공피부의 생산규모를 키워 로봇의 전신에 인공피부를 입히는 것이다. 아일랜드 트리니티 칼리지 산하 '응용 나노 구조/나노 장비연구소'의 존 볼랜드 박사(John Boland, 화학)는 Nature의 〈뉴스와 견해(News & View)〉에 기고한 글에서 "'UC 버클리팀의 탄력성'과 '스탠퍼드팀의 민감도'를 결합하면 최고의 인공피부를 탄생시킬 수 있을 것"이라고 극찬했다.

---

* 압력감지 고무 : 압력을 가하면 전기저항이 변화하도록 만들어진 고무이다.

"비롯 몇 가지 해결해야 할 과제(예 인공피부에서 얻은 정보를 전달하는 문제 등)가 남아 있기는 하지만, 이번에 개발된 인공피부들은 보철장비 분야에 혁명적 변화를 가져올 것이다. 또한 이번 연구를 로봇 팔에 응용한다면 의사들은 로봇 팔을 이용하여 최소한의 침습적 수술을 실시할 수도 있다. 이번 연구를 계기로 우리는 보철분야와 로봇 분야에 탄력성 있는 재료를 도입할 수 있게 되었으며, 초급수준의 감각을 부여할 수 있게 되었다."고 볼랜드 박사는 말했다.

05 당뇨환자를 위한 무선 포도당 모니터 개발

미국의 생체공학 기술자들은 당뇨환자를 위해 교체없이 수년까지 지속적으로 포도당 농도를 측정할 수 있는 체내 삽입형 무선 모니터를 개발했다. 연방 감사기관에서 승인되면 장치는 현재의 포도당 모니터링 기기의 보다 신뢰성 있고 고통이 덜한 대안을 제공할 것이다.

포도당 모니터링 시스템은 피하에 바로 삽입되도록 설계되는데, 포도당 또는 혈당값을 자동으로 측정하여 외부 수신기에 데이터를 송신한다. 지름 38[mm], 두께 16[mm]의 디스크 형태의 기기는 지속적으로 포도당 농도를 측정할 수 있지만 고통이 따르고 3일에서 7일후에 교체해야 하는 손가락 채혈방식의 기기와 체내 삽입형 바늘형태의 센서들을 대체할 수 있다(그림 3-5).

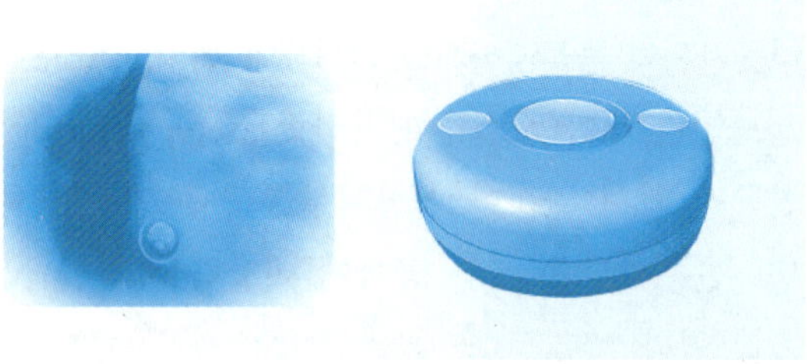

그림 3-5 • 무선 포도당 모니터

① 당뇨병환자는 당을 처리하는 호르몬인 인슐린을 충분히 생산할 수 없거나 (타입 1 또는 청년형 당뇨병) 생산된 인슐린이 당을 에너지로 적절히 변환할 수 없기 때문에(타입 2 또는 성인 당뇨병) 적절한 혈당농도를 유지하기 어렵다. 대규모 조사는 혈당치가 너무 높거나 낮을 경우 지속적인 당측정 및 관리가 신장, 눈, 신장병을 포함한 당뇨합병증의 위험을 줄이는 것으로 나타났다.

② University of California, San Diego의 생체공학 기술자 David Gough는 새로운 모니터링 시스템과 동물 테스트에의 성공적인 성능을 설명하는 보고서의 주 저자이다. Gough는 센서가 기존의 방법보다 당뇨환자들이 혈당값을 보다 면밀히 관찰하는 것을 가능하게 해준다고 말한다. 따라서 환자들은 인슐린 또는 운동, 다이어트 또는 다른 치료를 조절할 수 있고 당뇨병을 더 잘 관리할 수 있다. 따라서 이 기기는 가령 1년 이상의 장기간 동안 피하에 이식될 것이다"라고 말했다.

③ 무선 포도당 모니터의 3~4[cm]의 밀폐형 티타늄 버튼은 신체내의 당농도를 모니터하고 수신기에 무선 원격측정으로 신호를 전송하기 위해 필요한 모든 것을 포함한다. 이 모니터는 2대의 산소 센서로 구성된다.

㉠ 피하에서 체액내 당으로 인해 소비되는 산소의 양에 비례해서 화학반응을 기동하게 하는 '포도당 옥시다제'라고 하고 있는 효소촉진제를 포함한다.

㉡ 센서는 최초의 센서에서 산소의 양을 읽어서 기준값과 비교하여 혈당수치를 만들어낸다.

④ Gough는 2개의 센서들이 단순환 외래환자 진찰 동안에 허리 또는 하복부로 심장 페이스메이커가 위치하는 쇄골 밑에 삽입되고, Gough는 기록된 수치들이 신체 외부의 수신기에 무선으로 보내며, 사용자는 수신기를 허리 벨트에 부착할 수 있고 휴대전화 또는 그와 같은 기기가 될 수 있다고 생각했다.

⑤ 무선 당 모니터는 당뇨병의 가장 위험한 양상 중의 하나인 저혈당증으로부터 보호받을 수 있게 해준다. Gough는 환자가 수면 중에 이러한 상태가 발생하면 특히 위험하고 그러한 환자들은 인식능력을 잃을 수 있고, 사고 같은 것이 발생할 수 있기 때문에 매우 우려하고 있다. 이 기기는 혈당치가 매우 낮을 때에도 경고한다. 그리고 단기 당뇨병과 장기 당뇨병 모두 개선될 수 있고 Gough는 야간에 어린이 당수치가 위험할 만큼 낮을 경우 당뇨병을 가진 어린이의 부모에게 휴대전화 모닝콜을 보내는데 사용될 수도 있다.

⑥ 연구원들은 그들의 목표가 무선 모니터가 지속적으로 혈당수치를 측정하고 외부 인슐린 펌프가 자동적으로 투여되고 있는 인슐린의 양을 조절하는 폐루프 시스템을 개발하는 것이며, Gough는 연구원들이 향후 몇 달 내에서 당 모니터의 임상시험을 시작하고 그 후 연방 규제기관의 승인을 얻을 것을 희망한다.

06 체내 이식형 센서를 이용한 혈당수치 측정

체내에 장치를 이식하여 혈당수치를 측정할 수 있는 방법이 개발되어 하루에도 여러 번 손가락으로부터 혈액을 채취하여 혈당수치를 측정하는 현재의 방법을 대치할 수 있을 것으로 전망된다.

① 미국 캘리포니아-샌디에고 대학 의공학과 교수인 David Gough 박사 연구진이 새로운 장치를 개발하였는데, 지난 1년 동안 돼지를 통한 실험을 통하여 별다른 장치의 이득 조절없이도 혈당수치를 연속적으로 측정하였다는 연구결과를 〈Science Translational Medicine〉 학술지에 발표한 논문에서 주장하였다.

② Gough 박사는 새로운 혈당측정기 제작을 목적으로 세운 Glysens 회사를 창립하였는데, 그러나 Gough 박사만 체내 이식형 혈당측정기를 개발에 성공한 것은 아니다. 미국 MIT 대학 연구진도 비슷한 장치를 개발하여 실험을 수행하고 있는 중이다.

③ 제 1형 또는 2형 당뇨병 환자의 경우 수시로 혈당수치를 측정해야 되는데, 미국 당뇨협회는 하루에 적어도 4회 이상 혈당수치를 측정해야 되고, 특히 인슐린 주입이 필요한 환자는 하루에도 최대 12회까지 혈당수치를 측정해야 된다고 권고하고 있다.

④ 현재 혈당수치 측정을 위해서 사용되고 있는 방법은 바늘을 손가락에 찔러 혈액을 얻어서 혈당을 측정하는 것이다. 그리고 연속적으로 혈당수치를 측정하기 위해서 도관을 피부에 삽입하는 장치도 사용되고 있다. 그러나 이러한 장치는 3일에서 7일이 지나면 새로운 장치로 바꿔줘야 하며, 무엇보다도 혈당수치를 정확히 측정하기 위해서는 장치의 눈금을 매일 조절해주어야 한다.

⑤ 혈당기 장치들은 혈당수치를 효과적으로 측정할 수 있는 방법으로 인정되고 있지 않으며, 단지 당뇨병 환자가 자신의 혈당수치가 상승세에 있는지 아니면 하강세에 있는지 여부를 판단하여 인슐린 수치를 조절하는데 도움을 받을 수 있는 장치 정도로 간주되고 있다.

⑥ 혈액을 채취할 때마다 피부에 상처가 발생하고 이로 인하여 전달신호의 특성이 변경되기 때문에 측정기의 눈금을 매일 조절해 주어야 한다.

⑦ Gough 박사는 "체내에 측정장치를 이식하면 물론 피부에 상처가 발생한 것처럼 반응이 유발될 수 있지만 적절한 디자인을 통하여 이러한 현상을 회피할 수 있다" 고 설명하면서 자신이 개발한 센서 장치는 이러한 문제점을 해결했다고 주장하였다. 즉, 그는 자신이 개발한 센서 장치는 혈당 및 산소를 감지하는 효소를 사용하고 또한 산소수치를 별도로 측정이 가능하다고 밝히면서 산소 및 혈당의 반응차이를 이용하여 혈당수치를 측정한다고 설명하였다.

⑧ 연구진이 개발한 장치의 크기는 지름이 약 3.7[cm]이고 두께는 약 1.53[cm]인데 체내의 여러 부위에 삽입될 수 있다. 즉 보통 **심장박동 조절장치를 삽입하는 부위인 쇄골 밑에 설치**할 수 있으며 또한 복부에 허리선 바로 위에 위치한 복부에 삽입할 수도 있다.

⑨ Gough 박사는 아직 이 장치를 상품화 단계까지는 개발하지 못하였으나 크기가 작아서 나중에 손목에 위치한 장치 또는 휴대폰과 함께 활용이 가능할 것으로 기대하고 있다.

⑩ 연구진은 당뇨병 증상이 없었던 두 마리의 돼지들에게 개발된 장치의 효능을 실험하였는데, 첫 번째 돼지의 경우는 실험이 시작된 지 1년 후 그리고 두 번째 돼지는 수주가 경과하였을 무렵에 인슐린 생산세포들의 기능을 손상시키는 약물을 투여하여서 마치 제1형 당뇨병 환자의 상태를 재현하였다.

㉠ 첫 번째 돼지는 체내에 센서를 520일 동안 장착하였다.

㉡ 두 번째 돼지의 경우는 222일 동안 장착하였다.

Gough 박사는 체내에 삽입된 장치의 측정민감도를 다시 조절할 필요가 없어서, 즉 160일 동안 조정할 필요가 없었다. 그러나 이 장치를 인간에 실험하는 경우 똑같은 기간 동안 민감도 조절이 필요 없는지 여부에 대해서는 확실하지 않은데 연구진은 사람을 대상으로 하는 임상실험을 계획 중이다.

⑪ 이번에 개발된 **체내 이식 혈당측정 장치가 현재 사용되고 있는 수동식 혈당측정기를 대치할 수만 있다면 인공췌장 시스템의 일부로도** 사용될 수 있을 것으로 기대하지만, 그러나 연구진은 이직 이 장치가 완전하지 않다고 지적하고 있다.

07 두뇌로 제어되는 의수 및 의족 시스템 개발

미국 DARPA(Defense Advanced Research Projects Agency)**는 두뇌 제어 인터페이스**(brain-controlled interface)**를 사용한 인체 모듈형 생체인공판막 수족**(Modular Prosthetic Limb : MPL) **시스템의 개발**로 존스홉킨스대 응용물리연구소에 3,450만 달러(한화 약 414억 원 : 1,200원 환율 기준)의 연구비를 지원하였다.

DARPA의 혁신적인 **생체인공판막** 2009 프로그램하에 기초기술을 개발한 응용물리연구소의 연구원들은 대부분의 절단 수술환자들이 사용하는 후크 형태의 고리가 아닌 **생체인공판막형 팔**을 만들기 위해 4년 간 노력하였다. 프로그램은 이미 상부 팔에 해당하는 2개의 복합형 프로토타입을 생산하였다(그림 3-6).

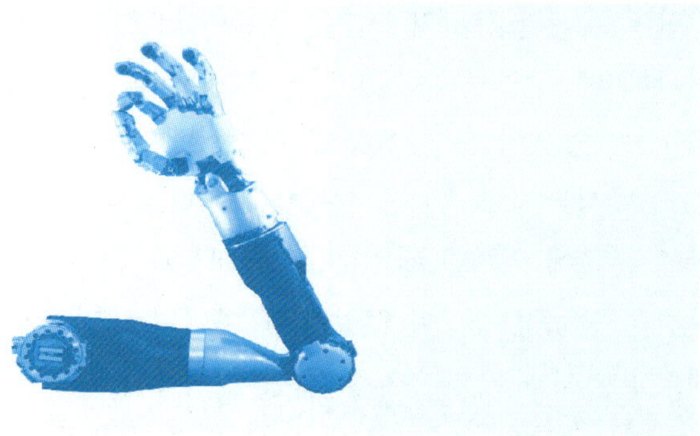

그림 3-6 • 인체 모듈형 생체인공판막형 수족의 최종 프로토타입

① 인체 모듈형 생체인공판막형 수족(이하 MPL)의 최종 설계는 실체 팔의 무게와 유사한 무게로, 손가락의 독립적인 움직임을 포함한 22개의 운동자유도를 제공한다. 이것은 거의 실제 손과 발과 같은 기민성을 제공하여 MPL은 전례 없는 기계적인 민첩성을 주며 사용자의 생각에 따라 반응하도록 설계되었다.

"우리는 더욱 실제 손과 발의 외양과 사용성에 가깝게 의수를 만들기 위한 기술을 개발해왔다. 현재 3단계에서 우리는 이 시스템이 환자의 생각대로 사용될 수 있고, 환자에게 센서 피드백을 줄 수 있다는 것을 증명하기 위해 실제 환자와 함께 테스트를 계획중에 있다."라고 응용물리연구소의 매니저인 Michael McLoughlin가 말하였다.

② 연구팀은 두뇌 신호를 기록하고 자극하는데 사용되는 이식형 마이크로 안테나를 개발할 것이며, 이식형 신경 인터페이스를 안전하고 효과적으로 사용하고 의수를 제어할 수 있는 능력을 증명하고, 신경 의수 및 의족을 기민하게 사용할 수 있게 만드는 센서 피드백 알고리즘을 최적화시키기 위해 실험과 임상실험을 할 것이다.

"피츠버그 대학교와 캘리포니아공대의 두뇌 컴퓨터 인터페이스(brain computer interfaces), 시카고 대학교의 감각인식(sensory perception), 유타 대학교의 두뇌와 이식장치 간 인터페이스 개발, HDT Engineerd Technologies사의 의수 및 의족 개발에 대한 경험을 공유하기 위해 매우 긴밀하게 함께 연구하였다."라고 McLoughlin는 말하였다.

③ 연구팀은 척수환자와 함께 테스트를 시작할 것이다. "먼저, 우리는 사지마비 환자를 대상으로 하였다. 대부분의 절단환자들과 달리, 사지마비 환자들은 전적으로 모든 것을 의존한다. 그들의 삶은 이번 연구를 통해 완전히 바뀔 것이다."

④ 연구팀은 2년 안에 5명의 환자를 대상으로 시스템과 신경 인터페이스 기술을 시험할 예정이다. 피츠버그 대학교와 캘리포니아 공대는 두뇌의 정보를 기록하는 혁신적인 방법을 연구하고 있다. 시카고 대학은 압력과 촉감에 대한 감지로 두뇌를 자극하는 연구에 초점이 맞추어질 것이다. 이 연구의 목적은 사용자가 커피들기, 잡기와 같이 매일 일어

나는 움직임을 더 효과적으로 제어할 수 있도록 하는 것이다.

⑤ 유타 대학교는 두뇌 신호기록과 자극에 대한 선도적인 전극기술을 연구 중이다. 혁신적인 전극설계는 환자의 생각을 통해 의수를 제어하는 방법을 제공하는 핵심기술이다. 마지막으로 의수 및 의족을 설계 및 생산하는 솔론사, HDT Engineered Technologies사는 의수 및 의족 시스템 하드웨어를 개발하게 될 것이다.

08 두뇌에 이식되어 작동하는 전자 칩

컴퓨터 칩 메이커인 인텔이 인간의 뇌에 칩을 이식해서 사용자가 근육 등을 사용함이 없이 컴퓨터나 기타 전자장비들을 사용할 수 있게 하기를 희망하고 있다. 인텔은 일반 사용자들이 키보드나 마우스 없이 생각만으로 컴퓨터를 사용할 수 있는 칩을 가지려고 할 것이라고 믿고 있다. 이식된 칩은 이동전화기나 텔레비전 그리고 DVD까지도 이용될 수 있을 것이다.

① 기술은 FMRI(Functional Magnetic Resonance Imaging) 기술에 기반을 둔 것으로 뇌의 활동을 검출해서 동작한다. 뇌활동 검출 칩은 아직은 이용할 수 있는 단계가 아니지만 인텔 연구원인 Pomerleau에 의하면 조만간에 이용할 수 있을 것이라고 한다.

② 이론적으로 같은 단어나 영상은 각각의 사람들의 뇌에서는 같은 활동으로 나타난다. 그러나 아직까지 어떻게 뇌가 움직여지는지에 대해서는 확실히지 않다.

③ Pomerleau와 그의 연구원들은 FMRI를 이용해서 비슷한 것을 사람들이 생각할 때 뇌의 활동양상이 일치하는지를 지원자들을 통해서 실험해오고 있다. 그리고 그 결과는 지금까지는 만족스럽다.

④ Pomerleau는 인간과 기계는 많은 점에서 유사성이 있으며 인간들은 키보드나 마우스 그리고 리모트컨트롤 등을 버리고 자기 자신의 뇌파를 이용해서 기계를 작동하기를 원할 것이라고 한다.

⑤ Pomerleau는 10여년 안에 사람들은 뇌이식 칩이라는 아이디어에 더 거부감없이 적응할 것으로 믿는다.

⑥ Pomerleau는 뇌활동 검출기술에 기반한 헤드셋으로 컴퓨터를 작동하는 것은 매우 가까운 미래이며 다음은 조그만 뇌이식 칩을 개발하는 것이라고 말한다.

⑦ 아리조나 주립대의 Charles Higgins 교수는 사람들이 살아 있는 세포와 공학의 결합으로 하이브리드 컴퓨터를 10년에서 15년 사이에 사용하게 될 것이라고 예견한다. 이 대

학의 연구원들은 나방의 뇌와 눈으로 인도되는 로봇을 만드는데 성공했다. 도요다의 연구원들도 뇌파로 구동되는 휠체어를 만들었다.

⑧ 아직까지는 많은 사람들이 인텔의 칩 이식에 많은 관심을 보이지 않지만, 사지마비 환자들과 같이 움직일 수 없는 사람들로부터는 지원이 있을 수 있을 것이다.

09 세포를 손상시키지 않는 나노규모 전자탐침

미국 과학자들이 세포들을 손상시키지 않고 세포 안으로 들어갈 수 있는 나노규모의 전자탐침들(nanoscale electronic probes)을 개발했다. 그 탐침들은 세포막 안팎과 이를 가로지르는 전기적 · 화학적 변화들을 측정하는데 다른 침습적인 기술들을 대체할 수 있을 것이다.

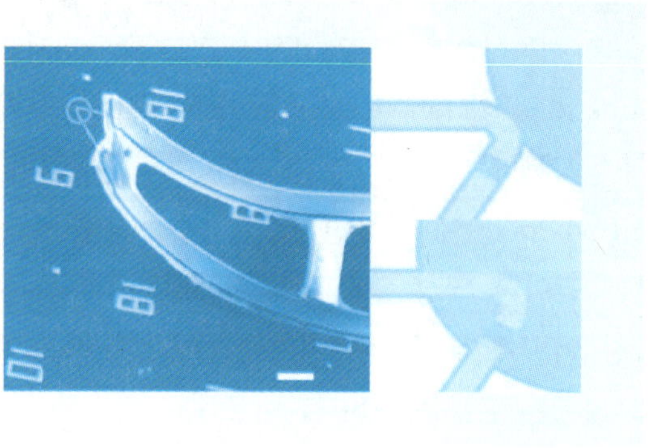

(a) (b)

그림 3-7 나노규모 전자 탐침

그림 3-7(a)는 3D 휘어진 나노와이어 탐침들이고, (b)는 지질층이 그 탐침을 손상을 일으키지 않고 세포에 쉽게 들어갈 수 있도록 해주며 그 탐침을 사용하여 단일세포들의 막 포텐셜을 측정한다.

① 세포막에서 이온 채널들을 열고 닫는 것과 같은 전기적 · 화학적 활동을 측정하는 것은 1960년대 이래로 '패치 클램프(patch clamp)'를 사용하여 이루어져 왔다. 이것은 안쪽에 전극을 가진 유리 피펫(pipette)의 끝에 막의 부위를 고정시키는 것을 포함한다.

② 하버드대학교(Harvard University)의 Charles Lieber는 그것이 매우 강력한 기술이라는데 동의하지만, 피펫 구멍을 약 100[nm]보다 작게 만들 수 없다고 말했다. 이것은 측정

하는 것이 물리적으로 세포들은 손상시키고 공간적인 해상도에 제한을 갖는다는 것을 의미한다.

③ '디지털 전자장비들의 힘이 생물학적, 전기적 측정들을 위한 새로운 도구들을 만드는데 사용되지 않았다는 것을 알고 놀랐다.'고 Lieber는 말했다. 그러나 대부분 전자장비의 구성요소들이 보통 직선적이며 표면에 국한되기 때문일 것으로 설명했다. 각 끝에 2개의 큰 접속이 있고 직선인 장비를 가지며 세포를 파괴하지 않고 세포 안에 그것을 밀어 넣을 방법이 없다고 Lieber는 말했다.

④ Lieber의 연구진이 V-모양의 규소 **나노와이어**(silicon nanowires)를 사용하여 그 끝에 있는 나노규모의 **전계효과 트랜지스터**(Field Effect Transistor : FET)를 특징으로 하는 탐침을 만들었다.

㉠ FET는 전기장이나 화학 전 변화와 같은 몇몇 외부 자극들에 따라서 전기전도성을 바꾸어서 **감지기**(sensor)로서 사용될 수 있다.

㉡ 탐침들은 유연한 중합체 지지대 위에 고정되는데, 이것은 위로 굽어서 그 장비들이 놓인 표면으로부터 튀어나와 세포들에 접근할 수 있도록 해준다.

㉢ 끝을 **지질이중층**(lipid bilayer)로 덮어서 그것이 힘들지 않게 세포막들을 통과하여 미끄러져 들어갈 수 있게 해준다.

⑤ 세포의 내장된 부분이 되도록 전극을 삽입할 수 있게 되는 것은 많은 가능성들을 열어준다고 미국 채플힐에 있는 노스캐롤라이나대학교(University of North Carolina at Chapel Hill)에 있는 Mark Wightman은 말했다. 그러나 그 기술은 궁극적으로 생물학자들이 접근할 수 있도록 그것을 만들 수 있느냐에 달려있을 것이라고 그는 덧붙였다.

⑥ 탐침들은 **규소 나노와이어**들을 키워서 만들고 지난 해 Lieber의 연구진이 개발한 방법을 사용함으로써 그 자란 와이어 안에 통제된 120[°] 꼬임을 넣는다.

⑦ 연구진은 각각의 부분을 구성하는 재료들을 바꿈으로써 그 탐침의 **전기적 성질들을 조작**할 수 있다. '그것이 **전도성을 크게 만들기 위해 그 팔에 규소**와 많은 **인이 반도체**(phosphorus dopant)와 섞었지만, 반도성 **나노트랜지스터**(nanotransistor)를 도입하려는 그 끝에는 훨씬 낮은 농도의 반도체를 사용한다'고 Lieber는 말했다.

⑧ Lieber의 연구진은 그 **탐침이 또한 세포막들의 안팎과 주변의 전기 포텐셜의 변화와 pH 변화를 측정**하는데 사용될 수 있다.

⑨ Wightman은 화학적 과정을 측정하는데 유사한 탐침들을 사용할 가능성이 흥미로웠다.

10 수술이 불가능한 간암 종양제거 마이크로파 발생기 및 탐침기 개발

간 종양을 제거하기 위해 마이크로파를 사용하는 기법으로 영국의 100명 이상의 환자가 치료되었으며 현재 세계적으로 사용되고 있다.

① 기법은 영국 Bath 대학교의 연구원들에 의해 개척된 기술을 기반으로 한다. 간암을 가진 대부분의 환자들은 수술이 불가능하다고 하지만, 마이크로파 장치의 개발로 인해 수천 명의 환자들이 효과가 있는 치료를 제공받을 수 있게 되었다. 전세계적으로 약 백만 명의 사람들이 1차 간암으로 사망하고, 다른 종양으로부터 전이된 백만 명 이상의 2차 간암 환자들이 사망하고 있다.

② 기술은 Bath 대학교에서 의료 치료요법으로 마이크로파를 사용하는 연구진행 중에 나온 결과물이다.

㉠ 연구는 다량의 월경주기를 가진 여성의 치료를 위한 마이크로파 자궁절제(microwave endometrial ablation) 연구로부터 시작되었다.

㉡ 연구는 암종양을 치료하기 위한 마이크로파 발생기(microwave generator)와 탐침기(probe)의 개발과 생산으로 진행되고 있으며, Acculis사에서 제조하고 있다.

③ Leicester NHS Trust 대학병원의 자문 외과의사이자, Leicester 대학교 교수인 David M Lloyd 교수가 Bath 대학교의 Nigel Cronin 교수와 Peter Clegg 박사와 함께 공동연구를 하고 있으며, 현재 100명 이상의 간암 환자를 치료하는데 이 기법을 사용하고 있다. 치료를 받은 환자의 3분의 1 이상은 3년 이상 생존하였으며, 그 중 몇 명은 완치 판정을 받았다.

④ "이 기법은 간암에 매우 효과적이며 우리는 수술 불가능하다고 판정된 사람을 수술하는 중이기 때문이다. 간경변(cirrhosis of the liver)을 가진 사람은 종양을 제거하기 위해 기존의 방법으로는 수술이 불가능하다. 하지만 종양을 제거하기 위해 키홀(keyhole) 방법 또는 피부투과를 통한 마이크로파 탐침기로 대체할 수 있다."

⑤ 마이크로파 기법은 마이크로파 에너지의 직접적인 파장으로 조직만을 제거하고 다른 신체기관에는 손상을 주지 않기 때문에 빠르고 후유증 없이 암세포를 제거한다.

마이크로파는 신체의 그 밖에 부분에 부수적인 손상을 주지 않는다. 단지 탐침기 끝부분의 조직만 가열하고, 신체를 통과하는 에너지를 만들지 않는다.

⑥ 연구팀은 몇 분 안에 복잡한 종양을 가진 환자에게 적합한 마이크로파를 가지고 매우 큰 종양을 치료할 수 있다. 반면 다른 기법으로는 이러한 종양을 제거하는데 몇 시간이 소요된다.

11 심박을 활용한 체내 이식형 발전기 개발

신체에 이식된 아주 작은 전기발전기는 심장박동을 이용하여 저혈당증이나 다른 의료상태에 대한 조기경보 시스템에 전력을 공급할 수 있다. 나노발전기는 살아있는 쥐에 이식되었고 동물이 심박으로부터 전력을 발전시켰다. 미래에, 그것은 생체 내에서 센서들을 가동시킬 수 있다. Georgia Institute of Technology의 Zhong Lin Wang은 나노스케일에서 형성된 산화아연 와이어가 기계적인 에너지를 전기로 바꿔주는 압전물질로서 동작할 수 있다는 것을 알아냈다. 그래서 동료들과 함께 그는 호흡 또는 심장박동과 같은 행동으로부터 에너지를 얻을 수 있는 유연한 발전기를 만드는 것을 시작하였다(그림 3-8).

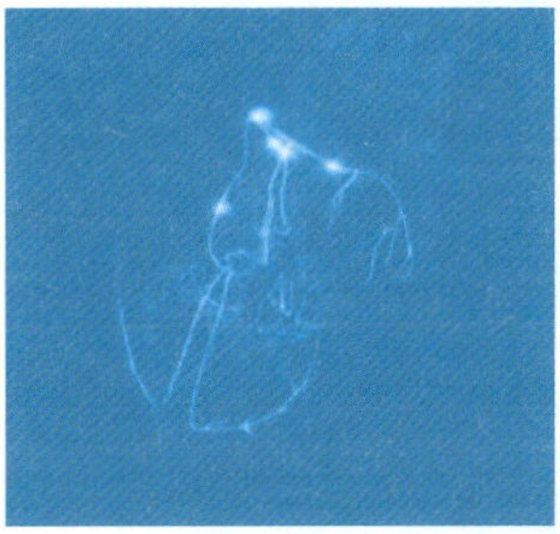

그림 3-8 • 심박을 활용한 체내 이식용 발전기

① 연구팀은 나노와이어가 다양한 방식으로 구부러지는 것을 가능하게 만들기 위해 산화아연 나노 와이어들을 유연한 폴리머 기판에 놓았다. 체액으로부터 보호하고 백그라운드 간섭이 아니라 기기에 의해 발전된 전기를 측정하기 위해 폴리머 내의 기기를 밀봉했다. 2×5[mm] 직사각형 기기는 조직접착제를 이용하여 쥐의 횡격막 근육에 부착되었다. 기기는 매우 작아서 육안으로는 식별할 수 없다.

② 숨쉴 때마다 쥐의 신체에 삽입된 기기는 펴졌다고 뒤틀려서 나노와이어의 형태를 변화시키고 2[mW]의 전압으로 4[pA]의 전류를 발생시킨다. Wang은 비슷한 기기를 다른 쥐의 심장에 삽입했는데 3[mW]의 전압으로 30[pA]의 전류를 발생시켰다.

③ 발생된 에너지 양이 작은 반면, 중간 정도 전력요구량을 가지고 지속적인 전원이 필요없는 단순한 체내 삽입형 나노센서들-가령 혈압 센서 또는 글루코스 센서-에 전력을 공급하기 충분한 출력으로 확장할 수 있다고 생각한다.

④ 장치가 어떠한 방향으로의 움직임도 잡아낼 수 있기 때문에 특정 방향으로 고정될 필

요가 없다. 어떠한 형태 변형도 기기를 구동할 수 있다. 다른 장치들은 이미 신체 움직임으로부터 전력을 발생시키기 위하여 사용되고 있다.

예 작년에 NASA의 Glenn 연구센터의 연구원들은 토끼의 대퇴사두근 근육에 세라믹 압전발전기를 삽입하였다.

⑤ 장치는 같은 근육에 부착된 자극기에 지속적으로 동력을 공급하기 위하여 충분한 전력을 발생시켰지만 동력을 발생시키기 위해 큰 움직임이 필요하다.

⑥ Georgia Tech의 연구는 움직임이 적은 불수의근의 자연스러운 움직임을 이용하기 때문에 매우 창조적이다.

12 생인공폐의 재생과 이식

현재 미국에서 약 2,000명의 환자들이 폐의 장기 이식을 기다리고 있다. 세계적으로 약 5천만명이 폐질환의 말기 단계 상태로 생존하고 있다. 인공폐의 개발을 위해서는 폐포와 혈액간의 가스 교환과 산소의 공급이 가능한 살아 있는 폐의 구조를 갖는 생인공(bioartificial) 폐의 재생을 위한 엔지니어링이 요구된다. 따라서 미국 하버드 의대의 Joseph P Vacanti 교수 연구팀은 세척제 살포로 폐를 탈셀룰로즈화하여 비세포성 혈관계(acellular vasculature), 기도(airways)와 소포(alveoli)를 지닌 인공폐의 개발에 성공했다(그림 3-9).

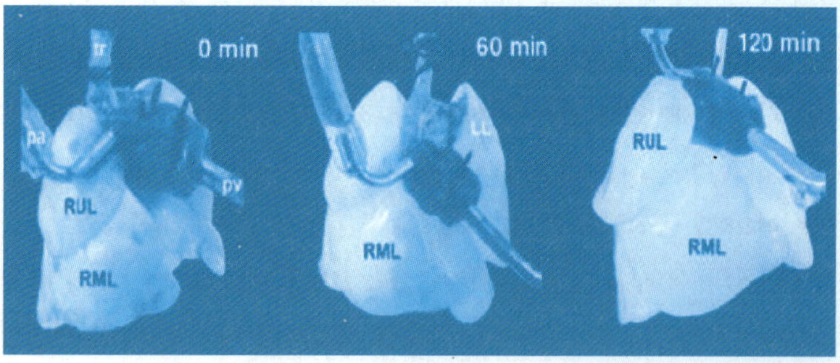

(a) 새로 분리된 쥐의 폐 (b) SDS를 확산시킨 후 60분 후의 폐 (c) 120분 후의 폐

그림 3-9 • 쥐의 전체 폐의 탈셀룰로즈화

① 가스 교환조직을 재생하기 위해 연구팀은 상피세포와 내피세포를 발판에 심었다. 폐의 기능을 확보하기 위해 연구팀은 개발 중인 폐의 생리학적 환경을 자극하는 생물 반응기(bioreactor)에서 공기확산과 가스 교환세포가 심해진 구조를 형성했다. 5일째 인공폐의 구조는 혈액으로 채워지고 생리적 압력을 이용하여 가스 교환을 가능하여 분리된 자연적 폐와 비교할 수 있을 정도의 가스 교환능력을 갖게 되었다.

② 생체에서 기능을 보여주기 위해 연구팀은 재생된 폐를 정상위치로 이식했다. 이식 후 폐의 구조는 수여자의 혈액으로 채워졌고, 수여자의 각 호흡이 근육으로 가스 교환이 이루어졌고 기관 내 삽관(extubation) 후 6시간에 걸쳐 생체 내에서 가스 교환을 수행했다.

③ 미국에서만 거의 2천 5백 만명이 만성폐쇄성 폐질환(Chronic Obstructive Pulmonary Disease : COPD)을 갖고 살고 있으며 약 12만 명이 매해 말기 단계의 폐질환으로 사망하고 있다. 폐이식은 말기 단계의 폐질환을 치료할 수 있는 유일한 방법이다. 그러나 다른 기관들과 마찬가지로 폐의 공급은 매우 제한적이다.

④ 2005년 폐이식을 기다리는 환자 4명 중 1명만 폐이식을 받고 있는 실정이다(United Network of Organ Sharing). 장기간에 걸친 폐이식의 결과는 만성 거부반응과 면역억제제 치료의 부작용으로 인해 그 성공률이 더욱 낮아지고 있다. 이론적으로 자가적인 생인공폐의 재생은 이러한 문제들을 피할 수 있는 대안으로 제시되고 있다. 필요에 따라 위에서 언급된 기능성 폐는 수여자의 폐와 유사하게 이식될 수 있는 장기의 새로운 재생을 가능하게 할 것이다.

⑤ 폴리머와 collagen, Matrige과 Gelfoam와 같은 자연적인 물질들을 이용한 결과들은 세포외부 메트릭스의 역할이 폐의 구조와 생리적 특성을 정의할 뿐 아니라 페세포의 분화도 유도한다는 것을 보여주고 있다.

⑥ 성인과 배아세포 후보들은 이미 분리되어 세포배양과 생체 내에서 폐구조들로 분화되었다. 그러나 환자의 기도와 혈관을 통해 가스 교환과 확산이 가능한 폐조직의 생산은 넓은 표면 지역에 걸친 가스 교환을 지원할 수 있는 폐의 복잡한 기도, 폐포와 혈관구조를 재생하는 생분해(biodegradable)될 수 있고 탄력성 있는 폐발판을 재생하지 못하는 이유로 제한을 받고 있다(그림 3-10).

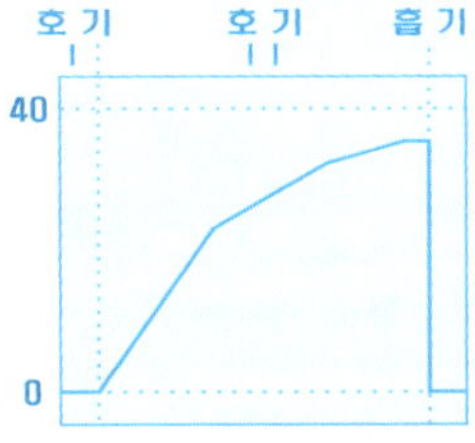

그림 3-10 • 만성폐쇄성 폐질환(COPD) 시에 나타나는 파형

⑦ 이전에 보고된 폐와 최근의 간에 적용된 접근법에서 연구팀은 **혈관상**(vascular bed)과 확산 가능한 혈관과 보존된 기도, 폐포 구조를 지닌 전체 폐발판을 재생하기 위해 시체의 폐를 **탈셀룰로즈화**(decellularization)를 시도했다.

⑧ 최근 비세포성 메트릭스 발판을 기초로 하고 조직을 기술한 기도의 임상적 응용의 성공은 폐질환의 치료에서 이러한 접근법의 임상적 잠재성을 강조하고 있다.

⑨ 연구팀은 세포외부의 메트릭스의 조성, 통합성과 기계적 특성들을 보존하는 기술의 중요성을 확인했다. 그 다음 연구팀은 탈셀룰로즈화된 쥐의 폐를 내피와 상피세포들로 재편성했다. **만성 폐동맥 관류**(chronic pulmonary arterial perfusion)와 체액순환은 통풍, 혈액확산과 가스 교환의 형성을 가능하게 했다.

⑩ 연구팀은 재생된 폐를 수여자의 혈관과 기관지 시스템에 연결하여 가스 교환을 확인함으로 수여자의 생체 내에서 이식된 생인공 폐의 기능을 발휘시키는데 성공했다. 이번 연구결과는 폐이식을 위한 생인공 폐를 재생하는 의학기술에 기여할 수 있을 것으로 기대된다.

13 수술 후 흉터를 줄이는 레이저 기술

수술 후의 흉터를 크게 줄일 수 있는 새로운 레이저 기술이 토론토 대학과 The Hospital for Sick Children(SickKids)의 연구진에 의해서 개발됐다. 과학자들은 **피코초 IR 레이저**(PIRL)라고 하는 새로운 수술 레이저를 기존의 수술 레이저와 메스 같은 수술용 도구들과 비교했다. 그들은 PIRL을 쥐에게 실험했을 때 최소한의 흉터만을 남겼으며 이 기술을 사용했을 때 나타나는 흉터는 기존의 도구이용 시 발생하는 것의 절반에 불과했다(그림 3-11).

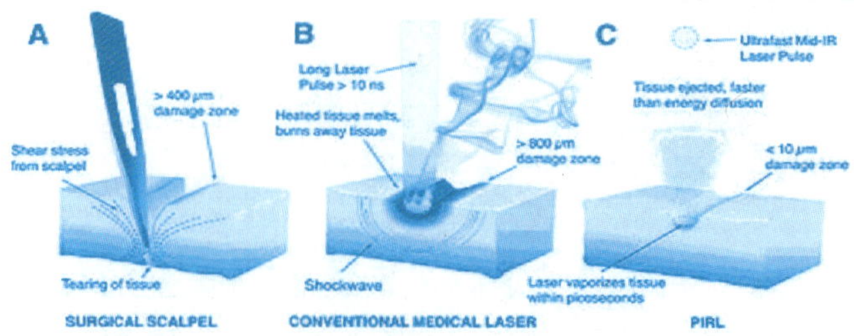

그림 3-11 • 흉터를 줄이는 레이저 기술

① PIRL을 이용하여 수술한 경우 상처 또한 빨리 치유되는 것처럼 보인다고 그들은 주장했다. "최소한의 흉터를 남기는 것이 환자들에게 유익하며 흉터가 치명적인 환자들에게 특히 그렇다. 치유시간을 줄임으로써 환자를 안심시킬 뿐만 아니라 2차 감염의 위험도 줄일 수 있다."라고 토론토 대학 교수이자 정형외과 의사이며 이 연구의 주요 저자 중 하나인 Benjamin Alman 교수가 말했다. 토론토 대학 광학센터의 연구원이자 화학/물리학과 교수인 Dwayne Miller 또한 이 연구의 주요 저자이다.

② 레이저는 매우 정밀한 것으로 알려졌지만 수술도구로서는 한계가 있다. 레이저는 기존의 수술도구로 절단하는 것보다 더 주변 조직에 손상을 주기 때문이다. 수술 시 레이저의 사용에서 생기는 주요 걸림돌 중의 하나는 열이나 충격파동에 의해서 생기는 부수적 손상이다. 기존의 레이저는 조직을 태우는 경향이 있었지만 PIRL은 절단할 부위를 재빨리 과열해 조직을 증발시켜서 주변 세포의 파괴를 줄인다.

③ 연구진은 이 새로운 기술이 매우 전망있어 보이며 성인 환자들을 대상으로 한 임상 시험을 수행할 것이다. SickKids 연구 및 학습 센터 안에 위치한 암, 줄기세포 그리고 재생 의료센터가 있는 곳으로 Alman의 연구실은 이전될 것이며 이것은 다른 과학 분야에 있는 동료와 상호 연구를 촉진할 것이다.

④ 연구는 캐나나 의료연구센터의 공동 의료연구 프로젝트와 캐나다 국립과학 및 공학 연구위원회 그리고 SickKids 재단의 지원을 받고 있다.

14 비만수술 위험예측 컴퓨터 모델 개발

JAMA/아카이브 저널 중 하나인 〈Archives of Surgery〉의 2010년 1월 판에서는 극도로 비만인 환자들이 위 우회수술을 받게 되면 수명을 더 연장시키는 것이 가능한 새로운 컴퓨터 모델이 개발되었다.

① 환자들의 나이, 증가되는 신체 지표와 같은 개인특성들이 결합되어 수술에 효율성을 나타내고 있음을 보여주고 있기도 한데, 미국의 경우 전체 인구의 5.1[%]가 극도 비만으로 분류되고 있고, 비만도를 나타내는 수치인 BMI 인덱스 또한 40이상인 것으로 나타나고 있다.

② 식이요법이나 행동요법, 약학요법들이 이러한 그룹에 속한 환자들에게 의미 있는 결과를 가져다주고 있지 못한 것이 사실이고, 비만수술 치료법도 임상학적으로 의미 있는 체

중감소와 병적으로 관계되어 가는 비만상황을 개선시키지는 못하고 있는 상황이다. 해당 절차 또한 위험요소를 가지고 있고 사망에까지 이르게 만들고 있다. 이러한 상황 가운데 이번에 신시내티 대학의 아카데믹 헬스 센터 관계자들이 2가지 의미 있는 서베이를 실시하는 동시에 극도 비만인 환자들에게 위 우회수술을 실시하였을 경우 나타날 수 있는 혜택과 위험요소가 무엇인지 알 수 있는 새로운 컴퓨터 모델을 구축하였다.

③ 이 컴퓨터 모델은 미국 전역의 40만명 분량의 데이터를 포함하고 있고, 이를 통하여 비만과 관련 질병으로 인한 사망률을 예측할 수 있고, 비만치료를 받고 있는 미국 내 23,281명의 환자로부터 확보한 데이터를 사용하여 해당 절차 도중 나타날 수 있는 사망률을 예측할 수 있다.

④ 7년 동안의 연구 가운데 해당 참여자로부터 발견된 결과는 생존에 영향을 미치는 수술의 요소를 결정하고 해당 모델을 측정하고 확인할 수 있도록 지원하고 있다.

⑤ 컴퓨터 모델을 사용한 결과 모델에 따르면 비만수치인 BMI 45를 가진 42세의 여성의 경우 비만수술을 할 경우 **기대수명 대비 약 3년을 더 추가**할 수 있고, 동일 BMI 수치를 가진 44세 남성의 경우는 평균 2.6년의 수명연장이 가능함을 나타내고 있다. 추가적인 분석을 통하여 **BMI 수치가 더 높은 젊은 여성의 경우에는 해당 수술로 기대수명을 더 많이 연장**할 수 있음을 이 컴퓨터 모델은 보여주고 있다. 더 높은 BMI 수치를 가진 젊은 남성의 경우에도 마찬가지로 해당 수술 후에 수명을 더 연장할 수 있다.

⑥ 컴퓨터 모델은 **남성보다는 여성이 더 나은 결과를 얻을 수 있음을 제시**하고 있다. 고령 환자의 경우, 수술로 인한 수명연장은 보다 적게 나타나고 있고, 우회수술의 경우 오히려 기대수명을 감소시키고 있음을 이 컴퓨터 모델은 제시하고 있다.

⑦ 컴퓨터 모델 개발을 통하여 최적의 환자 선택과정을 이해할 수 있고, 어떤 분야에서 어느 데이터가 필요한지를 나타내고 있기도 하다.

예 위험과 혜택 요소 가운데 균형을 얻기 위하여 가장 효율적인 비만수술법이 무엇인지 파악 가능하게 된다.

⑧ 향후, 보다 많은 개별 환자들의 특성 정보(예 당뇨병을 가지고 있는지 여부) 등이 이러한 절차 진행의 효율성에 어떠한 영향을 미칠 수 있는지를 파악할 수 있도록 더 많은 데이터 확보가 이루어진다면 의미있는 결과를 더욱 확보 가능하게 될 것이다.

⑨ 결론적으로, 아직 모든 환자들에게 유효한 결과를 이 컴퓨터 모델이 보장하고 있지 못하지만, 이번에 개발된 컴퓨터 모델은 **위 우회술이 대부분의 환자들에게 기대수명을 연장**시키는데 도움이 될 것이다.

⑩ 수술을 시행하는데 있어서 위험도가 높은 환자들에게 있어서는 수술 적용 정도를 낮추어야 하고, 수술로 인한 이점도 최소화하여야 할 것이다.

⑪ 컴퓨터 모델 개발 관계자들은 이번에 개발된 컴퓨터 모델이 환자나 의료진들로 하여금 위 우회수술에 관한 의사결정에 대하여 중요한 정보를 제공하게 될 것이라고 평가하고 있다.

15 최첨단 기술을 활용한 컴퓨터 수술의 도래

키홀 수술*을 모니터링하고 질병을 발견하는 2가지의 매우 정교하고 새로운 방법이 개발되어 진단기술 및 수술에 혁명을 일으키게 될 것이다. 외과의들이 질병에 감염된 세포와 다른 개체들의 위치를 정확하게 찾아내는 것을 도울 수 있는 최첨단 컴퓨터 과학기술을 사용하는 것이다. 또 다른 하나는 질병의 징후를 발견하기 위해 인체 내를 통과할 수 있는 컴퓨터 모니터링 캡슐이다.

① 의사들과 과학자들의 10년간의 공동연구를 통해 수술 중 환자의 신체 내부를 스크린에 투영할 수 있는 새로운 형태의 IT 기반의 수술을 이끌어냈다. 외과의들이 키홀 수술을 집도할 때 인체 내의 해당 경로 항해에서 활용할 수 있도록 하기 위해 수술에는 X-ray와 초음파를 스크린 위에 보이는 3D 맵에 변형시키는 기술이 활용된다.
이 기술은 의사들이 전통적 수술법보다 키홀 수술을 더 자주 활용할 수 있도록 도울 수 있으며, 이에 따라 환자들의 스트레스와 병원 체류시간을 줄일 수 있을 것이다.

② 새로운 기술을 활용한 수술법은 의사들이 키홀 수술을 집도할 때 신경과 혈관을 피하는 것을 가능하게 하기 때문에 더욱 안전한 수술법이 될 것이다.
예 의사들은 혈관과 신경과 얽혀 있을 때에도 종양의 위치를 정확하게 찾을 수 있을 것이다.

③ 캡슐은 초음파와 분광기, 바이오 센서에 기반한 센서를 가지고 있다. 캡슐은 소화기관을 통해 이동하면서 직장암과 같은 심각한 질병의 조기발견을 가능하게 하기 때문에 현재의 진단방법보다 더 많은 생명을 구할 수 있을 것이다.

* 키홀 수술(keyhole surgery) : 열쇠구멍 수술이라고도 한다.

16 의료용 로봇

오늘날 노인인구의 증가와 함께 결합된 간호인력의 부족으로 인해 우리 인간은 의료용 로봇의 도움으로 인력 부족 및 시설의 부족을 지원하고 있다.

1. 기술(제품)의 특징

의료용 로봇(medicalrobot)은 사람에 비해 정밀하고 안정되게 제어할 수 있으며 피로에 지치지 않으며, 작업에 대한 반복성이 우수한 로봇을 이용하여 의료현장에서 의사의 어려움을 덜어주거나 수술과정에서 의사를 대체하고 비숙련의가 수술을 연습할 수 있도록 하기 위해 보조의나 간호사를 대체하기 위한 로봇이다. 인간에 비해 로봇이 갖는 장점은 사람이 하기 어려운 움직임을 할 수 있고, 금지된 명령을 엄격하게 지킬 수 있으며 손떨림을 제거하거나 힘이나 촉감 같은 외부정보를 전달할 수도 있다.

2. 의료용 로봇 개념도

자체적인 판단의 범위가 제한적이며 의사에게 적절한 정보를 제공하거나 수술의 보조역할을 하는 의료용 로봇은 주위 상황을 인식하고 판단하여 행동하는 지능형 로봇과는 분명한 차이가 있다. 의료용 로봇은 시스템의 구성이 필요하기 때문이다.

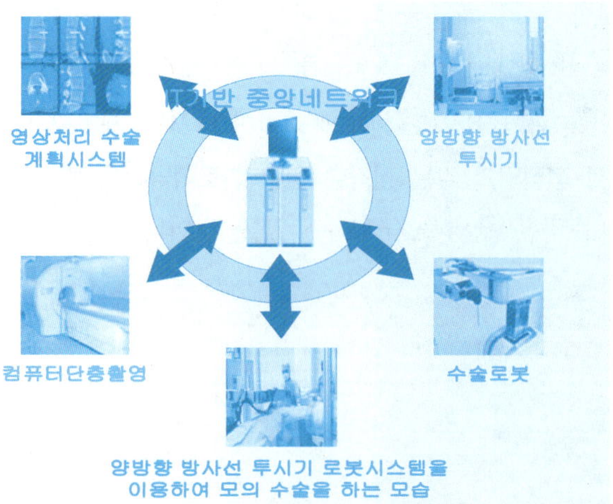

그림 3-12 • 의료용 로봇 개념도

우선 수술 전 환자의 영상 및 다양한 정보를 입력하여 기존의 데이터베이스 자료를 중심으로 환자에 적합한 수술계획을 세운 뒤 환자의 환부를 로봇 내에 내장된 데이터와 일치화한 후 의사의 확인과 지시에 따라 로봇을 이용하여 수술을 한다. 수술 중 환부의 변화에 실시간 정보는 실시간으로 로봇에 입력되며 이러한 정보는 수술 후 검증작업을 거쳐 다음 수술에 이용하는 데이터로 이용하게 된다(그림 3-12).

3. 의료용 로봇의 연구 분야

의료용 로봇의 연구 분야는 크게 네 분야로 나뉘어서 진행되고 있다. 수술실에서 집도의의 명령을 따르면서 수술을 보조하거나, 영상 가이드를 대신하여 수술과정의 전체 혹은 일부를 의사 대신 혹은 의사와 함께 수술작업을 하는 수술 로봇으로 자기공명영상(MRI)이나, 컴퓨터단층촬영영상 등을 이용한 가상의 환자와 햅틱 장치를 이용하여 수술 등을 훈련할 수 있게 해주는 수술 시뮬레이터, 장애인이나 노년층의 독립적인 활동을 가능하게 해주는 재활 로봇의 분야들로 나뉠 수 있다.

(1) 수술 로봇

미세 수술용 원격수술 로봇시스템 : 원격제어(Tlteeoperaion)기술을 이용해 슬레이브 로봇의 움직임을 마스터로봇에서 의사의 손 움직임보다 작게 한다. 의사가 원거리에서도 실재감을 느낄 수 있도록 하는 것이 중요한 연구과제이다.

① 최소 침습수술 로봇시스템 : 시술시간이 짧고 환자의 회복이 빠르며, 환부를 개복하지 않고 환부에 2~4개 정도의 구멍을 뚫고, 수술도구와 카메라를 삽입하여 수술의가 모니터를 보면서 수술하는 방법이다.

② 고관절 혹은 무릎관절 전치환수술 로봇시스템 : 고관절 혹은 무릎관절 전치환수술에서 인공관절을 삽입할 부위를 로봇이 가공함으로써 시간을 단축하고 정확성을 높인다.

(2) 수술보조 로봇

내비게이션 보조 로봇은 로봇 위치제어기능과 영상처리기술을 중심으로 하여 수술부위와 수술도구로 영상을 보여줌으로써 수술의 진행상태를 알 수 있게 한다.

① 미세 자세조정 로봇 : 검수술법이나 최소 침습수술법을 사용할 경우 의사의 손떨림, 환부내부가 보이지 않는 점 등의 어려움으로 인하여 의도하지 않은 방향으로 수술도구를 삽입할 경우 올바른 방향으로 보정해 주는 일을 한다.

② 의사도우미 : 최소 침습수술(MIS)에서 내시경을 제어하여 수술의에게 편안한 시야를 확보해 수술실의 보조의를 대처하면서도 수술의의 명령을 정확하고 안정되게 따른다.

③ 수술 시뮬레이션 : 수술에 관한 숙련도를 높이기 위하여 가상의 그래픽 환자 모델과 햅틱 장치 등을 이용하여 수술을 연습할 수 있게 한다.

4. 기술동향

의료용 로봇의 개발은 미국, 독일, 영국, 일본 등의 선진국을 중심으로 연구되어 오다가 그 실현 가능성과 상업적 가치가 검증되면서 최근 들어 점차 확대되고 있으며, 과거 대부분의 수술이 개복 수술에서 복강경 수술로 대치된 것처럼, 향후 모든 수술이 로봇 수술로 대치될 것이며, 이것이 의학계의 큰 흐름이라고 전망하고 있다. 현재 의료용 로봇에 관한 세계적인 개발수준은 초기 단계로 특정 몇몇 분야에서는 이미 상업화되었거나 실용화를 위한 임상평가단계에 이르고 있다.

로봇 개발사업은 일본의 경우 하드웨어 분야에서 경쟁력이 높으며, 소프트웨어 분야에서는 미국이 앞서 나가고 있다. 독일 역시 상당한 연구개발 능력을 보유하고 있다. 국내의 의료용 로봇 시스템에 관한 연구는 아직 초보 단계에 있는 실정이다. 또한 개발비가 많이 드는 의료용 로봇에 대한 일반 기업의 참여도가 저조하여 연구개발이 진행되기 어려운 실정이다.

하지만 세계적으로 로봇을 이용한 의료 서비스의 효용성이 증명되어가고 있는 만큼 점차 확대되어갈 것이다. 기존의 의료환경을 개선하고 국민의료 복지증진에도 기여하면서 의료 로봇 시장을 확보할 수 있는 우수한 의료용 로봇시스템의 개발을 위해서 의료전문가와 로봇 관련 전문가의 적극적인 상호협력이 가장 먼저 요구된다. 또한 더 앞서가는 로봇의 개발을 위해 적극적인 개발의지를 보이는 기업의 출현과 국가적 차원에서 장기적이고 규모있는 투자가 병행되어야 할 필요가 있다.

(1) 일 본

2011년 21세기 로봇챌린지 프로그램이 시행된 이후 지능형 서비스 로봇의 적용을 단계적으로 확대하고 있다. 의료복지의 경우 2010년을 목표로 삼고 있다. 주로 대학연구소가 주축이 되어 수술 로봇에 대한 개발을 추진하고 있으며, 민간기업은 미쓰비시가 수술 시뮬레이션을 개발하였다. 나고야대학에서는 손가락 하나로 제어가 가능한 최소 침습수술 로봇을 개발했으며, 미쓰비시에서는 무릎관절 내시경 시뮬레이터를 개발했다.

(2) 미 국

미국은 우주용, 군사용 외에도 의료복지용과 같은 특수 목적용 로봇에 대한 개발을 활발히 추진하고 있다. 정부 연구기관과 대학 연구소가 주축이 되고 있는 일본이나 한국에 비해 민간기업의 활동이 두드러지고 있는데, 특히 Intuitive Surgical의 Da Vi는 세브란스병원에도 도입되어 2005년 7월 처음 수술을 집도한 이후 1년 6개월 만에 수술 300사례를 달성했다. ZEUS 수술 로봇을 개발한 Computer Motion은 Intuitive Surgical에 합병되어 복강경 수술용 로봇은 Intuitive Surgical이 독주하고 있다.

(3) 유 럽

유럽은 영국과 독일이 수술 로봇에 대한 개발을 가장 활발히 추진하고 있으며, 정부와 업계로부터 자금을 지원받은 대학연구소가 주축이 되고 있다. 또한 EU 차원에서도 수술 로봇에 대한 프로젝트를 진행하고 있는데, 현재 약 1만 파운드의 자금을 투입해 캡슐형 로봇을 개발하고 있다. 개발할 수술 로봇은 캡슐형 내시경인 필캠(Pill Cam)의 카메라 기술에 기초하고 있다.

(4) 국 내

우리나라에서도 수술 로봇에 대한 개발이 활발히 이루어지고 있으며, 대덕 R & D 특구가 그 중심에 서 있다. 특히 KAIST에서는 고관절 전치환수술에 활용할 수 있는 원격수술 시스템을 연구하고 있는데, 이미 고관절 수술 때 위치를 신속하고 빠르게 안내해주는 보조 로봇을 개발한 상태이며, 현재는 의사의 음성에 따라 움직이며 복강 내 영상을 보여주는 위 복강경 수술용 보조 로봇과 미세 수술용 원격제어 로봇을 개발 중이다. 이외에도 한국 한의학연구원에서 한의사처럼 환자의 맥을 진단하는 진맥 로봇을 세계 최초로 개발하는 데 성공하였다.

17 세계 최초로 수술 로봇과 마취 로봇이 합동으로 수술진행

로봇이 완벽하게 전체를 시행하는 수술 및 마취가 세계 최초로 맥길대학 건강센터(MUHC, McGill University Health Centre)에서 시행되었다(그림 3-13).

① 수술의사가 원격에서 작동하는 수술 로봇인 DaVinci는 올해 여름에 작업을 시작했고 반면에, McSleepy라는 닉네임을 가진 마취 로봇은 2008년 이후로 자동화된 마취시술을 진행해 오고 있다. 2개의 로봇이 결합하여 몬트리올 제너럴 병원에서 전립선 절제술 환자에 대해 완전히 로봇이 시행하는 수술을 시행했다.

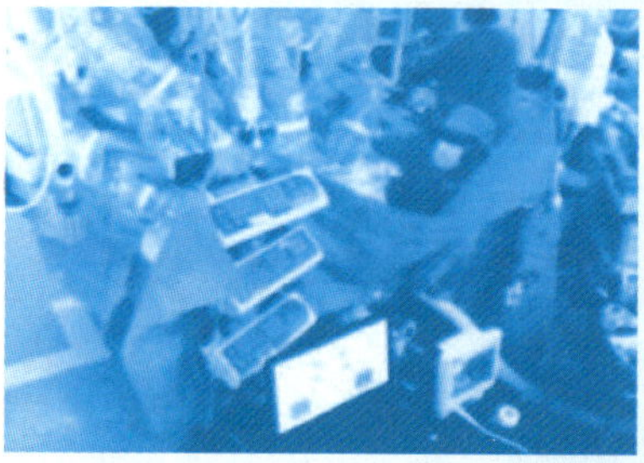

그림 3-13 • 수술 로봇과 마취 로봇이 합동으로 수술

㉠ 수술 로봇인 DaVinci와 마취 로봇인 McSleepy의 합동작업은 명백하게 성공적이었다.

㉡ 의학분야의 로봇은 의료 서비스 분야에 높은 안전도와 정밀성을 제공할 수 있으며, 궁극적으로는 그 결과를 향상시킨다고 맥길대학 건강센터 연구소(RI, Research Institute) 신경과학 및 마취분야 연구원인 TM Hemmerling 박사는 말했다.

㉢ "DaVinci는 인간이 홀로 제공할 수 없는 정밀하고 섬세한 손가락의 이동을 통해 우리가 멀리 떨어진 작업장에서 수술도구를 작동시킬 수 있도록 도와준다."고 맥길대학 건강센터 암 분야 책임자이자 맥길대학 건강센터(MUHC) 연구소(RI) 암 분야(Cancer Axis) 연구원인 A. Aprikian 박사는 말했다. 그와 그의 수술팀은 전용 작업실에서 타의 추종을 불허하는 3D HD 이미지 화질을 통해 로봇 팔을 작동시키고 있다.

㉣ 로봇이 시행하는 전립선 절제술(prostatectomy)에 마취작업을 시행하는 것은 수술팀이 완벽한 조건을 유지하는 데 필요한 특별한 환자용 위치조정과 높은 수준을 요구하는 근육이완 때문에 매우 도전적인 작업이 될 수 있다.

② McSleepy 로봇을 통한 자동화된 마취작업을 통해 전문가의 특별한 역량과는 별도로 높은 주의가 필요한 사항들을 보증해 준다. 로봇 수술과 같은 서로 다른 수술마다 특별하게 필요한 작업들이 정확하게 진행될 수 있다고 Hemmerling 박사는 덧붙였다.
"명백하게, 기술적인 측면에서부터 로봇이 활동하기에 필요한 공간적 필요사항까지 모든 로봇 작업을 위한 접근법을 완벽하게 진행하려면 여전히 추가로 필요한 작업들이 존재한다. 로봇이 꽤 오랜 시간 동안 수술에 사용되어 왔지만 마취작업은 이제야 진행되는 것이다. 로봇은 의사들이 하는 작업 모두를 대체할 수는 없지만 높은 수준의 작업을 진행할 수 있도록 도와줄 수는 있다"고 Hemmerling 박사는 덧붙였다.
2대의 로봇을 결합함으로써 맥길대학 건강센터 전문가들은 가장 현대적이고 정확한 환자관리를 제공할 수 있다.

③ 연구진들은 더욱 많은 환자와 다양한 수술방식에 로봇을 사용하여 수술과 마취를 시험하기 위해 이 프로젝트 결과를 이용할 예정이다. "이것은 우리가 돌봐야 할 환자들에게 더욱 신속하고 안전하며 정확한 수술을 제공할 것"이라고 Aprikian 박사는 결론지었다.

18 세계 최초의 수술 내비게이션 시스템

의료현장에서는 지금까지 수술 전에 방사선 화상법에 의해 육안으로는 볼 수 없는 임파관이나 임파류, 혈관, 혈류의 가시화를 수행해 왔으나, 특수한 환경에서 이루어지기 때문에 수술 중에는 이용할 수 없으며 환자의 신체에 부담을 주기 때문에 반복적으로 이용할 수 없다는 등의 문제가 있었다. 투과성이 있고 신체에는 영향을 주지 않는 근적외광에 주목하여 인체표면에서 피하의 임파관이나 임파류, 연부조직 내혈관이나 혈류 등에 ICG*를 투여하여 발생하는 근적외 형광상을 포착하였고, 이를 통해 화상과 동시에 임파관 등의 주변조직을 가시광상으로 추출할 수 있는 컬러 동영상장치와 영상처리장치로 구성된 수술 내비게이션 시스템을 개발하였다(그림 3-14).

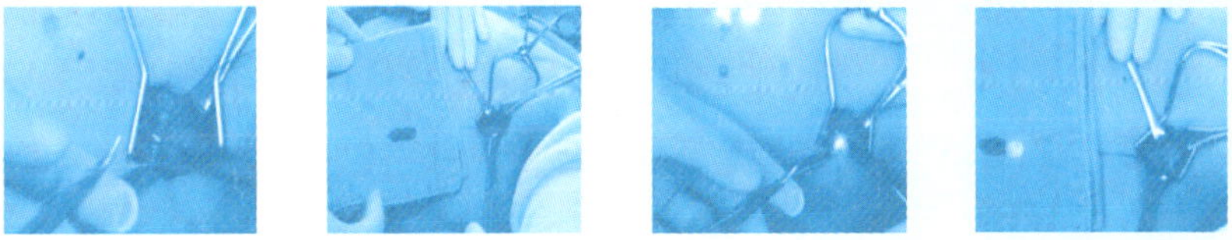

그림 3-14 • 수술 내비게이션 시스템

의료현장에서 특히 외과수술 현장에서는 절개해야 할 부위의 확실한 파악을 위해 환자의 체내의 상황을 효과적으로 알아낼 필요가 있다. 사람의 육안으로는 인체의 내부를 볼 수 없으나, 방사선이나 X-선은 인체의 내부까지 투과하기 때문에 CT 검사 등에 의해 인체의 심부구조를 투영할 수 있다. 따라서 이전부터 수술 전의 방사선 화상법으로 각종 기관의 가시화가 수행되어 왔다. 그러나 방사선을 취급하기 위해서는 특수한 환경이나 전문지식이 필요하다. 더구나 수술실 내부에서의 사용이 제한적이며 반복사용에 따른 환자의 신체적 부담을 무시할 수 없다.

* ICG(Indocyanine Green Angiography) : Indocyanine Green은 형광물질의 색소이다. 이것을 이용하여 혈류가 잘 흐르는지 확인하는 검사가 ICG 형광안저촬영술이다.

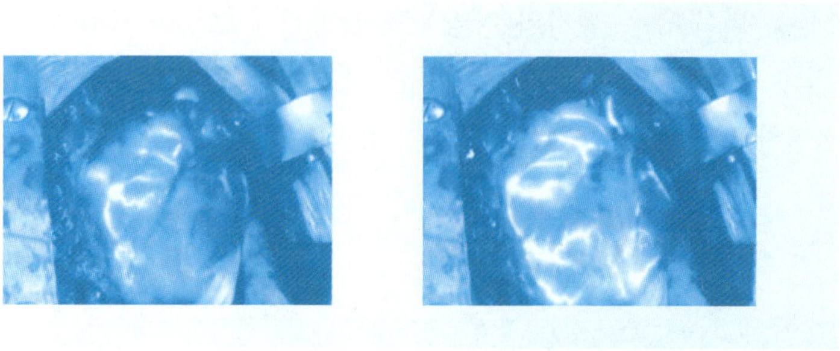

그림 3-15 • 수술 내비게이션 시스템을 이용한 수술진행

① 눈에는 보이지 않는 빛의 일종인 **근적외광***에 주목하여 수년전부터 근적광을 투영하기 위한 특수카메라 개발에 착수해왔다.

② 인체에 투여 가능한 검사시약인 ICG를 투여하여 보고 싶은 목적 부분에 760~780[nm] 파장의 근적외광을 조사하면 혈액이나 임파 등에 들어있는 ICG가 여기되어 800~850[nm] 파장의 근적외 형광을 방출한다.

③ ICG 여기조사광이나 그 근적외형광은 조직투과성이 높기 때문에 임파절이나 혈관류를 관찰하는 것이 가능하다. 그러나 ICG 형광은 인간의 눈에는 보이지 않는 파장대역이며 미량이기 때문에 특수한 촬영장치가 없으면 촬영할 수 없다는 문제를 가지고 있다.

④ 연구에서는 인체 표면에서 피하의 임파관, 임파류, 연부조직, 내혈관, 혈류, 혈관내벽에 ICG를 투여하여 발생하는 근적외형광을 포착하여 그 가시화상과 주변조직 가시광상을 동시에 추출할 수 있는 컬러 동영상 촬영장치와 화상처리장치로 구성되는 수술용 내비게이션 시스템을 개발하였다. 이번 시스템 개발의 핵심기술은 다음과 같다.

㉠ 가시광, 여기광, 근적외형광의 투과성을 독립적으로 제어할 수 있는 광학 필터 기술이다.

㉡ 가시광과 근적외광을 동시에 촬영가능한 촬상소자 기술이다.

㉢ 촬상소자의 각 수광화소에서 읽어낸 신호를 처리하여 가시광상과 근적외광상에 기반한 합성 화상을 나타내는 화상신호 생성용 신호처리 회로기술이다.

⑤ 개발된 시스템은 본래는 사람의 눈에 보이지 않는 **근적외형광****을 가시광과 동시에 컬러 영상으로 추출하여 실시간 동영상으로 가시화할 수 있는 특징을 가진 세계 최초의 기술성과이다. 이에 따라 수술 시간의 단축, 수술 후 부작용의 경감, 암적출 수술에서의 불안해소 등

---

* 근적외광 : 사람이 인식할 수 있는 가시광보다 약간 파장이 긴 광의 일부이지만 인체에는 전혀 나쁜 영향을 미치지 않으며 인체 내부를 파악할 수 있다.

** 근적외형광 : 가시광선의 적색보다 파장이 길고, 전파보다는 파장이 짧은 광을 적외광이라고 한다. 적외광은 사람의 눈으로는 볼 수가 없다. 근적외광은 적외광 중 가시광선에 더 가까운 광으로 가시광선에 가까운 성질을 가지기 때문에 눈에는 보이지 않지만 가시광선과 비슷한 성격의 광이다.

을 도모할 수 있다.

⑥ 시스템은 심장혈관류나 유선임파절 확인에 특히 효과적이기 때문에 심장외과나 유선외과 등에서의 유용성이 기대된다.

⑦ 이번 연구개발 성과의 내용은 JST 이노베이션 세털라이트가 주최하는 연구성과보고회에서 발표되었다.

19 하이브리드 센서, 무선기술을 이용한 미래의 수술도구 연구

메스를 훨씬 넘어서서 연구원들은 미래의 수술기구들을 만들기 위해 하이브리드 센서들, 무선 기술들과 비디오를 같이 묶고 있다.

Carnegie Mellon University은 현재의 방법들보다 더 빠르고 더 정교할 수 있는 절차를 만들기 위해 현미경 시력교정 수술의 양식을 자동화하는 비디오 기반제어 시스템의 프로토타입을 개발했다. 별도로, Johns Hopkins University의 연구원들은 더 정교한 수술도구들을 가능하게 하기 위해 광학과 전자기계적인 센서들을 융합하려 하고 있다(그림 3-16).

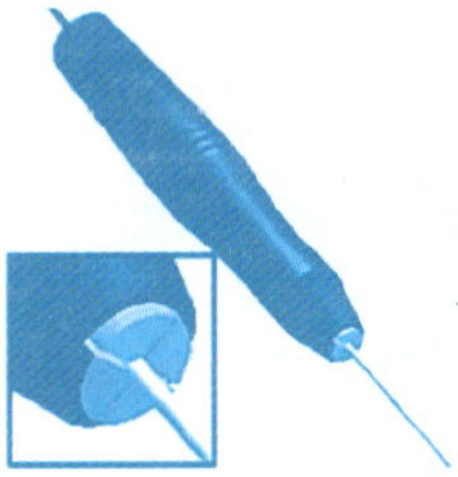

그림 3-16 • Micron, 지능형 현미경 수술도구

① 링크의 비디오에서 Carnegie Mellon의 박사과정인 Brian Becker는 레이저 응고술인 망막수술의 양식을 자동화한 비디오 기반제어 시스템을 설명한다. 초기 테스트들에서 시스템은 현재의 방식보다 40[%] 더 빠르고 22[%]더 정교함을 증명했다.
별도의 연구원들로 구성된 팀들은 가속도계, 자력계와 광학 센서의 조합을 이용하여 위치와 좌표를 더 효율적으로 예측할 수 있는 유선 수술도구들을 위해 협력하고 있다.
이 연구는 Johns Hopkins와 Fraunenhofer Institute간의 협력관계를 통해 이루어졌다.

② Frauenhofer 연구소는 테스트될 기기를 위한 맞춤형 전자기기 보드를 구축하고 있다.

궁극적으로 그룹은 하이브리드 기구들의 제어를 위해 무선기술을 이용하고자 한다.

③ 수술도구를 위한 센서들에는 혁신을 위한 풍부한 기회가 있다고 CMU의 생체공학 교수인 Cameron Rivierie는 말했다. 수술동안에 실시간으로 움직이는 유연한 조직을 추적하는 것은 디지털 기술의 첨단이며 새로운 센서 기술들을 필요로 할 것이다.

20 수술 로봇 성장전망

수술 로봇(surgical robots)은 CAS 시스템 시장 중 가장 빠르게 성장하고 있는 부분으로 전 세계 Surgical Robots 시장은 2005년 199백만 달러, 2006년 259백만 달러, 2007년 341백만 달러, 2008년 453백 만 달러, 2009년 604백만 달러, 2010년 807백만 달러를 기록할 것으로 전망했었다(그림 3-17).

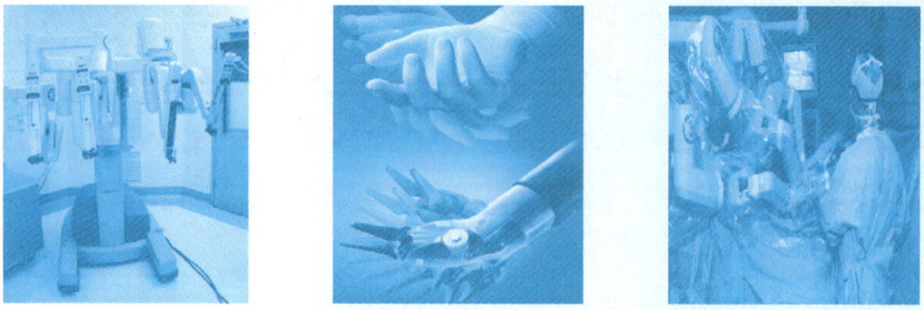

그림 3-17 • 수술 로봇의 성장

1. 전 세계 연평균 성장률 및 전망

가장 높은 성장세가 예상되는 미국 Surgical Robots 시장의 2000년부터 2010년까지 연평균 성장률은 34.15[%]를 기록하였다. 연간매출액의 경우 2005년 112백만 달러, 2006년 149백만 달러, 2007년 200백만 달러, 2008년 272백만 달러, 2009년 370백만 달러, 2010년 505백만 달러를 기록하였다(그림 3-18).

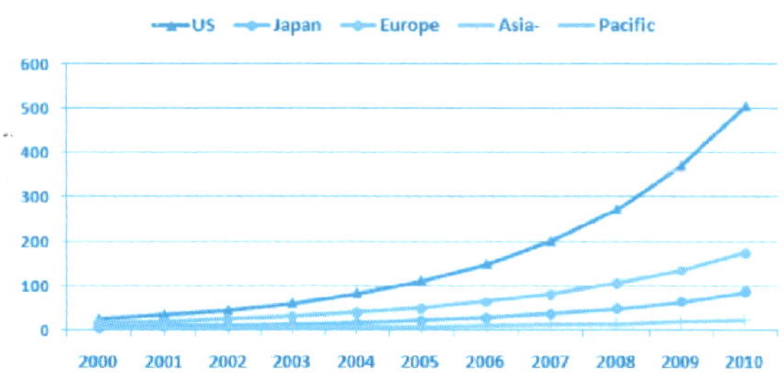

그림 3-18 • 전 세계 Surgical Robots(2000~2010)

① 미국 다음으로 높은 성장세가 기대되는 일본 Surgical Robots 시장의 2000년부터 2010년까지 연평균 성장률은 29.89[%]를 기록하였으며, 연간매출액의 경우 2005년 21백만 달러, 2006년 28백만 달러, 2007년 37백만 달러, 2008년 49백만 달러, 2009년 65백만 달러, 2010년 86백만 달러를 기록하였다.

② 캐나다 Surgical Robots 시장의 2000년부터 2010년까지 연평균 성장률은 29.82[%]를 기록하였으며, 연간매출액의 경우 2005년 1백4십만 달러, 2006년 1백8십만 달러, 2007년 2백만 달러, 2008년 3백만 달러, 2009년 4백만 달러, 2010년 5백만 달러를 기록하였다.

③ 유럽 Surgical Robots 시장의 2000년부터 2010년까지 연평균 성장률은 27.18[%]를 기록하였으며, 연간매출액의 경우 2005년 51백만 달러, 2006년 64백만 달러, 2007년 82백만 달러, 2008년 105백만 달러, 2009년 135백만 달러, 2010년 175백만 달러를 기록하였다.

④ 아시아 태평양 Surgical Robots 시장의 2000년부터 2010년까지 연평균 성장률은 22.24[%]를 기록하였으며, 연간매출액의 경우 2005년 8백만 달러, 2006년 9백만 달러, 2007년 12백만 달러, 2008년 14백만 달러, 2009년 18백만 달러, 2010년 23백만 달러를 기록하였다.

2. 의료 로봇의 경쟁현황

수술용 로봇을 생산하는 대표적인 업체는 Intuitive Surgical Inc.사가 있으며 수술용 로봇 '제우스'를 생산하던 '컴퓨터 모션' 회사를 합병하면서 세계 수술용 로봇 시장을 독점하고 있다.

① Intuitive Surgical에 의해 출시된 '다빈치'는 제우스를 생산하던 컴퓨터 모션 회사가 미국의 Intuitive 회사에게 합병되면서부터 전 세계 수술용 로봇시장을 독점하고 있다.

② 현재 3D 복강경 수술 로봇은 대당 가격이 약 25억 원으로, 전 세계에 400여대가 보급되어 있으며, 아시아에도 10여대가 보급되었다. 탈·부착하여 사용하는 로봇 손만 해

도 1개에 300만~400만원이며, 10회까지만 사용하면 전원이 꺼져 사용할 수 없도록 개발회사에서 자동 프로그래밍이 되어 있다.

높은 가격임에도 불구하고 전 세계적으로 각광받고 있는 이유는 다빈치 로봇 수술 시 출혈이 매우 적으며, 기존 수술에 비해 통증이 월등히 적고 수술회복이 매우 빠르며, 10~15배 확대된 화면을 보면서 사람의 손과 똑같이 움직이는 로봇 기구로 정교하게 수술을 할 수 있기 때문에 기존에는 불가피했던 혈관이나 신경의 손상을 최대한 줄일 수 있다는 장점이 있다.

③ 다빈치 로봇은 비뇨기과에서는 전립선암, 방광암, 신장수술, 외과에서는 위암, 대장암, 직장암, 담낭절제술, 부인과에서는 자궁경부암, 자궁근종, 난소종양수술, 흉부외과에서는 폐암, 식도암, 종격동종양절제술 등에 적용할 수 있다.

④ 다빈치 시스템은 의사의 눈과 손에 대한 기술을 향상시키는 로봇 기술에 기초를 두고 사람의 손목처럼 유연한 로봇 암(arm)이 수술하고, 사람은 뒤에서 조종하는 방식으로 의사가 사용하는 제어 콘솔(surgeon console), 환자용 카트(patient cart), 비전 카트(vision cart), 다관절 로봇 암(instrument arms) 등 4부분으로 이루어져 있다.

⑤ 다빈치 시스템의 제어 콘솔 내부에 있는 비디오 스크린은 환자 신체 내부에 대한 확대된 고해상도의 3차원 이미지를 제공한다. 환자는 4발을 가진 거미와 같은 로봇 암을 가진 수술 로봇 아래에 누울 수 있고 하나의 로봇 암은 복강경을 구비하고 있으며, 다른 3개의 로봇 암은 절단도구와 수술용 핀셋이 설치되어 있다.

21 환자안전과 의료 프로세스 개선, 의료정보 시스템 솔루션

영국 런던 소재 의료정보 전문기업이 의료기관에서 수술행위에 있어서 새로운 통합 외과, 마취, 회복 관련 자동화 솔루션 기술을 개발했는데, 이번의 최초의 자동화 솔루션 개발이 병원 내 환자안전과 효율성 측면에서 자동화된 통합 솔루션은 이미 관련 기업들로 하여금 관련된 의료 데이터들로 인해 자동적으로 환자들이 입원하고 수술 전, 수술 중, 수술 후와 병원의 중요한 진료환경에 관하여 입력될 수 있도록 지원한다.

① 솔루션을 사용하는 참여기업들로 하여금 간호사와 같은 의료인력들의 배치와 각종 의료기기 공급과 수술실의 스케줄들을 최적화할 수 있도록 지원하고 의료 관련 프로세스를 개선할 수 있도록 지원한다.

② 개발된 분석도구는 병원 내에서 시간별 성과에 대한 측정이 가능하도록 지원하고 이를

해석할 수 있도록 지원하면서 최적의 베스트 프랙티스 도출을 위한 과정들을 돕게 되는 것이다.

③ 솔루션을 개발한 Picis 소프트웨어사에서는 이 솔루션이 수행할 수 있는 결과물에 대하여 자신감을 나타내고 있는데, 의료 프로세스의 효율성을 향상시키고 환자들의 안전성을 보장하면서 전체 의료 프로세스에 새로운 질서부여가 가능하다.

④ 솔루션을 위한 소프트웨어를 개발한 기업은 이미 협의된 시간 척도하에서 관계자들에게 약속한 바를 실천할 수 있도록 지원하고 매우 전문화된 조직구성이 가능하도록 지원한다. 향후 몇 달 동안 사용자들은 이 시스템이 관련 조직 내에 새로운 가치들을 더하면서 완전하고 잠재성을 가지고 환자들을 돌볼 수 있는 새로운 개선된 서비스 프로세스를 마련할 수 있을 것으로 기대하고 있다.

⑤ 개발된 소프트웨어를 설치한 Frimley Pack 병원 NHS 재단에서는 이 소프트웨어를 통한 솔루션에 대하여 기존의 병리한 시스템이나 iSOFT 환자센터의 시스템과의 통합 또한 원활하게 이루어지고 있다고 평가하고 있다.

⑥ 통합 솔루션은 수술과 마취, 마취 후 관리와 같은 주요 의료 프로세스에 있어서 의료진들을 지원하고 전체적인 환자 진료과정을 통한 자동화된 도큐먼테이션을 공급할 수 있게 된다. 또한, 잠재적으로 발생할 수 있는 의료 진료과정 가운데의 실수를 줄이는데 기여할 수 있다. 바로 병원 내의 중요한 의료 프로세스 수행에 있어서 이전보다 훨씬 더 효율적으로 관련 지원들을 체계적으로 관리할 수 있도록 지원하면서 정보들에 대한 접근과 데이터 관리가 용이하게 수행될 수 있도록 지원하게 된다.

⑦ 소프트웨어 개발은 의료분야에 있어서 적절한 정보기술 사용이 의료진들로 하여금 의료 진료과정 중에 나타나는 다양한 프로세스를 얼마나 개선할 수 있는지를 보여줄 수 있다.

⑧ 개발된 NHS IT는 이전에는 볼 수 없었던 새로운 현미경 같다고 평가하면서 더 나은 성과향상을 위한 투자가 필요한 시점이고, 보다 전문화된 정보관리 시스템이 병원조직 내에 가져다 줄 수 있는 초정밀기술 중의 일환이 될 수 있을 것으로 기대된다.

⑨ 개발된 소프트웨어에 대하여 Frimley Pack사는 다음과 같은 모듈들을 구입하였는데, 바로 Picids Theatre Manager, SmarTrack, PACU Manager, Anesthesia Manager, Critical Care Manager, Extelligence Anesthesia와 Picis 전문 대쉬보드와 같은 모듈들이다. 이러한 모듈들을 개발한 소프트웨어 기업에서는 운영적인 효율성을 향상시키고, 커뮤니케이션 과정을 개선시키면서 의료진들에게 새로운 가치를 부여할 수 있을 것으로 전망되고 있다.

제 4 장

임상 · 검사 관련 의료기기

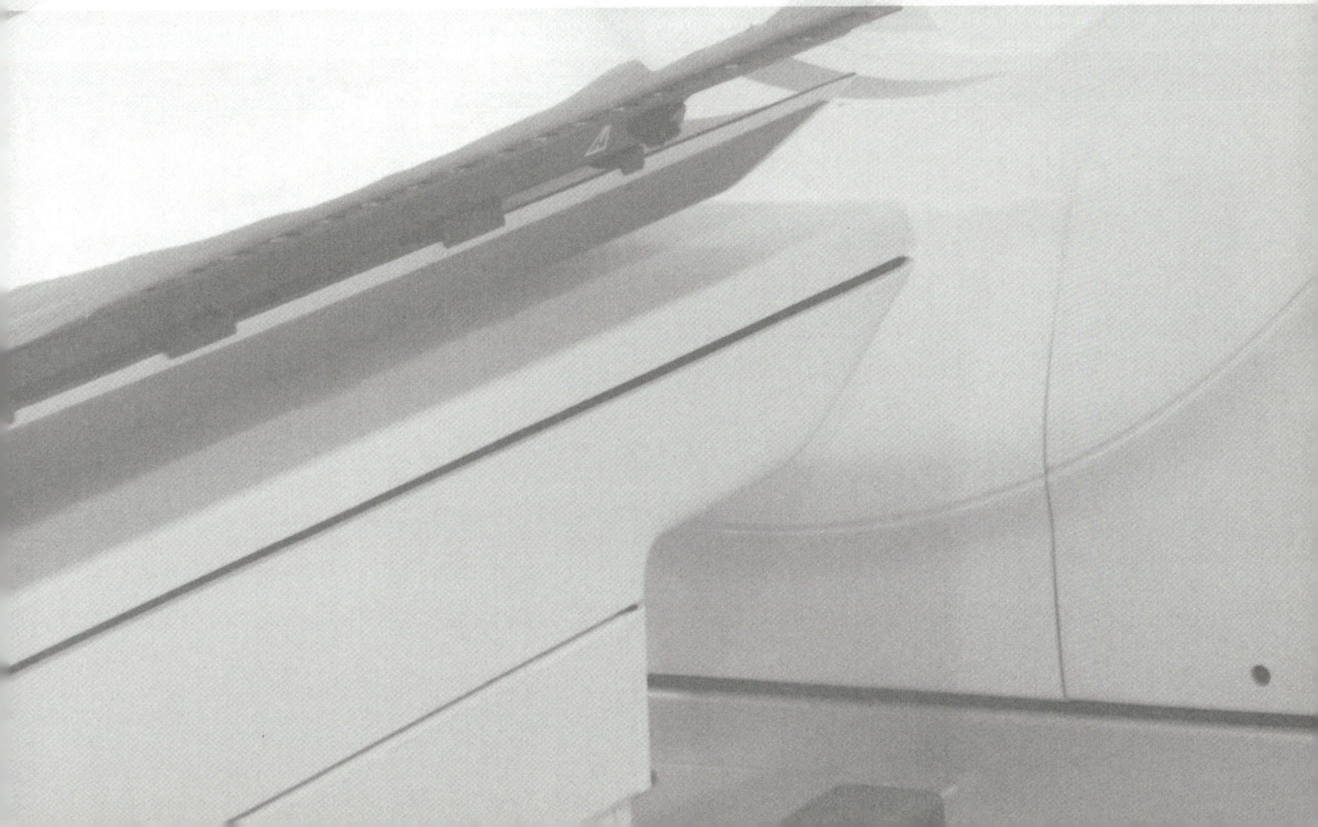

01 동맥혈액가스검사

가스압에 의한 모세혈관의 반사적 확장작용이 일어나 지방세포에서 방출된 지방산을 혈관을 통해 쉽게 배출시키는 작용을 하게 되고, 혈액 내의 산소가 조직으로 이동되어 피부 및 피하조직으로 산소공급이 증가된다. 산소해리(oxygen dissociation)를 증가시켜 국소적인 유산소운동 효과가 있으며 신체에서 일어나는 대사작용은 효소에 의하여 촉매가 된다.

효소는 적정한 산도[pH]에서 작용하며, 체액의 산도는 일반적으로 7.35~7.45의 매우 좁은 범위에서 유지된다. 이를 위하여 완충계, 호흡계, 신장이 함께 작용하며 음식의 섭취 및 대사작용에 의하여 매일 많은 양의 산이 생산되고, 이들의 대부분인 탄산(H_2CO_3)은 적혈구 내의 헤모글로빈(hemoglobin)과 결합하여 폐로 이동되어 배출되며 그 외 케톤산(ketonic acid), 황산(sulfuric acid), 인산(phosphoric acid) 등은 혈액을 통하여 신장으로 배설한다. 그림 4-1은 혈액가스를 검사하기 위한 분석기기들이다.

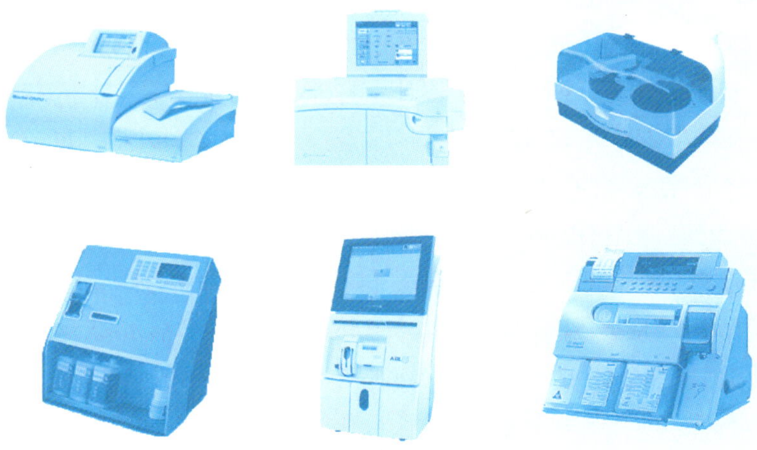

그림 4-1 • 동맥혈액가스검사기

① 동맥혈의 산도[pH], 이산화탄소분압(PCO_2),중탄산염을 측정하여 체내 산염기 상태를 파악하고 이를 조절하는 완충계, 호흡계, 신장의 산염기 조절능력을 평가하고, 이와 함께 산소분압(PO_2)을 측정하여 체내 산소공급 상태를 평가하는 검사를 동맥혈액가스검사(Arterial Blood Gas Analysis : ABGA)라 한다.

② 동맥혈액가스검사를 시행하는 대부분의 기기에서는 측정된 산도와 이산화탄소분압을 가지고 핸더슨 해셀발히 공식에 따라 중탄산염을 계산한다. pKa는 H_2CO_3의 해리상수의 음의 로그값(37[℃]에서 6.1)이며, 정상인에서 PCO_2는 약 40[mmHg]이므로 $H_2CO_3 = 0.03 \times 40$을 하면 약 1.2[mmol/L]이고, HCO_3^-는 약 24[mmol/L]이므로 [pH]는 6.1+log20(log20은 약 1.3이다.)으로 약 7.4 정도를 유지하게 된다.

③ 일반적으로 완충액을 만들 때 우리가 맞추려는 pH와 유사한 pKa를 가진 산을 사용하지만 우리 몸은 pKa 6.1인 탄산-중탄산염 완충계를 사용하여 산과 염기의 비율을 20배의 차이를 두어 7.4로 유지한다. 그 이유는 폐를 통한 이산화탄소의 배출이 손쉽기 때문인 것으로 생각할 수 있다.

02 박편절단기

현미경 관찰을 위한 조직편을 파라핀 등으로 포매시킨 후 2~25[μm](마이크로미터, 10^{-6}[m]) 정도로 얇게 썰어낼 때 사용하는 기기이다. 박편절단기(microtome)의 강철 절삭날은 날카롭고 미세해 사용 시 주의가 필요하다. 고정 절삭날에 시료를 움직여 절삭하는 로터리(케임브리지형, 미노형) 방식과 시료를 고정시키고 절삭날을 움직이는 슬라이딩(sliding) 방식이 있다.

슬라이딩 방식은 연속 절편이 어려우나 로터리 방식은 연속 절편이 가능하다. 최근에는 레이저로 10~100[μm]까지 정밀절단이 가능해 전처리 과정이 없는 레이저 절단기(laser microtome)도 개발되어 있다. 박편절단기는 세포조직을 현미경 검사를 위해 강철 날을 사용하여 식물이나 동물 생물학적 조직 견본을 얇게 자르는 데 사용하는 기기이다(그림 4-2).

① 박편절단기를 이용할 때의 과정을 살펴보면 관찰하고자 하는 세포를 파라핀으로 고정한 후 2~25[μm] 두께로 박편절단기에서 자른다. 그리고 나서 잘려진 세포를 현미경에 올려놓고 관찰을 하게 되는데, 박편절단기에 사용되는 날은 아주 날카롭기 때문에 사용할 때 아주 주의를 기울여야 한다. 요즘에는 기계적인 칼을 사용하는 대신 레이저를 이용하고 있다. 레이저를 이용하는 레이저 박편절단기의 경우 세포의 전처리 기술 없이도 10~100[μm]까지 박편할 수 있다.

② 보통 조직학에서 절편방법은 물로 가득차 있는 세포를 급격히 빨리 얼린 후 절단하는 방법으로 이 같은 기술은 기존의 전통적인 방법에 비해 아주 빠르다. 그리고 에폭시 수지에 조직이 고정되고 유리나 다이아몬드칼로 전형적으로 60~100[nm] 정도로 얇게 절편을 낸다.

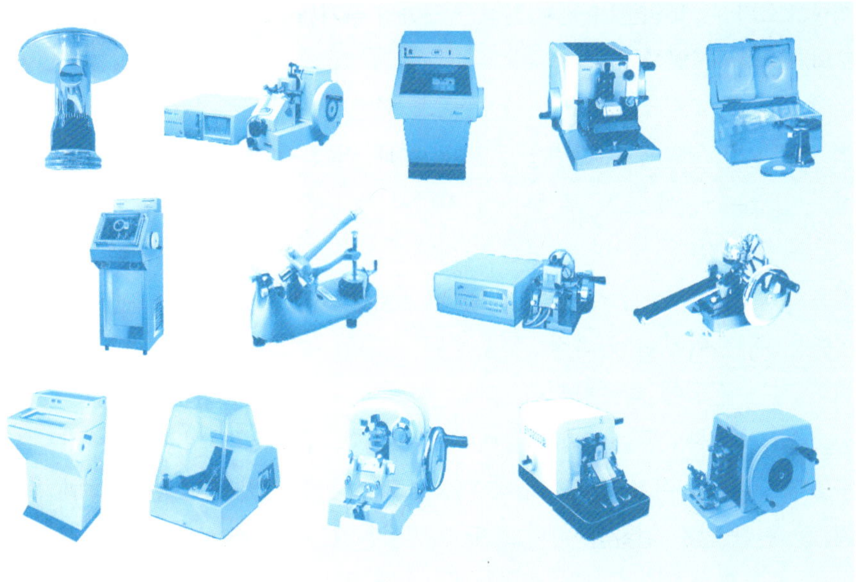

그림 4-2 • 박편절단기

그리고 나서 염색된 후 전자현미경으로 이 절편이 보내지고 관찰되는데, 보통 초고도 박편절단기라고도 한다.

식목학에 적용한다면 나무나 뼈와 가죽과 같이 단단한 조직을 검사하는 방법으로 보통 사용되는 박편절단기의 날보다 더 무거운 날을 사용한다. 얇은 조직을 이것으로 수행하기 힘들기 때문이다.

③ 박편절단기로 활용하며 러시아에서 지능을 이식하는데 쓰이기도 하는데, 외상 혹은 질병으로 뇌기능이 손상되었을 때 줄기세포를 뇌에 이식함으로써 뇌기능을 부분적으로 회복시킬 수 있다. 또한, 여러 가지 원인에 의해서 뇌신경이 손상을 입었을 경우 신경줄기세포를 이식함으로써 손상된 신경을 절반 이상을 고칠 수 있다.

④ 러시아 기초연구 재단의 지원으로 이러한 실험이 쥐를 통해 이루어지게 되었는데, 러시아 생리학자들은 신경줄기세포, 즉 미래의 신경을 이식하면 알츠하이머, 파킨슨씨병을 퇴치할 수 있을 뿐만 아니라 신경세포의 퇴화, 죽음으로 인해 발생하는 회복 후 합병증 또한 없앨 수 있을 것으로 내다보고 있다.

⑤ 러시아 과학 아카데미 N.K. Kol'tsov 생물학 발전 연구소, 러시아 과학 아카데미 고등 신경활동 및 신경생리학 연구소, 러시아 과학 아카데미 유전자 생물학 연구소, 그리고 러시아 의학 아카데미 산과학, 산부인과학 및 출산의료학 센터가 산소결핍 증세를 보이는 쥐를 가지고 공동으로 실험을 할 정도로 관심이 증대되기도 하였다. 산소부족 혹은 산소결핍은 뇌를 손상시키는 요인으로 잘 연구되어 있다. 사람 또는 더 정확히 말해

성장요소가 든 배양균 속에서 길러진 태아의 줄기세포가 쥐에게 이식하기 위한 신경줄기세포의 도너가 되었다.

⑥ 쥐를 기압실(pressure chamber)에 넣고, 일반적인 수은주 높이 760[mm] 대신 180[mm]의 낮은 기압상태에 3분 동안 두었다. 이때 쥐의 3분의 1이 죽었고, 나머지는 뇌에 손상을 입었는데, 이 조치 후 하루가 지나서 쥐 6마리의 뇌에 사람의 신경줄기세포 현탁액을 주입시켰다. 또 다른 여섯 마리에게는 단순한 용액의 존재가 쥐의 뇌에 어떻게 작용하는지를 보기 위해 동일한 양의 생리용액을 주입시켰다. 마지막으로 다섯 마리 실험용 쥐는 아무런 외과적 조치 없이 그대로 두었다. 사흘 후에 과학자들은 실험용 쥐의 지능 실험에 착수하였다.

⑦ 산소결핍을 겪은 동물은 학습능력이 떨어진다. 먼저 각각의 실험용 쥐를 단순히 관찰하였다. 실험용 쥐가 몇 번 움직이지 않고 그대로 서있는지, 얼마 동안 움직이지 않는지, 몇 번을 발로 얼굴을 비비고 또 움직이는지, 이 테스트에서 모든 쥐는 표준과 차이가 없는 동일한 결과를 보여주었는데, 더 어려운 것이 조건반사 훈련이었다. 기압실 이후 쥐를 훈련시키고 시간이 지나고 그리고 시간이 지난 후에 습득된 내용을 점검하였다. 전문가들은 조건반사 훈련에 대한 능력을 높게 평가하였다. 정상적인 쥐는 평균에 못미치는 성적으로 과제를 수행하였다. 머리에 세포가 이식된 실험개체는 간신히 통과하였고, 사람의 세포를 얻지 못한 쥐는 결과가 저조할 정도였다. 그리고 뇌 속의 생리용액은 산소결핍 효과를 더 악화시키기까지 해서 이 그룹에서 반사작용은 거의 습득되지 못했다.

⑧ 시간이 지나 쥐들을 마취시키고, 박편절단기로 각 쥐의 뇌에서 얇은 박편을 채취하였다. 그것은 산소부족이 신경조직에 어떤 손상을 가져왔는지, 이식된 줄기세포에 어떤 일이 일어났는지 연구하기 위해서였다. 연구결과, 산소결핍으로 인해 정상적으로 활동할 수 없는 주름지고 부은 신경이 생겼음이 밝혀졌다. 연구자들은 쥐의 각 그룹에서 손상을 입은 신경, 그리고 정상적인 신경의 상대적인 양을 측정하였는데, 그 결과, 이식이 변질된 신경의 약 절반을 완전한 상태로 되돌리는데 도움을 준다는 사실이 밝혀졌다.

⑨ 이식된 배양균은 몇 종류의 세포로 이루어져 있다. 이 세포는 이식되어 활발하게 자라서 손상된 부위로 이동하였다. 과학자들은 해마*, 시상** 부분에서 그리고 대뇌의 외피에서 그것을 발견하였다. 인간의 신경아세포(neuroblasts)가 정착한 곳에는 손상된 신경이 눈에 띄게 적었다.

---

* 해마(hippocamp) : 대뇌의 측뇌식하각 바닥면에 돌출하는 대뇌피질의 일부이다. 둘레계통에 포함되며 장기기억과 공간개념, 감정적인 행동을 조절한다.

** 시상(thalamus) : 간뇌에 속하며 많은 신경핵군으로 구성되어 있는 부위이다. 주요 기능은 후각 이외의 모든 수용기에서 대뇌피질로 전도되는 감각 임펄스를 중계하는 중계핵으로 작용한다.

⑩ 생리학자는 얼마 후에 신경-정신 질병 및 뇌손상 치료를 위한 세포요법이 사람에게도 가능할 것으로 확신하고 있다. 더 놀라운 것은 스위스의 어느 학자가 고안하여 박편을 설계하여 발명을 했는데, 히스라는 스위스의 해부학자가 개발하여 더 진보화되어 변화되어 실험에 혁신을 일으켰다.

03 비중계

비중계는 일반적으로 물체의 비중을 측정하는 기계이다(그림 4-3). 이를 의료용으로 사용하게 되면서 의료용 비중계라고 명명되었다. 의료용 비중계는 소변을 검사하는데 사용된다. 소변에 포함된 당의 농도나 혈액 속 단백질의 농도를 측정하는데 사용된다. 의료용 비중계에 사용되는 기본원리는 당이나 단백질을 빛이 투과할 때 굴절되는 각도가 다르다는 것을 이용한다.

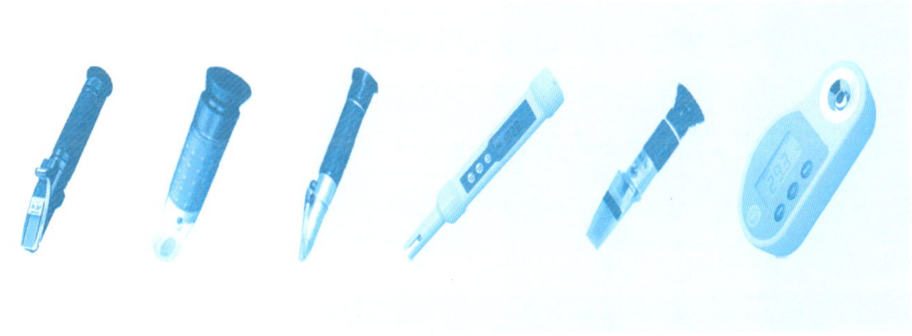

그림 4-3 • 의료용 비중계

① 기계의 구성 : 원통형 구조를 기본으로 한쪽 끝에는 관찰할 수 있는 접안렌즈가 있으며 원통형 구조 내에 광학렌즈와 눈금자가 들어 있다. 반대쪽 면에는 시료를 넣을 수 있는 개폐형 구조로 되어 있으며, 접안렌즈와 일직선상으로 프리즘이 장착되어 시료의 굴절 여부를 눈으로 확인할 수 있다.

② 기본사용법 : 시료를 개폐형 안쪽의 반사경에 한방울 떨어뜨린 뒤 덮개를 덮고 반사경을 발광체 쪽으로 향하게 한 뒤 접안경을 사용하여 반사경을 통하여 들어온 빛이 프리즘을 투과하여 눈금자쪽에 비춰지는 명암을 읽어 측정한다.

③ 소변의 정상적 비중수치 : 1.015~1.025이다. 또한 혈액 속 단백질의 비중을 측정하여 정상수치인가 아닌가를 의료용 비중계를 사용하여 비중을 측정하게 되면 피검사자의

소변과 혈액속 단백질의 수치를 알게 되어 기준점인 정상수치와 비교하게 되어 피검사자의 이상 유무를 파악할 수 있다.

④ 검사 시 보정 : 액체를 사용한 장치이므로 매 검사 시 보정이 필요하다. 또한 측정장소의 온도에 따라서도 측정값이 변하게 된다. 측정장소의 적정온도는 20[℃](68[F])이며 온도가 3[℃](5[F]) 이상 차이나는 경우 재보정을 해야 한다. 측정장소의 온도가 10[℃] 이하거나 30[℃] 이상인 경우 정확한 값을 얻을 수 없게 되므로 주의해야 한다.

⑤ 보정방법 : 소변이나 혈액을 삽입하는 반사경 쪽 투입구를 깨끗하게 세척한 후 증류수를 한방울 삽입하여 반사경을 발광체 쪽을 향해 측정하여 그 값이 1,000인가 확인 한 후 그렇지 않으면 조정하여 기준점을 잡는다.

04 생검총

검사자의 신체 내부의 병변이 발견되었을 경우 병변의 성질을 확인하기 위하여 사용하는 기구이다(그림 4-4). 긴 바늘이 장착되어 있으며 신체 내부의 병변위치 근처에서 주사바늘을 몸 안에 집어넣어 병변에 접근, 병변조직에 사용하여 조직을 채취한다.

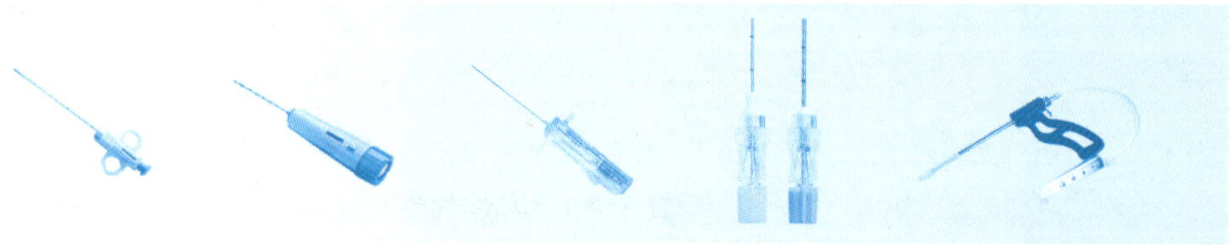

그림 4-4 • 생검총

① 생체검사는 검사방법에 따라 외과적 생검(surgical biopsy), 침생검(needie biopsy)으로 나누어진다.

㉠ 외과적 생검 : 병변쪽 피부를 절개하여 조직을 채취하는 방법이다.

㉡ 침생검 : 환부를 마취한 후 바늘로 천자하여 조직을 채취하는 것이다.

② 외과적 생검은 방사선 검사로 확인된 병변의 성질을 파악하기 위해 사용된다. 방사선으로 확인된 방향의 피부를 절단하여 병변을 채취하여 성분을 파악한 뒤 조취가 필요한 경우 그 즉시 수술하게 된다. 조직검사에 소모되는 시간을 제외하고는 수술 시간이 짧으며 유동적인 대책수립이 가능하다.

③ 침생검의 경우 세침흡인생검(Fine Needle Aspireation Cytology : FNAC), 중앙부절침생검(core-cutting needle biopsy), 흡인조직검사(vacuum assisted biopsy)로 나누어진다.

㉠ 세침흡인생검 : 침생검의 바늘보다 더 가는 바늘을 사용하여 조직을 채취하는데 사용된다. 조직 위쪽 피부를 마취하며 외과적 처방이 없기 때문에 시간소모가 적다.

㉡ 중앙부절침생검 : 조직 근처의 피부를 마취한 후 메스로 자국을 낸 뒤 조직에 접근하여 채취하게 된다. 방사선 검사에서 의심되는 부분 전역에 걸쳐 조직을 채취하는데 사용된다.

㉢ 흡인조직검사 : 조직 근처의 피부를 국소마취한 뒤 조직에 접근한 바늘 사이에 프로브(probe)를 삽입하여 조직을 채취하거나 제거한다.

④ 검사와 동시에 방사선 도구를 사용하여 처치 여부를 확인하면서 사용할 수 있다. 외과적 생검의 경우 환부를 절개해야 하므로 위험성이 낮으나, 침생검의 경우 예상부위를 찾아 천자하기 때문에 시술자의 경험정도가 수술에 큰 영향을 미친다. 그러므로 침생검 시 방사선 도구를 이용한 실시간 검사가 요구된다.

05 생화학분석기

생화학분석기(chemistry analyzer)는 질환의 진단, 치료, 예방을 위한 객관적 정보를 제공하여 병태나 병인의 해명을 하는 것을 목적으로 하는 의료기기(그림 4-5)로 시료조작, 시약조작, 큐베트 반응 시스템 등으로 구성된다.

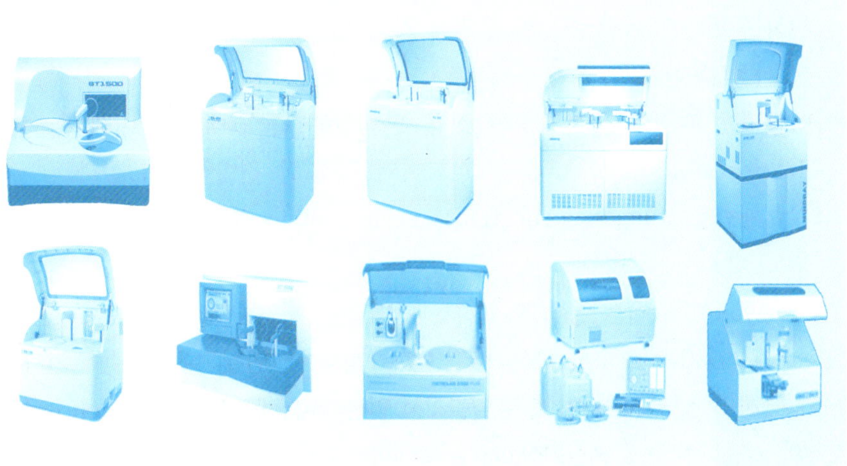

그림 4-5 • 생화학분석기

시료조작부에서 샘플을 자동분석기 시스템 내부로 주입시키면 시약조작부에서 샘플을 비색계로 표시되도록 화학적 색깔반응에 영향을 주는 시약과 섞는다. 큐베트 반응부에서는 30~37[°C]의 온도로(일반적으로 체온과 같은 37[°C]로 유지) 유지하며, 광도계로 각 시료마다 섬광을 발생시켜 유체기류의 광밀도 변화를 디스플레이하고 이를 기록한다.

① 항체를 이용한 생화학 분석방법 중 Western Blot Analysis는 찾고자 하는 단백질을 표적화하는 항체를 이용하여 항원 · 항체 반응을 통해 특정한 단백질을 검출해낸 기법이다.

㉠ Western Blotting은 단백질(protein)을 분석하기 위한 중요하고 현대적인 방법이다.

㉡ 항원-항체반응(antigen-antibody reaction)을 이용하여 여러 단백질 혼합물 중에서 원하는 특정 단백질만을 찾아낸다.

㉢ 항원의 검출과 스테로이드 호르몬 수용기(sterodid-hormone receptor)의 검출 등에 쓰일 수 있다.

㉣ 소량의 단백질도 검출할 수 있다는 장점이 있다. 이 방법은 단백질을 폴리아크릴아미드 젤(polyacrylamide gel)에서 막으로 옮기는 과정과 이렇게 옮겨진 단백질을 조사(probe)하는 과정으로 이루어져 있다.

② 단백질 혼합물을 SDS-PAGE에 운영(running)한다.

㉠ SDS-PAGE에서는 단백질이 변질되어 직선상태가 되고 전하(charge)로 변하므로 분자량에 따라 분리가 된다.

㉡ 다음 단계로 Nitrocelluose, PVDF 및 나일론 막(nylone membrane) 같은 여과기로 이동한다.

㉢ 폴리아크릴아미드 젤에 깊숙이 박혀있는 단백질은 반응이 일어나기 힘들기 때문에 이동시킨다. 이동하면서 전기장을 걸어주어 (+)전하가 걸리는 막쪽으로 (−)음의 전하를 띈 단백질의 이동이 잘되지 않는다. 이러한 문제점은 메탄올을 처리하여 소수성 상호작용한다.

㉣ 이동되는 과정에서 분자량이 작은 단백질은 큰 단백질에 비해 소수성 상호작용(hydrophobic interaction)을 강화시켜 막에 잘 결합하도록 한다.

③ 원하는 단백질을 Fluorescence(Fluorescein Isothiocyanate : FITC)을 이용하여 확인할 수 있다.

④ 효소(enzyme)반응을 이용하여 원하는 단백질을 확인하고자 할 경우 항원-항체 복합체(atigen-antibody complex)는 두 번째 항체에 연결되어 있는 겨자무과산화효소(horseradish peroxidase) 또는 알칼리성 인산가수분해효소(alkaline phosphatase)와 이 효소의 기질로써 색소 생산기질(chromogenic substrate)과 같은 발광성 기질(iuminescent substrate)을 이용하여 반응시킨다.

⑤ **이동막**(transfer membrane)의 종류 및 특징은 막을 사용하는 이유는 **타킷 단백질**을 농축시키기 쉽고, **항체**를 이용한 **탐지**(detection)가 수월하며 다루기 쉽고 **염색**(staining)과 **제거**(destaining)가 쉬운 장점이 있기 때문이다.

⑥ **나이트로셀롤루스 막**(nitrocellulose membrane)은 **민감성**(sensitivity)과 **분해성**(resolution)이 높다.

⑦ **폴리염화비닐리덴 다이플로라이드 막**(polyvinylidene difluoride membrane)은 **단백질 고정능력**(protein binding capacity)이 높고 물리적으로 강하며 화학적으로 안정한데 반해 나일론 막의 감지과정에서 색이 너무 높다.

⑧ **방해막**(blocking membrane)상에 **불특정 고정**(non-specific binding)을 피하기 위해서 처리해주는 과정이다.

06 소변분석기

소변분석기(urine analyzer)는 환자 또는 일반인의 소변에서 당, 단백, 산도 등의 항목을 화학처리 된 진단시료에 적시어 시료의 반응상태를 정확히 파악해내는 기기로서 신장과 요로계의 이상 유무를 파악해 당뇨병, 신장질환, 요로감염 등의 질병을 발견하고 건강상태를 확인하는 데 사용하는 검사 장비이다. 최근에는 가정용 진단기와 자판기용 진단기 등이 개발되어 보편화되고 있다(그림 4-6).

소변은 혈액이 자신의 조직을 순환하면서 일어난 체외신진대사의 노폐물과 수분이 신장에서 여과되어 체외로 배출되는 것이다. 신장, 요관, 방광, 요도, 즉 요의 배설경로에 기능적 이상으로 노폐물이 배설되지 않을 때, 요의 구성성분이 변화를 초래하게 되는데 이와 같은 경우 요의 성분이나 성상의 이상 유무를 검사하여 신체의 질병을 진단하는 검사가 소변검사이다.

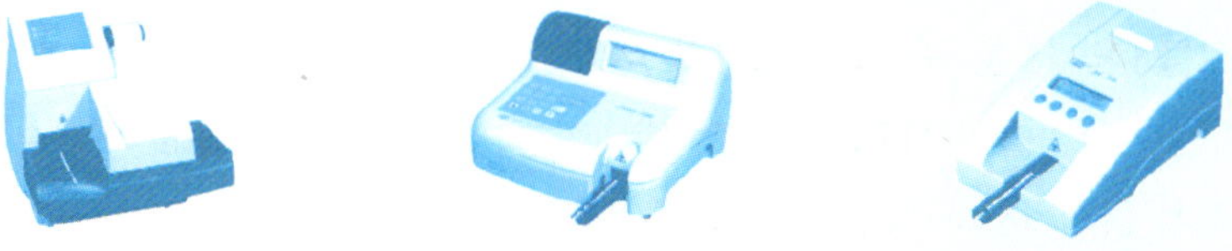

그림 4-6 • 소변분석기

07 원심분리기

부유물이 있는 현탁액을 가만히 두면 밀도가 높은 물질은 중력의 영향으로 서서히 바닥으로 가라앉고 밀도가 낮은 물질은 서서히 상층부로 이동하게 되는데 이런 과정을 침전이라 한다. 밀도차가 나는 물질이 섞이면 침전현상이 발생하게 되고 시간이 지나면 혼합물을 밀도차에 따라 분리해 낼 수 있다. 혼합물끼리 밀도차는 혼합물을 분리해주는 힘인 중력이 강해질수록 커지므로 인위적으로 중력을 크게 해주면 침전현상을 가속할 수 있다. 중력 대신 원심력을 이용하면 쉽게 침전현상을 가속시킬 수 있는데 이런 과정을 원심분리라 한다.

원심분리기(centrifuge)는 원심력의 작용에 의해 성분이나 비중이 다른 물질을 분리 · 정제 · 농축하는 원심분리를 이용하여 액체 속의 고체입자를 분리하는 기계이다(그림 4-7).

원심력을 이용하여 균질액을 여러 부분으로 나눌 목적으로 가장 많이 이용되는 기계로서, 균질액을 시험관에 넣고 원심분리기를 고속으로 회전시키면 입자의 크기와 밀도에 따라 물질을 분리할 수 있다. 핵연료를 농축하기 위해서도 이 방법을 사용한다.

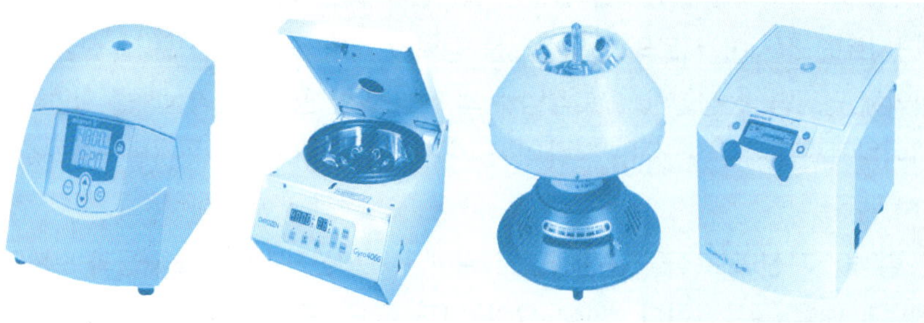

그림 4-7 • 원심분리기

1. 원심력

원형의 경로를 따라서 운동을 하는 입자의 양으로서 입자를 원형의 경로에 유지하는 힘(구심력)과 동일한 차원과 크기를 가지지만 방향이 반대인 힘이다. 원심력은 회전의 속력, 물체의 질량, 곡선의 중심에서 물체까지의 거리, 즉 반지름을 크게 하여 증가시킬 수 있다(그림 4-8).

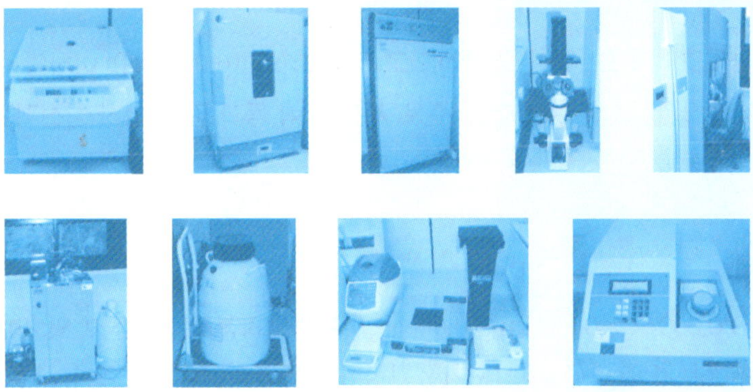

그림 4-8 • 세포원심분리기

원심력은 질량이나 반지름에는 비례하지만 회전속력에는 제곱에 비례한다. 회전수가 분당 10회전에서 100회전으로 10배 증가하면 이에 따른 원심력은 100배 증가하게 된다. 원심력은 정상적인 중력의 크기를 나타내는 G(엄밀하게 중력가속도)의 배수로 나타내는데, 10억G 이상의 원심력이 원심분리기를 이용하여 실험실에서 만들어지게 되었다.

2. 원심분리기의 성능에 따른 종류

원심분리기의 성능은 원심분리기의 분당가능 회전속도(최대[rpm])와 원심효과(G)로 정해진다(그림 4-9).

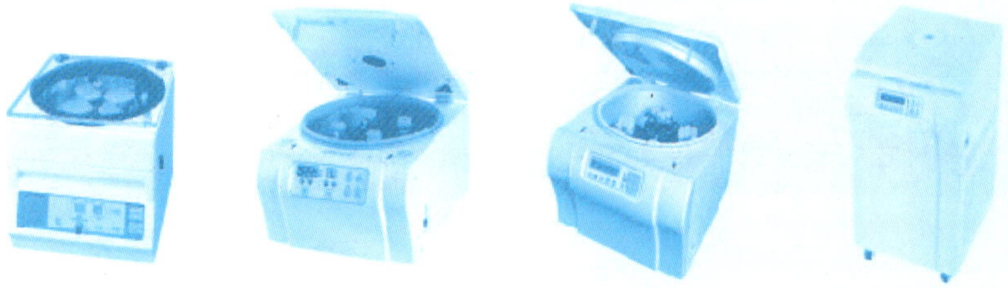

(a) 탁자형 (b) 초원심분리기 (c) 저속형 (d) 고속형

그림 4-9 • 성능에 따른 원심분리기

(1) 저속 원심분리기(low-speed centrifuge)

탁상용 원심분리기라고도 하며 일반적으로 6,000[rpm](6,000[xg]) 이하의 속도를 낼수 있고 속도와 온도의 정밀한 조절이 어렵고 주로 세포나 핵 등과 같이 쉽게 침전되는 시료의 원심분리에 이용된다.

(2) 고속 원심분리기(high-speed centrifuge)

최고속도가 20,000~25,000[rpm](60,000[xg])으로 냉각장치를 갖추고 있으며 진공장치가 되어 있는 것도 있다. 이 기계는 주로 밀도기울기 분리에 이용할 수 있으며 주로 세포, 핵, 세포내 소기관 등의 분리에 이용된다.

(3) 초원심분리기(ultracentrifuge)

초원심분리기는 최대속도가 40,000~80,000[rpm](600,000[xg])으로 제조용 원심분리기(preparative centrifuge)와 분석용 원심분리기(anlaytical centrifuge)가 있다. 주로 밀도기울기 분리에 이용하며 냉각기와 진공장치를 갖추고 있고, 세포, 핵, 세포내 소기관, 세포막 구성성분, 라이보좀, 폴리좀, 거대분자 등을 분리할 수 있다.

예 세탁기의 탈수기가 있는데 원리로는 많은 작은 구멍이 있는 드럼 속에 젖은 의류를 넣어 고속으로 회전시키면 원심력에 의하여 수분이 작은 구멍을 통해 바깥으로 튕겨져 나오는 것과 같은데 설탕결정의 분리나 주스 등의 액체를 맑고 깨끗하게 하는데 많이 이용된다.

08 자동임상분석기

자동임상분석기(automatic clinical equipment)는 자동화학분석기와 유사하며 기본원리는 분광광도법을 사용하며 컴퓨터에 의해 시료관리, 시약의 관리와 투여, 보정과 시스템의 준비, 자가진단, 유지 등이 자동으로 이루어지며 시료의 투입, 시약첨가와 희석, 예열, 혼합, 반응시간대기, 시료분석과 결과자료의 출력과 저장 및 통신이 이루어진다(그림 4-10).

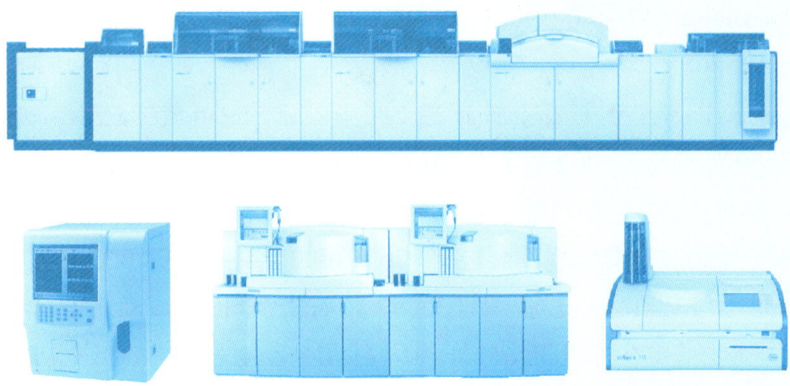

그림 4-10 • 자동임상분석기

09 자동혈구계산기

혈구는 적혈구, 백혈구, 혈소판 등이 자동혈구계산기는 혈액 속의 혈구수를 계수하는 측정기기이다(그림 4-11).

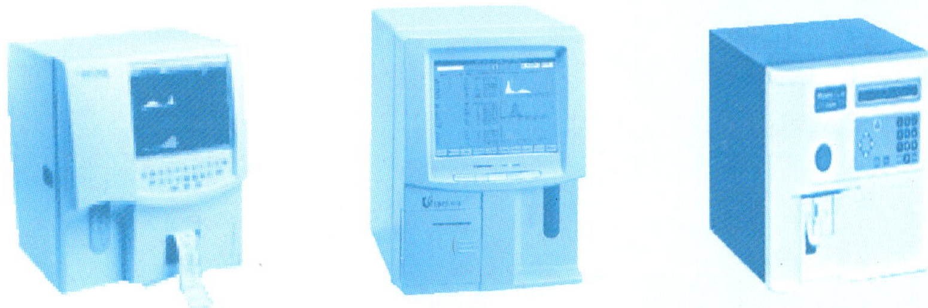

그림 4-11 • 자동혈구계산기

① 적혈구수, 백혈구수, 헤마토크리치, 헤모글로빈량은 일상 검사로서 사용빈도도 높다. 용수법에서는 정밀도도 높고 처리계수도 적은데 최근에 자동혈구계산기가 보급되고 있다. 현재 보급되고 있는 기기로는 골타 S형이나 토아 C710형이 있고 적혈구수, 백혈구수, 헤마

토크리치, 헤모글로빈량, 평균 적혈구 혈색소량, 평균 적혈구 용적, 평균 적혈구 혈색농도의 7종목을 미간에 100~140건의 비율로 산출한다. 테크니콘 7A형으로도 7종목을 1시간에 50~60건 처리할 수 있다.

② 세포의 크기 : 백혈구가 가장 크고 혈소판이 가장 작으며 수적으로는 적혈구 500개당 혈소판 30개, 백혈구 1개의 비율로 존재하며, 색깔로는 적혈구는 붉은색을 띠며 혈소판 백혈구는 흰색을 띠는데 혈액이 붉은 이유는 적혈구가 압도적인 다수를 차지하고 있기 때문이다. 액체성분인 혈장의 구성성분은 90[%] 가량이 수분이며 6~8[%]가 알부민, 글로불린, 섬유소원 등의 단백질과 1[%]가량의 탄수화물, 지방, 비타민 등으로 구성되어 있다.

③ 우리가 건강이 좋지 않아 병원에서 진료 시 검사를 받는 경우가 있는데 이 경우 통상 혈액검사와 소변검사 등 기타 생화학적 검사를 하는데, 보통 혈액검사(CBC)는 주로 혈구수를 계산하는 검사법이다.

④ 혈액검사(CBC) : 백혈구 계산, 적혈구 계산, 혈소판 계산, 헤모글로빈 수치를 보게 되는데 백혈구는 염증성 질환(맹장염, 폐렴, 편도염 등으로 염증이 심하면 고열이 나는 경우가 많다), 적혈구, 헤모글로빈 검사는 빈혈성 질환, 혈소판 검사는 출혈성 질환을 검사하게 된다.

⑤ 혈구의 수를 관찰하는 방법 : 우리 몸의 백혈구를 예로 들면 리터당 50억~100억 개의 백혈구가 존재하므로 일일이 다 셀 수는 없기 때문에 혈구를 희석하여 계산한 다음 희석배수만큼 곱해주는데 워낙 수가 많기 때문에 단위로 마이크로[μ]를 사용하며 식 (4-1)과 같이 계산한다.

$$\text{백혈구수} = \text{세어준수} \times \text{희석배수} \times \text{용적배수} \tag{4-1}$$

⑥ 자동혈구계산기로 자동계산이 되기 때문에 검사 시 계수들을 측정할 수 있는 자동혈구계수기를 사용하며 그림 4-12와 같다.

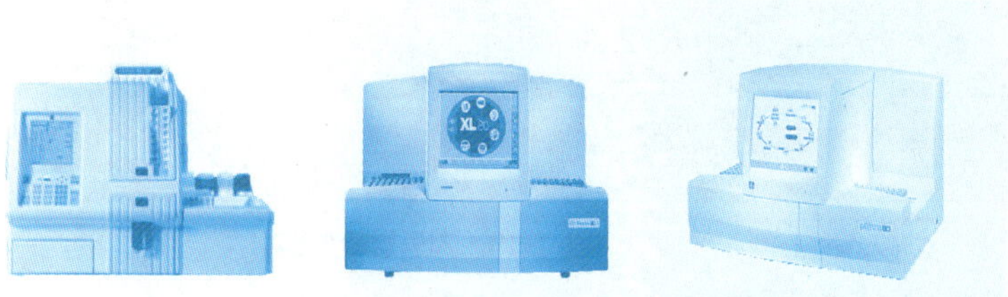

그림 4-12 • 자동혈구 계수기

10 적혈구 침강속도분석기

사람의 몸에는 두 가지 관이 있다. 하나는 피가 흐르는 혈관이고, 또 하나는 림프가 흐르는 림프관(lymph-duct)이다. 피와 혈관에 대해서는 누구나 기본적인 상식을 가지고 있지만, 림프(lymph)와 림프관은 의외로 잘 모른다.

림프는 따로 존재하는 것이 아니라 조직세포의 사이사이에 존재하는 조직액이 림프관 속으로 들어가면 림프가 된다. 조직액 역시 원래부터 조직액으로 존재하는 것이 아니라, 혈액 속의 혈장성분이 모세혈관을 통해 배어 나온 것이고 혈관은 심장에서 출발하여 동맥, 정맥을 거친 다음 심장으로 되돌아오는 폐쇄된 계를 이루고 있지만, 림프관은 시작하는 점과 끝점이 없이 그물망처럼 퍼져 있다. 림프관 속을 림프액이 흘러다니면서 각종 영양소와 면역항체를 운반하는 역할을 한다. 그림 4-13은 적혈구 침강속도분석기이다.

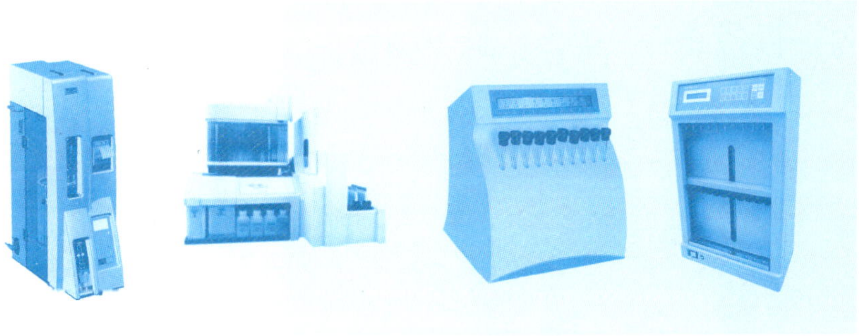

그림 4-13 • 적혈구 침강속도분석기

① 영양물질 : 림프액에는 혈장 단백질과 콜레스테롤(cholesterol), 인지질, 각종 비타민(vitamin) 등 여러 가지 영양 물질이 들어 있다. 또한 면역 글로불린(Globulin)도 포함되어 있으며, 몸속에서 정찰 역할을 하는 림프구(lymphocyte)도 들어 있어 림프계는 우리 몸의 면역체계를 대표하는 작용을 한다.

② 림프계 : 면역기능 외에 수행하는 중요한 역할이 있다. 그것은 '인체의 정화처리 시스템'으로서의 림프계의 역할이다.

③ 림프관 : '기름길'이라고도 하며, 몸속의 지방을 운반하는 데 결정적인 역할을 한다. 지방뿐만 아니라 세포활동으로 생긴 대사물, 죽은 세포(cell), 박테리아(bacteria) 등도 실어 나른다.

④ 여러 갈래의 림프관이 모이는 자리를 림프절이라 하는데, 이것이 마치 필터(filter)처럼 림프액이 모아온 지방과 독소 따위를 걸러낸다. 정상적인 림프계는 거의 완벽에 가까운 '폐기

물 처리 시스템'인 것이다.

⑤ 림프절(lymph-node) : 몸속 어디서나 존재하지만 목과 사타구니, 겨드랑이 등에 집중되어 있다. 흔히 감기에 걸려 목이 아프면 '임파선이 부었다'고 하는데, 이 임파선이 림프절 가운데 하나이다.

⑥ 림프액(lymph) : 혈액에 비해 제 스스로 흘러가는 힘이 약할 수밖에 없고, 특히 요즘 사람들은 복부의 근육을 움직일 기회가 별로 없기 때문에 더욱 림프의 흐름이 약해지기 쉽다. 여성의 경우에는 몸에 꽉 끼는 속옷 때문에 림프의 흐름이 방해를 받는 경우가 많다.

11 전기영동기

전기영동기(electrophoresis)는 DNA, RNA, 뉴클레오티드, 아미노산, 단백질 등을 분석할 때 쓰인다. 생물체를 구성하는 성분들이 대부분 콜로이드 상태로 존재하기 때문이다(그림 4-14).

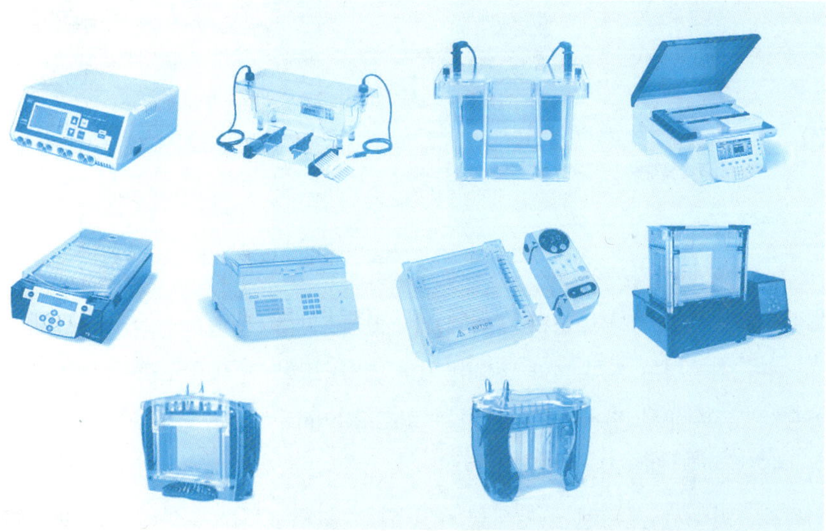

그림 4-14 • 전기영동기

① 전기영동기 : 단백질, DNA 등이 포함된 콜로이드 상태의 용액이 음극으로의 이동속도는 입자의 전하량, 용액의 pH와 점성도, 용액에 있는 다른 전해질의 농도와 이온의 세기, 지지체의 종류, 크기와 모양 등에 의해 결정되기 때문에 분자의 성질에 따라 각기 다른 속도를 가지

게 되고, 이런 입자가 영동기 안에 설치된 겔이 발라진 플레이트(plate)에 붙어 분류되는 원리를 사용한다.

② 전기영동 : 병원, 실험실 등에서는 콜로이드(colloid) 상태의 용액이 전하를 걸었을 때 양극에서 음극으로 이동하는 현상을 의미한다. 전기영동기는 디스크형, 수직형, 수평형의 3가지 형태로 나뉜다.

③ 이동계면 전기영동법(moving boundary electrophoresis) : 이론상 매우 복잡하여 해석이 어려운 단점이 있다. 분리하고자 하는 분자들이 용액 내에 산재해 있는 상태에서 전류를 통하여 용매와 용액 사이 또는 용액과 용액 사이에 계면을 이루게 하는 전기영동법으로 용액에 빛을 통과시키고 그 결과를 사진으로 만들어서 계면의 이동을 조사할 수 있다.

④ 띠 전기영동법(zone electrophoresis) : 지지체에 분자를 실은 후 전류를 흘려 시료의 성분들이 이동하면서 점 또는 띠를 이루어 성분들을 확인할 수 있는 방법이다. 광도계를 써서 정량화할 수 있으며 목적에 따라 적당한 지지체를 선택하여야 효과적으로 분리할 수 있다.

⑤ 지지체로 거름종이, 아세트산셀룰로오스, 한천 겔, 녹말 겔, 아크릴아미드 겔 등이 있다.

㉠ 거름종이 : 사용이 편리하고 값이 싸지만 셀룰로오스에 흡착이 잘되어 띠들 사이의 경계가 선명하지 못하다.

㉡ 아세트산셀룰로오스 : 거름종이 보다 분리시간이 짧고 쉽고 깨끗한 분리검출이 가능하다. 여러 종류의 용매에 쉽게 용해되어 회수가 빠르다.

㉢ 한천 겔 : 최근에는 아가로펙틴(agaro-pectin)을 제기한 아가로오스(agarose)가 플라스미드, RNA, DNA 등을 분리하는 데 사용된다. 한천 겔은 슬라이드를 이용하는 면역 전기영동법에 많이 사용되는데, 투명하기 때문에 광도계를 쓰는 측정에 적당하며 사용이 간편하기 때문이다.

㉣ 녹말 겔 : 한천 겔보다 시료가 많이 필요하고, 분리된 물질을 용출하기 어려운 것이 결점이다. 하지만 여러 동질효소(isoenzyme)를 분리하는 데에 사용되고 있다. 녹말을 부분적 가수분해시킨 것으로 겔 구멍의 크기는 녹말의 종류, 완충용액의 종류 및 pH에 따라 결정되고 분자를 거르는 작용을 한다.

㉤ 아크릴아미드 겔 : 최근에는 단백질의 분리, 단백질의 분자량 측정, DNA의 염기결합순서 결정, 정제한 단백질의 순도검정 등에 이용되고 있고, 소량의 시료로 단시간에 시료 혼합물을 분리할 수 있는 장점이 있다. 서로 다른 그물조직을 가진 아크릴아미드 겔을 포개어 불연속적인 층을 이루게 한 것으로 그물조직의 구멍의 크기는 아크릴아미드 농도를 변화시킴으로써 바꿀 수가 있다. 상층의 덜 촘촘한 겔은 하전된 알맹이를 농

축하는 역할을 하는 치쌓임겔(stacking gel)이므로 이 부분을 통과한 시료는 뚜렷한 띠를 형성할 수 있다.

⑥ 불연속 겔 전기영동법(disc-gel electrophoresis) : 두 겔계에 사용한 수소이온의 세기, 이온 농도, 완충용액의 조성 및 겔 농도 등이 불연속적이다. 띠 전기영동법을 변형시킨 방법으로 겔 지지체와 완충용액 탱크에 완충계가 다르고 2가지 겔(치쌓임겔, 분리겔)을 사용하는 것들이 띠 전기영동법과의 차이점이다.

㉠ SDS겔 전기영동법 : 단백질이 단위체인지 아니면 중합체인지를 결정할 때와 소중합체를 구성하는 소단위체들의 크기와 수를 결정할 때 사용되는 전기영동법으로 원명은 황산도데실나트륨 폴리아크릴아미드 겔 전기영동법(SDS-PAGE)이다.

㉡ 아가로오스 겔 전기영동법 : 겔 상에서 DNA는 브롬화에티듐(ethidium bromide)과 같은 형광성 시약으로 처리하면 염색되므로 자외선하에서 DNA를 직접 관찰할 수 있다. 아가로오스 겔을 통한 DNA의 이동속도는 DNA의 형태, DNA 분자의 크기, 전류의 세기, 염기조성 및 온도, 아가로오스의 농도 등에 좌우된다. 기울기, 밀도, 원심분리법으로 분리할 수 없는 DNA 조각 혼합물을 분리할 수 있고, 간단하고 소요되는 시간이 짧다.

12 초음파 방광검사기

초음파 방광검사기는 본체와 프로브로 구성되어 있으며 프로브를 사용하여 하복부에 초음파를 발생하여 방광에 도달한 후 되돌아오는 초음파를 분석하여 본체로 보내 방광의 부피를 측정하는 무통증 검사기기이다(그림 4-15). 방광 내에 잔류하는 소변의 양을 측정하여 수술 도중의 불필요한 카테터 사용을 줄이고 방광수술에서 발생할 수 있는 질환을 예방하며, 수술 후에 발생할 수도 있는 요실금에 적절한 대응책 마련 및 방광질환의 발견 및 처방에 대한 적절한

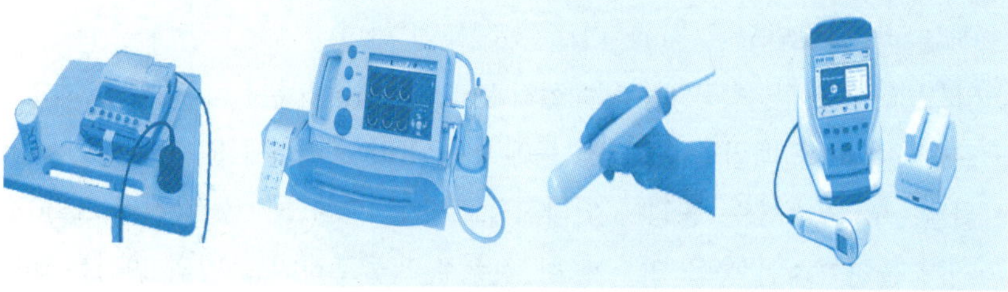

그림 4-15 • 초음파 방광검사기

방법을 찾을 수 있다. 비뇨기과 장비로 활용되며 무통증 검사로 환자 사이에 선호도가 높아 많은 병원에 보급되어 활용되고 있다.

1. 검사방법과 종류

초음파 방광검사기의 경우 방광의 과팽창, 요정체, 요실금 같은 방광의 비정상적인 기능을 판단하기 위해 사용하고 최적의 방광영상과 함께 배뇨 후의 잔뇨량을 비침습적인 방법으로 도출하여 방광의 잔뇨량을 측정하는 장비로 빠르고 정확하고 신뢰할 수 있는 결과를 제공하므로 배뇨장애를 진단하고 치료하는데 필수적인 장비라 할 수 있다(그림 4-16).

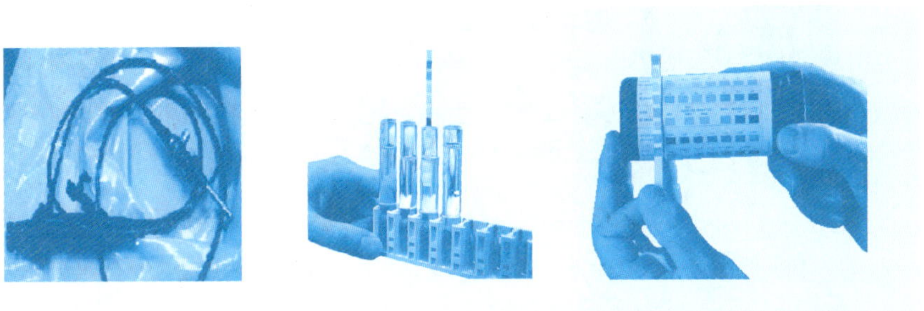

(a) 방광검사기구 (b) 소변 샘플 (c) 검사 시트

그림 4-16 • 방광검사기구와 소변 샘플 및 검사 시트

2. 검사기의 강점

검사기를 사용하는 대상자는 배뇨 후 잔뇨감을 호소하는 환자나 잦은 배뇨를 호소하는 환자나 혹은 요실금을 호소하는 환자나 하복부 통증이나 불편감을 호소하는 환자가 해당된다. 잦은 도뇨관 삽입 횟수를 최소화하여 요도손상이나 경직 혹은 감염을 최소화한다.

3. 관찰방법

방광영상을 통한 진단의 정확성을 확인하고 방광 내 잔뇨의 정확한 측정과 빠른 검사 및 진단을 통한 비용의 절감과 비침습적 방법을 통한 비용의 절감 이외에 환자의 거부감 및 불편함 해소를 통한 삶의 질을 향상하는데 많은 기여를 하고 있고, 심지어는 초음파 검사의 경우 암검진의 목적으로 검사를 하되 갑상선이나 심장, 간, 신장, 비장, 자궁, 난소, 방광, 전립선, 혈관, 근육 등을 쉽게 볼 수 있다. 그리고 주로 하복부 초음파 검사에 해당되어 질환 유무 등을 관찰할 수 있다.

13 파라핀 분주기

생검 시 채취한 조직을 장시간 보존하기 위해 파라핀을 입혀 유지하는데 파라핀을 입히는 과정에서 파라핀이 고체화되지 않게 유체상태를 유지시키는 도구이다(그림 4-17).

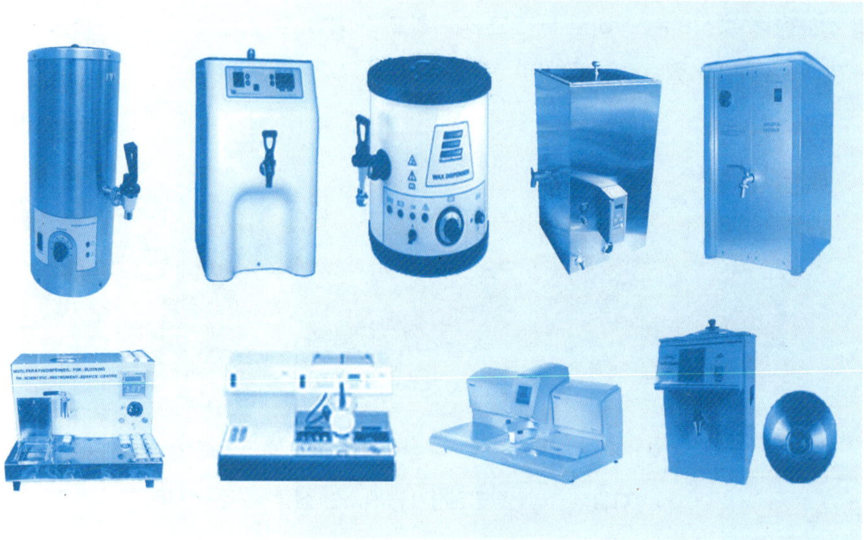

그림 4-17 • 파라핀 분주기

① 파라핀 분주기는 포매* 과정에서 사용된다. 포매제로 사용되는 파라핀의 경우 광학현미경의 포매제로 사용된다. 파라핀이 포매제로 사용되는 이유는 쉽고 빠른 포매가 가능하며 이후 포매활용에 편리하기 때문이다.

② 파라핀의 녹는점은 47[℃]에서 65[℃]의 범위이다. 파라핀 분주기의 경우 50[℃]에서 65[℃]의 온도를 유지하여 파라핀이 액체상태로 유지되도록 온도 센서를 이용하여 작동한다. 광학현미경으로 사용되는 포매제로 파라핀, 셀로이딘, 카보왁스, 젤라틴 등이 사용되며, 전자현미경에는 에폭시수지, 폴리에스테르수지, 메타크릴수지, 수용성 수지가 사용된다.

③ 파라핀 분주기의 경우 경쟁력 있는 제품인 것은 분명하다. 마이크로프로세서 온도조절도 가능하고 파라핀 분주기는 크기와 용량에 따른 구조가 다양하여 내부상태에 따라 청소하기 손쉽고 간편하며 튼튼한 스테인리스 스틸로 구성되어 있다. 온도 컨트롤러 및

* 포매(embedding) : 병든 조직을 광학 또는 전자현미경으로 검경하기 위하여 얇게 짜르기 전 파라핀 등으로 봉입하는 것이다.

파라핀이 흐르는 유지가열 수도꼭지가 내장되어 있다.

④ 마이크로프로세서 제어기능이 탑재되어 있는 파라핀 분주기의 경우 정확하고 빠르게 혹은 신속하게 과열 방지할 수 있고, 제어속도를 용융하여 내부온도를 일관성 있게 유지하며, 새로 추가된 파라핀의 경우는 파라핀 탱크 주위에 히터 기능까지 추가되어 제어하기도 한다. 아울러 지속적으로 고장발생을 방지하기 위해 가열되는 역할을 하고 파라핀 분주기는 이물질을 방지하는 기능까지 추가되었다.

⑤ 파라핀 분주기는 쉽게 모니터링을 허용하고 디지털 디스플레이는 현재의 설정값과 온도 및 시간설정을 나타내는데, 자기진단(diagnostic) 프로그래밍 오류 코드를 검색하고 표시하는 기능까지 역할을 부가시키기도 하면서 기능이 추가되기도 하고 개선되기도 했다.

⑥ 파라핀 분주기 왁스의 경우 법의학 의학연구소, 조직 병리학 실험실에서 사용하고, 해부학 실험실에도 사용되지만, 해부학 실습실은 밀랍 임베디드 모듈이나 블록이 준비되어 특별히 실험이나 연구목적을 완수하기 위해 왁스를 수집하기 위해 파라핀의 큰 볼륨이 필요한 애플리케이션을 수집과 저장기능까지 병용할 정도로 설계가 확충되었다.

⑦ 왁스가 탭에 붙어 있지 않도록 온도제어 탭이 제공되고 그것은 온도 센서가 내부공간에 있는 외벽 벽 사이의 단열재로 만들어진 온도 또는 마이크로프로세서 기반 디지털 컨트롤러에 의해 제어되며 70[℃]에 보관하면 알맞을 정도이다.

⑧ 파라핀 분주기는 조직공학 실험에도 세부적인 적용으로 단계과정 형태로 이행하게 되는데, 파라핀은 메탄 계열의 탄화수소 화합물로 그 융점에 따라 여러 등급의 질로 나누어진다.

㉠ 연질 파라핀 융점은 45~50[%]로 연구용 특수 목적이다.

㉡ 경질 파라핀 융점은 56~58[%]로 일반조직 검사용으로 진행한다.

㉢ 파라핀의 융점이 높은 것이 낮은 것보다 실온에서 더 단단히 굳어 박절 시 얇고 균일한 리본(ribbon)을 만들어낸다.

㉣ 파라핀 오븐(oven), 파라핀 분주기 내부온도는 60~62[%]를 항상 유지한다.

㉤ Cooling 장점은 Liquid ⇔ Solid heating 조직 속으로 잘 침투한다.

⑨ 침투과정의 경우 파라핀 왁스의 침투과정은 조직 내에 투명제가 완전히 제거되고, 조직에 충분히 침투해야 하며, 60[℃]의 파라핀 오븐(oven)에서 파라핀 both를 2, 3번 단계적으로 1시간씩 경과하면 충분하고 3단계에서 시간을 연장하는 방법이 가장 무난할 것이다.

⑩ 파라핀 침투방법으로는 수동 침투법과 자동 침투법이 있으며, 처리과정으로는 탈수, 투명, 침투가 있고 종류로는 개방형, 폐쇄형 두 단계로 나누어진다. 12단계로 구성은 1~8

번(탈수, 알코올), 9~10번(투명, Xylene), 11~12번(침투, 파라핀 bath)이고 실험이나 기본 연구의 소요시간의 경우는 14~15시간 정도 소요된다.

진공 침투법은 폐조직과 같이 공기가 함유되어 파라핀 침투가 어렵거나 뼈와 같이 단단한 결체조직에 적용하면 좋다.

14 혈구분석기

혈구분석기(blood-corpuscle analyzer)는 혈액 내의 혈구세포, 즉 백혈구, 적혈구, 혈소판의 크기와 모양을 신속하고 정확하게 측정하는 분석기이다(그림 4-18). 혈액을 전해질 용액에 희석하면 전기성을 띠게 되고, 전기성을 가진 혈구가 일정한 규격의 관을 통과할 때 생기는 전기저항의 크기로 혈구수와 크기를 측정하는 것이며 각종 빈혈 혹은 백혈병의 진단에 보조적인 역할을 한다.

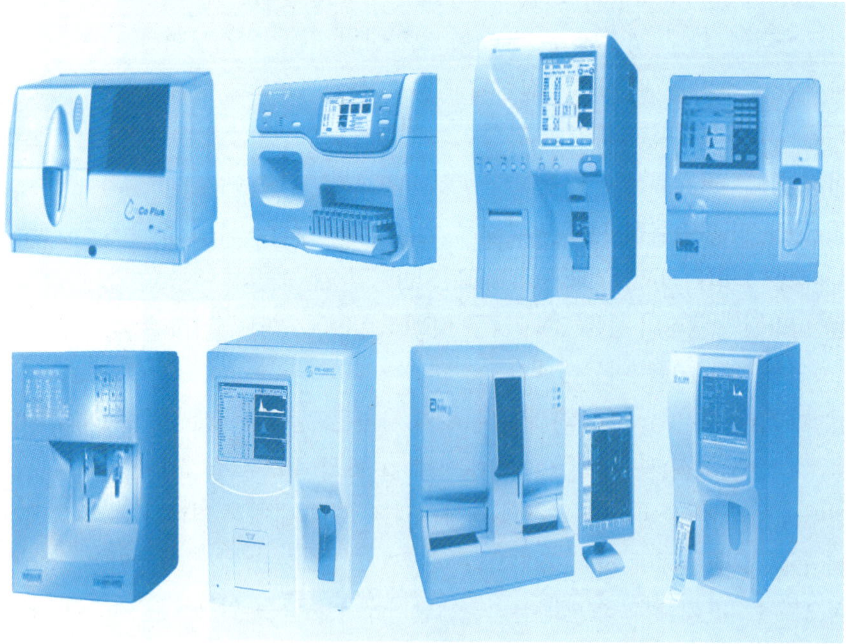

그림 4-18 • 혈구분석기

① 전자동 시스템 구현으로 안전하고 유지비가 저렴하며 사용이 간편하고 **검체흡입 프로브의 내 외부 자동세척기능과 정맥혈액, 말초혈액, 희석용액**의 3가지 모드 선택 가능하며, 전혈(whole blood) 9.6, 말초 · 정맥혈액 9.6, 희석용액 20. 최소의 시약 사용으로 소모품비용이 절약되면서 빠른 검사결과를 제공하는 데는 (test time 1분 30초) 정도 걸린다. 혈구 분석기 화면 모니터 안에 대형 컬러 LCD(640×480)로 결과 판독이 용이하고 프린터의 내장으로 자동 및 수동 프린터 가능, 전자동기능으로 누구나 측정 용이하며 자동 시스템 체크의 첨단기술사용으로 유지 관리가 가능하다. 장시간 사용하지 않을 때는 시스템 자동보호기 작동으로 장비가 최적상태를 유지하며 시스템이 가동된다.

② 19세기 말부터 수혈 때의 경험 등을 통해 어떤 사람의 혈액에 다른 사람의 혈액을 혼합하면 혈구의 덩어리가 만들어짐을 알게 되었다. 처음에 이 현상은 **류머티즘**(rheumatismus)이나 결핵 등의 질환과 관련이 있는 것으로 알았으나, 1900년에 그것이 질병과는 관계없이 건강한 사람에서도 볼 수 있는 현상이라는 것을 K.란트슈타이너가(Karl Landsteiner) 발견하였다.

이 **혈구의 덩어리를 만드는 현상을 응집반응**이라고 하는데, 이것은 사람의 혈구에는 A 또는 B라는 항원이 있고, 한편 혈청에는 이들과 대응하는 항 A, 항 B의 응집소라 하는 항체가 있기 때문이며, 혈액형이 다른 사람끼리의 수혈이 위험한 이유가 바로 여기에 있다.

③ **혈액형** : 혈구 속에 들어 있는 특정항원의 유무 또는 존재하는 항원의 구성에 따라 실시되는 분류이다. K.란트슈타이너에 의하여 1901년 **ABO식 혈액형**, 1927년에 **MN식 혈액형**, 1940년에 **Rh식 혈액형**이 발견되었다. A 또는 B항원의 유무에 따라 분류되는 것이 ABO식 혈액형이고, M 및 N항원의 유무에 따른 분류가 MN식 혈액형이다. 또 Rh0(D) 인자의 유무로 분류하는 Rh식 혈액형과 이 밖에 많은 혈액형이 있다. 그러나 **정상인의 혈청 속에 혈액형이 다른 사람의 혈구가 가진 항원에 대응하는 항체**(응집소)**를 가지고 있다는 것은 ABO식 혈액형**에서만 볼 수 있고, 만약 있다면 혈액형 유전의 이상에 의하거나 먼저 가진 임신으로 **모아면역***이 생겼다거나 또는 과거에 실시된 수혈결과에 의해 생긴 것이다.

④ ABO식 혈액형 분류 : 일반적으로 B형이나 A형 사람의 혈청 속에 태어나서부터 가지고 있는 자연항체인 항A, 항B를 써서 수혈이나 혈액형 물질을 주사하여 만들어진 **면역항체**이다. ABO식 이외의 혈액형 분류에는 거의 모두 이런 면역항체를 쓴다. 그러나 때로는 동물의 혈청 속에 우연히 함유되어 있는 사람의 혈구에 대응하는 항체를 이용할 때도 있다.

---

* 모아면역 : 태아가 모친에 없는 항원을 가지고 있어 이것이 태반을 통하여 모체 내에 들어가 이에 대응하는 항체가 생겨나는 것이다.

15 혈액가스분석기

혈액가스분석기(blood gas analysis)는 혈액 내에 산소와 이산화탄소 포화도를 측정하여 체내에 나타나는 산증 및 알칼리증을 진단하는 검사장비(그림 4-19)로서, 특히 응급환자인 경우 검사를 즉시 수행하여 병증의 경과를 진단하는 데 유용하며, 또한 혈액의 나트륨, 칼륨, 염소 이온 및 중탄산이온 등의 전해질을 분석하여 체액상태를 분석하는 데 유용한 장비이다.

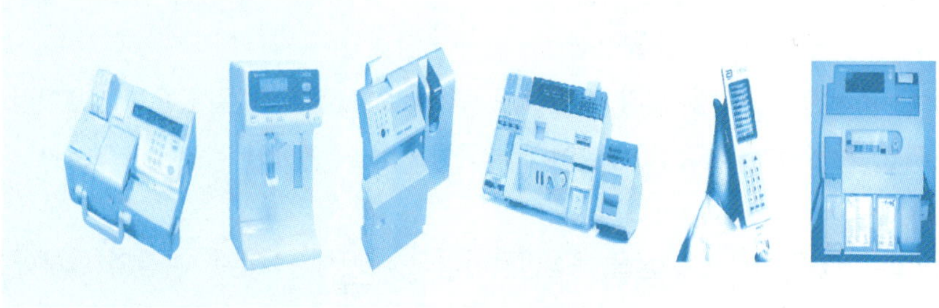

그림 4-19 • 혈액가스분석기

① 호흡기나 순환기의 질환, 인공호흡기 장착중인 환자 혹은 중증환자의 혈중산소, 이산화탄소의 운반상황 등을 파악하기 위해 동맥혈 내의 가스인 혈액가스를 분석하는 것이다.
   ㉠ 동맥혈 : 폐포에서의 가스 교환상태를 나타낸다. 채혈 시와 채혈 후 혈액 관리방법에 의해 혈액가스의 측정값이 변화하기 때문에 충분한 주의가 필요하다.
   ㉡ 가스분석용혈액 : 확산되기가 쉽기 때문에 외기와의 접촉을 피하는 것도 중요하다. 특히 채혈 후에는 공기와의 혼합을 피하여 신속히 검사한다. 동맥혈 채혈 후는 채혈 부위의 바로 위를 5분 이상 압박하여 지혈한다.

② 정상치는 동맥혈산소분압(PaO_2) 80[Torr] 이상, 동맥혈의 탄산가스분압($PaCO_2$) 35~45[Torr], 혈장의 중탄산이온농도(HCO_3^-) 23~28[mEq/L]이다. BE(Base Excess)+는 염기의 잉여를, BD(Base Deficit)−는 염기의 부족을 표시한다. BE, BD는 pH의 정상 유지에 필요한 산-염기의 양을 나타낸다. 산소요법은 PaO_2가 50~60[Torr] 이하에서 시행하고 산소요법 중에 PaO_2가 60[Torr] 이하가 되면 인공요법을 시행한다.

③ 혈액가스분석기는 혈액가스 검사 외에 전해질, Hb-Derivatives(O_2Hb, HHb, COHb, SulfHb), Contents Of Total Hemoglobin(ctHb), Metabolite(Glucose, Lactate) 등의 검사가 가능하며, 이러한 기기들의 평가 및 효율적인 관리는 환자의 관리와 치료에 많은 영향을 준다. 이에 사용자들은 새로 소개된 혈액가스분석기 Roche OMNI 9(Roche

Diagnostics, Austria)의 정밀도, 장비간 상관성분석, 검사속도, 기능 및 특성 등을 NCCLS Guidelines에 따라 평가하여 응급검사 장비로 사용되기에 적절한지를 보고자 하였다.

16 성병검사

매독은 매독균, 임질은 임균, 클라미디아는 클라미디아 트라코마시라는 세균에 감염되어 발생하는 질환이며, 에이즈는 인간면역결핍 바이러스가 원인이다. 또한 사면발이는 프티루스 푸비스라는 기생곤충에 의해 감염된다.

1. 성 병

성병에 감염된 사람과의 성행위로 인하여 감염되어 발병하는 질병이다. 성병에는 매독, 임질, 연성하감, 비임균성 요도염(클라미디아), 성병성 육아종, 서혜림프육아종 등 전염병 예방법의 규정에 포함되어 있는 대표적인 6개 질환과 트리코모나스질염, 칸디다증 2가지를 추가한 것이 재래식의 설명이었으나, 근래에는 이들 이외에도 무수히 많은 질병이 성적 접촉에 의한 성인성 질환(sexually transmitted disease)이라고 한다.

성병은 일차적으로 사람과 사람 사이에서 성적인 접촉을 통해 전파되는 질환이다. 30종류 이상의 성병이 있으며 각각 세균, 바이러스, 기생충 등 다양한 원인에 의해 발생할 수 있다. 흔한 성병으로는 임질, 매독, 성기 클라미디아 감염증, 트리코모나스증, 후천성 면역결핍증 등이 있다. 성병은 나타나는 증상이 없더라도 전염력을 가지고 있는 경우가 있으며 잠재적인 질병을 가진 경우에도 성병에 포함시킨다. 성적인 접촉 이외에도 일부의 질환에서는 수혈이나 정맥 주사바늘을 공동으로 사용함으로써 전파될 수 있다.

(1) 매 독

성병 종류 중 하나인 매독은 스파로헤타라는 나선형 세균이 원인으로 성관계나 피부접촉을 통해 감염된다. 매독에 걸린 임산부는 태아에게 옮길 수도 있으므로 주의해야 하며 보통 성접촉을 통해 전염된다. 접촉에 의해 전파되는 트레포네마 팔리듐균이 매독의 원인균이다(그림 4-20).

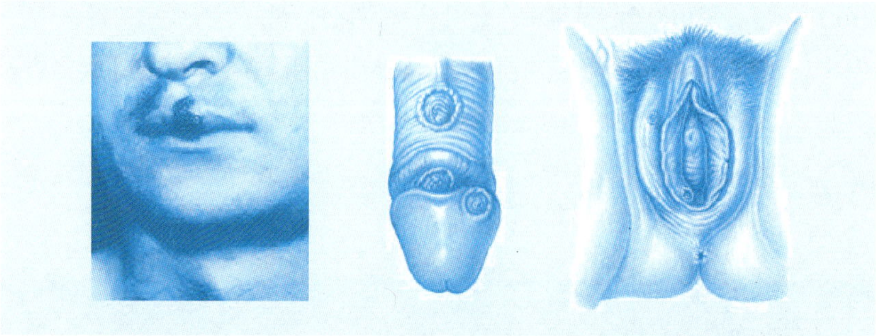

그림 4-20 • 매독으로 인한 감염(좌측 얼굴, 우측 성기로 인한 감염)

1) 매독균의 전파경로

매독균으로 인해 생성된 피부궤양에 직접 접촉할 때 매독균에 감염된다. 피부궤양은 성기 부위, 질, 항문, 직장 등에 잘 발생하지만 입술, 구강 내에도 발생할 수 있다. 매독균은 임신한 여성에게서 태아로 전파될 수 있다. 그러나 화장실 사용, 문손잡이, 수영장, 욕조, 식기 등을 통해서는 전파되지 않는다.

2) 매독의 증상

증상으로는 1기 매독의 주요 증상은 통증이 없는 피부궤양이다. 대부분의 경우 1개의 궤양만 관찰되지만 여러 개가 발생하는 경우도 있다. 매독균에 접촉된 후 궤양이 발생할 때까지는 10일에서 90일 정도의 시간이 걸린다. 궤양은 단단하고 둥글며 크기가 작고 통증이 없다.

3) 궤양에 의한 발병

궤양은 매독균이 피부접촉을 통해 들어간 그 부위에 생긴다. 주로 발생하는 곳은 성기 부위나 항문 주위 등이다. 통증이 없는 궤양은 3~6주 정도 지속되며 특별한 치료없이도 자연적으로 호전된다. 그러나 매독에 대한 치료를 시행하지 않으면 2기 매독으로 진행하게 된다. 2기 매독은 피부의 발진과 점막의 병적인 증상을 특징으로 한다. 발진은 1기 매독의 증상인 통증이 없는 궤양이 치유되면서 나타나거나 또는 치유된 후 수주가 지난 후에 나타난다. 발진은 전신에 걸쳐 발생하는데, 특히 손바닥과 발바닥에 나타나는 발진은 매독에 특징적인 증상이다.

4) 발열에 따른 증상

발진 이외에도 발열, 눌렀을 때 아프지 않은 임파절 종대, 인후통, 두통, 체중감소, 근육통 등의 증상이 함께 나타날 수 있다. 잠복 매독은 1기와 2기 매독의 증상이 사라진 후에 시작되며 치료를 하지 않는 경우 체내에 매독균이 계속 남아 있을 수 있다. 이러한 잠복상태는 수년까지도 지속될 수 있다.

5) 후발 증상

3기 또는 후발 매독의 증상은 주로 내부 장기의 손상으로 나타나며, 중추신경계, 눈, 심장, 대혈관, 간, 뼈, 관절 등 다양한 장기에 매독균이 침범하여 발생한다. 중추신경계를 침범하는 신경매독의 경우 증상이 없거나, 뇌막자극 증상, 뇌혈관 증상 등이 발생할 수 있다.

매독의 진단을 위한 검사방법으로는 균을 직접 관찰하는 검사방법과 혈청검사법이 있다. 균에 대한 검사는 무통성 궤양부위에서 얻어진 검체를 암시야 현미경으로 직접 관찰하여 매독균을 확인하는 것이다. 혈청검사는 선별검사와 매독균에 특이적인 확진검사가 있다.

6) 매독의 선별검사

비매독균 검사인 VDRL 검사*와 RPR 검사가 있다. 이 검사들은 결과를 빨리 알 수 있는 장점이 있다. 그러나 실제로는 매독이 아니지만 검사결과가 양성으로 나오는 위양성이 나타나는 경우가 많다. 여러 가지 바이러스 감염증이나 임파종, 결핵, 결체조직 질환, 임신 등의 경우에서 위양성 결과가 나타날 수 있다. 선별 검사에 양성이 나온 경우에는 매독균에 대한 특이적 검사인 FTA-ABS 검사나 TPHA 검사로 확인을 해야 한다. 이러한 검사들은 매독이 완전히 치료되어 추가적인 치료가 필요 없는 경우에도 계속 양성으로 남아 있을 수 있다. 신경매독이 의심되는 경우에는 뇌척수액 검사를 해야 한다.

7) 페니실린 반응

치료는 환자가 매독의 어느 단계에 해당하는지에 따라 결정된다. 1기, 2기, 그리고 초기 잠복매독의 경우 페니실린 근육주사를 한번 맞는 것으로 치료가 가능하다. 후기 잠복매독인 경우 중추신경계 침범이 없다면 일주일에 한번씩 페니실린을 주사하는 치료법을 3주 동안 시행한다. 뇌척수액 침범이 있는 신경 매독의 경우에는 수용성 페니실린을 정맥으로 주사하는 치료법을 10~14일간 시행한다. 환자가 페니실린에 의한 과민반응이 있는 경우에는 적절한 대체요법을 사용한다.

8) 신경매독의 원인

매독균에 감염되면 10~90일 정도의 잠복기(평균 21일)가 지나면 1기 매독이 발생한다. 1기 매독에 의한 증상은 저절로 호전되지만 1~6개월 정도 지나면 2기 매독의 증상이 나타난다. 이후 매독의 증상이 겉으로 나타나지 않는 잠복감염 상태로 진행하는데, 초기 1~2년을 초기 잠복감염, 그 이후를 후기 잠복감염이라 한다. 시간이 경과하여 3기 또는 후발 매독의 증상이 나타나는데, 10[%] 정도의 환자에서 심혈관계 합병증이 발생하고 7[%] 정도의 환자에

* VDRL 검사 : 카르디올리핀, 콜레스테롤, 레시틴으로 구성되는 항원액과 피검혈청을 슬라이드글라스 위에 소량씩 섞어서 실시하는 응집실험으로 매독진단에 신속한 선별검사법이다.

서 신경 매독이 나타난다. 가장 확실한 방법은 매독 환자와의 성적인 접촉을 피하는 것이다. 궤양 부위를 덮을 수 있는 라텍스 콘돔을 사용하는 것이 예방법으로 사용될 수 있다. 환자가 사용한 화장실이나 욕조, 문손잡이, 일상적인 생활용품 등을 통해서는 전염되지 않는다. 식이요법은 매독의 경과나 치료와 관계가 없는 것으로 알고 있다.

(2) 임 질

임균감염증(임질)은 성관계를 통해 임균에 감염되어 발생하는 남성 및 여성 생식기의 감염증이다. 성행위를 통해 감염된 임균은 남성과 여성 비뇨생식기에 염증을 일으킨다. 남성과 여성은 다소 다른 증상과 경과를 나타난다. 임균감염증은 임균의 감염에 의해 발생하며 성관계를 통하여 전파된다. 따라서 성관계가 활발한 젊은 연령층에서 잘 발생한다(그림 4-21).

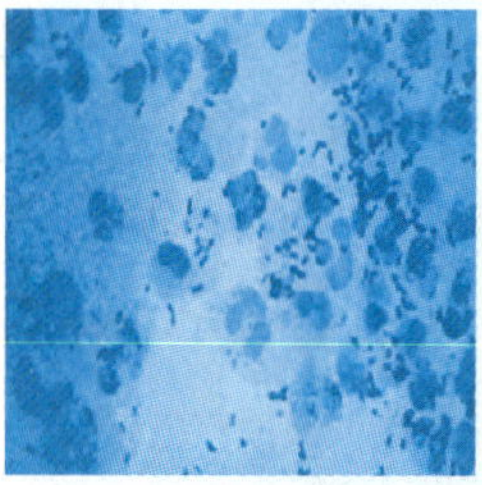
(a) 현미경으로 관찰한 임질

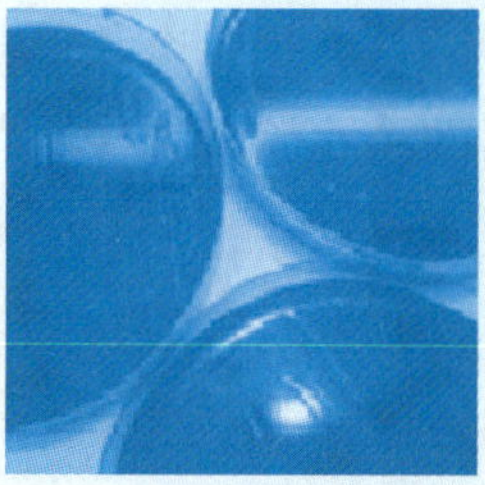
(b) 바이러스를 배양해낸 배지

그림 4-21 • 현미경으로 관찰한 임질과 바이러스를 배양해낸 배지

1) 소아 감염원인

소아가 임균감염증에 걸리면 성적 학대의 가능성을 고려해 보아야 한다. 남성의 경우 급성 요도염이 가장 흔하다. 이 경우 임균에 감염된 지 2~7일 정도 후에 배뇨통을 동반한 농성(고름성분) 분비물이 요도를 통해 배출된다. 여성의 임균감염증은 감염 후 대체로 10일 내에 자궁경부염의 형태로 나타난다.

2) 감염경로

질을 통해 농성 분비물이 배출되고 요도염이 동반되었을 경우에는 배뇨통, 빈뇨, 긴박뇨* 가 나타날 수 있다. 여성의 임균감염증은 남성보다 증상의 강도가 약하거나 무증상인 경우도 있다. 여성과 남성 동성애자의 경우 인두염, 직장염이 발생할 수 있으며 균의 침범부위에 따른 증상이 나타난다. 결막염은 주로 신생아에서 발생하며 드물게 성인에서도 발생한다. 적절하게 치료하지 않으면 실명한다.

* 긴박뇨 : 소변을 보고 싶은 마음이 긴박하게 들면서 소변을 보러 가는 도중 배뇨를 한다.

3) 감염진단

진단의 경우 임상 증상을 통해 임균감염증의 가능성을 의심하고, 요도 또는 자궁의 분비물을 채취하여 도말염색(그람염색), 균배양을 시행하여 진단할 수 있다. 요도 또는 자궁분비물로 도말염색(그람염색), 균배앙 검사를 시행한다. 검체에서 임균의 DNA를 검출하는 방법이 이용되기도 한다. 치료의 경우 임균감염증 치료에는 항생제 치료가 필요하다.

4) 치료방법

세프트리악손 근육주사, 세픽심경구 복용, 그 외에 퀴놀론계열 항생제를 투여한다. 클라디미디아 감염증의 가능성이 배제되지 않으면 아지스로마이신이나 독시사이클린을 투여한다.

치료 후 경과나 합병증의 경우 치료하지 않으면 수개월 동안 증상이 지속될 수 있다. 치료할 경우 수 시간 내에 감염성이 사라진다. 남성에서는 요도염 외에도 부고환염, 전립선염이 나타날 수 있다. 임균감염증이 발생한 여성의 20[%]에서 자궁내막염, 난관염, 골반감염으로 진행할 수 있으며 더 나아가 불임이 되거나 자궁외 임신이 발생할 수도 있다.

5) 금기사항

임균감염은 감염자의 0.5~1[%]에서 패혈증을 초래하고 관절염, 뇌수막염, 심내막염을 일으킬 수 있다. 특별히 예방방법의 경우 성관계를 통해 전파되는 질환임을 명심해야 한다. 모르는 여러 사람과 성관계를 갖지 않고, 콘돔을 사용하는 것이 예방책이다. 생활에 유념해야 될 것은 환자는 치료 후 24시간이 지날 때까지 신생아나 소아와의 접촉을 금한다. 치료가 완료될 때까지 성행위를 금하고 파트너도 동시에 치료해야 한다. 고위험군에 속하는 환자의 경우 HIV 감염과 매독 등 다른 질환의 유무에 대해 확인하는 것이 필요하다.

6) 다른 증상

임질의 경우 남성한테는 요도염 증상으로 요도가 붓고 분비물이 흘러나오고 배뇨 시 통증과 간지러움을 동반한다. 요도주의농양, 부고환염, 요도협착 등이 올 수 있다. 여성의 경우에는 무증상인 환자가 대부분(80~90[%])인데 자궁경부암과 요도염에 의한 일반증상들이 나타난다(작열감, 빈뇨, 배뇨 시 통증, 질분비물 증가, 비정상적인 월경출혈, 항문직장 불편감 등). 내궁내막염이나 난관염 및 복막염이나 바톨린선염 등이 올 수 있다. 자신의 생식기관 상태를 육안으로 확인하는 것도 중요하다.

(3) 클라미디아 감염

성기 클라미디아 감염증은 클라미디아 트라코마티스라는 세균에 감염되어 발생하는 질환이다.

클라미디아는 주로 임균과 같이 가장 흔한 성병 종류로 젊은 연령에서 많이 발병하는 성병이다. 남성에게는 비임균성 요도염, 부고환염 등을 유발하고 여성에게는 자궁경부암, 골반염증성 질환 등을 유발하는데 무증상으로 잠복기를 가지고 있기 때문에 위험하다(그림 4-22).

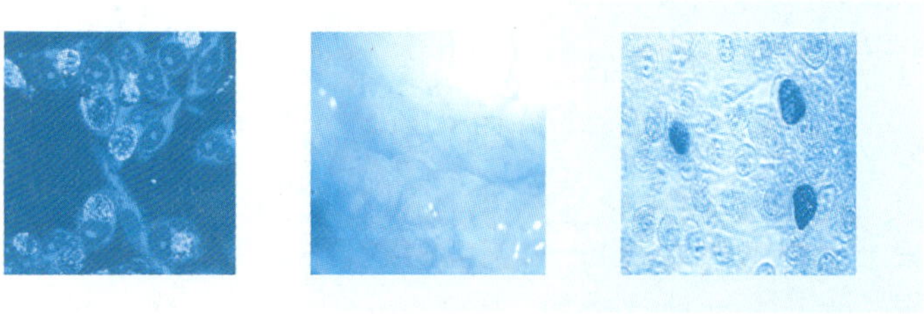

그림 4-22 • 클라미디아 감염

1) 잠복기

잠복기는 1주일에서 2주 또는 그 이상일 수 있다. 남성이나 여성 모두에게 임균감염증과 비슷한 증상이 나타나지만 임균감염보다는 증상이 가벼운 편이다. 성행위감염증이라고도 하여 클라미디아는 약 15개형으로 나뉘는 미생물로, 성행위에 의해 감염되고, 비임균성 요도염을 유발시킨다. 임신 중에 감염되면 신생아에게까지 미쳐 20[%]가 무열성 폐렴이나 40[%]가 눈이 결막에 감염하여 트라코마를 일으킬 위험성도 있다. 클라미디아는 크기가 0.3[μm] 밖에 안되기 때문에 임균 등과 달리 발견하기가 무척 어렵다.

2) 발병원인

발병은 감염 후 10~28일인데 여성의 경우는 자각증세가 없고, 남성에게도 극히 가벼운 증세만 나타난다. 최근 간편한 검사법이 보급되어 비임균성 요도염의 대개가 클라미디아 감염임이 밝혀지자 산부인과에서도 많은 여성이 성행위감염증에 걸려 있다. 테트라시클린계 항생물질이 치료에 효과가 있다. 사람의 경우에는 옴병, 서경림프육아종, 트라코마봉 입체 결막염 등이 대표적 질환이다. 클라미디아 감염의 특징은 감염세포에 커다란 호염기성 세포질내 봉입체의 출현이다.

3) 증상원인과 예방

대부분 클라미디아를 보균하고 있어도 증상이 없기 때문에 정확한 증상을 알기는 어렵다. 남성의 클라미디아 감염 증상은 요도에 통증을 느끼거나 분비물이 나오는 것이다. 또한 요도에 가려움이 있기도 하고 드물게는 균이 부고환까지 전염되어 고환이나 음낭부가 부으면서 통증을 느끼는 경우가 있다. 클라미디아뿐만 아니라 대부분의 성병이 무증상인 경우가 많으므로 정기적으로 성병검사를 받는 것이 좋다. 클라미디아 감염치료법의 경우 일반적으로 치료제 복용만으로 금방 치료가 된다. 임균과 동시에 감염되는 경우가 많은데 항생제만으로 완치가 가능하다. 클라미디아 감염예방법의 경우 대개의 성병과 마찬가지로 치료보다는 예방이 효과적인데 콘돔을 사용하고 안전한 성행위로 예방할 수 있다.

4) 합병증

남성에게는 부고환염, 전립선염, 불임 등이 나타날 수 있고 여성에게는 난관염, 불임, 자궁외 임신, 만성골반통 등 클라미디아 감염은 성관계에서만 이루어지며, 수건이나 문손잡이 변기커버 등 일상생활을 통해 감염되진 않는다. 성병의 감염률은 성병에 걸린 남성과 성행위를 한 여성의 감염확률은 80[%]이다. 성병에 걸린 여성과 성행위를 한 남성의 감염확률은 20[%]이다. 한 가지 이상의 성병에 감염되는 경우는 30~50[%]이다.

(4) 에이즈

인간면역결핍 바이러스(HIV)는 후천성면역결핍증후군(AIDS)을 일으키는 원인 바이러스이며, 보통 바이러스에 감염된 상태를 HIV 또는 HIV 감염이라고 한다. HIV에 감염되면 우리 몸에 있는 면역세포인 CD_4 양성 T-림프구가 바이러스에 의해 감염되어 파괴되므로 면역력이 떨어지게 되고, 그 결과 각종 감염성 질환과 종양이 발생하여 사망에 이르게 된다. 인체의 면역력이 상당히 저하되어 이러한 감염증과 종양이 나타나기 시작하는 상태를 에이즈 또는 후천성면역결핍증이라고 한다(그림 4-23).

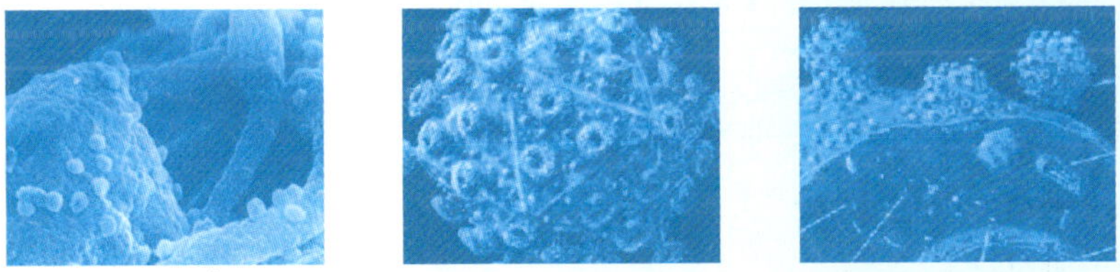

그림 4-23 • 성병 에이즈 세포구조

1) 대표적 원인

원인으로는 HIV가 원인이다. HIV 바이러스는 HIV-1과 HIV-2로 나뉘는데, 전세계적으로 확산되어 HIV 감염을 일으키고 있는 것은 HIV-1이다. HIV-2는 주로 아프리카 일부 지역에서 분포되어 있다. HIV-1은 유전적인 특성에 따라 다양한 아형(subtype)으로 나뉘는데 이러한 아형들은 지속적인 유전적 변형을 통하여 그 다양성이 증가하고 있다.

HIV의 감염경로는 성적인 접촉, 수혈이나 혈액제제를 통한 전파, 병원 관련 종사자에게서 바늘에 찔리는 등의 사고로 전파되는 경우 모체에서 신생아에게로의 전파 등이 있다.

① HIV 감염의 증상 : 증상으로는 HIV 감염의 증상은 감염 초기의 급성 HIV 증후군, 이후에 이어지는 무증상 잠복기, 면역력이 현저하게 떨어져 기회감염* 을 비롯한 다양한 병적인 증상이 나타나는 후천성면역결핍증 시기의 세 단계로 나눌 수 있다.

② 급성 HIV 증후군 : 급성 HIV 증후군은 바이러스에 감염된 후 3~6주 후에 발생하며 발열, 인후통, 임파선 비대, 두통, 관절통, 근육통, 구역, 구토, 피부의 구진성 발진 등의 증상이 나타난다. 심한 경우 뇌수막염이나 뇌염, 근병증** 도 동반될 수 있다. HIV에 처음 감염된 후 조기에 감염이 진단되지 않으면 환자 본인도 감염사실을 알지 못한 채 다른 사람에게 HIV를 전파시킬 수 있기 때문에 초기에 환자를 찾아내어 치료하는 것이 공중보건학적으로 중요하다.

③ 급성 HIV 증후군 시기 : 급성 HIV 증후군 시기가 지나면 무증상 잠복기가 10년 정도 지속되는데 이 시기에는 HIV 감염을 의심할 수 있는 특이한 증상이 나타나지 않는다. 무증상 시기의 지속기간은 여러 요인에 의해 편차가 있으므로 4년 정도로 짧은 경우도 있다. 비록 겉으로 드러나는 증상은 없지만 무증상 잠복기 동안 HIV 바이러스는 지속적으로 면역세포를 파괴하므로 인체의 면역력이 점차적으로 저하된다.

④ 면역력 감소원인 : 면역력이 어느 정도 이하로 떨어지면 건강한 사람에게는 거의 발생하지 않는 여러 종류의 감염성 질환이 발생하고, 보통 사람에게 약하게 나타나는 감염성 질환도 후천성면역결핍증 환자에게는 심각한 질병으로 나타난다. 또한 면역결핍으로 인해 악성종양이 현저하게 많이 발생하므로 사망에 이르게 된다.

⑤ 혈액검사 진단 : 진단으로는 혈액검사를 통해 HIV 감염을 진단할 수 있다. 혈액에서 HIV에 대한 항체나 HIV의 항원*** 을 직접 찾아내는 검사를 통해 감염을 진단할 수 있다. 국내 대부분의 병원이나 보건소에서 혈액검사를 받을 수 있다. 특히 보건소에서는 HIV 검사 시에 검사자의 신원을 확인하지 않는 익명검사를 시행 중이다. HIV 검사를 받을 때 신원이 밝혀지는 것을 꺼려 적절한 시기에 진단을 받지 못하는 경우를 줄이기 위한 조치이다.

⑥ 선별검사 : 선별 검사에서 양성이 나오면 감염을 확실히 판단하기 위해 다시 확진검사를 하는데, 우리나라에서는 질병관리본부에서만 이를 시행하며 웨스턴 블롯법(Western blot test)을 이용한다. 확진검사를 하는 이유는 HIV 감염이 아니더라도 선별검사에서

---

* 기회감염 : 건강한 사람에게는 감염증을 일으키지 않는 미생물이 면역기능이 저하된 사람에게서 심각한 감염증을 일으키는 것이다.

** 근병증 : 근육조직에 나타나는 여러 가지 병적인 상태이다.

*** 항원 : 인체의 면역체계를 자극하여 항체를 만들어 내도록 하는 물질이다.

양성으로 나오는 경우가 있기 때문이다. HIV가 체내에 침투한 후 인체 내에서 HIV에 대한 항체가 만들어지기까지 보통 6주가 걸리는데 이 시기에는 선별검사를 해도 음성으로 나올 수 있다.

⑦ HIV 감염의 가능성 : HIV 감염의 가능성이 있는 경우에는 이 시기가 지난 후에 다시 검사를 해야 하며, 최대 6개월까지 항체 생성이 지연되는 경우도 있으므로 이를 고려한다. HIV에 감염은 되었으나 아직 항체가 생성되지 않은 경우에 조기 진단하기 위해서는 HIV 바이러스의 핵산을 직접 검출하는 방법을 사용할 수 있다. 그러나 이 방법은 바이러스에 감염되지 않았음에도 양성으로 나오는 경우가 있으므로 현재 표준으로 사용되는 확진방법은 아니다.

2) 치료방법

치료의 경우 아직까지 HIV를 완치할 수 있는 방법은 없다. 현재 사용 중인 항 HIV 약제들은 부작용이 많으므로, 면역력이 정상적으로 유지되는 감염 초기에는 HIV 치료제를 사용하지 않는다. 혈액 내에 존재하는 HIV 바이러스의 수와 면역세포의 수를 주기적으로 측정하여 일정 기준에 도달하면 치료를 시작한다.

즉, 치료를 하지 않으면 심각한 결과를 초래하는 상태가 되었을 때에 HIV 치료를 시작한다. 항 HIV 치료제는 보통 3가지 종류의 약을 동시에 사용하는 소위 칵테일 요법을 쓰는데, 이는 1가지나 2가지의 약제만을 사용하면 빠른 시간 내에 내성*(약물의 반복복용에 의해 약효가 저하하는 현상)이 생겨 약의 효능이 없어지기 때문이다.

① 신약개발 : 현재 작용 기전이 서로 다른 여러 가지 약제들이 개발되어 사용 중이고, 약에 내성이 생겼을 경우 사용할 수 있는 새로운 약을 개발 중이다. 현재로서는 항 HIV 약제는 평생 동안 먹어야 하며, 도중에 투약을 중단하면 HIV 바이러스가 다시 증식하면서 면역력이 저하되어 각종 기회감염과 종양이 발생할 수 있다.

② 감염발생원인 : HIV 환자에게서 면역력이 떨어지면 여러 가지 기회감염이 발생하는데, 대상포진, 단순포진, 결핵 등의 감염성 질환은 비교적 면역상태가 양호한 경우에도 발생할 수 있다. 따라서 환자의 면역력을 유지하기 위해서 기본적인 항 HIV 약제를 지속적으로 투여하는 것이 필요하다. 만약 기회감염이나 종양이 발생하면 이에 대한 치료를 병행해야 한다.

③ 기회감염예방 : 몇몇 기회감염은 면역력이 일정 수준 이하로 떨어지면 발생빈도가 높아지며, 이에 대한 예방약제를 투여하여 발병을 예방할 수 있다. 예방방법으로는 HIV 감염 경로에 노출되지 않도록 하여야 한다. HIV 감염여부를 알 수 없는 상대와 성관계를 가질

---

* 내성 : 약물의 반복복용에 의해 약효가 저하하는 현상이다.

때에는 콘돔을 사용해야 한다. 산모가 HIV 감염자이면 출산하는 과정에서 태아가 HIV에 감염될 확률이 높다. 이 경우에는 임신 2기부터 항 HIV 약제를 임산부에게 투여하면 태아가 감염될 확률이 1[%] 이하로 줄어든다.

④ 식이요법 : 혈액을 다루는 의료인은 피를 뽑는 과정에서 주사기에 찔리지 않도록 안전규정을 철저히 준수하여야 한다. 식이요법의 경우 HIV 감염은 어떠한 식이요법으로도 그 경과를 바꿀 수가 없다. 다만 HIV 치료를 위해 약을 먹는 경우에는 음식물에 의해 약이 체내에 흡수되는 정도가 달라질 수 있으므로 각각의 약의 특성에 따라 음식물 섭취에 대한 주의사항을 잘 따라야 한다.

(5) 인유두종 바이러스

자궁경부암의 중요한 원인인자로 파포바 바이러스과에 속하는 이중 나선상 DNA 바이러스이다. 현재까지 알려진 100여 종의 인유두종 바이러스 중에서 40여종이 생식기관에서 발견되며, 자궁경부 상피 내에 병적인 변화를 일으키는 것으로 알려져 있다. 이 중 고위험군인 발암성 인유두종 바이러스가 자궁경부암과 연관성이 높다고 알려져 있으며, 발암성 인유두종 바이러스 중 16, 18번이 가장 중요하고 전세계적으로 70[%] 이상의 자궁경부암에서 발견된다(그림 4-24).

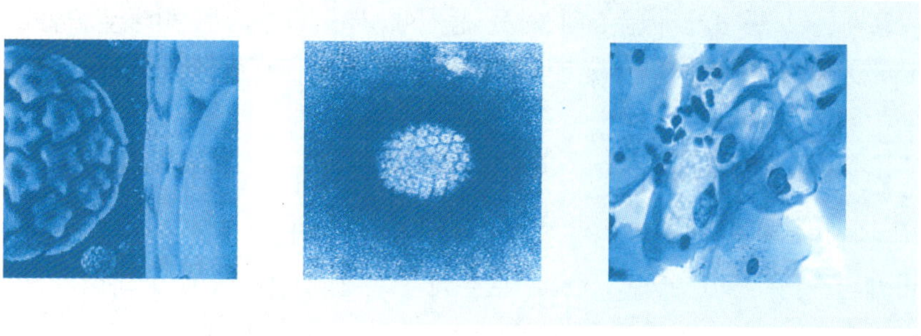

그림 4-24 • 성병 인유두종 바이러스

1) 바이러스 원인

인유두종 바이러스는 사마귀, 즉 몸에서 거의 어디에서든지 그리고 입, 항문, 성기 주변 점막 위에 생길 수 있는 작은, 흰 베이지 또는 밤색의 피부증식을 일으킨다. 100종 이상의 서로 다른 인유두종 바이러스가 존재하며 각각 자신이 침입하기 좋아하는 피부 표면이 있다. 어떤 종류는 손가락과 얼굴에서 발견되어 작은 편이고 통증이 없는 거친 표면을 가진 사마귀를 만든다. 다른 종류들은 발바닥에서 자라는, 좀 더 크고 더 아프고 납작한 모양의 발바닥 사마귀를 만들기도 한다. 25종 이상의 서로 다른 타입의 인유두종 바이러스들이 생식기관, 자궁경부, 항문 입구를 덮고 있는 피부에 감염될 수 있다(그림 4-25).

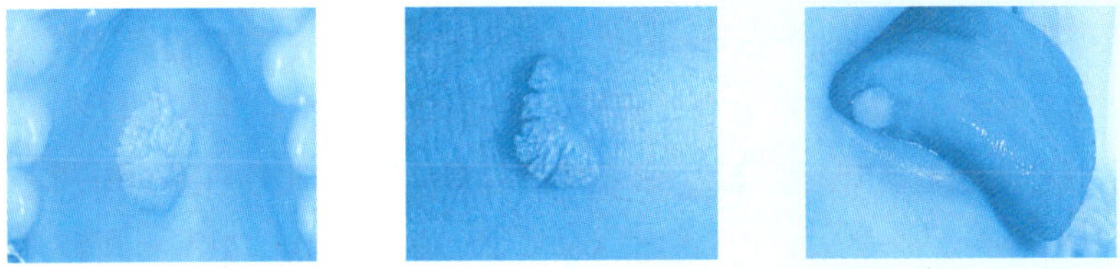

그림 4-25 • 인유두종 바이러스 증상

2) 성기 인유두종 바이러스

성기 인유두종 바이러스 감염은 매우 흔하다. 성생활이 활발한 여성에서 많게는 80[%]에서 일생 동안에 어떤 시점에서 성기 부위에 인유두종 바이러스 감염을 갖게 된다. 대부분의 경우에서 이들 감염은 아무런 증상을 나타내지 않지만 소수의 여성에서 치료하지 않으면 암으로 진행될 수 있는 자궁경부의 변화를 초래한다. 이 바이러스들은 성기 사마귀의 원인이 되는데, 이것은 성생활이 활발한 미국인들의 약 1[%] 정도 가지고 있다. 인유두종 바이러스는 음경, 질, 항문, 외음부, 그리고 입과 목의 암과 연관되어 있다. 인유두종 바이러스의 아형 중 16과 18은 대부분 암의 원인이 된다. 인유두종 바이러스 타입 6과 11은 대부분 성기 사마귀를 일으킨다.

3) 인유두종 바이러스 추정치

인유두종 바이러스는 대개 손가락에 사마귀가 있는 사람과 악수를 하거나 성기 인유두종 바이러스 감염이 있는 사람과 콘돔없이 성관계를 하는 것과 같이 직접적인 피부접촉에 의해서 전파된다. 성기 인유두종 바이러스에 감염되었을 경우 증상이 생길 때까지는 대개 3-4개월이 걸려서 일부의 경우에서는 감염된 사람이나 오염된 사물의 표면과 접촉한 후 2년이나 지나서 사마귀가 발생한다. 건강전문가들은 미국 내 모든 사람 중 약 4분의 1의 손에서 특히 소아에서 사마귀가 발견될 수 있다고 추정한다.

① 추정 원인 : 어떤 것인지 알지 못하는 원인으로 발바닥 사마귀는 10대 연령의 청소년과 젊은 성인들 사이에서 가장 흔하다. 보통 피부 사마귀의 경우 이들은 가장 흔하게 손, 얼굴, 피부나 두피를 침범하고, 특히 이전에 피부손상이 있었던 부위에서 흔하다. 작고, 단단한, 통증없는 둥근 피부증식으로 희거나 분홍빛, 베이지색 또는 또는 밤색을 띤다. 사마귀의 표면은 매끄럽고 진주 같거나 콜리플라워 같이 거칠 수도 있다. 반대로 편평 사마귀의 경우 이들은 납작하고, 흰 베이지 또는 밤색의 피부증식으로 종종 가렵다. 전형적으로 얼굴, 목, 가슴, 아래팔, 손목이나 손에서 생긴다.

② 추정 결과 : 발바닥 사마귀의 경우 이들은 발바닥의 피부에 생겨서 두껍고 아픈 피부 과

증식이다. 종종 단순한 굳은 살로 오인하기도 한다. 이외에 성기 사마귀의 경우 이들은 대개 1~10개의 분홍빛의 거친 콜리플라워 같은 표면을 가진, 통증 없는 피부 증식으로 나타난다. 남자의 성기 사마귀는 음경의 끝부분, 요도 입구와 항문 주변 피부에 가장 흔하게 생긴다. 여자의 성기 사마귀는 질 입구 뒤쪽과 소음순에서 대개 처음 나타난다. 증상으로는 대부분의 경우 무증상으로 저위험군 바이러스 중 6번이나 11번에 의한 감염일 경우 외음부 또는 성기에 사마귀가 나타나며, 통증, 소양증 등의 증상이 동반될 수 있고 조직이 쉽게 부스러지기도 한다.

③ 검사방법 : 인유두종 바이러스의 검사방법으로 세포진 검사도 가능하지만 검색률이 낮기 때문에 적합하지 않다. 또한 전통적인 바이러스 배양기술로는 인유두종 바이러스 감염을 구별할 수 없기 때문에 배양검사 역시 적합하지 않다. 최근 바이러스의 DNA를 이용하여 인유두종 바이러스의 존재 및 유전자형을 검사하는 방법들이 개발되어 유용한 검사방법으로 사용되고 있다. 이 중 하이브리드 캡쳐 2가 미국 식약청에 의해 유일하게 승인된 검사방법이다.

④ 하이브리드 캡쳐 2 : 하이브리드 캡쳐 2는 13가지 종류의 고위험군 인유두종 바이러스를 동시에 발견해 낼 수 있는 방법으로 외래에서 간단히 시행할 수 있으며, 빠른 시간 내에 검사 결과를 얻을 수 있고, 병적인 변화가 나타난 부위의 크기 및 중증도를 예측할 수 있다. 이 외에 식약청에 의해 국내 최초로 허가된 검사방법으로 인유두종 바이러스 유전자칩을 이용한 검사법이 있는데, 방법이 간단하고 소량의 검체로도 검사가 가능하며 인유두종 바이러스의 감염여부와 감염된 바이러스의 종류를 동시에 구별할 수 있다.

⑤ 치료방법 : 치료의 경우는 무증상 인유두종 바이러스 감염에 대해서는 현재까지 밝혀진 치료법은 없다. 몇 가지 유형의 인유두종 바이러스에 대한 백신이 개발되어 자궁경부암의 예방에 사용되기 시작했지만 치료백신으로서의 효과에 대해서는 밝혀진 것이 없는 상태이다. 그 다음 단계로 생식기 사마귀에 대한 치료의 경우 인유두종 바이러스에 관련된 양성 병리적 변화에 대한 치료법으로는 고식적 제거방법, 포도필린이나 5-플로로우라실과 같은 세포독성물질과 인터페론 등의 사이토카인 등이 사용되고 있으며, 최근 새로운 약제들이 추가로 개발되고 있다. 아직 바이러스를 소멸시킬 수 있는 방법은 없으며 현재의 치료목표는 병적인 부위를 제거하고 재발률을 감소시키며 암발생 가능성을 줄이는 것이다.

⑥ 합병증 : 경과나 합병증의 경우 대부분의 경우 인체에 감염된 인유두종 바이러스는 면역체계에 의해 제거된다. 평균 감염기간은 9개월 정도이며, 감염자의 90[%]가 2년 이내에 특별한 치료 없이 자연적으로 치유된다. 그러나 지속적으로 고위험군 인유두종 바이러스에 감염되면 자궁경부암으로 진행될 가능성이 매우 높으며, 발암의 보조인자로 알려진 흡

연, 장기적인 피임약 복용, 아이를 많이 낳은 경험, 면역저하상태 등이 있는 경우 자궁경부 상피 내 종양과 자궁경부암으로의 진행이 촉진되는 것으로 알려져 있다.

⑦ 예방방법 : 인유두종 바이러스 예방 백신이 국내에서 시판 허가를 받았으며, 자궁경부암 예방 백신으로 알려져 있다. 다국적 제약사 MSD의 자궁경부암 예방 4가 백신은 9~26세 사이의 소녀와 젊은 여성에게 접종허가를 받았으며, 첫 접종 후 2개월 후와 6개월 후에 각각 다시 접종한다. 3회에 걸친 접종 후 약효가 언제까지 지속되는지에 대해서는 현재까지도 연구가 진행 중이다.
의학학술지인 영국 암 저널에 인유두종 바이러스 예방 백신의 약효가 5년까지 지속된다는 연구결과가 발표되었다. 이는 제품개발 후 5년 동안 그 효과를 추적 연구한 결과이며, 향후 더 오랫동안 효과가 지속됨을 증명할 수 있을 것으로 예상하고 있다.

(6) 사면발이

프티루스 푸비스는 기생곤충으로 사람의 털에 살면서 하루에 4~5회 흡혈을 하여 생명을 유지한다. 유일하게 알려진 숙주는 사람이며 사람은 이외에도 머릿니와 몸니에 감염될 수도 있다. 사면발이는 성적 접촉 등의 친밀한 접촉에 의해 감염되는 성매개성 질환으로 간주된다. 증상으로는 사면발이는 음모에 서식하면서 피부소양증(가려움증)을 일으킨다(그림 4-26).

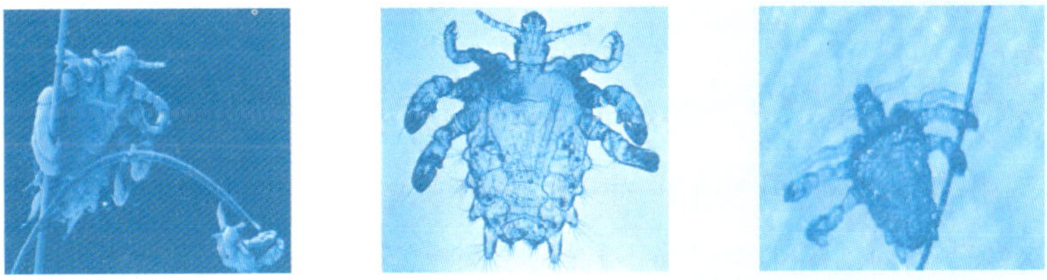

그림 4-26 • 사면발이 기생충

1) 기생원인

안면, 겨드랑이 털에 기생하기도 한다. 소양증은 사면발이의 타액(침)에 대한 과민반응으로 인해 나타나는 증상이며, 감염초기보다 수주 후에 증상이 더 심해진다. 사면발이가 흡혈을 한 피부 부위에는 푸르스름한 피부변화가 특징적으로 나타나고 수일 동안 지속된다. 진단으로는 음모에서 사면발이 알이나 충을 검출한다. 검사로는 음모를 일일이 검사하여 알이나 이를 찾는 방법 외에는 별다른 검사방법이 없다. 치료로는 사면발이에 대해서는 살충제인 페노트린 0.4[%] 분말가루를 1일 1회, 이틀마다 3~4회 살포하는 것을 반복한다. 1[%] BHC* 도 유효하지만 소아나 임산부, 수유자에게는 사용할 수 없다.

2) 경과합병증

사면발이는 다른 성매개성 질환과 함께 나타나는 경우가 많다. 예방방법으로는 55[℃]의 온수세탁이나 드라이클리닝으로 이와 충란을 모두 파괴할 수 있다. 일상생활에서는 옷과 침대 시트 등에 붙어 있는 이는 온수세탁하거나 드라이클리닝하여 제거하고 특별한 식이요법은 필요하지 않다. 원인에 대해 열거해서 여러 가지 발생원인이 있기는 해도 가장 일반적으로 생기는 것은 바로 직접적인 신체의 접촉이다. 사면발이 증상으로 나타나는 것은 사람의 털에 숨어 살기 때문에 눈으로 확인할 수 있기 보다는 심한 가려움증을 느끼게 된다.

3) 추가 합병증

크기가 매우 작아서 초기 사면발이 증상에 의해 직접 눈으로 확인하는 경우는 드물어서 결국 피를 빨아 먹기 때문에 속옷에서 소량의 혈흔이 나타난다. 물론 털에서 사면발이가 서식을 하니 털과 털이 만나는 행동이 가장 빈발하는 원인이 되고 그래서 성관계가 가장 흔한 원인이 된다. 하지만 무조건 사면발이가 성관계에 의해서 발생을 하는 것은 아니므로 환자의 생활 또는 주위환경을 고려할 필요가 있다.

① 일상적 전염요인 : 성관계 외에 침구류나 속옷, 수건 등에 의해서도 전염이 될 수가 있기 때문이다. 심한 가려움으로 인해 초기에는 가벼운 가려움증만 있어서 간과하기 쉬우나 1주가 채 지나기 전에 대개 가려움이 심해진다. 이러한 가려움증은 이의 타액에 대한 알레르기 반응으로 생기는데, 사면발이가 물어뜯어 생긴 작은 붉은 혹은 푸른 표식이 생기기도 한다.

② 생식기관 감염 : 음부가 주로 발생하는 부위이기 때문에 음부가 가려운 경우가 가장 흔하다. 이럴 때 음부를 확인하면 자세히 보면 육안으로도 사면발이의 존재가 확인이 가능한 경우가 많다. 혹시 사면발이가 별견되지 않더라도 인간의 피를 빨아먹고 살기 때문에 속옷에 작은 혈흔들이 보이면 의심할 수가 있다. 또한 작고 둥그런 모양의 흰 이의 알이 털에 달라 붙어있는 것을 관찰할 수도 있다. 사면발이 자체가 합병증이나 후유증 등을 일으키지는 않기 때문에 큰 문제가 되지 않으나, 심한 가려움으로 환자 본인이 힘들다는 것과 더 중요한 것은 주위 사람들에게 전이가 될 수 있기 때문에 빨리 발견하여 조기 치료를 하는 것이 중요하다.

4) 사면발이 치료법

사면발이의 치료법에는 1[%] 퍼메스린이 첨가된 크림을 바르고 10분간 유지를 하도록 한다. 그 외에 1[%] 린단이나 파이레스린과 파이페로닐 부토싸이드가 첨가된 치료를 하기도 한다. 예전

---

* BHC : 육염화벤젠 또는 벤젠헥사클로라이드라고도 한다. 1943~1945년경에 개발된 강력한 유기합성 살충제이다.

에는 크림을 바를 때 그 전에 털을 다 밀고 크림을 바르기도 하였으나, 현재는 꼭 밀고 크림을 바르지는 않는다. 치료 후에 피부에 자극이나 알레르기 반응에 의해서 가려운 경우는 스테로이드 연고를 발라주도록 한다. 환자의 물건의 경우 환자가 사용한 침구와 이불, 입었던 옷 등은 모두 뜨거운 물에 삶아서 빨며 햇빛에 말리도록 한다. 그 외에 삶아 빨기 어려운 것들은 플라스틱 백에 넣어서 2주간 두면 사면발이는 굶어서 죽게 된다.

(7) 헤르페스

헤르페스 바이러스에 의하여 발생하는 전염성 질환이다. 헤르페스는 불편하지만 치명적으로 위험한 바이러스는 아니다. 구강 헤르페스는 키스를 통하여 전염이 되고, 성기 헤르페스는 성교로 전염된다. 구강 헤르페스를 가진 사람이 배우자의 성기를 입으로 애무하면 헤르페스에 감염될 수 있다. 헤르페스의 증상은 매우 다양하다. 헤르페스 보균자 중에 약 3분의 2는 자신이 헤르페스에 걸린 사실을 모르고 남에게 감염시킨다(그림 4-27).

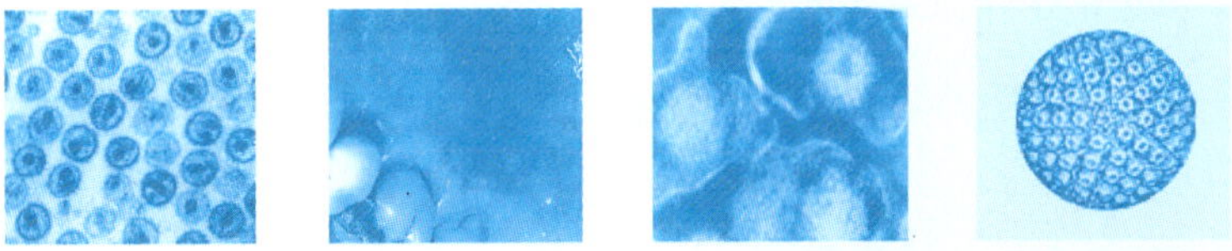

그림 4-27 • 헤르페스 바이러스

대부분의 환자에서 증상이 매우 경미하거나 거의 없기 때문에 부적절한 성관계가 있어서 증상이 없었더라도 헤르페스에 대한 검사가 필요하다. 특히 헤르페스가 신생아와 태아에 중대한 문제를 일으킬 수 있기 때문에 결혼을 앞둔 예비 부부가 반드시 받아야 할 검사이다.

(1) 증상과 완화

증상은 한 개 또는 여러 개의 물집, 성기와 항문 주위의 가려움, 타는 듯한 느낌, 찌릿찌릿한 느낌, 성기와 항문주위의 통증이나 뻐근함, 소변을 볼 때 요도가 쓰리거나 아픔, 질의 분비물이 있을 때다. 완치시킬 수 있는 치료법은 현재 없어서 치료제는 헤르페스의 증상을 신속히 완화시켜준다. 하루 한번씩 장기적으로 복용하면 재발을 효과적으로 억제할 수 있다.

2) 감염증

헤르페스 바이러스 감염증은 단순 헤르페스 바이러스에 감염되어 발생하는 바이러스성 질환이다. 단순 헤르페스 바이러스는 단순포진 바이러스라고도 하며, 1형 단순포진 바이러스와 2형 단순포진 바이러스의 두 종류가 있다. 단순포진 바이러스에 감염되면 피부 점막에 생기는 물집과 같은 가벼운 증상에서부터 뇌염과 같은 중증의 질환까지 다양한 증상이 나타난다. 단순포진 바이러스는 대상포진 바이러스와 마찬가지로 한 번 감염되면 평생 동안 사람의 몸 속에 존재하는데, 평소에는 잠복상태로 있기 때문에 증상이 나타나지 않지만 자극에 의해 바이러스가 다시 활성화되면 증상이 재발할 수 있다(그림 4-28).

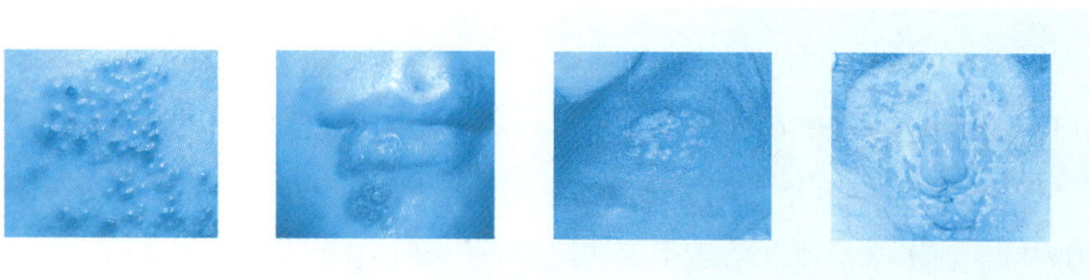

그림 4-28 • 헤르페스 감염

3) 단순포진 원인

1형 및 2형 단순포진 바이러스가 단순포진을 일으킨다. 피부점막이나 손상된 피부가 단순포진 바이러스에 노출되었을 때 감염이 일어나서 감염되더라도 초기 증상이 나타나지 않는 경우가 많다. 감염 후 단순포진 바이러스는 피부의 표피와 진피 부위에서 증식한 후 주변의 신경세포 속으로 침투하여 잠복 상태로 존재한다. 이러한 잠복감염 시기에는 신경세포 내에 바이러스가 살아 있지만 겉으로 드러나는 증상은 없다. 이후 열, 스트레스 등의 자극에 의해 바이러스가 재활성화되면 감각신경을 타고 다른 점막 부위로 이동하여 그 부위에서 병적인 변화를 일으킨다.

① 1형 단순포진 : 피부에 물집이 생기는 것이 특징이다. 초기 감염 시에는 구내염과 인후두염이 가장 흔한 증상이고, 재발하는 경우에는 주로 입, 입주위, 입술, 구강 내 점막, 경구개[*], 연구개[**] 등에 단순포진이 발생한다.

② 2형 단순포진 : 일종의 성병이며 외부성기 부위에 물집이 생기고, 발열, 근육통, 피로감, 무력감, 경부 임파선 종대(비대) 등의 증상이 동반되기도 한다.

③ 발생원인 : 단순포진 바이러스는 건강한 사람에게서도 뇌염이나 뇌수막염을 일으킬 수 있으며 드물지 않게 환자가 발생하고 있다. 단순포진 뇌염에 걸리면 열과 두통이 발생하고 정신착란 증세를 보이거나 발작을 일으키기도 한다. 산모의 질에 단순포진이 있는 경우에는 태아가 출산과정에서 단순포진 바이러스에 감염될 수 있다.

④ 단순포진 진단여부 : 수포(물집)가 포도송이처럼 무리를 지어 나타나는 특징적인 증상이 나타나면 단순포진으로 진단할 수 있다. 실험적인 방법을 통해서도 진단할 수 있는데, 수

---

[*] 경구개 : 입천장에서 비교적 단단한 앞쪽이다.

[**] 연구개 : 입천장에서 비교적 연한 뒤쪽이다.

포액이나 수포의 가장자리에서 채취한 물질을 실험용 세포에 주입한 후 바이러스에 의한 세포의 변화를 관찰하는 검사법을 사용한다.

⑤ 바이러스 세포배양 : 증상이 있는 부위의 수포를 이용하여 바이러스를 세포배양을 통해서 분리할 수 있다. 헤르페스 뇌염의 경우 자기공명영상촬영(MRI)을 통해 뇌의 측두엽의 변화를 확인할 수 있으며, 뇌척수액에서 단순포진 바이러스의 DNA를 검출하는 방법이 진단에 유용하다.

⑥ 치료의 경우 : 단순포진 바이러스 치료제로는 알약, 정맥주사, 연고 등의 다양한 제제가 있는데, 병의 증상에 따라 알맞은 제제를 선택하여 사용한다.
그러나 항바이러스제는 신경절에 잠복해 있는 단순포진 바이러스는 제거하지 못한다. 따라서 항바이러스제를 사용한다고 해서 헤르페스 바이러스 감염증이 완치되는 것은 아니며, 단지 피부나 점막에 병적인 증상이 나타나는 경우 그 정도와 지속기간을 줄여줄 수 있을 뿐이다.

4) 경과합병증

경과 합병증의 경우 1형 단순포진은 열이나 심한 스트레스 등에 의해서도 재발하여 피부에 병적인 증상을 일으킬 수 있다. 2형 단순포진에 의한 성기 부분의 단순포진은 재발하기 쉽기 때문에 항바이러스제를 이용하여 바이러스의 증식을 억제하는 치료법이 필요하다. 뇌염은 후유증이 와서 장애가 남기도 한다. 각막에 단순포진이 발생하는 경우에는 각막혼탁에 의해 실명할 수도 있다.

예방지침으로 재발률이 높은 2형 단순포진 바이러스 감염증의 경우 항바이러스제를 장기간 투여하여 단순포진 바이러스의 증식을 지속적으로 억제하는 치료법을 시행한다. 아울러 일상생활에서는 단순포진 바이러스는 접촉에 의해 전염되므로 1차 감염을 예방하기 위해서는 타인의 체액과 접촉하지 않도록 한다. 또한 성적인 접촉을 통해서도 전염될 수 있으므로 이에 대한 주의도 필요하다.

5) 헤르페스 진단

헤르페스는 입술주위나 성기 주변에 물집이 포도송이처럼 무리를 지어 나타날 때 헤르페스(단순포진)로 진단한다. 헤르페스는 1형과 2형으로 구분하여 1형은 초기 감염 시에는 구내염과 인후두염이 가장 흔한 증상이고, 재발하는 경우에는 주로 입술과 그 주변, 입천장의 단단한 앞쪽과 연한 뒤쪽에 물집이 발생한다.

① 2형 감염원인 : 2형은 일종의 성병이며 외부성기 부위에 물집이 생기고, 발열, 근육통, 피로감, 무력감이 동반되기도 한다. 헤르페스(단순포진)는 바이러스에 의해 물집이 발생되어 결

국 물집이 발생되었을 때 접촉에 의해 감염된다. 감염 후 바이러스는 피부의 표피와 진피 부위에서 증식한 후 주변의 신경세포 속으로 침투하여 잠복상태로 존재한다. 그러다가 열, 스트레스 등의 자극에 의해 바이러스가 활성화되면 감각신경을 타고 다른 점막 부위로 이동해 그 부위에서 물집을 일으킨다.

② 감염여부 : 헤르페스의 합병증으로 뇌염이나 뇌수막염을 일으킬 수 있어서 뇌염에 걸리면 열과 두통이 발생하고 정신착란 증세를 보이거나 발작을 일으키기도 한다. 각막에 단순포진이 발생하는 경우에는 각막혼탁에 의해 실명할 수도 있고 산모의 질에 헤르페스가 있는 경우에는 출산과정에서 태아에 감염될 수 있다.

③ 치료여부 : 헤르페스는 한 번 감염되면 평생 동안 사람의 몸속에 존재하여 평소에는 잠복상태로 있다가 바이러스가 활성화되면 증상이 재발을 반복한다. 특별한 치료제가 없고 헤르페스 증세가 나타날 때 아시클로버 알약을 복용하거나 아시클로버 연고를 바르는데 잘 낫지 않고 물집이 잡히면 많은 통증을 유발한다.

아시클로버 알약은 아주 독해서 간과 위에 많은 부담을 주게 된다. 이러한 항바이러스제는 신경절에 잠복해 있는 헤르페스 바이러스를 제거하지 못하며 항바이러스제를 사용한다고 해서 헤르페스 바이러스 감염증이 완치되는 것은 아니라 단지 피부나 점막에 병적인 증상이 나타나는 경우 지속기간을 줄여줄 수 있을 뿐이다.

(8) 냉대하증

냉대하증은 여성 성기의 분비물이며, 보통 성기분비물이 증가하면서 외음부를 오염시키는 상태이며 보통 생리적인 대하와 병적인 대하로 구분된다. 생리적인 대하는 성기 내벽을 항상 촉촉하게 하고 외음부까지 유출될 정도로 양이 그다지 많지는 않은 것이 정상적 대하이다. 그러나 대하의 양이 너무 증가해서 외음부까지 나오면 병적인 냉대하증*이다(그림 4-29).

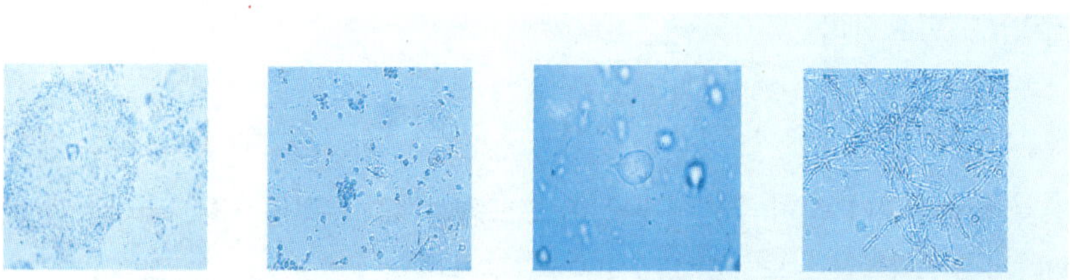

(a) 세균성 질염 (b) 염증성 질염 (c) 칸디다성 질염 (d) 트리코모나스 질염

그림 4-29 • 냉대하증 종류

* 냉대하증 : 성관계로 인해 생기거나 질을 세정하는 과정에서 생기는 상처로 인해 발병하거나 질의 자정작용이 망가지면서 유발되는 염증이다.

1) 냉대하 정의

혈액 외에 질에서 분비되는 모든 분비물이다. 실제로 부인과 환자의 1/3이상이 이런 증상을 갖게 된다. '냉' 즉 '대하'는 여성생식기를 촉촉하게 해주는 생리적 분비물이라서 백색의 투명한 액체로 물과는 달리 끈적끈적하다. 대하는 여성생식기의 가장 바깥부위인 질을 보호하기 위해 분비되어 일정한 산성도를 유지하고 외부 유해세균이나 박테리아 등 미생물이 병변을 일으키지 못하도록 하는 역할을 한다. 냉대하증은 질분비물이 증가하는 증상이다.

2) 냉대하 증상

우선 겨울철 짧은 치마 등으로 하복부가 냉해지면 발생하고 자궁내막염과 기타 자궁이상일 때 항생제, 청결제의 과다투여로 질 내의 정상균이 파괴될 때, 달라붙는 청바지 스키니진 등을 즐겨 입는 경우도 해당된다. 원인에 따라 냉대하증의 형태가 각기 달라서 색깔은 흰색, 노란색, 연두색, 붉은색, 검은색 등 여러 가지 색의 대하가 있어서 흘러내릴 정도로 양이 많아 가려운 경우도 있고 뻑뻑하여 양이 적고 가렵지는 않고 비린내가 나는 경우도 있다. 가끔은 부부간에 균이 전염되므로 부부가 같이 치료해야 한다.

① 하복부 증상 : 원래 여성의 하복부는 차가운 기운에 민감하여 손상되기 쉬워서 대장질환이나 난소, 자궁 내 염증이나 물혹 같은 질환이 생기기 쉽기 때문에 심하면 방광 이상이나 치질, 디스크 등으로 번질 수 있다. 하지만 이런 현상이 잘 일어나지 않도록 여성의 하복부에는 남성과 달리 피하지방이 많이 있기 때문에 자궁과 난소 등을 보호할 수 있다. 이 피하지방은 한 번 차가워지면 따뜻해지는 데 오래 걸리기 때문에 여성들은 찬 곳에 서 있거나 오래 앉는 것을 삼가해야 한다.

하복냉증에 걸려 오랫동안 자궁과 난소 등의 내부 생식기가 차가워지고 가임기 여성들의 경우에는 임신이 어려워질 수도 있다. 하복냉증의 가장 큰 증상은 손발이 차고, 아랫배가 냉하면서 생리통이 심하거나 월경주기가 늦는 것이다. 이 외에도 무릎과 엉치쪽, 허리가 시리거나 차갑고 무거운 느낌이 들고, 음식을 먹으면 잘 체하면서 설사, 변비 같은 만성소화기질환이 동반되는 증상이 있다.

② 하복냉증의 주요 원인 : 냉기 속에 오랫동안 노출되어 혈관이 수축되면서 피 속의 노폐물이 혈관에 달라 붙어 혈행이 나빠지고 혈액순환이 되지 않아 생기는데, 반대로 너무 열해도 바깥쪽으로 냉증을 수발할 수 있으며 잘못된 식생활이 주범이 되기도 한다.

③ 냉대하증의 치료법 : 동양의학에서는 하복냉증의 원인으로 소화기가 약하거나 자궁에 어혈이 많은 경우, 비만으로 인해 혈액순환이 방해를 받는 경우, 과도한 스트레스로 기혈순환이 방해될 때 나타난다.

㉠ 하복냉증의 경우 : 외부 온도의 영향을 많이 받는데 매일 15~20분의 반신욕으로 하

복부 내의 혈액순환을 촉진시켜 체온을 조절하는 방법이 효과적이다.

ⓛ 냉대하 치료의 경우 : 여성의 몸, 즉 질쪽을 최대한 습기가 없도록 하는 것이 좋다. 습할수록 좋지 않는 세균들이 번식하여 냉대하를 일으키기 때문이다. 그러면 냉대하 치료 전에 예방이 중요하다. 자주 세척하고 통풍이 잘되도록 해야 하기 때문에 질염이 생기게 되면 바로 치료하는 것이 좋은 방법이다.

ⓒ 질염이 계속되어 만성이 되면 골반염으로 확산될 수 있기 때문에 빨리 냉대하 치료를 받아야 한다. 냉의 양이 조금 증가하는 정도의 초기 증세에는 청결제를 이용하여 깨끗하게 씻도록 하고, 완전 건조시켜 균이 증가하는 것을 억제하도록 한다. 항진균제 크림이나 질정으로 3~4일 이상 치료하도록 하고, 증상이 악화될 경우에도 마찬가지로 즉시 전문의를 통해 정확한 진단을 받은 후에 이에 따라 치료를 한다.

(9) 콘딜로마

인간 파필로마 바이러스의 감염으로 발생하여 가장 흔한 감염경로는 감염된 사람과 감염되지 않은 사람과의 직접적인 성적 접촉이다. 인간 파필로마 바이러스는 여러 가지 종류가 있으며, 현재까지 알려진 종류는 약 80가지가 넘는 것으로 성기 곤지름은 그 중 HPV-6과 HPV-11으로 인해서 발생하며, HPV16, 18, 31, 33, 35 등이 여성의 자궁경부암과 관련된 것으로 알려지고 있다.

1) HPV-6,11 성기 곤지름

HPV-6,11에 의한 성기 곤지름은 주로 성접촉 중 상피세포의 미세미란을 통해 바이러스가 기저세포층으로 침투하여 발생한다. 문, 질, 귀두 등에 생기는 원형의 융기성 병변이고 첨형 콘딜롬과 편평콘딜롬이 있다. 전자는 파포바 바이러스 감염증으로 표피비후와 뚜렷한 유두 종증을 볼 수 있고 후자는 매독감염 시에 볼 수 있다. 모두 만성염증에 기인하는 것이다.

2) 콘딜로마 증상

항문, 성기부위의 곤지름은 크기, 색모양이 아주 다양하다. 보통 처음에는 부드럽고 촉촉하며, 핑크 빛이 빨간 종기 모양으로 나타났다가 급속하게 커져서 종종 같은 곳에 여러 개가 다발로 나타나며 양배추와 같은 모양이나 조그만 버섯과 같은 모양을 하기도 한다. 색은 백색, 회색, 핑크, 갈색의 경우도 있고, 모양은 동그랗거나 납작하거나, 딱딱하거나 반들반들하다. 손에서 볼 수 있는 종류의 사마귀처럼 보이는 것도 있다(그림 4-30).

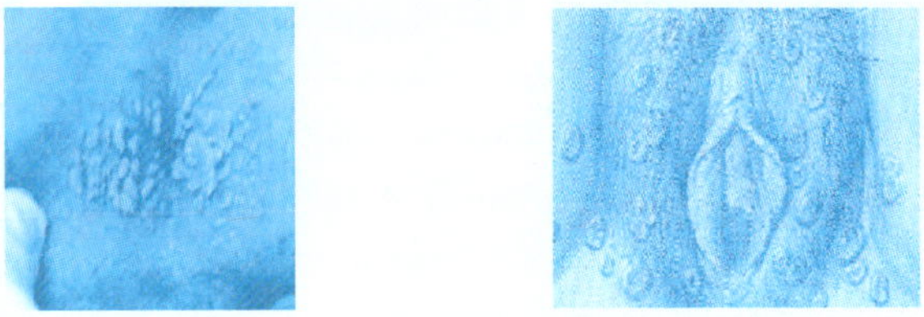

그림 4-30 • 성병 콘딜로마 바이러스

3) 콘딜로마 경로

눈에 보이지 않을 만큼 작은 것도 있다. 성기 사마귀가 요도를 침범하면 많은 경우에 아무 증상도 없으나, 출혈, 분비물이 생기고 오줌의 흐름을 방해하거나, 요실금이 나타나기도 한다. 여성의 경우는 처음에 돌기상으로 나타난 사마귀가 소음순이나 그 주변에 나타나 그것이 급속히 확대되는 수가 있다. 20[%]의 여성이 사마귀가 회음부나 항문주변, 질 내부에도 확산되어 있다. 돌기가 낮은 사마귀들은 대음순과 회음부에도 확산된다. 대개 돌출된 성기사마귀를 육안으로 보아 식별되나 경우에 따라(평편사마귀의 경우), 아세틱 엑시드를 도포한 뒤에야 확인되는 경우도 있다. 이외에 인간 파필로마 바이러스 감염 여부를 확인을 위한 검사법이 있다(그림 4-31).

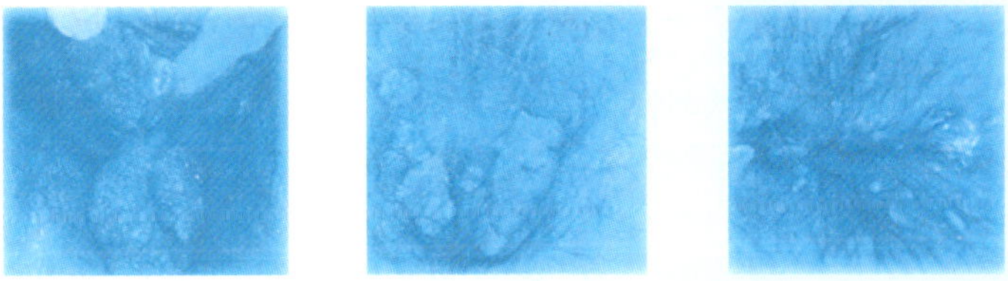

그림 4-31 • 콘딜로마의 감염증상

① 치료방법 : 성기 곤지름에 대한 치료법은 다양하나 만족할 만한 성과를 보이는 대표적인 치료법은 아직 없어서 현재 가장 많이 시행하고 있는 치료는 바이러스를 죽이는 약제를 사마귀에 바르는 방법이나 사마귀를 절제하는 방법이다. 최선의 방법은 눈에 보이는 사마귀를 모두 절제하고 재발을 막기 위한 정기검사를 받는 것이다. 환부에 포도필린을 바르는 방법도 있으나, 한두번 바르고 완전히 고친 사람은 겨우 38[%]에 불과하다. 임산부는 포도필린을 사용해서는 안 된다. 태아와 모체를 해칠 우려가 있기 때문이다.

② 유효한 치료법 : 여성의 자궁경부나 너무 큰 사마귀에도 사용해서는 안되기 때문에 레이저 요법은 어느 곳의 사마귀에도 사용할 수 있으며 가장 유효하고 빠른 치료법이기도 하다. 그 외에 항문주변 및 그 내부의 사마귀를 제거하는 데는 외과수술이 유효하다. 재발을 반복하는 사마귀는 외과적인 제거처치가 효과적이다.

2. 성병 검사방법

성병검사는 검사목적에 맞는 DNA를 분리하고, 채취한 DNA를 증폭하고, 다시 검사목적에 맞는 DNA를 분리하고, DNA sezuencing을 통한 2차 확인과정 순으로 한다.

(1) 검사목적에 맞는 DNA 분리하기

가장 중요한 것은 유전자 검사를 통해 존재여부를 알고자 하는 세균이 다른 균에 의해 감염되지 않도록 주의해야 한다(그림 4-32).

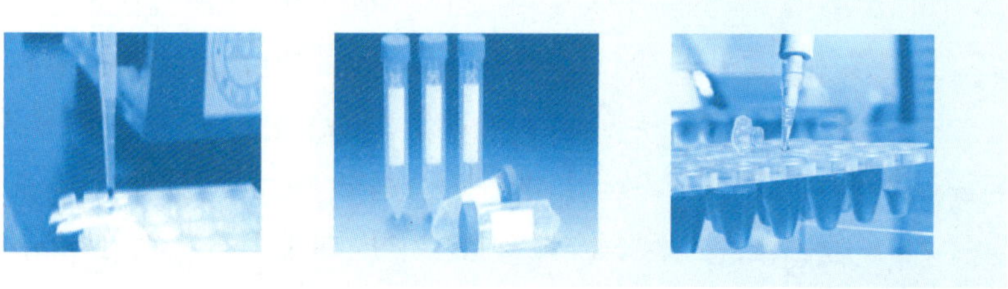

그림 4-32 • DNA 분리하기

우선 검체로는 기본적으로 검사하는 검체를 VB1, VB3, 지멘과 분비물로 인해 검체를 채취한다. 그 다음으로 DNA 분리 및 정체로 인해 검체에서 DNA를 분리하여 PCR*을 수행한다. 다음 단계 검사로는 유니버설 검사이므로 가장 기본적인 검사로는 모든 세균의 게놈 내에 존재하는 16srRNA의 유전자를 M-PCR로 증폭한 후 이의 존재 유무와 그 양을 블라팅으로 확인하여 대조균 실험결과를 볼 때 검체 내에 단 하나의 균이 있어도 양성으로 나타날 정도로 민감도가 높다. 그리고 타이프 스페시픽 검사로 중요 세균의 존재 여부를 PCR 및 블라팅으로 확인하여 대장균 등 그람 음성균으로 특히 요로감염형 대장균에 공통적으로 나타나는 유전자의 존재 유무를 검사한다(그림 4-33).

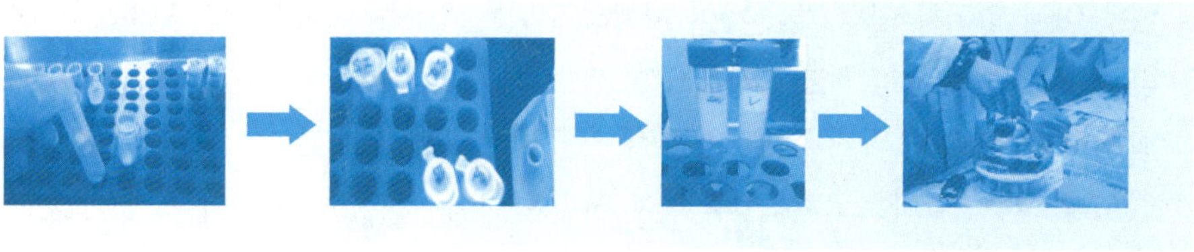

그림 4-33 • 플라스미드 분류하기

* PCR(Polymerase Chain Reaction) : 중합효소 연쇄반응의 약자로서 유전물질을 조작하여 실험하는 거의 모든 과정에서 사용되고 있는 검사법으로, 검출을 원하는 특정 표적 유전물질을 증폭하는 방법이다.

(2) 채취한 DNA 증폭하기

DNA는 2중 가닥을 이루고 있는데 증폭하기 위해 단일가닥의 DNA로 분리하여 단일가닥의 DNA에 DNA 복제유도체를 붙여서 PCR 기기 내에 집어 넣는다. DNA 복제산물의 크기에 따라 온도와 시간을 조절해 주는 과정이 PCR기기 내에서 이루어지면서 DNA 합성이 진행된다. 이와 같은 방법을 통하여 DNA를 증폭하게 된다(그림 4-34).

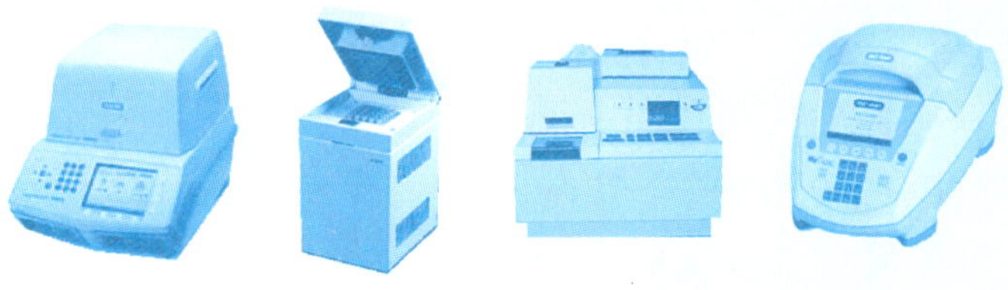

그림 4-34 • DNA 증폭하기

1) PCR 합성

다른 균에 감염되지 않도록 주의하여 채취한 검체에서 DNA를 적정 시약투여와 온도변화, 원심분리를 통해 채취한다. DNA는 2중 가닥을 이루고 있어서 증폭하기 위해 단일가닥의 DNA로 분리하여 단일가닥의 DNA에 DNA 복제유도체를 붙여서 PCR 기기 내에 집어 넣어 DNA 복제산물의 크기에 따라 온도와 시간을 조절해주는 과정이 이 PCR 기기 내에서 이루어지면서 DNA 합성이 진행된다.

2) PCR 검사방법

PCR로 발견된 전립선염의 원인균을 확인하는 검사로 방법은 앞에서 PCR로 증폭시켜 얻은 DNA를 자동염기분석법으로 분석하는 것이라 이후 그 염기서열의 어느 균주와 일치하는지를 파악하므로서 원인 균주를 확인한다. 드물게 지금까지 밝혀진 바 없는 균주가 나올 수도 있으므로 이 경우 어느 계통의 균주인지 확인하여 원인증상을 파악할 수 있다. DNA 분자 중에서 원하는 부분을 복제하여 증폭하는 방법이다.

3) DNA 분자증폭

DNA 분자에서 증폭하고자 하는 부분의 경계지점에 있는 염기서열*만 알 수 있으면 실험실에서 단시간 내에 필요한 DNA 부분을 복제하여 엄청난 양으로 증폭시킬 수 있다. DNA의 염기서열을 알아내기 위해서는 같은 종류의 DNA 양이 상당이 많이 필요하다. 그래서 DNA의 염기서열을 파악하는 작업을 할 DNA가 양이 적다면 DNA을 복제하여 양을 증폭할 필요가 있다.

* 염기서열 : 시작지점과 끝지점의 염기서열이다.

(3) 검사목적에 맞는 DNA 분리하기

DNA 증폭과정을 통해 늘어난 DNA가 어떤 균의 DNA인가를 육안으로 확인하기 위하여 특수염료와 혼합하여 전기적 조건의 변화에 따라 DNA가 이동할 수 있도록 만든 전기영동기기에 투여하게 된다. 20~30분 후에 UV를 통해 육안으로 확인하게 된다.

다른 균에 감염되지 않도록 주의하여 채취한 검체에서 DNA를 적정 시약투여와 온도변화, 원심분리를 통해 채취하게 된다. 이때 가장 중요한 것은 유전자검사를 통해 존재여부를 알고자 하는 세균이 다른 균에 의해 감염되지 않도록 주의해야 한다.

분리하는 유전자에 돌연변이가 일어난 세포가 있다면 그것에 이식하여 그 기능결손을 보완하는 DNA를 분리하며, 염기배열의 일부라도 알려진 경우나 단백질이 알려져 있어 간접적으로 염기배열을 알게 될 때에는 그 배열을 시발자로 삼은 PCR법이나 교잡선택법에 따라 분리한다. 단백질의 항체가 있을 경우에는 DNA를 도입한 세포의 단백질을 항체에서 검정하여 DNA를 분리한다(그림 4-35).

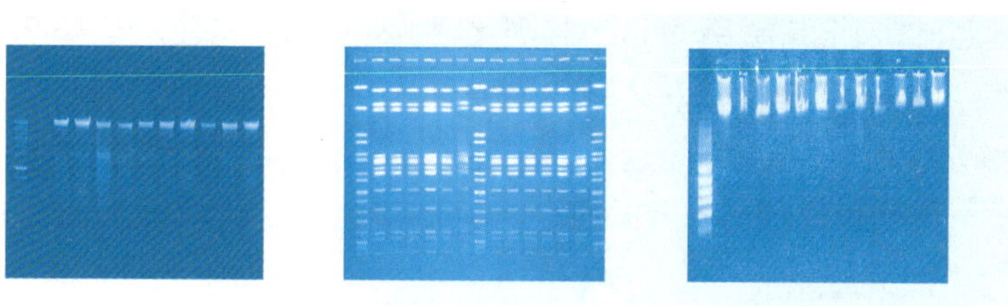

그림 4-35 • DNA 분리하기

(4) DNA Sequencing을 통한 2차 확인과정

1차적 PCR법으로 확인된 DNA가 정말 우리가 밝혀내고자 하는 DNA인지를, DNA를 이루고 있는 염기서열을 분석하여 PCR 전기영동으로 확인된 사항과 일치 여부를 2차적으로 확인하며 동일한 세균의 변종 여부를 밝혀내어 정확한 치료가 이루어지도록 한다(그림 4-36).

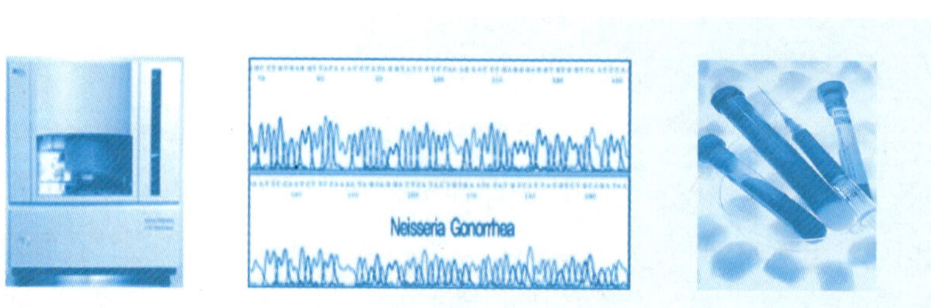

그림 4-36 • DNA 2차 확인과정

DNA와 RNA의 염기서열이 결정될 수 있지만 DNA 서열결정이 더 쉬워지게 된 것은 화학적 근거가 밝혀졌기 때문이다. 현재는 DNA 서열을 결정하는 자동화기계까지 이용할 수 있다. 적절한 처리를 하게 되면 4개 염기들에서 종결하면서 방사능을 띠는 ENA 절편을 만들고 그 절편을 전기영동하면 1개의 뉴클레오티드만큼 길이가 다른 분자들이 겔 위에서 분리된다. 전기영동방법은 4개의 분리된 이동로를 이용한다. 1차적 PCR법으로 확인된 DNA가 정말 우리가 밝혀내고자 하는 DNA인지를, DNA를 이루고 있는 염기서열을 분석하여 PCR 전기영동으로 확인된 사항과 일치 여부를 2차적으로 확인하여 동일한 세균의 변종 여부를 밝혀내어 정확한 치료가 이루어지도록 한다.

17 당뇨검사

당뇨는 인슐린의 분비 혹은 작용에 문제가 생겨 혈당이 높은 상태로 조절이 되지 않아 여러 합병증이 생기는 질환이다. 당뇨를 진단하기 위해서는 혈당수치를 측정하는 것이 가장 중요하다. 하지만 혈당수치는 식이, 신체활동 상태 등에 의한 생리적인 변화가 커서 당뇨의 정확한 진단을 위해서는 공복상태에서 채혈해야 한다. 포도당 용액을 마시고 혈당을 측정하는 당부하 검사도 당뇨진단을 위해 시행할 수 있으나, 검사수치가 많은 요인들의 영향을 받기 때문에 일상적으로 추천되지는 않는다. 단, 임신성 당뇨의 진단에는 당부하 검사가 필요하다(그림 4-37).

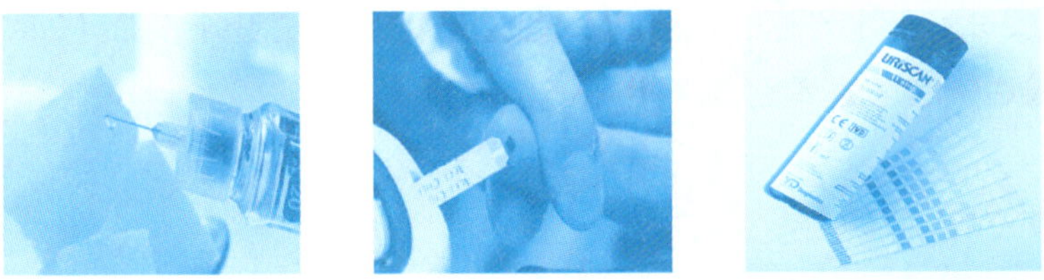

그림 4-37 • 당뇨검사

일반적으로 식사 후 섭취한 음식물에 의해 혈당이 높아지면 정도에 따라 췌장에서 인슐린이 분비되며, 이 때 분비된 인슐린이 혈액 내의 당분(포도당)을 분해하여 에너지로 만들어 혈당을 정상으로 유지시켜 준다. 만약 췌장에 이상이 생기면 인슐린의 분비가 저하되거나 전혀 분비되지 않아 혈당수치가 급격하게 상승되고 소변으로 배출되는 것을 당뇨라 한다. 인슐린의 분비는 췌장과 관련이 매우 높기 때문에 당뇨가 발생한 경우에는 췌장에 이상이 없는지를 확인하고, 췌장에 염증이 원인이 된 경우에는 췌장치료를 통해 췌장과 당뇨를 호전시키게 된다.

1. 당부하 검사

포도당 용액을 마시고 혈당을 측정하는 당부하 검사도 당뇨진단을 위해 시행할 수 있으나, 검사수치가 많은 요인들의 영향을 받기 때문에 일상적으로 추천되지는 않는다. 단, 임신성 당뇨의 진단에는 당부하 검사가 필요하다. 당뇨병은 인슐린의 분비량이 부족하거나 정상적인 기능이 이루어지지 않는 등의 대사질환의 일종으로, 혈중 포도당의 농도가 높아지는 고혈당을 특징으로 하며, 고혈당으로 인하여 여러 증상 및 징후를 일으키고 소변에서 포도당을 배출하게 되는 질환이다(표 4-1).

표 4-1 • 당뇨병 혈당수치

항 목	정 상	목 표	주의요망
공복혈당[mg/dl]	〈 100	80~120	〈 80 〉 140
자기 전 혈당[mg/dl]	〈 120	100~140	〈 100 〉 160
당화혈색소[%]	〈 6	7	〉 8

(1) 1형 당뇨병

당뇨병은 제1형과 제2형으로 구분되는데 제1형 당뇨병은 '소아당뇨'라고도 하며, 인슐린을 전혀 생산하지 못하는 것이 원인이 되어 발생하는 질환이다. 인슐린이 상대적으로 부족한 제2형 당뇨병은 인슐린 저항성*을 특징으로 한다.

(2) 2형 당뇨병

제2형 당뇨는 식생활의 서구화에 따른 고열량, 고지방, 고단백의 식단, 운동부족, 스트레스 등 환경적인 요인이 크게 작용하는 것으로 보이지만, 이 외에 특정 유전자의 결함에 의해서도 당뇨병이 생길 수 있으며 췌장수술, 감염, 약제에 의해서도 생길 수 있다.

---

* 인슐린 저항성: 혈당을 낮추는 인슐린 기능이 떨어져 세포가 포도당을 효과적으로 연소하지 못하는 것이다.

2. 당뇨병 증상과 원인

증상의 경우 약한 고혈당에서는 대부분의 환자들이 증상을 느끼지 못하거나 모호해서 당뇨병이라고 생각하기 어렵다. 혈당이 많이 올라가면 갈증이 나서 물을 많이 마시게 되고, 소변량이 늘어 화장실을 자주 가게 되며 체중이 빠지게 된다.

오랜 기간 고혈당 상태가 유지되면 신체에서 여러 합병증이 발생하는데, 대표적인 것이 망막병증(실명할 수 있음), 신기능장애(신기능 저하로 심할 경우 투석이 필요함), 신경병증(저림, 통증)이고, 심혈관계 질환의 위험이 높아지게 된다. 당뇨를 치료받는 환자에게 발생하는 합병증을 줄이기 위해서는 혈당수치를 적절한 수준으로 유지하는 것이 중요하다(그림 4-38).

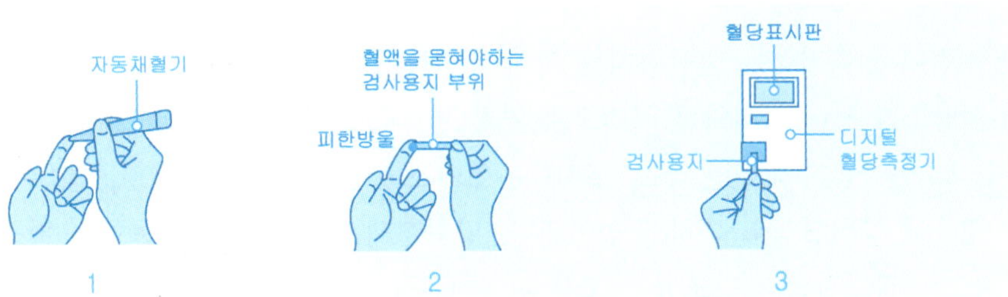

그림 4-38 • 혈당측정

18 요당검사

인체의 생명활동의 에너지원은 포도당이며, 건강할 때는 당이 요중에 나타나지 않고, 나타나더라도 세뇨관에서 흡수되어 혈중으로 되돌아간다. 그러나 몸에 이상이 있어서 혈당치가 일정 한도를 넘으면 신장에서 다량의 당이 요도로 빠져 나가게 된다. 이러한 요중의 당을 측정하는 것이 요당검사이다.

1. 요당검사 수치

공복 시 혈당은 65~80[mg/dl]이다. 사구체 여액이 될 때 포도당의 농도에는 변함이 없으며, 이 사구체 여과액이 세뇨관을 통과할 때 포도당의 능동적인 재흡수가 일어난다. 이의 결과로 요에 들어있는 포도당은 아주 미량(2~20[mg/dl])이 된다. 요당검사는 당뇨병을 진단하는 제일

보가 되는 검사인데, 시험지로 조사하는 정성검사와 하루분의 요 중에 나타나는 당의 양을 조사하는 정량검사가 있다.

(1) 당화혈색소 검사목적

당뇨를 치료받는 환자에게 발생하는 합병증을 줄이기 위해서는 혈당수치를 적절한 수준으로 유지하는 것이 중요하다. 한 시점에서 측정하는 혈당수치는 여러 요인들에 의해 변동이 생길 수 있기 때문에 장기간의 혈당조절 추이를 파악할 목적으로 가장 널리 사용되는 검사가 당화혈색소이다.

1) 당화혈색소 진단

한 시점에서 측정하는 혈당수치는 여러 요인들에 의해 변동이 생길 수 있기 때문에 장기간의 혈당조절 추이를 파악할 목적으로 가장 널리 사용되는 검사가 당화혈색소(HbA1c)이다. 당화혈색소는 적혈구에 정상적으로 존재하는 혈색소에 당이 결합된 형태로, 혈당이 높게 유지되었을 경우에 당화혈색소 수치도 높아진다. 당화혈색소는 2~4개월 동안의 평균 혈당수치를 반영하므로 장기간의 혈당조절 정도를 파악하는 데 유용하며, 당화혈색소는 당뇨의 진단에는 사용할 수 없다.

2) 당부하 검사

당뇨를 진단받고 인슐린 치료 중인 환자는 가정에서 간이 혈당측정기를 이용하여 매일 혈당조절 상태를 파악해야 한다. 그리고 정기적으로 병원에서 당화혈색소 검사를 하여야 하는데, 혈당조절이 잘 되고 있다면 6개월, 조절이 잘 안 되거나 치료변경, 당뇨성 임신 등의 상황에서는 3개월마다 검사를 한다. 임신성 당뇨의 위험도가 중등도 이상인 경우 임신 24~28주 사이에 선별 검사 또는 당부하 검사를 실시하여야 한다.

(2) 요당검사 목적

소변 속에 포도당이 얼마나 함유되어 있는가를 검사하는 것이다. 그러나 일부 당뇨병 환자 중에는 소변에 당이 검출되지 않는 경우도 있고, 당뇨병에 걸리지 않은 사람도 소변에 당이 검출될 수 있으므로 요당검사만으로는 당뇨병을 확진하지 않지만 일반적으로 혈당치 160~180[mg%]이 넘으면 소변에서 당이 나오는 것을 확인할 수 있다.

소변검사는 반드시 식후에 해야 한다. 공복 때 소변검사를 하면 당분이 나오지 않고 식사를 충분히 한 뒤나 당분을 많이 먹은 직후에 하게 되면 요당이 지나치게 높게 나타나기 때문이다. 따라서 식사 후 1~2시간 후에 소변검사를 하는 것이 가장 정확하다. 또한 비타민 C를 많이 먹으면 실제로는 소변에 당이 있어도 시약에 반응하지 않는 경우도 있어서 이와 반대로 소변에 과산화수소액이 섞이면 실제로는 소변에 당이 없어도 반응이 나타나므로 주의해야 한다.

2. 혈당검사

당뇨병을 확진하는데 반드시 필요한 과정이다. 혈당은 피 속에 포함된 포도당이다. 보통 혈당치는 공복 시에 낮고 식후에는 높아지므로 혈당검사는 반드시 아침 공복 시에 채혈하도록 하며 검사 전날은 야식을 피하고 술과 담배도 금해야 한다. 정상인은 나이에 따라 약간의 차이는 있으나 공복에 채혈한 혈당치로 80~120[mg%] 정도인데 반해 당뇨병에서는 140[mg%] 이상이다. 따라서 공복에 혈당치가 2회 이상 140[mg%] 이상이면 일단 당뇨병으로 진단하게 된다.

(1) 진단방법

공복 시에 혈당이 140이하인 경우라도 포도당 75[g]을 300[CC]의 물에 타서 약 5분간에 걸쳐 마신 후 30분, 1시간, 1시간 30분, 2시간에 각각 채혈하는 경구 당부하 시험을 한 후 2시간 후의 혈당치가 200[mg%]이 넘으면 역시 당뇨병으로 진단하게 된다.

1) 양성 판정

요당이 양성인 경우는 당뇨병이 가장 빈도가 큰 질환이나 당뇨병 이외의 질환에서도 양성을 보이므로 이 검사만으로는 당뇨병이라고 진단할 수 없다. 그리고 당뇨병 환자라도 혈당이 치료로 조절되어 170[mg/dl] 이하일 때는 요당은 음성으로 나타난다. 따라서 요당검사 결과 양성으로 나오면 혈당검사를 하여 좀 더 철저한 관리를 하는 것이 필요하다. 저혈당의 증상을 잘 못 느끼는 환자는 소변검사로는 저혈당을 확인할 수 없으므로 혈당검사를 하는 것이 필요하다.

2) 정상인 판정

정상인에서는 식사를 하거나 당부하를 시킨 경우에라도 식후 1시간 혈당치가 200[mg%]를 넘지 않아 식사 후 2시간이면 다시 공복 시와 같은 수준, 즉 140[mg%] 이하로 떨어지게 된다. 그 외에 혈관장애검사나 신경장애검사, 감염증검사, 간장 테스트, 알칼리성호스 파타제, GOT*, GPT** 비율 등을 이용하여 당뇨병유무를 가릴 수 있다.

---

* GOT : 간염 수치로 AST(아스파르테이트 아미노 전이요소)라고도 한다.

** GPT : 간염 수치로 ALT(알라닌 아미노 전이요소)라고도 한다.

(2) 검사 주의사항

식후 요인지 공복 시 요인지 요 채취 시 확실하게 확인할 필요가 있다. 비타민 C를 대량 섭취하면 요당이 음성으로 나타날 수 있으므로 검사 전에는 가급적 안 먹는 것이 좋다. 가능하면 많은 검체를 동시에 다루는 것이 좋고 보충검사로 케톤체를 본다. 시약을 잘 보관하여야 하기 때문에 조명이 잘 차단된 곳, 그리고 검사의 장 · 단점을 잘 파악하여 실시해야 한다. 양성일 경우 여러 번 더 검사하고 혈액검사도 실시한다.

3. 공복혈당

8시간 이상 공복 후 혈당을 측정한다. 당뇨병의 기준은 채혈한 혈액(손 끝에서 잰 것이 아님)으로 검사한 식전 공복혈당이 126[mg%] 이상, 하루 중 아무 때나 잰 혈당이 200[mg%] 이상이면 당뇨병이다. 서로 다른 날에 측정하여 2번 진단기준에 맞으면 당뇨병으로 진단한다.

참고로 정상치는 공복에 100 미만, 식후 2시간에 140 미만이어야 한다.

(1) 감별방법

정상인은 보통, 공복 시에 소모기넬슨법으로 70~90[mg/dl], 글루코스옥시다제법으로 60~80[mg/dl]의 범위 내의 혈당이 유지되고 있다. 공복 시 혈당이 소모기넬슨법으로 130[mjg/dl] 이상, 글루코스옥시다제법으로 120[mg/dl] 이상일 때에는 고혈당으로 판정한다. 고혈당을 가져오는 질환으로는 당뇨병, 췌질환, 간질환, 내분비질환 등이 있으므로 포도당 부하시험을 하고 공복 시 부하 후 30분, 60분, 90분, 120분, 160분의 혈당 및 요당치를 조사해 당뇨병과 다른 질병의 감별을 한다.

(2) 당뇨혈당수치 감별

혈당측정기를 기본적으로 이용한다. 혈당측정기 이용방법은 먼저 손을 깨끗이 씻어 소독을 한 다음 침을 이용해 중지나 약지를 찔러 나오는 피를 이용하여 혈당을 측정한다. 혈당측정기는 20초면 결과가 나올 만큼 매우 간단하고 쉽게 측정할 수 있도록 개발되었다. 측정된 수치를 혈당정상범위와 비교하여 당뇨병 여부를 쉽게 알 수 있고, 당뇨혈당수치는 상황에 따라 변할 수 있다. 따라서 심하게 스트레스받거나 과식을 한 경우에는 혈당이 높게 측정되니 이러한 경우 조금 시간이 지난 후 혈당을 측정하거나 또는 여러번 혈당을 측정해 주는게 적절하다.

4. 당부하 검사

3일간 제한 없는 식사(하루에 150[g]이상의 탄수화물 포함)를 한 뒤 8~14시간 금식한 후에 검사를 시행한다. 검사시행은 오전 7~9시 사이에 시작한다. 포도당을 300[mL]의 물에 녹여 5분 이상에 걸쳐 당을 공급(당부하)한다. 혈당은 포도당 물을 마시기 전, 포도당 섭취 후 매 30분마다 2~3시간까지 측정한다.

(1) 검사방법

비임신 성인에서는 75[g] 포도당을 투여하고 소아에서는 체중에 따라 1.75[g/kg]의 당을 최대 75[g]까지 투여한다. 경구 포도당 흡수가 불충분하거나 위절제수술 등 당흡수에 영향을 미칠 수 있는 환자는 정맥으로 당부하 검사를 시행할 수도 있다.

1) 측정효소

혈당을 측정하는 데에는 대개 효소반응을 이용하는데 많이 이용하는 효소는 포도당 산화효소나 헥소키나제이다. 이 효소들과 포도당이 반응하여 몇 단계를 거쳐 발색반응이나 효소반응을 시킨다. 반응이 종료된 후 생성된 최종 물질 중 특정 파장의 빛을 잘 흡수하는 물질을 대상으로 해당하는 파장의 빛을 쏘여주면 알고자 하는 물질의 농도가 높을수록 더 많은 빛을 흡수하게 된다.

2) 측정기기

쏘여준 빛의 세기에 비하여 흡수되지 않고 흡수한 빛의 비율을 이용하여 계산한 값을 흡광도라 하고, 이 흡광도를 측정하는 기계를 분광광도계*라고 한다.

(2) 검사종류

당화혈색소의 측정에는 면역검사법이나 크로마토그래피를 이용하는 방법이 많이 사용된다. 면역검사법은 당화혈색소에 특이적으로 결합하는 항체를 이용하여 항원 항체반응을 일으킨 후 이를 여러 표지자를 이용하여 측정한다. 표지자의 종류에 따라 입자 면역검사법, 효소 면역검사법, 화학 발광 면역검사법 등의 여러 종류가 있다. 크로마토그래피는 어떤 물질이 고정상과 이동상 사이에서 다르게 분포되는 것을 이용하여 물질을 분리하는 방법이으로 혈색소를 종류별로 분리하면 그 중 당화혈색소가 어느 정도를 차지하는지 알 수 있다. 단 당부하 검사를 실시할 경우 최대 2~3시간까지 소요된다는 점이다.

---

* 분광광도계(spectrophotometer) : 일반 검사실에서 많은 물질의 농도를 측정하는 데에 이용되는 매우 중요한 측정 기기이다.

5. 당화혈색소

산소를 운반하는 적혈구의 혈색소(헤모글로빈)분자가 혈액 속의 포도당과 결합한 것으로 그 비율이 어느 정도인지 나타낸다. 적혈구는 약 120일이라는 일정기간이 지나면 새로운 적혈구로 바뀌기 때문에 당화혈색소는 대체로 2~3개월 동안의 장기적인 혈당치를 나타내게 된다. 당화혈색소 검사는 오래전부터 당뇨병 환자의 혈당관리가 제대로 되고 있는지를 확인하는데 주로 이용되어 왔다(그림 4-39).

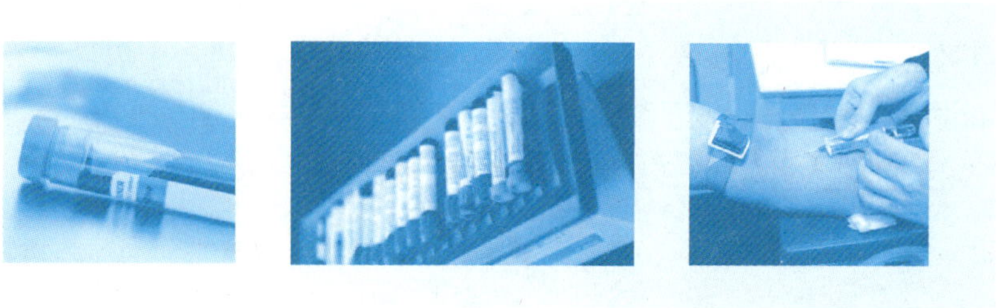

그림 4-39 • 당화혈색소 검사

(1) 공복혈당검사

공복상태에서만 가능하고 검사수치가 통증이나 감염 등 다른 요인들에 의해 달라질 수 있으나 당화혈색소는 공복이 필요 없어 아무 때나 할 수 있고, 검사결과에 영향을 미칠 수 있는 변수도 거의 없다.

1) 혈당검사 사례

미국당뇨병학회는 당뇨병 진단과 스크리닝을 위한 당화혈색소검사를 권고하는 새로운 당뇨병 진단지침을 발표한 사례가 있어서 당화혈색소검사가 전혀 새로운 것은 아니지만 그동안 표준화가 되지 못한 관계로 당뇨병 진단이 아닌 추적검사로만 활용되어 왔다. 그러나 지금은 많은 임상연구가 이루어지면서 검사결과의 활용범위도 달라지게 되었다.

2) 예방방법

만약 당화혈색소 수치가 6.5[%] 이상일 경우 당뇨병 진단기준을 충족시킬 수 있고, 5.7~6.4[%]일 경우 향후 5년 안에 당뇨병이 발생할 위험이 매우 높다는 고위험군, 즉 전기 당뇨병을 의미하기도 한다. 예방책으로 체중을 5~10[%] 줄이고, 매일 30분간 규칙적이고도 적당한 운동을 하게 되면 당뇨병 진행을 60[%]까지 떨어뜨릴 수 있고, 5.5~6.0[%]일 경우 당뇨병 예방책을 미리 세워야 한다.

① 헤모글로빈의 형태 : 헤모글로빈의 한 형태로 약 1~2개월간의 혈장 당농도의 평균치를 측정하는데 쓰이기도 한다. 고혈당에 노출된 헤모글로빈의 비효소적 경로로 이루어져 있다. 헤모글로빈의 당화는 당뇨병에서 발생할 수 있는 심혈관질환, 신장질환, 망막질환들과 연관이 있다. 적혈구의 정상적인 120일의 수명 동안에 포도당은 헤모글로빈과 반응을 하고 당화혈색소를 생성한다. 수치 반영방법으로는 잘 조절되지 않는 당뇨병 환자들의 경우 이 당화혈색소가 다른 건강한 성인들에 비해 훨씬 높은 수치를 보이게 된다. 한번 헤모글로빈이 당화가 될 경우 그 상태로 머물게 되어, 즉 적혈구 내에 존재하는 당화된 혈색소는 그 적혈구가 수명동안에 얼마만큼의 포도당에 평균적으로 노출되었는지를 반영하게 된다.

② 혈당노출 : 당뇨환자에게 당화혈색소를 측정하게 될 경우 비교적 긴 기간동안의 혈당조절을 알아봄으로써 환자의 치료가 얼마나 효과적인지 평가할 수 있다. 당화혈색소 수치는 최소 4~12주까지의 평균적인 혈당노출 정도에 비례한다. 하지만, 당화혈색소의 수치는 중요하게 이보다 짧은 2주에서 4주정도의 혈당조절과 관련이 있다. 수치가 장기간 혈당조절을 평가하기 위해 쓰이는 표준방법이다. 혈장내 포도당 수치가 지속적으로 상승하게 될 경우 헤모글로빈에 비효소적 당화과정이 발생하게 된다.

㉠ 측정방법 개발 : 적혈구의 수명이 120일인 것을 고려할 때 이 변화는 지난 2~3개월간의 혈당조절 정도를 반영한다. 당화혈색소를 측정하는 여러 방법들이 개발되었다. 측 당화혈색소의 수치가 이전에 측정한 검사수치와 비교를 통해 평가를 하기 때문에 검사수치는 비교할만한 방법으로 측정된 경우에 한하여 해석이 이루어져야 할 필요도 있다.

㉡ 포괄적인 접근방법 : 측정하는 방법론적인 측면으로 혈액질환 그리고 요독증은 당화혈색소 검사수치에 영향을 준다. 당화혈색소는 모든 당뇨병 환자의 초기 진료 시에 검사가 이루어져야 하지만 이는 이후에 혈당조절과 치료를 평가하기 위한 포괄적인 접근에서 기인한다.

③ 상호보완적인 방법 : 당화혈색소는 당뇨병의 장기 합병증 발생을 예측하는 가장 기본적인 수치이기 때문에 당화혈색소는 동시에 자가혈당측정의 단기 조절도 동시에 반영하여야 한다. 당화혈색소와 자가혈당측정의 2가지 방법은 서로 상호 보완적이다. 이는 최근에 발병한 질병의 경우 당화혈색소보다 자가혈당측정에 더 뚜렷이 반영되기 때문이다.

다른 측면에서 자가혈당측정을 통해 측정한 식전과 단식 시 혈장 포도당 수치는 식후와 취침 시의 고혈당 상태를 반영하지 못하고 이는 당화혈색소를 통해서 확인이 될 수 있기 때문이다. 혈당조절의 개선으로 인한 이득은 모든 당화혈색소 범위에서도 증명되었다. 즉, 어떠한 수치의 당화혈색소에서도 혈당조절은 이득이 크다. 그러므로 당화혈색소에 관련하여 어느 수준 이하로 당화혈색소가 낮춰질 수 있는지, 당뇨합병증이 예방될 수 있는지에 대한 기준은 없다. 이 결과에 다른 임상적인 의미로 인해 당뇨치료의 목표는 최대한 당화혈색소를 정상과 같게 하는 것이 좋다.

6. 소변 케톤체 검사

케톤체는 아세토초산, 하이드록시낙산 등 아세톤 3자의 총칭으로 주로 간에서 지방산의 산화에 의해 생성된다. 당질공급이 불충분할 때 (기아)나 조직에서의 포도당의 산화가 저하될 때(당뇨병) 혈중 케톤체는 상승한다. 아세토초산의 검출에는 나이트로프록사이드나트륨, 초산, 강암모니아를 신선한 소변에 첨가하여 자홍색의 둥근 고리의 유무를 보는 랑게법 등이 있으며, 아세톤의 검출에는 프롬멜법, β-하이드록시낙산의 검출에는 하트랑제법 등이 있다(그림 4-40).

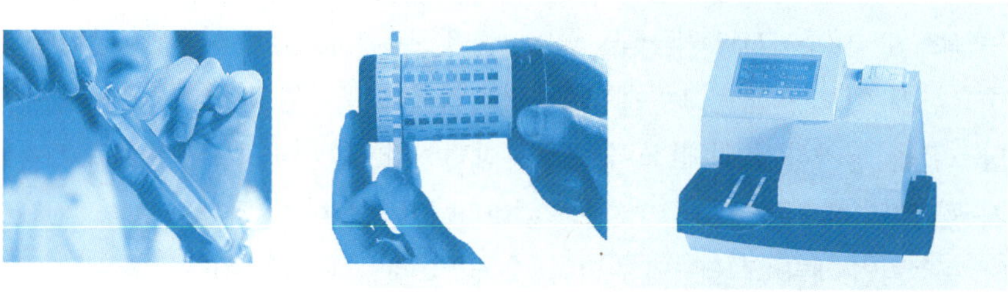

(a) 소변검사 샘플 (b) 소변검사 시트 (c) 소변검사 분석기기

그림 4-40 • 소변검사

(1) 케톤체 검사방법

소변의 케톤 검사는 요당검사처럼 자주 해야 하는 것은 아니지만 때로는 결정적인 정보를 얻게 해준다. 몸 안에 인슐린이 부족하면 포도당을 에너지원으로 사용할 수 없기 때문에 지방이 에너지원으로 전환되는 과정에서 케톤이라는 물질이 생겨 혈액에 쌓이게 되고 신장을 통해 소변으로 배설된다. 케톤을 측정하는 방법은 소변검사를 통해 할 수 있다.

(2) 케톤 시험지검사

약국에서 케톤 시험지를 구입하여 이용할 수 있다. 케톤 검사의 결과는 음성이거나 혹은 케톤의 양이 많고 적음에 따라 시험지의 색깔이 변화하게 된다.

1) 안전한 검사방법

케톤 검사의 경우 언제 하는 게 적절한 시기인가에 대해서 우선 언제든지 혈당검사가 연속하여 2번 이상 240[mg/dL]로 계속 나올 때나 혹은 (요당이 연속하여 2번 이상 +2를 넘게 나올 때), 몸이 아플 때(감염, 상처, 질병 등은 갑작스러운 고혈당을 유발하므로 특히 케톤 검사를 해야 할 중요한 때), 운동 전에 혈당이 240[mg/dL] 이상일 때, 수술, 사고 등 스트레스가 많을 때, 호흡할 때 과일향 또는 메니큐어 냄새 등이 나거나 호흡이 빨라질 때, 케톤 검사가 양성으로 나오면 어떻게 하는지 우선 추가적으로 인슐린이 필요할 수도 있으므로 병원에 연락하는 것이 가장 적절하다.

2) 케톤체 검사지침

많은 양의 음료를 마시고 매시간 적어도 반 컵의 음료(칼로리가 없는 음료, 물, 다이어트 소다, 차 등)을 마신다. 만약 혈당이 250[mg/dL] 이상이면 3~4시간 간격으로 혈당검사와 케톤 검사를 계속하고 만약 케톤이 계속 검출되면 운동을 하는 건 금물이기 때문에 케톤체 검사의 지침을 따르는 것이 가장 안전하다.

제 5 장

임상 · 검사 관련 해외의료기기

01 원격의료 텔레메디신 현미경

렌즈없이 이미지를 촬영할 수 있는 신기한 기술을 이용하여 UCLA 엔지니어들이 세계에서 가장 작고 가벼운 원격의료 텔레메디신(telemedicine) 현미경을 개발했다(그림 5-1).

이 작은 의료기기가 지구상의 헬스케어(health care)의 형태를 완전히 바꾸어 놓을 수 있다는 점에서 이 현미경의 개발은 획기적이다. 특히 제3세계 국가들 주민들의 혈액 샘플이나 다른 체액을 이미지화 할 수 있어 제대로 의료혜택을 받지 못하는 사람들에게 큰 도움이 될 것으로 기대된다. 또한 허리케인이나 지진 같은 자연재해를 겪은 곳의 수질 테스트에도 활용될 수 있다.

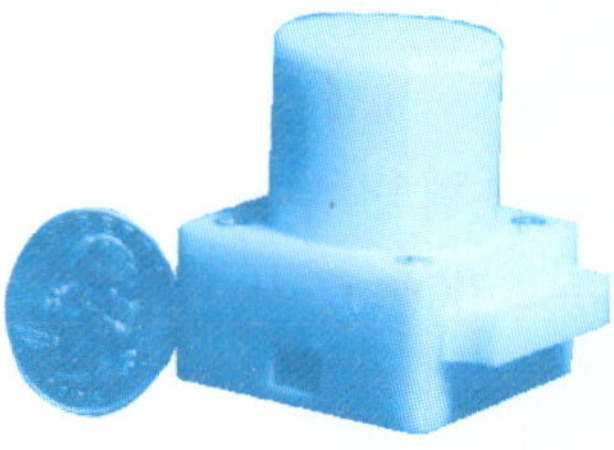

그림 5-1 • 텔레메디신 현미경

① UCLA의 전자공학부 조교수와 나노시스템 연구원이 공동개발한 현미경은 자체 개발한 LUCAS(Lensless Ultra-wide-field Cell Monitoring Array platform based on Shadow imaging)라는 이미징 기술을 기반으로 만들어졌다.

② 렌즈를 사용하는 대신 LUCAS는 마이크로입자나 세포를 관찰하는데 LED(light-emitting diode)로 빛을 공급하고, 디지털 센서로 이미지를 캡쳐 하는 홀로그래픽 이미지 방식을 사용한다. 기존의 현미경에 비해 크기가 작고 가벼울 뿐 아니라 촬영된 이미지를 분석하는데 전문가의 손길이 필요하지 않다는 장점이 있다. 컴퓨터가 즉석에서 사람을 대신해 결과를 분석하기 때문이다.

③ 현미경을 작동하고 이미지를 촬영하는 데도 최소한의 테크닉이면 충분하다. 촬영할 수 있는 부분이 넓기 때문에 샘플이 스캔되거나 현미경 렌즈 앞에 평평하게 늘어놓을 필요가 없는 것이다. 샘플을 칩에 넣고 이 칩을 현미경 슬롯 안에 끼워 넣을 수만 있으면 된다. 크기는 작지만 렌즈 조리개가 넓은 셈이라서 이 렌즈 없는 현미경은 찌꺼기들이 광원

을 막았을 때 생기는 문제에서 자유롭다. 또한 움직이는 부품이 거의 없어서 고장날 가능성도 매우 낮다.

④ 46[g]에 불과한 무게이지만 이 안에 이미지를 만들어내는 기기가 모두 들어있다. 필요한 외부기기는 스마트폰이나 PDA, 컴퓨터 등에 연결하기 위한 USB 연결장치뿐이다. 이 연결장치를 통해 전원을 공급하고 결과분석을 위한 이미지 전송이 이루어지며 병원으로도 결과를 보내준다.

⑤ 혈액 샘플을 넣은 작은 칩을 이 현미경 안에 넣으면 현미경은 적혈구, 백혈구, 혈소판 등 세포와 입자를 정확하게 구분한다. 이 기술은 앞으로 말라리아 HIV, 결핵 등 의료혜택을 받지 못하는 저개발국가의 주요 질병을 모니터하는 데도 사용될 수 있다.

⑥ 개발자들은 현미경이 원격의료에 이상적이라고 보고 있다. 렌즈없는 현미경이 디지털로 텔레메디신 네트워크의 일부에 통합되면 다양한 모바일 헬스케어에 활용될 수 있다. 원격으로 촬영한 이미지를 연구소나 병원에 보내어 직접 병원의 혜택을 받지 못하는 상황에서 큰 도움을 받을 수 있다. 이미 휴대폰이나 모바일 기기를 위한 네트워크 인프라는 상당히 갖춰져 있으므로 전 세계 어디서나 쉽게 활용할 수 있을 것이다.

⑦ 렌즈없는 현미경은 몇 가지 저렴한 부품을 추가하면 DIC(Differential Interference Contrast) 현미경, 혹은 노마르스키(Nomarski) 현미경으로 활용될 수도 있다. DIC 현미경은 빛의 간섭과 편광을 이용하여 입체적인 3D 이미지를 구현하면서 정보를 얻는 현미경이다.

02 헬리코박터균 검사기기

이스라엘의 모디인(Modiin)에 위치한 이그잘렌츠 바이오사이언스(Exalenz Bioscience)사가 환자의 호흡측정만으로 헬리코박터 파일로리 박테리아를 검출하는 '브리드(Breath) ID' 시스템에 대한 임상실험 테스트를 완료했다. 이번 임상실험은 총 167명의 환자를 대상으로 실시했으며 동위원소비 질량분석기(Isotope Ratio Mass Spectrometry : IRMS)와 비교했을 때 브리드 ID 시스템의 정확도는 99.2[%]를 기록했다. 그잘렌츠사는 이번 결과가 현재 미국 내의 출시를 위한 FDA의 규제적 승인획득에 긍정적인 영향을 줄 것으로 기대하고 있다(그림 5-2).

브리드 ID 시스템은 임상적으로 증명된 최첨단 레이저와 유사한 광원을 사용해 13C/12C 동위원소비의 실시간 변화를 싱글 PPM의 정확도로 정밀하게 포착한다. 이는 간 및 위장장애를 측정하고 관리하는 방법에 있어 패러다임의 전환을 의미한다.

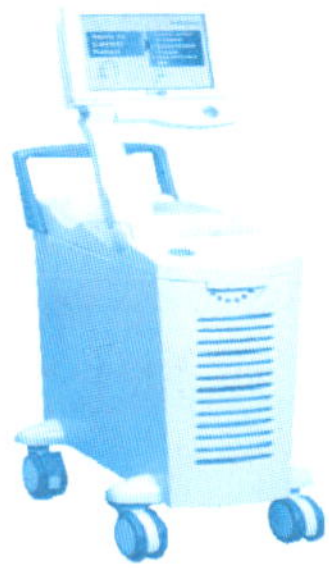

그림 5-2 • 헬리코박터균 검사기기

전 세계 60개 이상의 특허와 특허신청으로 브리드 ID 시스템은 오늘날 의학환경에서 간장학 및 소화기병학을 위한 가장 다목적인 선진진단 플랫폼 가운데 하나이다. 브리드 ID 시스템은 증명된 **호기검사**(breath-testing) 시스템으로 특허 및 특허신청의 보호를 받는 Microstream, MCS^{TM}, CRT^{TM}, 온라인 분석 알고리즘을 비롯한 다양한 독점 핵심기술을 채택했다.

03 초음파 진단기 'ACUSON S3000'

지멘스 헬스케어가 미국 시카고에서 열리는 2011 RSNA(북미방사선학회)에서 최신 프리미엄 초음파 진단기인 'ACUSON S3000을 공개했다(그림 5-3).

① 최신 자동초음파 융합영상기술과 함께 다중 영상검토 기능까지 갖추고 있어 복잡한 병리학을 분석하거나 조직검사와 같은 중재적 시술을 할 때 필요한 추가적인 임상 및 공간정보를 제공한다.

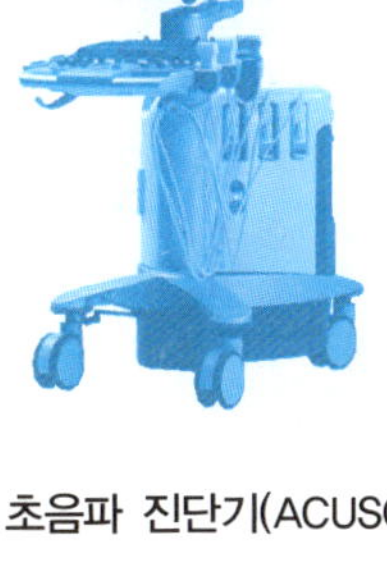

그림 5-3 • 초음파 진단기(ACUSON S3000)

② 지멘스의 다양한 탄성초음파(elastography) 애플리케이션들을 결합함으로써 지멘스는 새로운 변형률(strain) 영상 애플리케이션인 Virtual Touch tissue IQ 영상을 개발하게 됐고, 이로써 지멘스가 변형률 탄성초음파 영상분야의 선도자임을 입증하게 됐다.

③ 새로운 울트라 프리미엄 제품인 'ACUSON S3000' 초음파 시스템은 지멘스의 선도적인 초음파 기술과 eSie 융합 영상기술을 진보시킨 것으로 한 번의 클릭으로 자동 3D CT 볼륨과 실시간 초음파의 융합이 가능하다.

④ 지금까지 융합기술은 CT 혹은 MR 영상을 수동으로 등록해야 했기에 시간이 많이 걸렸다. 그리고 수동 재조정시간을 줄이기 위해 환자들은 검사받는 내내 움직이지 않은 채 누워 있도록 했다. 하지만 'ACUSON S3000'은 한 번의 클릭만으로 이 모든 영상이 자동으로 등록돼 이러한 한계를 극복했다. CT 영상 등록도 몇 초 만에 해결할 수 있다. 기존의 수동 등록기법을 간편화시켜 MR 등록기간 동안 업무능률을 크게 개선할 수 있게 됐다.

04 에이시스 ET 컨트롤

GE 헬스케어 코리아는 환자안전은 물론 의료진의 능률을 함께 개선시킨 의료마취기 '에이시스 ET 컨트롤(Aisys ET Control)'을 출시한다고 밝혔다. '에이시스 ET 컨트롤'은 2007년 GE 헬스케어가 선보였던 '에이시스(Aisys)' 제품에 '호기말 자동농도조절기능(end tidal control)'을 탑재해 새롭게 선보인 장비로 뚜렷한 차별성을 지닌다(그림 5-4).

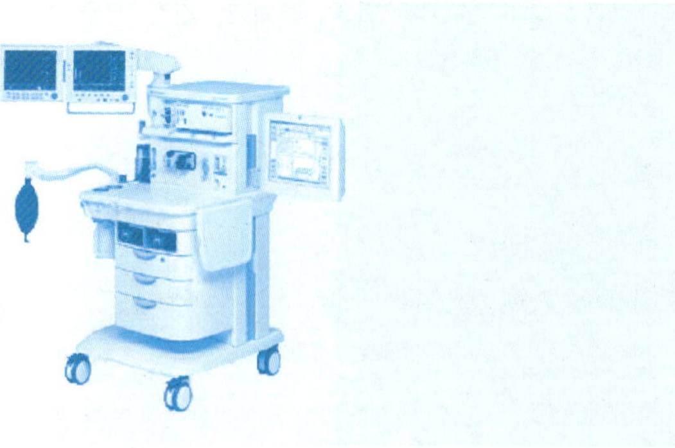

그림 5-4 • 에이시스 ET 컨트롤

기존에는 환자의 마취상태를 의료진이 지속적으로 확인하고 이에 알맞게 호흡하는 동안의 산소 및 마취약제농도를 수동으로 조절해왔으나 'Aisys ET Control'은 이 과정을 디지털화시켰다. 미리 설정한 마취약제 및 산소의 적정수치에서 자동으로 유지, 조절 및 모니터링이 가능하다. 또 환자에게 적정량의 마취 가스를 지속적으로 공급하고, 마취가 지속되는 동안 환자의 폐포산소를 25[%] 이상으로 유지하는 기능이 있어 환자가 저산소증에 빠질 위험을 원천적으로 차단했다.

회사측 관계자는 "에이시스 ET 컨트롤의 간편한 사용법과 자동화된 프로세스는 마취의 안전성을 확보하고, 수술실 내 의료진의 능률도 향상시켜 환자에게 더 좋은 의료 서비스를 제공할 수 있을 것으로 기대된다"고 밝혔다.

로랭 로티발 사장은 "에이시스 ET 컨트롤은 환자의 안전성을 비롯해 의료진들의 효율성을 개선하고, 비용을 줄인 장비로 보다 많은 사람들에게 더 낮은 비용으로 더 나은 의료 서비스를 제공하는데 기여할 수 있을 것으로 기대한다"고 말했다.

05 겨드랑이 다한증 치료기 '미라드라이'

의료기기 전문기업 원익은 미국 미라마랩스(Miramar labs)사와 국내 독점 계약을 맺고 겨드랑이 다한증 치료기 '미라드라이' 유통에 본격 나섰다고 밝혔다. 미국 · 일본 등지에서 선풍적인 인기를 구가하고 있는 미라드라이는 최근 식품의약품안전청 인증을 마치고 국내에 처음 선보일 예정이다(그림 5-5).

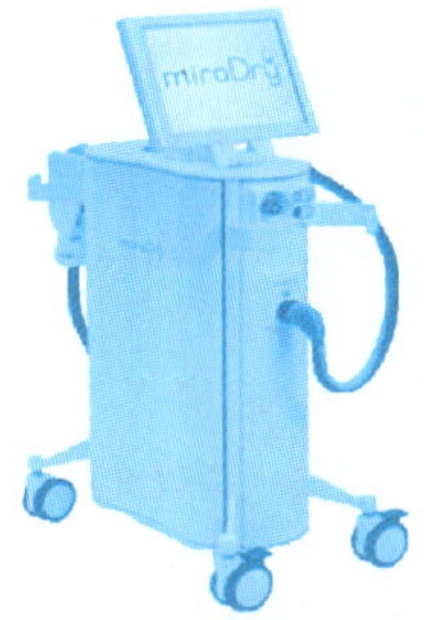

그림 5-5 • 미라드라이

미라드라이는 수술없이 열에 의한 화학적 분해작용을 통해 땀샘을 없애 다한증을 치료하는 의료기기로 지난해 미국 식품의약국(FDA) 승인을 받았다. 특히 회사측은 미라드라이에 대해 과다하게 분비하는 겨드랑이 땀샘부위에 레이저 열선작용으로 땀분비 억제효과를 극대화했다고 설명했다.

아울러 피부표피와 진피부분에는 레이저 냉각기능을 적용, 피부손상을 방지한다. 또 미라드라이를 통한 비침습적 시술은 겨드랑이 제모시술을 받는 것처럼 간편하게 1~2회 시술로 지속적인 치료효과를 얻을 수 있다는 게 회사측의 설명이다. 예인피부과 원장은 "미라드라이는 올해 개최됐던 미국 피부과학회와 미국 레이저학회에서 가장 뜨거운 관심을 받은 레이저 기기로 미국뿐 아니라 일본에서도 다한증 치료의 새로운 트렌드로 자리잡았다고 전했으며, 간편성과 효과성이 뛰어나 국내에 보급될 경우 다한증 환자들에게 큰 인기를 얻게 될 것"이라고 내다봤다.

06 종양 레이저 스캐너

종양 내에 있는 기형 혈관을 한층 더 세밀하게 3D로 보여주는 초음파 스캐너 덕분에 의사들은 수술 중에 암조직과 건강한 조직의 경계를 더 쉽게 판단할 수 있을 것이다. 이 스캐너는 광음향 단층촬영이라는 새로운 비침습 영상기술을 이용한다. 이 기술은 레이저 빛으로 세포를 팅겨서 세포가 초음파를 방출하도록 하고, 이 초음파를 검출하여 3D 영상을 만든다(그림 5-6).

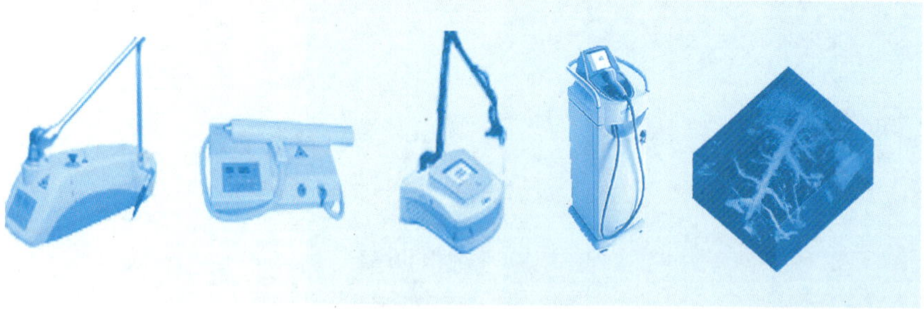

그림 5-6 • 종양 레이저 스캐너

① 기존의 초음파 스캐너들은 고주파수 음파를 인체에 조준하여 영상을 얻는다. 음파는 조직밀도가 바뀌는 곳, 예컨대 근육과 뼈의 경계와 같은 곳에서 반사되며 그 결과로 생긴 '반향'이 그림을 만드는데 이용된다. 이와 같은 스캐너들은 태아검사와 같은 명암대비가 높

은 실험대상의 영상획득에는 우수하지만, 종양 내부에 대해서는 저명암대비의 영상만 제공한다. 그것은 혈관의 밀도가 주변조직의 밀도와 비슷하기 때문이다.

② 영국 UCL(University College London)의 폴 비어드(Paul Beard)와 동료들이 그 해결책을 제공하는 고분해능의 광음향 단층촬영 스캐너를 개발했다. 이 스캐너는 해롭지 않은 매우 짧은 근적외선 레이저 빛 펄스를 종양에 발사한다. 빛이 조직에 흡수됨에 따라 세포들이 가열되어 아주 약간 팽창하면 감지기에 검출될 수 있는 초음파가 발생된다.

③ 초음파의 세기는 그 조직이 근적외선 복사광을 얼마나 잘 흡수하는지에 달려있는데, 혈색소는 이 파장을 매우 잘 흡수하기 때문에 고명암대비의 혈관영상이 만들어지는 것이다.

④ 반사된 초음파를 고분해능 3D 영상으로 바꾸기 위해 연구팀은 새로운 초음파 감지기도 만들어야 했다. 감지기는 2개의 반사층 사이에 샌드위치로 끼어 있는 얇은 폴리머층(polymer layer)으로 구성된다. 바깥층들은 오직 특정한 파장의 빛만 반사하며 환자의 조직을 투과하는데 사용되는 레이저 빛은 3층을 모두 투과한다. 적외선을 이용하여 발생된 음향신호는 폴리머층에서 검출된다. 이 기술은 비록 레이저가 모든 반사면을 조사하지만, 지금은 영상을 획득하는데 비교적 긴 시간이 걸린다.

⑤ 또한 감지기가 편평하기 때문에 신체의 곡면 부위 영상을 얻기 어렵다. 이런 분해능으로 혈관을 영상화하는 능력은 매우 매력적이다. 이 기술은 다른 해결책들보다 돈이 적게 들고 휴대성이 더 좋다. 또 앞으로 레이저 다이오드(laser diode) 기술의 발전으로 이 장치의 휴대성이 더욱 높아질 것이다.

⑥ 광학영상법과 초음파 영상법을 결합한 광음향 영상기술은 비침습성, 저렴함, 휴대성, 우수한 명암대조비, 우수한 공간분해능을 두루 갖추고 있기에 차세대 고분해능 의료영상기술로 많은 관심을 받고 있다.

⑦ 최근에는 영상의 명암대비를 더욱 높이기 위해 이 기술에 금나노입자를 이용한 방식들도 연구되고 있다. 네덜란드 연구팀이 광음향 영상기술을 이용하여 유방암을 검출하고 치료하는 연구를 시작했으며, 미국 미시건대 팀과 독일 프라운호퍼 생의학기술연구소팀은 각각 전립선암 진단에 효과가 있는 것으로 보고하였다.

제 6 장

임상·검사 관련 해외의료기기 기술

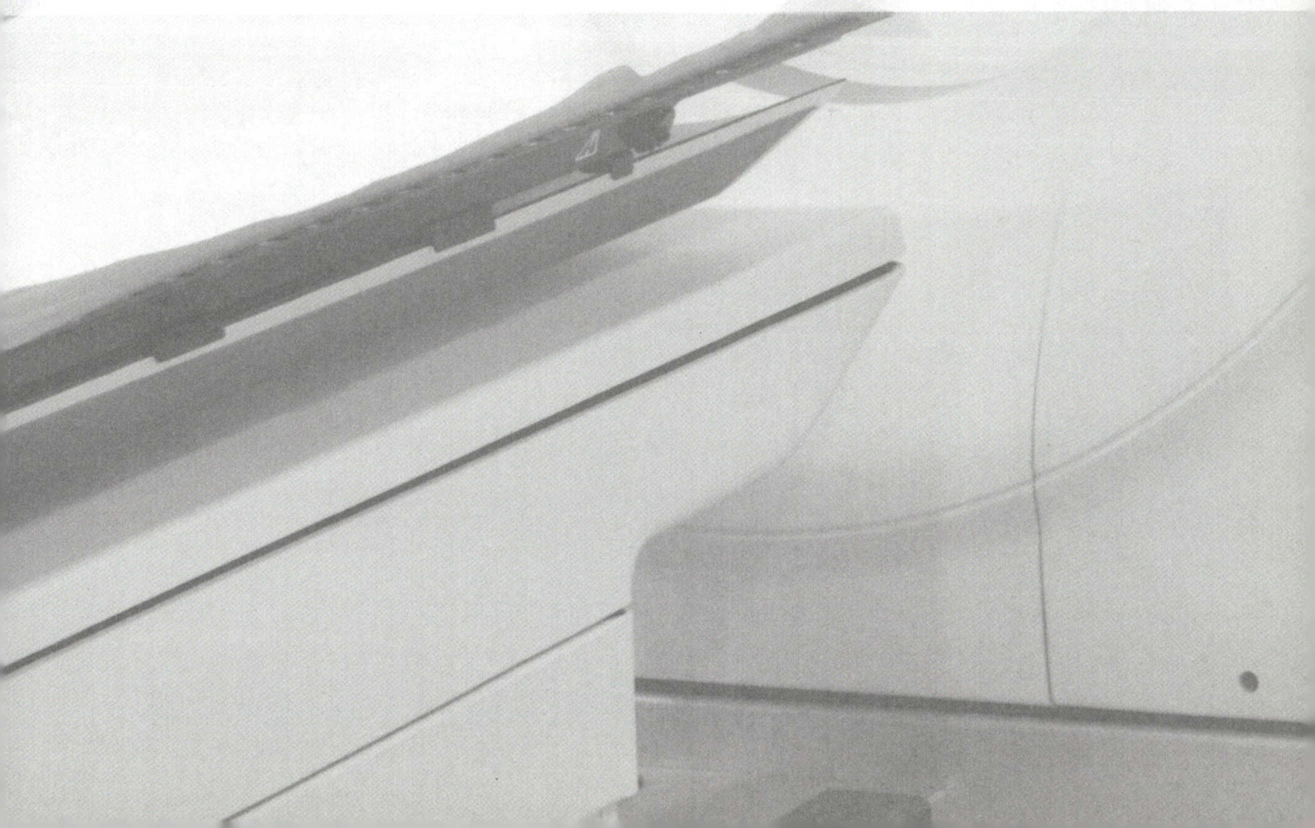

01 질량분석기를 이용한 미래 수술실

물질의 화학적 성분을 분석하고 규명하는데 사용되는 질량분석기(mass spectrometer)가 앞으로는 수술실에 등장할지도 모르겠다. 독일 유스터스 리비히 대학(Justus Liebig University) 졸탄 타가트(zoltan takats) 박사 연구진이 별도의 전처리 없이 살아있는 조직에서 직접 질량분석 스펙트럼(mass spectrum)을 얻을 수 있는 새로운 이온화기법(ionization technique)의 개발에 성공했기 때문이다(그림 6-1).

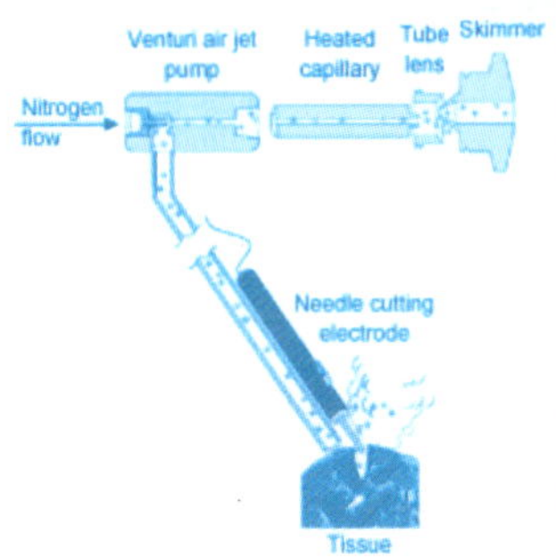

그림 6-1 • 질량분석기

① 질량분석법은 전기장과 자기장 속에서 하전된 입자를 분리, 확인하는 방법으로 무기화합물에서 단백질 같은 생체 유래 화합물까지 적용범위가 매우 광범위하고 정밀한 측정이 가능한 분석방법 중 하나이다. 극미량 정량, 정성분석이 가능한 분석법으로 금세기 생명과학 발전을 이끈 기술 중 하나라는 평가를 받고 있으며 최근에는 마약이나 화생방테러 예방목적으로 휴대형 기기개발이 활발하다.

② 연구진이 새롭게 개발한 고속증발이온화 질량분석법(rapid evaporative ionization mass spectrometry)은 살아있는 조직에 전기적 수술전극(electrosurgical electrode)을 삽입한 후 전류를 흘려 조직을 가열하고, 이 때 증발되는 물질을 전기적 수술전극을 통해 질량분석기로 이동시켜서 분석하는 방식으로 살아있는 조직을 별도의 전처리*를 하지 않고도 직접 분석할 수 있기 때문에 바로 결과를 확인할 수 있는 장점을 가지고 있다. 1회 분석에 몇

* 전처리 : 어떤 조작을 하기 전에 그 조작에 맞게 알맞은 상태로 준비하는 것이며, 기본 반응이나 가공에 앞서 화학적, 물리적 작용을 가하여 예비적으로 하는 처리이다.

초밖에 걸리지 않기 때문에 거의 실시간 분석이 가능하다.

③ 실시간 분석이 가능하다는 건 수술에서 떼어낸 장기조직을 현장에서 즉시 분석할 수 있다는 것을 의미한다. 암수술의 경우 암조직을 충분히 제거했는지가 매우 중요하기 때문에 절제 후 절제된 조직을 검사실로 보내 절제 경계부분에 암조직이 남아 있는지를 확인하는 과정을 거친다. 조직검사에서 절제 부위 경계면에 암조직이 남아 있으면 더 넓게 절제 후 다시 확인과정을 거쳐야 한다. 하지만 살아있는 조직을 현장에서 직접 분석할 수 있는 장비가 있다면 장비를 이용해 절제 전에 절제 범위를 미리 결정할 수 있다. 절제 부위를 최소화함을 물론이고 정확한 시술이 가능해져 더 좋은 수술 예후를 기대할 수 있다.

④ 조직이 다르면 스펙트럼도 다르게 나타나기 때문에 연구진은 스펙트럼 라이브러리와 기본 조성분석을 통해 조직의 종류를 확인할 수 있는 시스템을 구축했다. 개흑색종 모델(canine melanoma model)을 이용해 구축된 시스템을 이용해 검증한 결과 흑색종* 세포와 암세포를 구별할 수 있었다. 이번 연구성과는 기본적인 원리에 대한 적정성을 확인한 수준이다. 하지만 조직확인 시스템에 대한 확충만 이루어진다면 다양한 조직의 정상과 비정상 여부를 확인할 수 있는 장비로 신속하게 개발이 가능할 것으로 예상된다. 어쩌면 외과 의사들이 수술실에서 사용하는 전기조작기나 레이저 메스 등과도 접목시킬 수 있는 가능성이 높다고 생각된다.

02 진단검사실의 차세대 자동화 솔루션 'Aptio Automation'

지멘스 헬스케어가 진단검사실의 차세대 자동화 솔루션 'Aptio Automation' 시스템을 새롭게 선보였다. 중대형 규모의 진단검사실에 최적화된 자동화 솔루션으로 진단검사실의 검사량 증가와 작업량 증가문제를 해결하고, 보다 정확하고 빠르게 검사결과를 제공함으로써 검사실은 물론 병원 운영방식에 큰 변화를 가져올 것으로 기대된다(그림 6-2).

① Aptio Automation 시스템은 '통합일체형 솔루션(unified one solution)'으로 원형 트랙에 전처리, 후처리 모듈과 면역, 생화학, 혈액학 등 분석장비를 검사실의 환경과 공간에 적합한 모듈 맞춤형으로 구성해 검사실의 워크플로우 개선과 검사결과 시간단축에 탁월하다.

---

* 흑색종 : 검은색 또는 흑갈색을 한 악성종양으로 피부, 눈알, 뇌척수연막 등 생리적으로 멜라닌 색소가 존재하는 조직에서 발생한다.

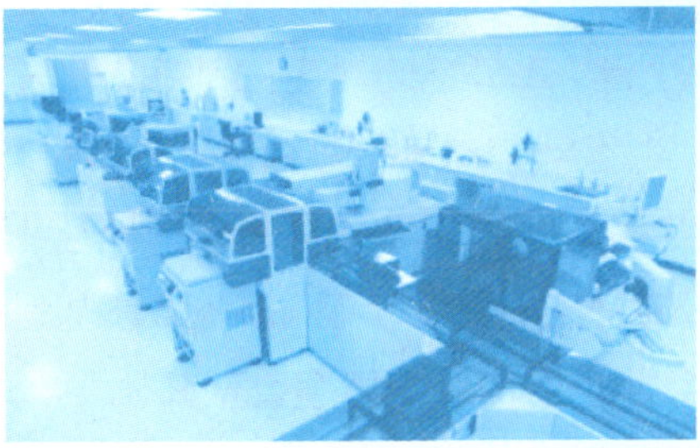

그림 6-2 • 차세대 자동화 솔루션 Aptio Automation

② Aptio Automation 시스템은 1개 검체로 면역, 생화학검사가 가능해 검사자가 자검체를 생성하거나 다른 기계로 옮기는 등의 업무를 줄여 업무효율을 높이고 검사오류를 제거한다. 'Point-in-Space Aspiration' 기능으로 장비로의 검체 이동시간을 최소화해 검사시간을 단축시킨다.

③ RFID(Radio-Frequency Identification)를 지원하는 Carrier 기반 시스템은 바코드 에러를 줄이고 시스템 내에서 검체추적이 용이하고 응급 검체의 우선처리를 위한 라우팅 기능도 가능하다.

④ 시스템에 적용되는 지멘스의 CentraLink™ 데이터 관리 소프트웨어는 효율적인 검체흐름, 자동검증, 빠른 검체접근, 예방적 품질관리(QC)기능 및 Rerun 및 Reflex 제어기능을 제공하며 사전·사후 검체 추적기능을 제공해 검사의 모든 프로세스 과정을 관리할 수 있다.

⑤ 지멘스 헬스케어 대표는 "지멘스 헬스케어는 국내 진단검사실 자동화 솔루션 부분에 1위를 점하고 있다"며 "변화하는 의료환경 및 진단검사의학의 발전을 위해 지멘스 헬스케어 진단사업부는 지속적으로 업그레이드된 솔루션 개발 및 서비스 지원을 위해 힘쓸 계획"이라고 밝혔다.

03 타액·눈물로 혈당 측정하는 바이오 센서 개발

타액·눈물·소변 등 우리 몸에서 나오는 체액으로 혈당을 측정할 수 있는 첨단 바이오 센서가 개발됐다고 사이언스 데일리가 보도했다. 미국 퍼듀 대학 나노기술센터 연구팀이 개발한 이 바이오 센서는 타액, 눈물 등에 담겨 있는 포도당을 0.3[μM](마이크로몰라)까지 감지해 낼 수 있다. 이러한 민감도는 다른 전기화학 바이오 센서를 훨씬 능가하는 것이다.

① 바이오 센서는 그래핀*으로 만들어진 아주 작은 장미꽃잎 모양의 나노시트층, 백금나노분자, 포도당 산화효소인 글루코스옥시다제 등 3부분으로 구성되어 있다. 꽃잎처럼 생긴 나노시트 하나하나는 몇 겹의 그래핀으로 이루어져 있다. 이 나노시트와 백금나노분자가 결합하면 전극이 형성된다. 이어 포도당 산화효소가 백금나노분자에 달라붙으면 이 효소가 포도당을 과산화수소로 전환시키면서 전극에 신호를 발생시킨다. 이 바이오 센서는 포도당과 센서에 간섭을 유발할 수 있는 다른 물질들(요산, 아스코르빈산, 아세트아미노펜)을 구분하는 기능이 있다.

② 바이오 센서는 특별히 혈당측정을 위해 만들어진 것이지만 이 기술 자체는 다른 질환들과 관련이 있는 화학물질을 감지해내는 데도 사용될 수 있다는 것이 연구팀의 설명이다.

③ 센서에서 포도당 산화효소를 글루타메이트 옥시다제로 바꾸면 파킨슨병과 알츠하이머 치매와 관련된 신경전달물질 글루타메이트를 측정할 수 있고 에탄올 옥시다제로 바꾸면 혈중 알코올 농도를 측정할 수 있다.

④ 연구결과는 과학전문지 〈첨단 기능성 재료(advanced functional materials)〉 최신호에 발표됐다.

04 팔에 붙이는 인슐린 패치 유-스트립

당뇨병 환자가 인슐린 주사 대신 팔에 붙이는 피부 패치를 통해 인슐린을 주입할 수 있게 될 전망이다. 미국의 피부패치 전문기업인 미국의 트랜스더말 스페셜티스(Transdermal Specialties)사가 개발한 이 인슐린 패치는 인슐린 의존형 당뇨병 환자 100명을 대상으로 실시된 임상시험에서 주사만큼 신속하고 효과적으로 인슐린을 혈액 속에 전달하는 것으로 밝혀졌다고 영국의 일간 데일리 메일 인터넷판이 보도했다.

① 유-스트립(U-strip)이라고 하는 이 인슐린 패치는 500여명의 당뇨병 환자를 대상으로 보다 규모가 큰 임상시험이 진행되었으며 영국에서 사용되고 있다고 이 신문은 전했다.

② 패치는 팔 윗부분에 붙인 뒤 그 위에 휴대전화 크기 만한 음파발생기를 가까이 대고 버튼을 누르면 음파가 피부의 땀샘과 모낭을 열어 불과 몇 초 만에 인슐린이 직접 혈관으로 들어가게 된다. 약물을 방출하는 피부 패치는 폐경여성을 위한 호르몬 패치, 금연보조제 패치 등의 형태로 널리 사용되고 있지만 소분자로 이루어진 약물의 경우만 가능하다. 이런 패

* 그래핀 : 탄소원자로 이루어져 있으며, 원자 1개의 두께로 이루어진 얇은 막이다.

치는 약물이 서서히 피부를 통해 체내로 흘러들어간다. 인슐린처럼 분자가 큰 약물은 피부통과가 어렵기 때문에 음파의 자극을 통해 피부의 구멍을 열어주어야 한다.

③ 인슐린 패치에는 며칠 맞을 분량의 인슐린이 들어 있다. 이 패치에는 또 컴퓨터 칩이 장착되어 있어 의사가 환자의 필요에 따라 1회 분량을 정확하게 조절해 입력시킬 수 있도록 되어 있다. 이 패치는 24시간 착용이 가능하며 방수기능이 있어 착용한 채 목욕이나 샤워도 가능하며, 사용한 정보자료는 무선으로 담당의사의 컴퓨터로 전송된다.

05 체내에서 녹는 아주 얇은 전자장치개발

몸속에서 제 역할을 끝낸 뒤 녹아 없어지는 아주 얇은 전자장치가 미국 연구팀에 의해 개발됐다고 영국 BBC 등이 보도했다. 보도에 따르면 이 전자장치는 실리콘과 산화마그네슘으로 만들어졌으며 명주실로 된 보호막이 씌워져 있다.

① 실리콘은 물속에서 녹긴 하지만 일반적인 전자장치 부품크기로 만들 경우 영원히 녹지 않을 가능성이 있기 때문에 연구팀은 나노막(nano membrane)을 이용했다. 나노막을 사용하면 며칠 혹은 몇 주 내에 체내에서 녹을 수 있다.

② 연구를 주도한 일리노이 대학의 존 로저스 교수는 "이 장치는 안정적이고 오래가는 전통적인 전자장치와는 정반대의 개념으로 일시적인 장치"라고 말했다.

③ 연구팀은 이 장치가 앞으로 수술 후 부상 부위에 사용되거나 뇌나 심장의 센서를 만드는 기술 등에 사용될 수 있을 것으로 내다봤다. 그는 "수술 후 2주 정도가 가장 중요한 시기인데, 이때 해당 부위에 이 장치를 올려놓을 수 있을 것"이라고 말했다. 이번 연구결과는 과학 저널 〈사이언스〉 지에 실렸다.

④ 이 연구팀은 이전에도 '전자문신'을 한 것처럼 피부에 얇고 간편한 장비를 붙여 심장이나 뇌 등 인체 내부 장기의 상태를 점검하는 기술을 개발한 바 있다.

06 편평상피세포 폐암치료의 신규 표적발견

TCGA(The Cancer Genome Atlas) Research Network의 과학자들이 폐암 중에서 두 번째로 많이 발생하는 편평상피세포 폐암 환자들에게 도움이 되는 연구결과를 〈Nature〉 최신 호에 발표했다. 논문에 따르면 연구팀은 이 폐암의 치료제가 표적으로 삼을 수 있는 새로운 단백질들을 찾았다고 한다(그림 6-3).

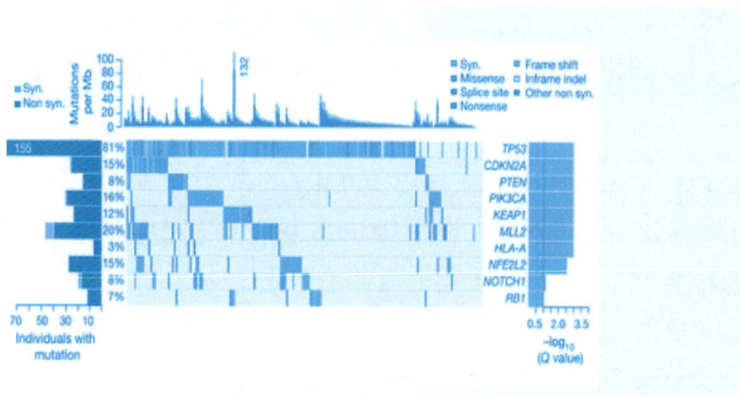

그림 6-3 • 편평상피세포 폐암에서 발생하는 특이적인 유전자 돌연변이 및 경로이상

① 폐암은 소세포성 폐암과 비소세포성 폐암으로 크게 구분된다. 전체 폐암 중에서 약 80[%]를 차지하는 비소세포성 폐암은 다시 편평상피세포 폐암, 선암, 대세포암으로 구분된다.

㉠ 편평상피세포 폐암은 폐의 중심부에서 주로 발생하며 남성에게 흔히 발생하고 흡연과 관련이 있다고 한다.

㉡ 평편상피세포 폐암으로 사망하는 환자의 숫자는 전세계에서 연간 40만 명으로 유방암, 결장암, 전립선암으로 사망하는 숫자보다 많다고 한다.

㉢ 폐암 중에서도 폐선암(lung adenocarcinoma)에 이어서 2번째로 많은 사망자를 유발시킨다고 한다. 그러나 이처럼 많이 발생하고 위협적인 암임에도 불구하고 원인이 되는 특정 유전자 변이를 확실하게 규명하지 못하여 효과적인 표적치료제가 개발되지 못한 형편이다.

② Dana-Farber 암센터와 하버드 의학대학원이 주도하는 TCGA Research Network가 암에서 발생하는 여러 다양한 DNA 이상에 대한 연구를 진행하던 중에 편평상피세포 폐암의 유망 표적을 발견했다고 한다. 프로젝트의 공동 책임자인 Matthew Meyerson 교

수는 "이번 연구는 편평상피세포 폐암이 폐선암과 마찬가지로 약물에 의한 저해에 감수성이 있는 여러 유전적인 원인이 있음을 보여주고 있다. 또한 이번 결과는 편평상피세포 폐암이 임상시험에 적합한 새로운 치료 기회가 있음을 제시하고 있다"고 설명했다.

③ 폐선암에 대한 첫 번째 표적 항암제인 타세바(Tarceva, 성분명 : erlotinib)와 이레사(Iressa, 성분명 : gefitinib)는 EGFR 유전자 돌연변이를 표적으로 삼고 있다. 그러나 불행히도 이들 폐선암 치료제들이나 다른 항암제들이 편평상피세포 폐암 환자들에게 도움을 주지 못하고 있다.

④ 미국립보건원의 지원을 받는 이번 TCGA 프로젝트는 처음으로 폐암의 여러 아형에 대한 포괄적인 유전자 특성 분석을 실시하고 있다.

⑤ TCGA 프로젝트에서는 이전에 뇌암의 일종인 신경교종, 난소암, 결장암의 3종에 대한 보고서를 발표한 바 있다. 당시에도 연구팀은 주요 분자적 결실을 밝히기 위한 다중 대규모 분석법을 이용하였다. 연구팀은 편평상피세포 폐암환자들의 암조직 178개와 동일 환자들의 정상조직 유전체에서 단백질 코딩(coding) 부위의 염기배열을 해독하였다.

⑥ 연구팀은 19개의 암조직과 동일 환자들의 정상조직의 전체 유전체 염기배열도 해독하였다. 여기서 얻어진 정보들을 이용하여 연구팀은 다양한 유전체 변이를 포함하는 유전자 지도를 작성하였다. 이 지도에는 염색체의 재배열과 단백질을 인코딩(encoding)하지는 않지만 암의 발생에 관련된 유전자들을 통제하는 유전체의 특정 영역의 구조적 변화도 포함되었다.

⑦ 편평상피세포암에 대한 종합적인 연구에 따르면 암당 평균 360개의 엑손 돌연변이, 165개의 유전체 재배열, 323개의 복세수 번이가 나타났다. 또한 이전에 다른 암들에서 확인된 여러 유전체 변이도 재확인할 수 있었다.

예 이번 시험에서는 암의 90[%]에서 TP53 유전자에 변이가 발생하였으며, CDKN2A 유전자의 72[%]가 불활성화된 것으로 확인되었다. 이들 유전자들은 정상적으로는 암을 예방하지만 활성을 잃게 되면 암의 증식이 조절받지 않게 된다. CDKN2A는 카이네이즈(kinase) 저해제에 대하여 감수성을 갖고 있기 때문에 임상 시험 진행의 가능성이 높다.

⑧ 연구팀은 여러 세포 내 기능의 파워 스위치 역할을 수행하는 3종의 타이로신(tyrosine) 카이네이즈의 돌연변이 또는 증폭을 확인하였다. 이들 효소들은 암에서 빈번하게 이상이 발생하기 때문에 다른 암에서도 유망 치료표적으로 연구가 진행되고 있다.

⑨ 연구팀은 유망 치료제 개발의 기회가 될 수 있는 관련 신호전달경로의 유전자 이상도 확인하였다. 이러한 편평상피세포 폐암에서 나타나는 신호전달경로의 이상으로는 NFE2L2와 KEAP1 34[%], 편평상피세포 분화 유전자 44[%], phosphatidylinositol-3-OH 카이네이즈 47[%], CDKN2A와 RB1 72[%]가 확인되었다.

한 가지 놀라운 점은 암에서 HLA-A 유전자에 돌연변이가 발생하여 제 기능을 수행하지 못한다는 사실이다. HLA 유전자는 면역계가 자신의 조직과 외부의 침입자를 구분하여 공격하도록 지시하는 역할을 한다. 암에서 HLA의 돌연변이가 발견된 것은 이번이 처음이라고 한다.

Meyerson 교수는 "내가 아는 한도에서는 암이 면역반응을 회피하는 유전적 기작이 있다는 것은 이번이 첫 번째 보고일 것이다. 이번 결과는 편평상피세포 폐암의 면역반응에 대한 중요한 정보를 제공하고 있으며, 이 질환에 효과적인 면역조절치료법의 가능성도 제시하고 있다"고 설명했다.

⑩ 연구팀은 이번 연구에서 더 많은 기회를 얻을 것으로 보고 있다. 논문의 공저자인 Peter S. Hammerman 교수는 "우리가 폐암환자를 진단하게 되면 2가지 표준적인 방법이 있다. 환자가 폐 선암이면 우리는 분자생물학 시험을 통하여 일부 표적 치료제로 임상에 적용할 수 있다. 그러나 환자가 편평상피세포 폐암이면 10년 전에 이용되었으며, 큰 효과를 보지 못하는 약물을 이용할 수밖에 없다. 이제 우리는 편평상피세포 폐암에서 첫 번째 희미한 빛을 볼 수 있게 되었다. 이번 연구는 새로운 유망 치료제 개발에 도움이 되는 여러 표적을 제공해 줄 것"이라고 설명했다.

07 비타민 D의 충치예방 효과

비타민 D가 충치예방에 중요한 역할을 한다는 연구결과가 미국 워싱턴 대학의 Philippe Hujoel 박사 연구진이 Nutrition Reviews 학술지에 발표한 연구논문에서 제시되었다. 즉, 연구진은 1920년도부터 1980대까지 발표되었던 기존의 연구결과들을 중심으로 여러 국가들에 거주하는 3,000명의 아동들을 종합분석한 결과 비타민 D가 충치발생 위험성을 50[%] 감소시킨다는 결론을 얻게 되었다.

① 비타민 D가 뼈의 건강을 좌우한다는 사실은 알려져 있지만 충치예방 효과와 연관해서는 미국 의학협회와 미국 국립연구협회는 1950년대 무렵에 비타민 D가 치아 건강관리에 유익하다는 사실을 발표한 바가 있다. 그러나 미국 치과협회는 다소 다른 입장을 표명해왔으며 1989년도에 미국 국립연구협회가 비타민 D의 충치 예방효력을 뒷받침하는 증거를 제시하지만 미국 치과협회는 충치예방 효과를 확인할 수 없다고 발표하였다. 또한 최근에도 미국 의학협회, 미국 인간 보건 서비스와 미국 치과협회

는 비타민 D와 충치예방 효과의 연관성에 대한 어떤 결론도 내릴 수 없다고 주장하였다.

② Hujoel 박사는 "여러 미국 정부기관들마다 비타민 D의 충치예방 효과에 대하여 서로 다른 의견들을 제시하였지만 특정한 증거들을 기초로 해서 주장하지 않았다"고 밝히면서 이번 연구에서 비타민 D가 포함된 식품 또는 대구 간의 생선기름이 포함된 음식섭취를 통하여 또는 햇볕 노출을 통하여 혈중 비타민 D 수치가 증가하였던 아동들을 분석하는 임상실험을 수행하였다.

Hujoel 박사는 미국, 영국, 캐나다, 호주, 뉴질랜드 및 스웨덴 지역에서 수행된 임상실험 결과들을 종합분석하였는데 연구에 참여하였던 아동들의 학교, 병원 및 치과병원 방문기록들이 검토되었다. 연구 대상 아동들의 나이 분포는 2세에서 16세 사이였고 평균 나이는 10세였다.

③ 연구진이 주장한 비타민 D의 치아 충치예방 효력에 대하여 미국 보스턴 의대의 Michael Hollick 박사는 "Hujoel 박사 연구진은 충치예방과 연관하여 비타민 D의 중요성을 강조하였다. 비타민 D 수치가 낮은 아동일수록 구강 건강상태가 좋지 않고 충치발생 가능성이 크다는 사실을 의미한다"고 지적하였다. 또한 현재 아동 중에서 충치발생 경우들이 증가하고 있는 반면에 혈중 비타민 D 수치는 낮아지고 있다.

Hujoel 박사는 "우리가 이번에 발견한 충치예방과 연관하여 비타민 D의 중요성에 대하여 추후로 여러 의견들이 제시되겠지만 당분간은 임산부 또는 젊은 부모의 경우 비타민 D가 출생 자녀의 건강유지에 매우 중요한 역할을 한다는 사실을 깨달으면 좋겠다. 결국 비타민 D는 뼈뿐만 아니라 치아의 건강유지에도 좋다고 말할 수 있다"고 강조하였다. Hujoel 박사는 현재 미국 워싱턴 치대 교수로 재직하면서 저탄수화물 식단에 따른 영양섭취와 객관적인 증거들을 중심으로 결론을 도출하는 연구에 관심을 집중하고 있으며, 설탕을 대체하는 물질, 치주질환 치료에 사용되는 항생제, 구순열 및 구개열 기형 등을 연구하고 있다.

08 임상등급의 인간 배아줄기세포 배포 개시

Nature News에 보도된 바에 의하면 치료에 적합한 고품질의(순수한) 인간 배아줄기세포(hESC)가 영국 줄기세포은행(UK Stem Cell Bank)에 예치되어 있으며, 곧 유럽 전역에서 사용될 수 있을 것으로 보인다고 한다. "많은 최종사용자(end user)들이 임상등급의 줄기세포를 원하고 있으며, 조만간 그들의 소원을 이루게 될 것이다"라고 맨체스터 대학의 대니얼 브리슨 박사(줄기세포 과학자)는 말했다. 그가 이끄는 연구진은 2012년 임상등급의 인간 배아줄기세포를 영국 줄기세포은행에 예치할 예정이며, 셰필드 대학과 로슬린셀즈(에든버러 소재 BT 업체)의 연구진도 임상등급의 인간 배아줄기세포를 확립하여 영국의 다른 지역에 보관하고 있는 것으로 알려졌다(그림 6-4).

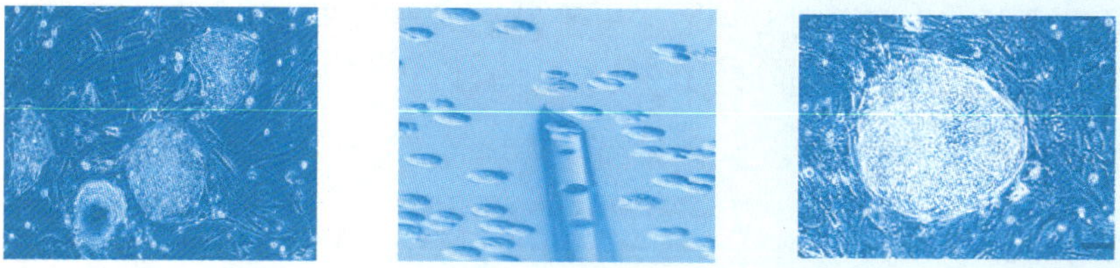

그림 6-4 • 임상등급의 인간 배아줄기세포

"임상등급(clinical-grade)의 hESC는 동물의 세포나 동물에서 유래하는 어떠한 요소도 첨가되지 않고 공인된 생산기준(certified manufacturing conditions) 하에서 생성되어야 한다. 이러한 기준을 충족하는 줄기세포라면 만인에게 사용할 수 있는 최고의 품질을 갖췄다고 할 수 있다. 우리는 300만 파운드(미화 470만 달러)의 비용을 들여 이러한 줄기세포를 만들었는데, 투자액의 상당부분은 인프라를 구축으로 임상등급의 줄기세포를 추가로 생산할 수 있는 능력을 보유하게 되었다"라고 영국 킹스 칼리지의 피터 브라우데 박사(줄기세포 과학자)는 말했다.

① 이번에 발표된 줄기세포들이 세계 최초의 임상등급 줄기세포는 아니다. 이미 임상등급의 줄기세포를 이용한 2건의 소규모 임상시험이 진행되고 있기 때문이다. 그중 하나는 (비록 재정문제로 인하여 신규환자의 모집을 중단하기는 했지만) hESC에서 유래하는 세포를 이용하여 척수손상을, 다른 하나는 노인성 황반변성을 치료하는 임상시험이다. 그러나 이 임상시험들은 원래 동물의 요소를 사용하여 창조된 줄기세포를 오랜 연구 · 검토

과정을 거쳐 임상등급으로 전환시켰다는 점에서 완벽한 임상등급의 hESC라고 보기는 어렵다.

② 싱가포르의 연구진은 2007년에 동물요소를 이용하여 6개의 임상등급 세포주를 창조한 바 있으며, 이 세포주들은 미 국립보건원(NIH)과 캘리포니아 재생의학연구소(CIRM)의 재정지원을 받는 연구자들에게 제공되고 있다. 그러나 (과학자들이 흔히 사용하는) **마우스의 공급자세포**(feeder cell)나 **송아지혈청**(calf cerum)과 같은 동물제품을 사용하지 말아야만 임상에 사용될 수 있는 안전한 줄기세포라고 할 수 있다. 우리는 일체의 동물제품을 사용하지 않고 임상등급의 줄기세포를 창조했으며, 유전자 이상검사는 물론 바이러스/미코플라스마 감염검사까지 마쳤다고 브라우데 박사는 말했다. 브라우데 박사는 〈Cytotherapy〉지를 통해 자신이 만든 임상등급 줄기세포의 창조과정을 상세히 소개했다.

③ 영국 줄기세포은행은 영국정부의 재정지원을 받는 줄기세포 저장시설로, 추가적인 품질검사를 마친 후에 예치되어 있는 줄기세포를 배포할 계획이다. 현재 2개의 세포주가 윤리 및 품질기준을 만족하는 것으로 판명되었기 때문에, 유럽의 과학자들은 조만간 이 세포주들을 분양받아 연구에 사용할 수 있게 될 것이라고 영국 줄기세포은행의 관계자는 말했다. 그러나 다른 지역의 과학자들이 임상등급의 줄기세포를 손에 넣으려면 좀더 기다려야 할 것으로 보인다. 나라별로 줄기세포의 윤리 및 품질기준이 상이하기 때문이다. 영국 줄기세포은행은 이미 CIRM과 줄기세포의 공유에 관한 협약을 맺은 상태이지만, NIH과 협약을 맺기 위해서는 보다 많은 시간이 필요할 것으로 보인다.

④ "이번에 발표된 고품질의 줄기세포들은 많은 임상시험 전문가들의 구미를 당기게 할 것이 틀림없다. 그러나 이 줄기세포들이 인간에게 사용되려면 아직 수년의 시간이 필요할 것으로 보인다. 줄기세포를 치료목적으로 사용하려면 추가적인 유전자 이상검사를 거쳐야 하며, 예상치 못한 문제점이 발생할 가능성을 철저히 검토해야 하기 때문이다. 더욱이 세포주에 따라 다양한 조직(예 장세포, 연골세포 등)으로 분화되는 능력이 상이하므로, 임상에 적용하기 위해서는 일습(a suit of)의 임상등급 줄기세포가 필요하다"라고 브라우데 박사는 말했다.

한편 많은 전문가들은 "임상등급의 hESC가 치료목적으로 사용되려면, 먼저 이러한 줄기세포에 대한 기초 연구결과가 누적되어야 한다"고 하였으며, "임상등급의 줄기세포가 연구자들에게 빨리 보급될수록 hESC를 이용한 난치병 치료는 더욱 앞당겨질 것이다"라고 호주 멜러른 대학교의 제레미 쿡 박사는 논평했다.

09 중증의 간암환자들을 대상으로 무작위 임상실험 개시

Jennerex사는 글로벌 공동개발 파트너와 함께 JX-594의 무작위 임상 2b 시험의 환자모집을 시작했다고 밝혔다. 이번 임상시험은 중증의 간암 치료제로 유일하게 승인받은 넥사바(sorafenib) 치료에 실패한 간암 환자들을 대상으로 진행한다.

① TRAVERSE라고 명명된 이 시험은 북미, 한국, 대만, 홍콩, 유럽을 포함하여 전 세계적으로 약 45곳에서 120명의 환자들을 모집할 계획이다. 1차 시험 평가목적은 재발의 중증 간암 환자들을 대상으로 최적의 보조요법 환자군과 JX-594를 추가 투여한 환자군을 비교하여 전체 생존률에서의 이점을 결정하는 것이다. 이 시험은 중증의 간암환자들을 대상으로 JX-594 단일요법 또는 Sorafenib과의 병용요법으로 진행한 2건의 임상 2상 시험에서 얻은 유망한 결과에 힘을 얻어 진행하는 것이다.

② 암세포와 정상세포의 유전자 발현 조절기작은 매우 다르다. 암세포는 성장을 억제하는 인자가 결핍된 탓에 정상세포에 비해 빠른 성장속도를 보이며, 거의 모든 종류의 바이러스에 감염될 위험도 정상세포에 비해서 높다. 때문에 항암치료를 위해 바이러스를 이용하려는 연구는 이전부터 많이 시도되게 되었다.

그 결과 '암용해 바이러스 요법(oncolytic virus therapy)'이라 하는 바이러스의 병독성(virulence)을 제거한 후 이를 이용해 빠르게 분열하는 암세포를 효과적으로 공격하려는 치료법에 대한 연구가 1990년대 후반부터 활발해졌다. 암용해 바이러스 요법은 많은 기대를 모으고 있지만 실제로 생체에 적용했을 때에는 면역불활성화, 다른 부위에 위치, 특이적 및 비특이적 격리, 암조직 내부에서 부적절한 산출과 같은 문제들이 발생하고 있다. 또한 생체에서는 바이러스의 확산과 독성을 중화시키는 항체가 만들어져서 바이러스의 암조직 내부로의 전달을 차단하게 되므로 효과적인 암용해 바이러스를 만드는 노력도 지속되게 되었다.

③ JX-594는 재조합 암용해 바이러스로 3가지의 다른 메커니즘을 통해 선택적으로 암세포를 파괴하는 것으로 디자인되었다. 이러한 메커니즘은 바이러스 복제를 통한 암세포의 용해, 혈관을 표적으로 하여 암세포에 혈액공급을 차단하는 것과 암세포에 대한 인체 내의 면역반응을 강화시키는 것이다. JX-594는 Jennerex사의 특화된 SOLVETM(Selective Oncolytic Vaccinia Engineering) 기술을 이용하여 얻은 후보물질이다.

④ 폭스바이러스의 자연성에 영향을 주어 그들의 능력을 유전적으로 조정하여 전신 또는 국소 부위의 고형암에 감염되는 치료 바이러스를 만들었다. JX-594의 폭스바이러스 계통의 근간은 암세포에서 유전적으로 결손되어 있어 암세포를 표적으로 하고 있다. JX-594는 Thymidine Kinase Gene(TK)의 결손에 의해 암세포 선택성을 높인 재조합 바이러스로 암세포에 지속적으로 높게 발현되어 있는 세포내 thymidine kinase에 의존적으로 만들었다.

⑤ JX-594는 면역원성의 인간 과립구대식세포집락자극인자(GM-CSF)가 발현하도록 제작하여 JX-594의 암용해 작용을 보완하도록 했다. 이러한 작용들은 종양괴사를 일으키고, 종양 혈관생성을 억제하며, 항종양 면역작용을 지속하므로 간암에서 종양반응을 확인하여 대장암, 신장암, 폐암, 흑색종과 같은 다른 암의 치료가능성을 보였다. 이번 무작위 임상 2b 시험은 유럽에서의 판권을 가지고 있는 Transgene으로부터 받은 목표달성 기술료를 가지고 시작했다.

10 광학 스패너

레이저 빛을 이용하여 미세 입자를 부드럽게 당기고 밀어내는 세계에서 가장 작은 렌치(wrench)를 알링턴 텍사스 주립대학의 연구진이 개발했다. 이 가상 도구는 살아있는 세포에서부터 DNA, 미세 모터, 그리고 생물학이나 물리학 연구에 쓰이는 발전기에 이르기까지 매우 작은 입자를 정확하게 돌리는 데 사용될 수 있다(그림 6-5).

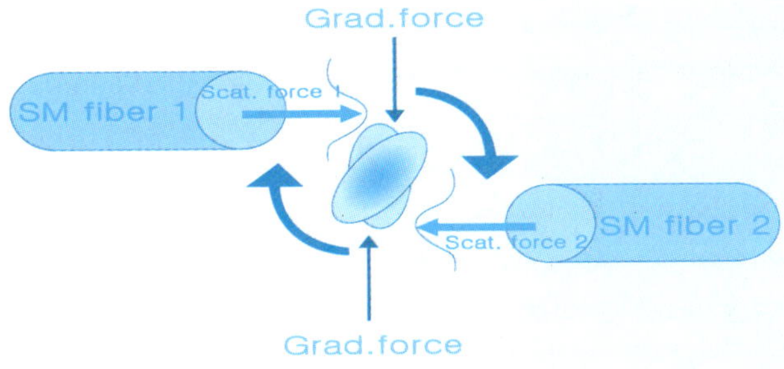

그림 6-5 • 광섬유 스패너

① 알링턴 텍사스 주립대학(University of Texas at Arlington) 물리학자들의 매우 작은 입자를 돌리고, 제어하는 이 도구는 암연구에서 단일 세포를 능숙하게 조작하거나, 각각의 DNA 가닥을 비틀거나 그 꼬임을 푸는 데 사용될 수 있을 뿐 아니라 미세 조작이 필요한 분야에서 그 기능을 발휘할 수 있다. 연구진이 광섬유 스패너라고 하는 이 렌치에 관한 연구결과는 〈Optics Letters〉에 게재되었다.

② 다른 광학 도구와 구분되는 이 기술의 혁신은 이 도구가 미소 규모의 개체를 어떠한 광학 부품의 이동 없이도 어느 방향이나 각도에 상관없이 회전하고 돌릴 수 있다는 것이다. 그 이유는 이 장비가 유연한 광섬유를 사용하기 때문에 인체 내 어느 곳이든 사용할 수 있으며, 특정 세포나 척수의 신경세포를 조작하고 연구할 수 있다. 세포나 기타 미세 입자에 회전력을 가하기 위하여 이 광섬유 스패너는 광섬유 1쌍에서 방출하는 2개의 레이저 빛이 미세 개체의 양쪽에 부딪히면서 그 기능을 한다.

③ 각 광자는 그들이 개체에 부딪힐 때 사실상 거의 감지할 수 없는 힘을 그 개체에 가하지만, 레이저 빛의 강렬한 빛살은 그 미세 입자를 부드럽게 회전시키기에 충분한 힘을 만들어 낸다. “광자가 개체와 부딪혀서 반사하여 돌아올 때, 그들은 산란력이라고 하는 효과를 통해서 개체를 살짝 밀어낸다”고 알링턴 텍사스 주립대학의 물리학 교수이자 이 논문의 주요 저자인 Samarendra Mohanty가 설명했다. 이러한 기술은 이미 광학 족집게에서 사용되고 있는데, 이 도구는 일직선으로 개체를 밀고 당길 때 사용된다. “광학 족집게는 생물학이나 미세 유체 연구에 매우 유용하다. 그러나 광학 족집게는 내부 깊숙한 곳을 연구할 때, 그 제어력이나 다목적인 면에서 광섬유 스패너를 따라가지 못한다”고 Mohanty가 말했다.

④ 광섬유 스패너는 광섬유에서 나오는 레이저 빛살을 이용하여 대상물을 포획하고 제자리에 놓는다. 그 다음, 광섬유를 서서히 갈라서게 함으로써 빛살은 약간의 돌리는 힘을 개체에 전달하고 이것이 개체를 회전시키게 된다. 광섬유의 위치에 따라서 그것은 어떠한 방향이나 각도에서도 개체를 회전시킬 수 있다. 이러한 연구진의 능력은 생물학 연구나 의료분석을 위한 세포를 연구하는데 도움을 줄 것이다.

⑤ Mohanty와 대학원생인 Bryan Black은 이 기술을 이용하여 인간의 평활근 세포를 어떠한 손상 없이 회전하고 이동시켰다. 이 기술은 임상 및 실험실에서 모두 증명되었다.

예 스패너는 미세 유체 분석에서 세포를 회전시키는데 사용하거나, 단층촬영을 이용하여 영상화한 다음 그 흐름 속에서 후속 세포를 분석하는 것도 가능하게 한다.

⑥ 기술은 또한 단일세포를 회전시켜서 그것들이 정상인지 아니면 암세포인지를 판별하는 데도 사용될 수 있으며 체외 수정을 위한 배아를 검사하는 데도 도움을 준다. 이 도구는 또한 랩온어칩(lab-on-a-chip) 장비의 유체를 혼합하거나, DNA 가닥의 반대쪽 끝에 부착

된 중심체(micro-spheres)를 회전하고, 이동하여 분자를 늘이거나 푸는 데도 사용될 수 있다. Applied Physics Letters에 발표할 후속 논문에서 Mohanty는 이 도구가 어떻게 개체를 회전시키고 검사하는지를 설명할 것이며, 또한 그것의 화학적 속성을 상세하게 밝힐 것이다.

⑦ 도구의 비의료적 사용도 가능하다. "나는 이 기술을 이용하여 태양 에너지를 기계 에너지로 직접 전환하거나 큰 개체를 회전시키는 응용 또한 생각하고 있다. 이는 태양으로부터 방사되는 광자가 솔라 세일(solar sails, 우주선의 자세안정이나 추진용으로 태양광의 압력을 이용하기 위한 돛)에서 발전기의 역할을 할 수도 있을 것"이라고 그는 말했다.

부　록

Ⅰ. 임상과별 분류와 특징
Ⅱ. 의학용어

Ⅰ. 임상과별 분류와 특징

1. 가정의학과

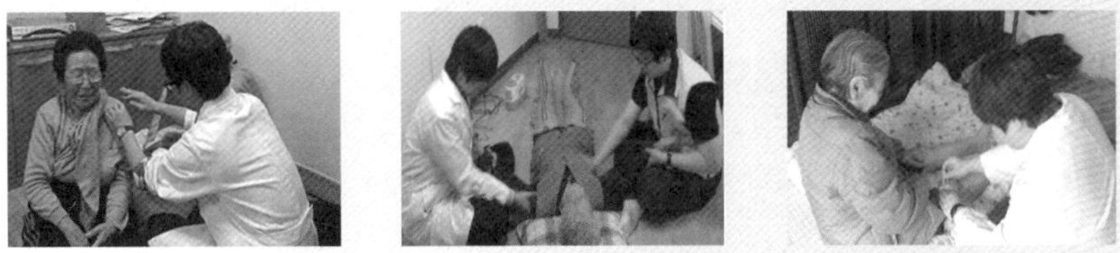

그림 1 • 가정의학과 방문진료

가정의학과 의사는 현재 질병이나 불편한 증상의 유무와 관계없이 전 연령에 걸쳐 환자와 가족에게 개별적이고 지속적이며 포괄적인 의료를 제공하며, 환자와 친밀하고 신뢰있는 관계를 형성하면서 종합적인 건강상의 요구를 다루는 데 책임이 있다(그림 1).

가정의학은 의학적인 지식과 기술의 요체로서 환자와 가족에게 적용되는 의학적 훈련을 통해 가정의료의 전문성을 획득하고, 종합적인 의료에 대한 책임을 강조하여, 환자와 처음 접촉시 첫 평가에서부터 만성적인 문제들의 관리 전반까지 다루고 있다. 특히 예방과 질병의 조기 발견이 가정의학과의 필수 요건이다. 모든 의학적 자원을 조율하고 통합함으로써 가정의학과 의사들은 대부분의 의학적인 문제들에 대해 비용 효과적인 의료를 제공하고 있다.

가정의학과(family medicine)의 주요 진료는 건강증진 클리닉, 건강검진 클리닉, 노인의학 클리닉, 스포츠 의학, 갱년기의학 클리닉 등이 있다.

2. 개인용 치료보조기

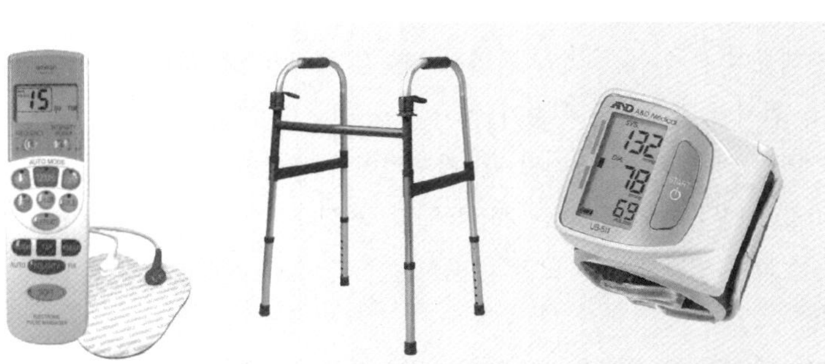

(a) 개인용 저주파자극기 (b) 보조기구 (c) 손목형 혈압계

그림 2 • 개인용 저주파자극기와 보조기구

의학기술이 발전함에 따라 많은 병의 치료가 가능하게 된 지금은 개인의 건강에 대한 관심이 상대적으로 더 높아지게 되었다(그림 2).

개인용 치료기, 보조기는 그러한 추세를 반영하여 조금 더 효과적인 치료와 재활, 병의 예방 등을 위해 개인용으로 사용할 수 있는 의학품을 의미한다.

단순한 연고, 반창고 등도 넓은 의미에서 보면 개인용 치료기와 보조기에 해당되며, 조금 더 세부적으로 살펴보면 휴대가 가능한 휴대용 치료보조기, 집에서 사용할 수 있는 자택형 치료보조기 등이 있다.

병원에서보다 정밀하고, 정확한 측정 및 치료가 불가능하다는 단점이 있기 때문에 어디까지나 치료보조나 예방에 그 목적이 있다고 할 수 있다.

3. 결핵과

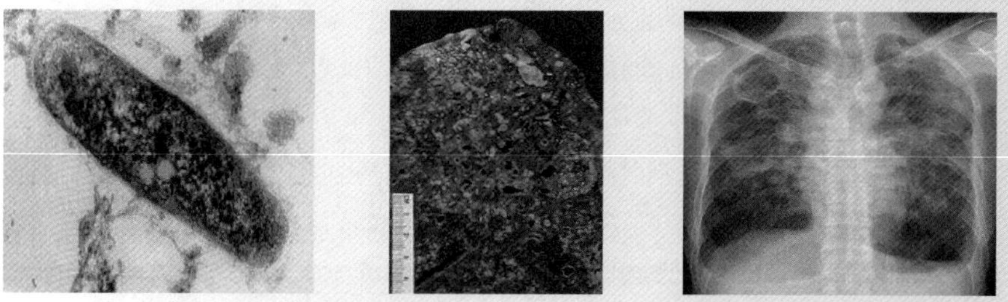

(a) 결핵균 (b) 결핵균에 의해 파괴된 폐 (c) 폐결핵 환자의 흉부 X-ray 사진

그림 3 • 결핵균

결핵과 관련된 질병을 치료하는 임상과이다(그림 3). 결핵(tuberculosis)은 결핵균 감염에 의한 전염병으로 대부분 폐를 통해서 걸리는 폐결핵이지만 우리 몸의 다른 여러 장기(림프절, 관절, 뼈, 신장 등)에도 발생할 수 있다.

결핵균이 몸 안에 들어와 감염될 위험은 결핵환자와 같은 방에서 거주하는 경우 가장 높은 편이다. 환자와 접촉하는 횟수가 많거나 집이나 방 크기에 비하여 많은 사람이 거주하는 밀집된 주거환경, 위생불량, 영양결핍 등 감염위험이 증가한다.

미열과 식은땀, 발열, 피로, 전신무력감, 체중감소 등의 전신 증상이 초기에 나타나며 증상이 오래 지속될 때는 병원 진찰을 요한다. 증상은 진찰, X-ray 결과와 가래, 결핵균 검사로 대부분 진단을 한다.

치료는 정해진 약물을 규칙적으로 일정한 기간 동안 복용하며, 간혹 증상이 없거나, 치료하고 증상이 없어졌어도 몇 개월 더 투약을 하는데 투약을 소홀히 하고 복용약을 미리 끊으면 재발할 확률이 증가하므로 조심해야 한다.

4. 공용 의료기기

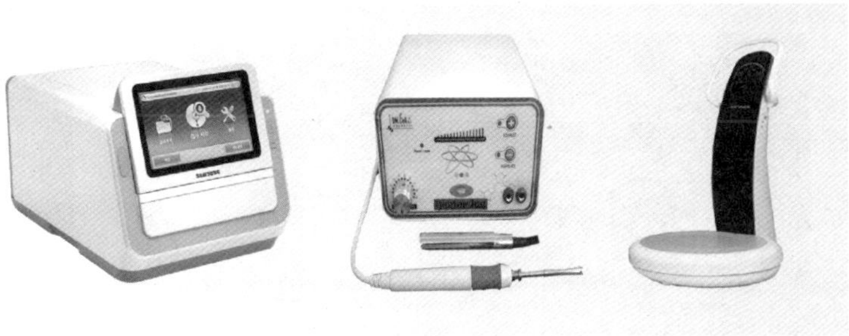

그림 4 • 가정용 의료기기

의학 분야는 단순히 병의 진단뿐만 아니라 사람이라는 복잡한 유기조직의 원리를 규명하고, 여러 가지 병의 원인을 밝히고 이를 예방하는데 최대의 목적이 있다(그림 4).

의학의 각 분야는 편의상 여러 분야로 나뉘어져 있으나 이는 각각 공통점을 지니고 있고, 또한 동일한 목적을 지니고 있다. 이러한 상호 유기적인 관계를 맺고 있는 여러 의학 분야들에 있어서 공통적으로 사용되는 장비들의 종류를 알고, 이해하는 것은 상당히 중요하다. 각 분야에 공통적, 보편적으로 사용하는 장비의 경우 인체의 특성에 대해 잘 나타내고 있는 경우가 많다.

5. 구강내과

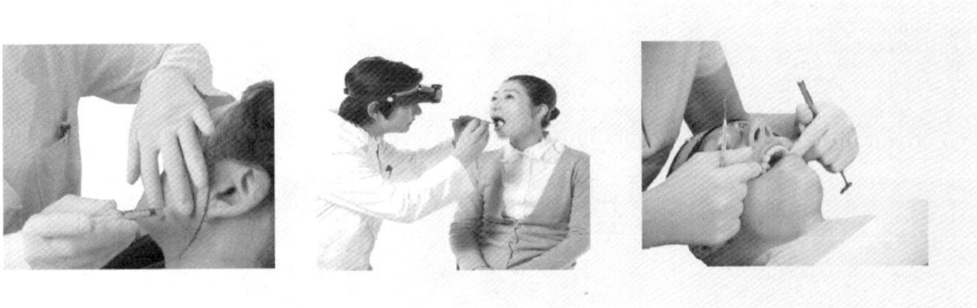

그림 5 • 구강내과 진찰장면

전신 및 국소적 원인에 의해 발생한 구강 및 악안면*의 질환을 종합적으로 진찰하여 정확한 진단을 함으로써 합리적이고 적절한 치료계획을 수립하고 환자와의 상담을 통해 환자가 양질의 치과 치료를 받을 수 있도록 하는 임상과이다(그림 5).

구강내과(oral medicine)의 진료과목은 구강안면 통증, 턱관절질환, 구강안면통증, 코골이와 수면무호흡증(snoring & sleep apnea), 구취(halitosis)**, 이갈이(bruxism), 보톡스 치료 등이다.

---

* 악안면 : 턱과 얼굴을 이루는 부분이다.

** 구취(halitosis) : 박테리아가 단백질을 분해하면서 생기는 부산물로 인해 입안에서 냄새가 나는 증상이다.

6. 구강병리과

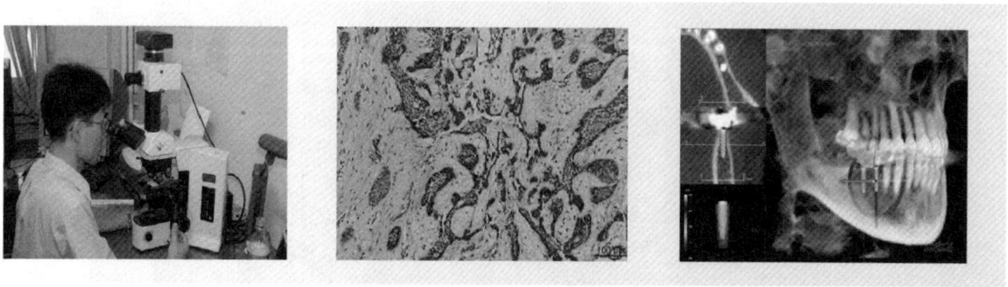

(a) 면역조직검사 (b) 생검절제로 얻어진 조직을 현미경으로 확대 (c) 구강 CT, 3D 영상으로 분석

그림 6 • 염색을 이용한 면역조직 검사

현미경 관찰 및 다양한 검사를 통하여 치과병원 각 과로부터 의뢰받은 생검(biopsy)조직에 대해 정확한 진단을 내림으로써 신속하고 적절한 치료가 이루어질 수 있도록 한다(그림 6).

구강병리과(oral and maxillofacial pathology)는 진단활동을 통해 얻어진 새로운 학문적 지식은 과내 회의 및 타 과와의 정기적인 세미나를 통해 더욱 확장되고 정립되어 다른 과의 진료계획수립에 대한 자문, 전공의 및 학생교육, 기초 및 임상 치의학 연구 등에 적용되고 있다.

7. 구강악 안면방사선과

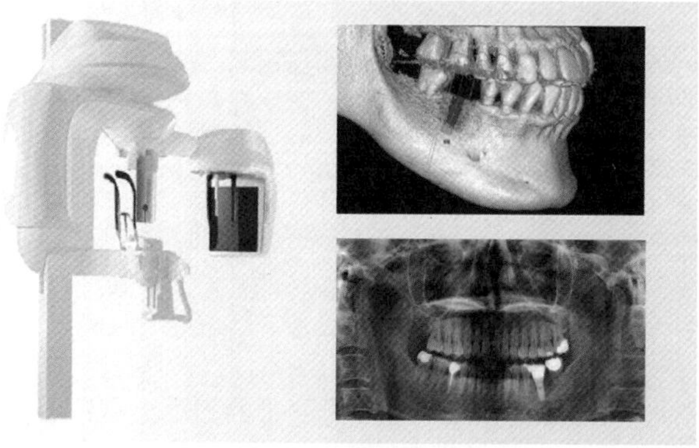

그림 7 • 임플란트 CT

다양한 의료영상을 통하여 치아, 구강, 턱, 얼굴 및 목 영역에서 발생하는 각종 질환을 진단하는 진료부서이다(그림 7).

구강악안면 방사선과(oral and maxillofacial radiology)는 의료영상을 이용하여 치아우식증(충치), 잇몸질환(치주질환), 부정교합, 뼈질환, 낭종(물혹), 종양(양성 및 악성), 골절, 침샘질환, 턱관절질환, 연조직질환 및 각종 선천성/후천성 질환 등을 검사하여 병의 진단 및 치료를 하고 있다.

치아가 손실된 부위에 인공치아를 식립*할 때 턱뼈의 정확한 상태를 평가할 수 있는 임플란트 전산화단층검사(implant CT)를 시행하고 있다. 그리고 PACS(Picture Archiving and Communication System)를 도입하여 모든 진단영상을 디지털화함으로써 필름이 없는 병원(film-less hospital)으로 거듭나고 있다.

치과병원은 방사선 촬영 대기시간을 줄이고, 방사선 필름의 운반 및 보관의 번거로움을 줄여 편의를 향상시킬 수 있게 되었다.

8. 구강악 안면외과

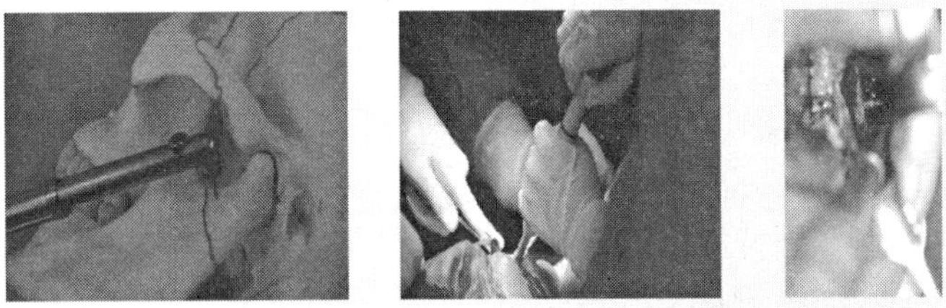

그림 8 • 구강내 소수술

악구강계 질환, 즉 턱과 얼굴 부위에 관련된 전문적인 진료를 하는 과이다. 각종 기초 및 임상연구를 통하여 구강악 안면외과학(oral and maxillofacial surgeons)(턱, 얼굴외과)**의 발전에 기여하고 있다(그림 8).

진료분야로는 구강암의 예방 및 치료, 악골(위턱, 아래턱, 얼굴뼈) 재건술, 얼굴기형증(두개악안면기형, 주걱턱 기형) 성형술, 안면골(위턱, 아래턱, 얼굴뼈 등) 골절치료, 구순구개열(언청이) 수술, 악관절증(턱관절질환)의 치료, 인공치아(임플랜트)식립, 골은행(연골은행 포함), 구강내 제반 질환, 안면 미용 성형수술, 침샘질환, 구강 및 안면신경질환, 보철 전 성형수술, 사랑니 발치 등이 있다.

9. 내 과

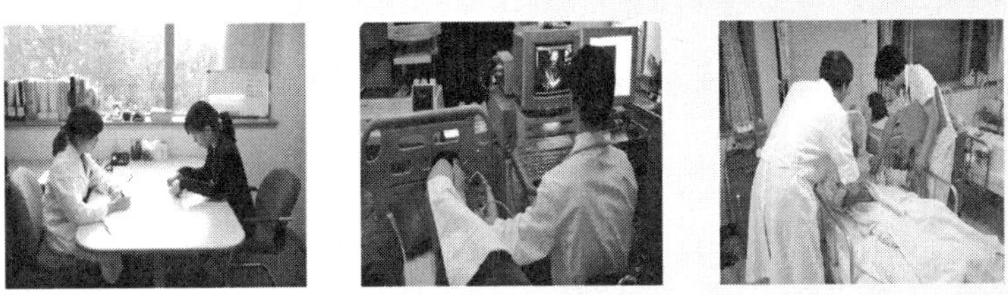

그림 9 • 진찰 및 회진

---

* 식립 : 인공물을 잇몸과 잇몸 뼈에 심는 것이다.

** 구강악 안면외과학(oral and maxillofacial surgeons) : 턱과 얼굴외과이다.

의료 영역에서 가장 근간이 되고 범위가 넓으며 과거부터 이어져왔던 분야이다(그림 9).

외과와 비교되어 수술적인 치료 없이 약물 등을 통해 질병을 진단, 치료하는 것으로 널리 인식되어 있지만 오늘날 그 경계는 많이 허물어져서 내과(internal medicine)에서도 수술적인 치료를 직접 수행함으로써 그 정의가 다소 퇴색되었다.

내과가 담당하는 신체 부위는 머리에서 발끝까지 그 영역을 제한하기 힘들고, 신체의 어느 곳이나 내과의 영역이 되므로 다른 전문 분야와 많은 부분에서 중복될 수 있다.

현재 대한내과학회에서는 9개의 분과로 영역을 나누고 있다. 소화기내과, 순환기내과, 호흡기내과, 내분비내과(내분비내사내과), 신장내과, 혈액종양내과, 감염내과, 알레르기내과 그리고 류마티스내과가 있다. 대형병원(대학병원, 종합병원 등)에서는 더욱 세분화되어 진료가 이루어지고 있다.

10. 내분비학과

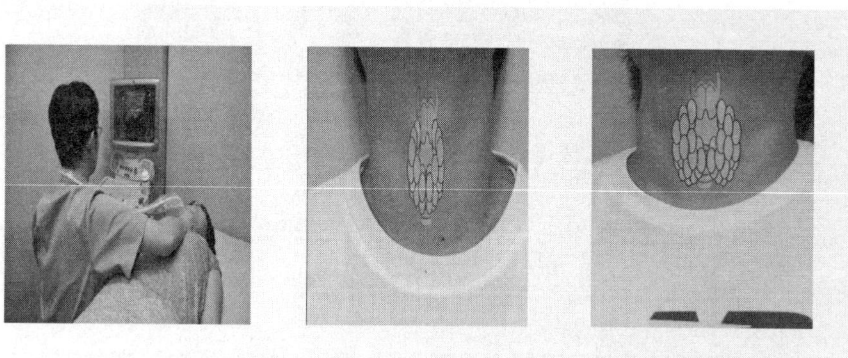

(a) 갑상선 초음파 진찰 (b) 갑상선 질환(전) (c) 갑상선 질환(후)

그림 10 • 갑상선 질환

인체의 몸 속에서 호르몬이 분비되는 현상. 즉, 내분비샘과 분비 및 호르몬의 영향 등을 연구하는 학문이다(그림 10). 호르몬의 구조와 작용, 그 상호 관련, 그리고 분비선의 구조나 기능을 연구하는 생리학의 한 분야로, 20세기에 들어와서 학문으로서 체계가 세워졌다.

BC 4세기에 아리스토텔레스가 정소와 2차성징에 대하여 관찰한 이래 내분비에 관한 관찰은 적지 않았지만 과학적인 연구는 19세기에 들어와서부터 본격화되었다. 1849년 독일의 A.A.베르톨트는 닭의 정소에서 어떤 물질이 분비된다는 것을 처음으로 알아냈다.

1895년 올리버와 셰퍼는 부신의 배출물에 혈압상승 작용이 있다는 것을 알아냈고, 1901년에는 일본의 다카미네 조키치[高峰讓吉]와 T.B.올드리치가 동시에 부신에서 아드레날린을 발견하였다.

1902~1905년 사이에 W.M.베일리스와 E.H.스탈링은 십이지장 점막세포에서 만들어지는 세크레틴을 발견하였다. 어떤 특수한 선(腺)에서 만들어지는 화학물질이 혈액 속에 방출되어 떨어져 있는 다른 기관이나 조직에 작용한다는 내분비의 개념을 확립하였고, 오늘날까지 이 개념이 내분비학(endocrinology)의 기초가 되고 있다. 내분비학 연구는 내분비기관으로 간주되는 것을 제거

하여 결핍증세를 관찰하는 방법, 분리 · 추출한 호르몬의 생리학적 작용의 연구, 임상관찰과 비교 · 검토 등의 방법 등이 있다.

11. 노인병학과

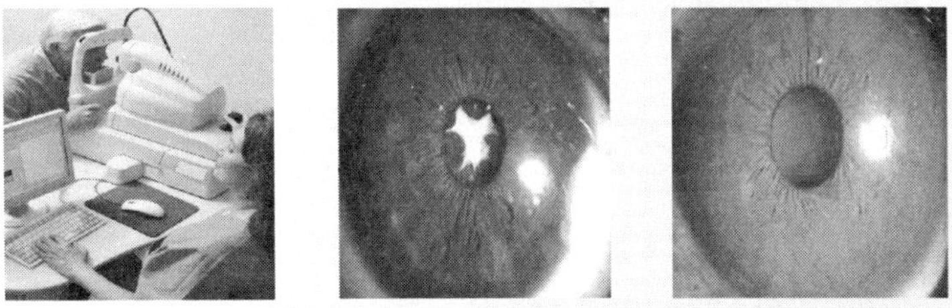

(a) 노인 안과질환검사 (b) 성인백내장 (c) 노인백내장

그림 11 • 노인성 백내장검사

노인병학은 노년층의 건강과 질병에 관한 의학의 한 분야이며, 노인의학(gerontology)이라고도 한다(그림 11). 시간의 경과와 함께 생체 내에서 일어나는 성장, 성숙, 퇴축, 죽음이라는 일련의 변화과정, 생리적 가령(physiological ageing)*의 여러 가지 외적 환경인자에 의해 일어나는 병적 가령(patholoIgical ageing) 등에 관하여 그 메커니즘, 상호관계, 제어법 등을 생물학, 기초 및 임상의학, 사회의학 그리고 사회과학적 수단을 이용하여 연구 해명해 가는 학문이다.

좁은 의미로는 가령 현상의 메커니즘을 해명하는데 주안점을 둔 기초노화학(biomedical gerontology), 폭넓은 의학적 견지에서 연구하는 노인의학(geriatric medicine), 노년자 질병의 원인, 증상의 특징, 치료법 등을 연구하는 노인병학(geriatrics), 사회과학적 견지에서 연구하는 노인사회학(social gerontology) 등으로 세분된다.

12. 류마티스학과

관절을 비롯한 근육 및 골격계 질환을 다루는 내과학의 한 분야이다(그림 12).

류마티스는 그리스어인 rheuma는 흐름이라는 의미로 뇌에서 나쁜 액이 신체 각 부로 흘러 들어가서 통증을 일으킨다는 의미인데 그 주된 부위는 관절이며 일반적으로는 만성류마티스성 관절염이다. 그 외에 류마티스열**, 초년성 강직성 척추염*** 등이 있으며, 유사한 관절통을 초래하는 경우가 많은 질환으로서 전신성 홍반성 낭창****, 다발성 근염 등 많은 질환이 있다.

---

* 생리적 가령(physiological ageing) : 생체 내에서 일어나는 성장, 성숙, 퇴축, 죽음이라는 일련의 변화 과정이다.

** 류마티스열(rheumatic fever) : 피하조직과 중추신경계의 염증으로 자가면역질환이다.

*** 강직성 척추염(ankylosing spondylitis) : 전신을 침범할 수 있는 만성 염증성 질환이다.

**** 전신성 홍반성 낭창(systemic lupus erythematosus) : 피부 및 관절 등 여러 장기에서 다양한 증상을 나타내는 원인불명의 자가면역질환이다.

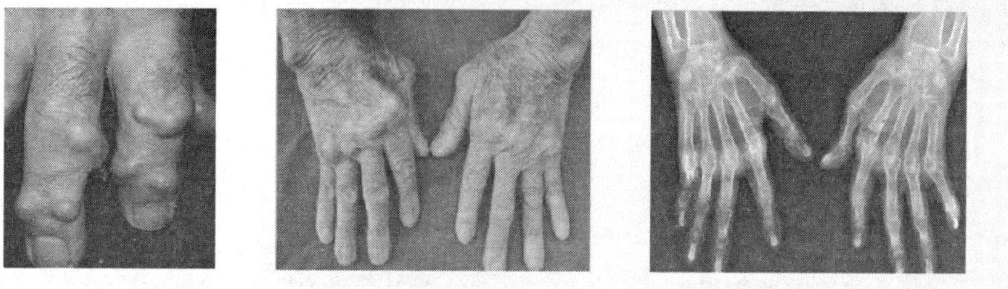

(a) 류마티스 결절 (b) 류마티스 관절염 (c) 류마티스 X-ray

그림 12 • 류마티스 관절염

관절주위조직이나 근육의 염증, 변성, 대사장애가 원인이 된다. 혈침촉진*, RA반응 양성 등이 있어서 교원병**. 알러지성 질환의 하나로 고려되고 있다.

대부분의 류마티스 질환은 면역학적 이상을 동반하는 자가면역질환으로 류마티스학(rheumatology)은 면역학(immunology)과 밀접한 연관이 있으며, 면역학적 병인을 과학적으로 분석하여 원인에 대한 치료를 제공한다. 최근 연구결과를 토대로 여러 염증매개체를 억제하는 새로운 약제들이 개발되어 관절염이 불치병이란 개념이 사라지고 있다.

13. 마취통증학과

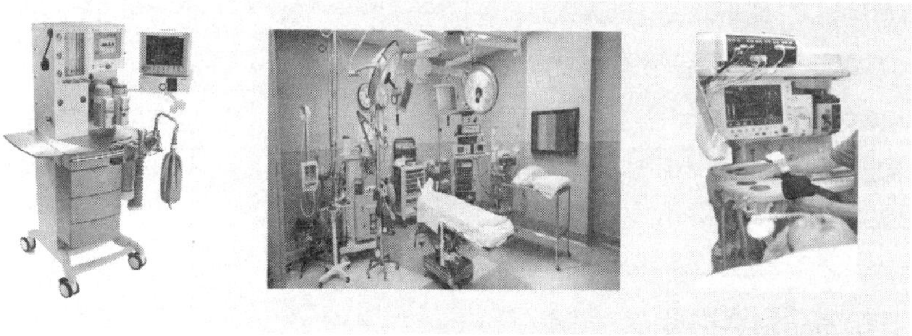

(a) 마취기 (b) 수술실 (c) 마취장면

그림 13 • 마취과

마취는 영어로는 애너스시저(anesthesia)로 표기되며 희랍어의 an(non)과 aesthesia (perception, feeling)의 복합어가 어원으로 문자 그대로의 뜻은 '감각의 상실'이다(그림 13).

마취의 영역은 발전하고 확장되어 현재는 마취를 받는 환자의 평가와 자문, 수술이나 검사 중, 혹은 이후의 통증의 경감이나 예방, 수술 중 생체징후의 감시와 안정화, 중환자에 대한 관리, 급성이나 만성 및 암 관련 통증의 진단과 치료, 심폐소생술의 관리와 교육, 호흡기능의 평가와 호흡기 치료

* 혈침반응(erythrocyte sedimentation) : 적혈구와 혈장이 무게 차이에 의해 분리되는 현상이다.
** 교원병(collagen disease) : 신체의 결합조직질환에서 발견되는 모든 질환이다.

의 적용, 임상 및 기초 연구의 수행, 수술 전후의 치료에 관계된 인원들의 감독, 교육, 평가, 병원이나 의과대학의 행정직 참여 등 광범위한 분야들을 아우르게 되었다.

마취과라는 명칭이 수술실 밖까지 확대된 업무범위를 잘 나타내지 못한다는 의견에 따라 우리나라에서는 2002년 의료법 개정 이후 마취통증의학과라는 명칭을 사용하게 되었다.

14. 물리치료학과

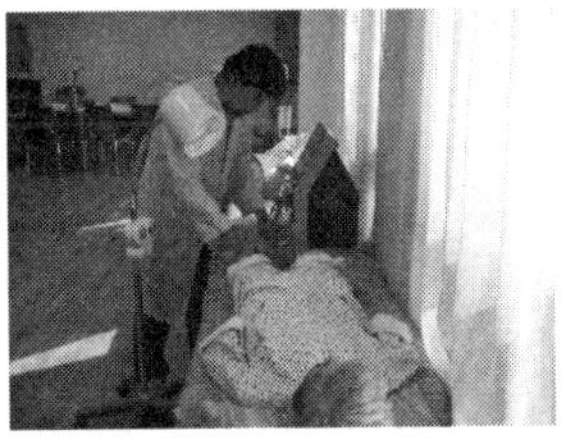

(a) 온열 적외선 치료기

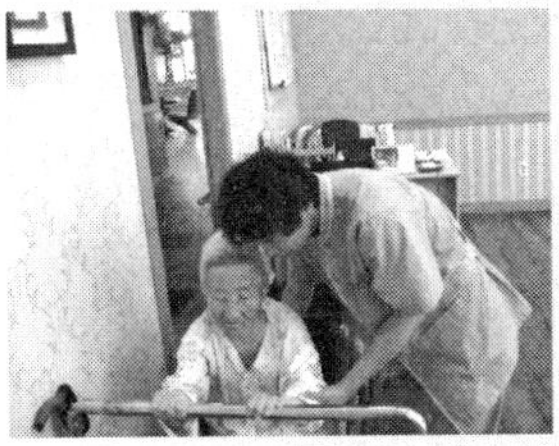

(b) 보행기 치료기

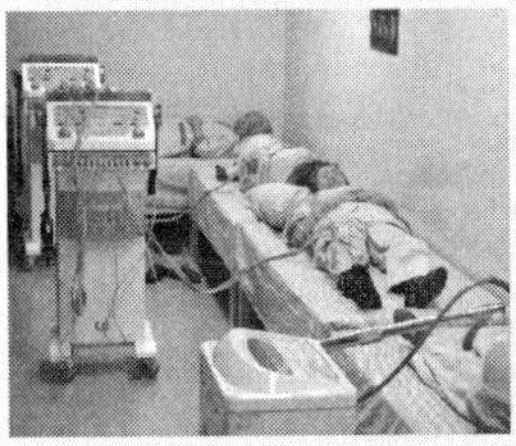

(c) TENS 치료기

그림 14 ◦ 물리치료

물리치료(physical therapy)는 물리적 에너지를 사용할 수 있는 열, 전기, 광선, 물의 성질을 이용하거나, 도수적 방법(manipulation)으로 통증을 조절하고, 근육의 수축 및 이완, 혈액의 순환, 비정상적인 자세 및 운동형태를 개선시킬 목적으로 체계적이고 과학적인 치료 분야이다(그림 14).

질병, 사고 또는 선천적인 질환으로 일시적이거나 영구적인 장애를 가진 사람들의 신체적 능력의 상실 정도를 평가하고 기능을 회복시키고 장애를 관리하여 최소화 하며 나아가 기능을 회복시켜 정상적인 활동을 할 수 있도록 의료적 서비스를 제공하기 위한 학문 분야이다.

15. 병리학과

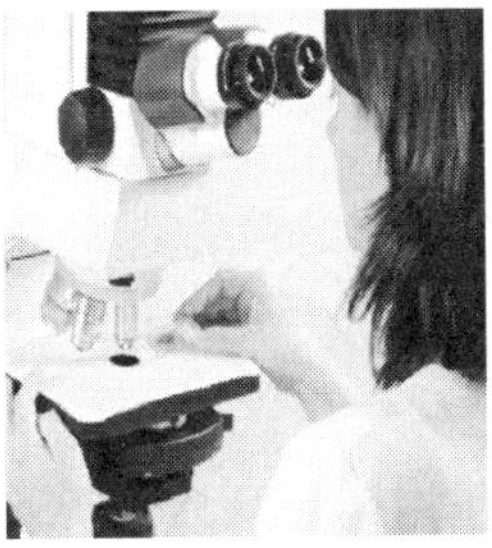

(a) 세포 현미경검사

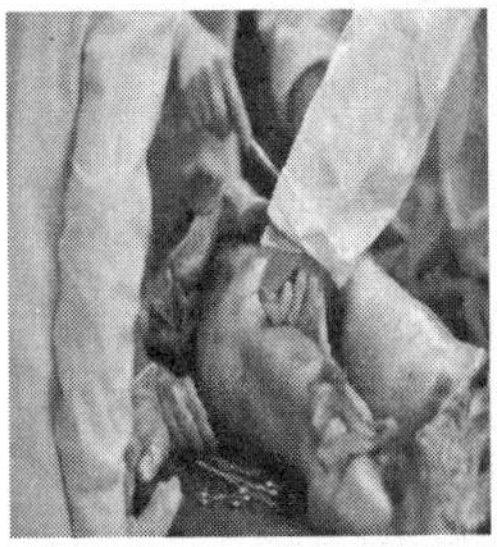

(b) 인체를 해부하는 모습

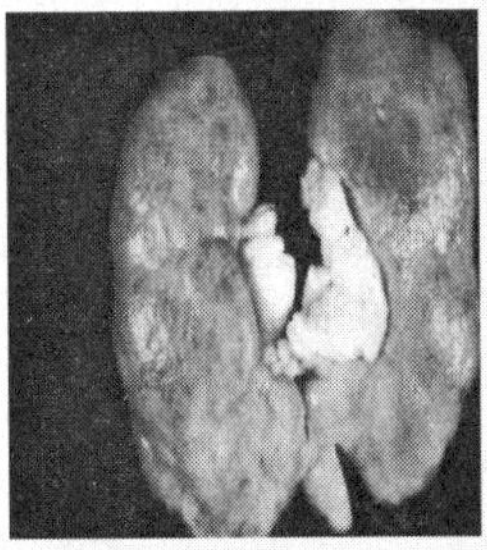

(c) 해부하여 적출된 장기

그림 15 ◦ 병리를 파악하기 해부하는 모습과 해부하여 적출된 장기

병의 원리를 밝히기 위하여 병의 상태나 병체(病體)의 조직구조, 기관의 형태 및 기능의 변화 등을 연구하는 기초의학이다(그림 15).

병의 원인 · 발생 · 경과 및 그 변화 등에 관한 연구를 하는 학문으로, 넓은 의미로는 생물체에서 볼 수 있는 모든 이상(질환) 및 기형을 대상으로 한다.

일반적으로 세포, 조직, 장기의 표본을 육안이나 현미경 등을 이용하여 검사해 그것들이 질병에 침범되었을 때에 어떤 변화가 나타나는지를 연구하는 학문으로, 하나로써는 일반에게 알려진 것보다 더 포괄적인 내용을 다루게 된다.

학자에 따라서 병리학(pathology)은 사람을 다루는 인체병리학과 사람이외의 검체를 다루는 실험병리학으로 나누기도 하고, 연구대상에 따라 외과병리학(조직병리학과, 해부병리학), 세포병리학, 임상병리학, 실험병리학으로 나눌 수도 있다. (인체)병리학은 인간을 대상으로 하기 때문에 정상구조에 대한 지식이 있어야 하므로 해부학 및 조직학과 밀접한 관련이 있다.

병원에서 병리의사는 병리학적인 지식을 바탕으로 임상의사에게 병을 알려주는 역할을 하게 된다. 즉 병리학적 진단을 내려주며 종종 의학분야에서 병리학은 기초의학과 임상의학의 중간자라고도 한다.

16. 비뇨기과

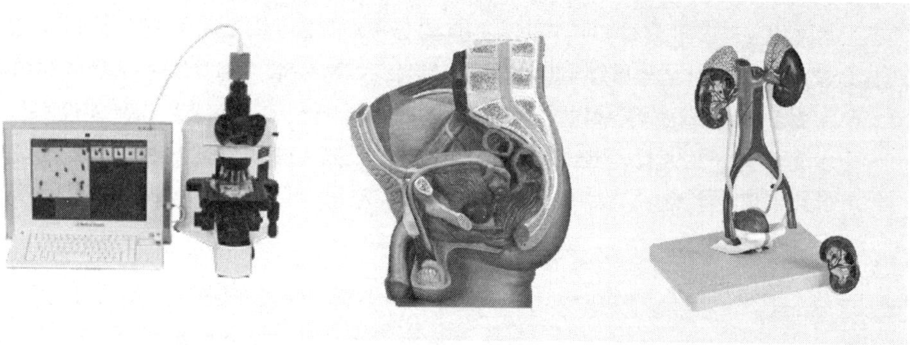

(a) 정자수 측정기기 (b) 남성성기모형 (c) 비뇨모형

그림 16 ◦ 전립선 구조

소변을 만들고 운반하고 배설하는 기능을 담당하는 요로계(신장, 요관, 방광, 요도), 남성생식기관(고환, 부고환, 사정관, 음낭, 음경) 및 부속성선(전립선, 정낭, 구요도선)과 부신에 생기는 질환을 다루는 분야이다(그림 16).

비뇨기과(urology)의 진료 분야 및 질환, 주요 치료법 등은 남성 불임, 남성 성기능장애, 여성 하부 요로질환, 신경인성 방광, 소아 비뇨기계 질환, 전립선 비대증, 부신질환, 비뇨기 종양, 비뇨기 손상, 요로계 감염, 성교 전파성 질환, 외성기 피부질환 등이 있다.

신체검사, 임상병리검사, 영상검사, 요도방광경 검사, 요소 및 잔뇨측정, 요역동학 검사 등을 통하여 병을 진단하고, 도뇨, 경요도수술, 개복수술, 경질수술, 내시경수술, 복강경 및 로봇 수술, 체외충격파 쇄석술 등을 시술하여 증상을 치료하는 비뇨기과는 생리현상과도 관계가 깊은 중요한 학과이다.

17. 산부인과

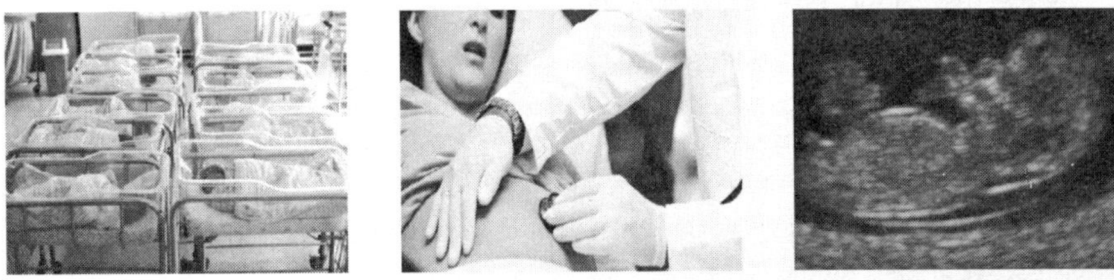

(a) 신생아실 (b) 임산부 진찰모습 (c) 신생아 초음파 사진

그림 17 ● 임산부 진찰모습과 신생아 초음파 사진

여성의 생식기능과 연관된 정상 생리 및 질병을 다루는 의학 분야이다. 산부인과(obstetrics and ynecology)는 포괄적으로 분류하게 되면 임신, 출산, 산욕기를 다루는 산과와 부인병을 다루는 부인과로 나눌 수 있다(그림 17).

부인과는 다시 성병을 포함한 양성 생식기 질환을 다루는 일반 부인과학, 악성 생식기 종양을 다루는 부인종양학, 불임, 폐경, 호르몬 이상을 다루는 생식내분비학, 배뇨이상, 골반 장기 탈출증을 다루는 비뇨부인과학으로 나뉜다.

일반적으로 특별한 증상이 없는 여성이 산부인과에 처음 방문하는 시기는 자궁경부암 검진을 위해 21세부터 혹은 첫 성경험 후 3년 이내로 권고되어 왔으나, 성장기의 추세나 백신기술 발전 등을 고려하였을 때 산부인과는 만 9세 이상이면 진단받을 수 있는 포괄적인 분야로 발전하였다.

18. 성형외과

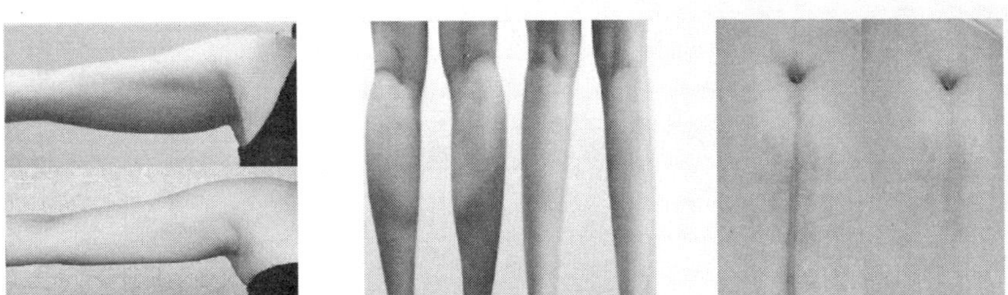

(a) 팔성형 전·후 (b) 다리성형 전·후 (c) 배성형 전·후

그림 18 ● 성형 전·후 비교사진

현대사회는 채집이나 수렵시대에 비해 삶에 여유가 생기면서 미를 가꾸는데 관심이 높아지는 의학분야가 성형분야인데, 성형의 영어 표기인 '플라스틱(plastic)'은 고대 그리스어인 '플라스티코스(plastikos)'에서 유래하였다(그림 18).

이 단어의 뜻은 '주물이나 조형을 맞춘다'라는 뜻이다. 흔히 성형을 단순히 미용의 수준에서 이해하는 경우가 많지만, 이보다는 신체적으로 가진 구조적인 변형이나 기형을 수정하여 제 기능을 할 수 있도록 결함을 교정한다는 폭넓은 의미로 인식하는 것이 옳다. 성형외과는 이러한 성형을 담당하는 특수 외과 분야이다.

성형외과(plastic surgery)는 신체 외부에 나타나는 선천성 기형, 또는 후천성 변형이나 결손을 그 기능과 모양에 있어서 정상상태에 가깝도록 교정해 주는 외과 분과이다. 성형외과에서 다루는 신체 부위는 머리에서 발끝까지, 우리 몸의 외적인 전체 부분이다.

19. 소아과

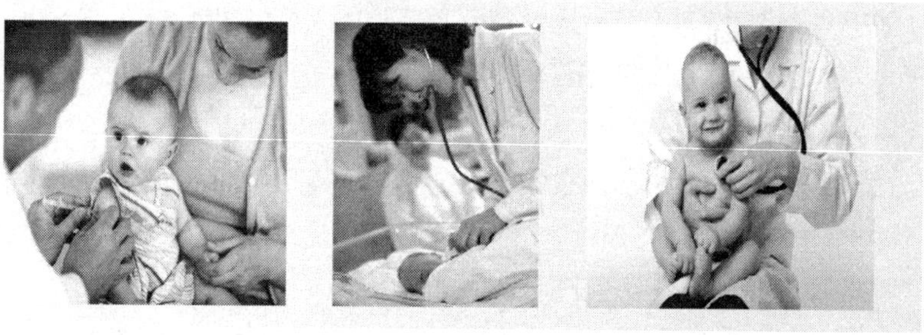

그림 19 • 소아 진단 · 진료

신생아기에서 청소년기(대체로 남자 12~20세, 여자 10~18세)의 환자를 대상으로 진료 및 연구를 행하는 임상의학의 한 분야이다. 대상 연령에 명확한 기준은 없으나 보통 소아라고 하면 유아기를 벗어나고, 청소년기에 접어들기 전을 의미한다(그림 19).

소아심장과, 소아신장과, 소아내분비과, 소아호흡기/알레르기과, 소아감염과, 소아소화기/영양과, 소아혈액/종양과, 소아신경과, 신생아과로 하위분류가 가능하다.

진료하는 곳이 소아과(pediatric)이기 때문에 장비도 다른 분야에서 쓰는 장비와 많이 겹치게 된다. 다만 소아의 경우에는 장비의 안전성을 많이 강조하게 된다.

20. 소아치과

소아치과(pediatric dentistry)는 출생부터 청소년에 이르는 연령층을 대상으로 하며 치과질환 전반의 예방치료, 치아우식증(충치)치료, 구강 및 치아 발육장애 등과 같은 전문진료를 하는 임상치의학의 한 분야이다(그림 20).

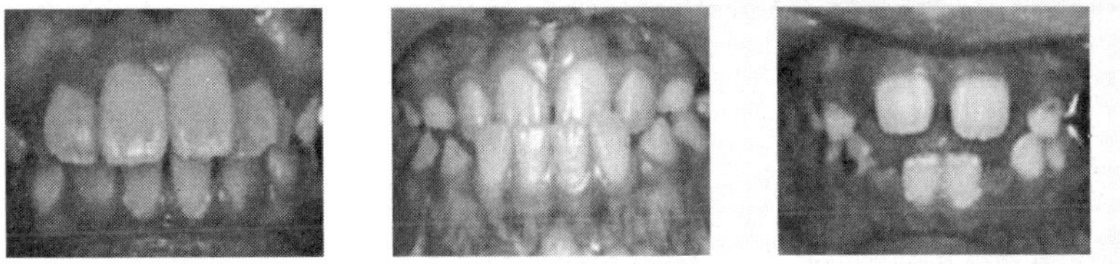

(a) 뻐드렁니 (b) 반대 교합 (c) 전치부개교

그림 20 ◦ 비대칭 치아

성인의 치과질환의 대부분은 소아, 청소년 시기의 구강상태와 밀접한 관련이 있으므로 이 시기의 집중적인 관리는 일생을 통해 좋은 구강건강을 유지하는데 있어 매우 중요한 역할을 한다.

소아 청소년기에 육체는 물론 정신적으로도 많은 성장이 이루어지고 이에 따른 신체, 정신적 변화가 빠르게 일어나므로 역동적인 치료의 필요성이 대두된다. 또한 이 시기에는 정신적인 성숙이 완전히 이루어지지 않아 치료 시 환자의 협조를 구하기 어려운 시기이므로 성공적인 치료를 위해서는 적절한 행동조절이 필요하다.

21. 신경과

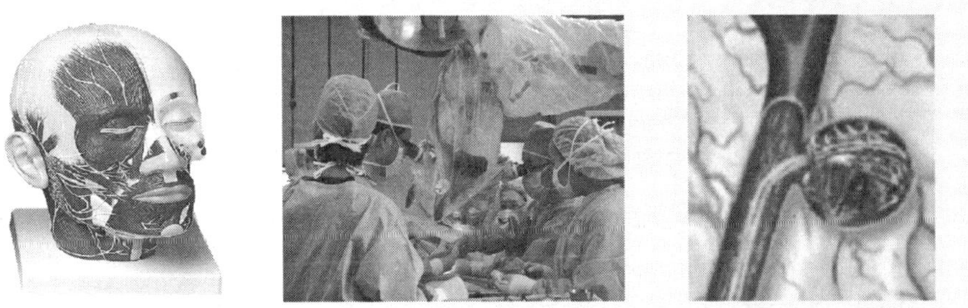

(a) 뇌신경모형 (b) 신경수술모습 (c) 뇌동맥 색전술 모식도

그림 21 ◦ 자율신경계

인체의 전체 신경계와 관련된 모든 기질적인 질병을 다루는 과이다(그림 21).

뇌, 척수 및 신경근(root), 신경, 신경접합부, 근육까지의 모든 신경계에 발생하는 기질적인 질병을 다루는 신경과이다.

신경과(department of neurology)의 범위는 광범위하고 다양하여 크게 각각 어느 부위에, 어떤 원인에 의해 질병이 발생하는지에 따라 신경과 안에서도 여러 분야로 나누어지게 된다. 보통 신경정신과와 신경외과를 신경과와 혼동하는데, 신경외과와 신경과는 소위 내과와 외과의 차이이다.

신경과에서는 전체 신경계에서 일어나는 질병을 진단하고 약물적 치료나 대증적인 요법을 이용하여 최상의 결과를 얻을 수 있도록 치료하는 방법을 주로 사용하며, 신경외과에서는 수술적인 치료 방법으로 치료를 한다.

다루는 질환도 많은 부분이 중복이 되나, 주로 수술적인 방법으로 치료가 진행되는 질환인 뇌종양 등의 경우 신경외과에서 좀 더 많이 다루게 되고, 주로 약물치료를 주된 치료법으로 이용하게 되는 뇌경색 등의 경우는 신경과에서 주로 다루게 되는 것이다.

22. 신경외과

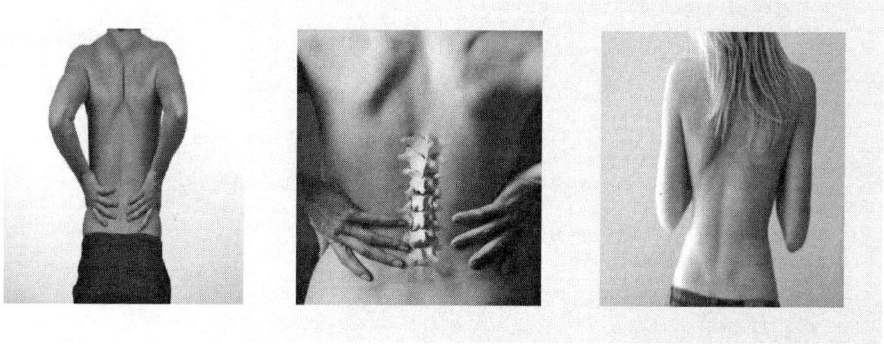

그림 22 • 척추 디스크

뇌, 척수, 뇌신경과 척수신경, 말초신경 등 신경계에 생기는 다양한 질환들에 대하여 수술적 치료를 하는 분야이다(그림 22).

신경은 중추신경과 말초신경으로 구성되어 있다. 중추신경은 뇌와 척수로 이루어져 있으며 말초신경은 중추신경으로부터 나와 신체 구석구석까지 뻗어 있는 신경가지이다.

신경외과는 이러한 조직에서 발생한 질환을 진단하고 수술적 방법으로 치료해 주는 곳이다. 경우에 따라 현미경을 이용한 미세수술(microsurgery)을 하며, 최근에는 내시경을 이용한 수술, 방사선 수술, 혈관 내 수술, 통증치료와 같은 새로운 기술을 이용한 분야들로 확장되고 있다. 신경외과(neurosurgery) 세부 진단분야로는 뇌종양, 뇌혈관 질환, 척수종양, 척추외과(디스크, 퇴행성 척추질환), 신경외상(뇌, 척추 외상성 손상), 말초신경질환, 뇌 정위기능 신경외과, 소아 신경외과, 통증외과 등이 있다.

23. 신장병학과

신장에 생기는 모든 병을 일컫는다(그림 23).

신장병(nephropathy)은 다종다양하여 이것을 정연하게 분류하는 것은 매우 어렵다. 우선 선천성 기형으로는 신장결손 및 과잉, 발육부전 · 변위신(變位腎) · 유주신(遊走腎) · 융합신과 이것에 준하는 것으로 낭포신(囊胞腎)이 있다.

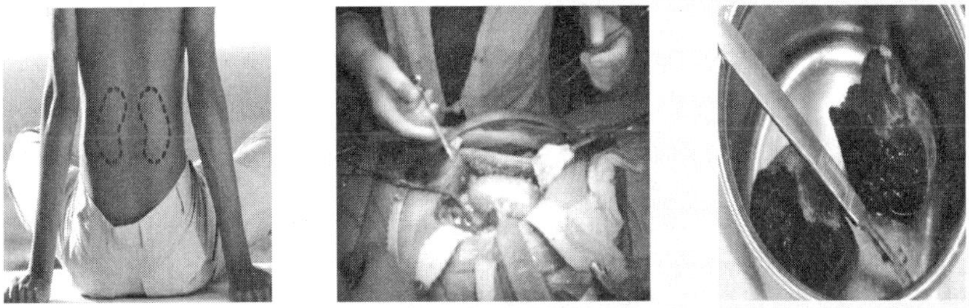

(a) 신장의 위치 (b) 신장이식수술 (c) 적출한 신장

그림 23 • 신장의 위치와 적출한 신장

주로 신우(腎盂)에 일어나는 신우염(최근에는 신우신염이 중시) · 신장결석 · 수신증(水腎症) 및 신장결핵 · 신장종양 · 기생충병은 보통 한쪽에만 일어나므로 수술요법의 대상이 되어 비뇨기과의 영역에 속한다. 그러나 신우신염과 같이 반드시 수술을 필요로 하지 않는 것도 있다.

양쪽에 걸리는 신장염 · 네프로시스 증후군* 및 신장경화증 등은 내과적 신장질환이라 할 수 있으나, 신장염에서 그 기능이 저하되어 요독증(尿毒症)을 일으킨 경우에는 인공신장이나 신장이식의 필요가 생기면 비뇨기과와 협력해야 한다.

최근에는 교통사고나 공장에서의 외상으로 인하여 신장손상이 증가되고 있다. 따라서 내과와 외과가 신장질환의 경우에 협력해야 할 필요성에서 신장학이라는 명칭도 생겼고, 신장학회도 결성되어 있다. 진료부분으로는 일반신장질환, 전해질이상, 급성신부전, 만성신부전, 신장이식 등의 질환에 대한 진료가 있다.

24. 심장병학과

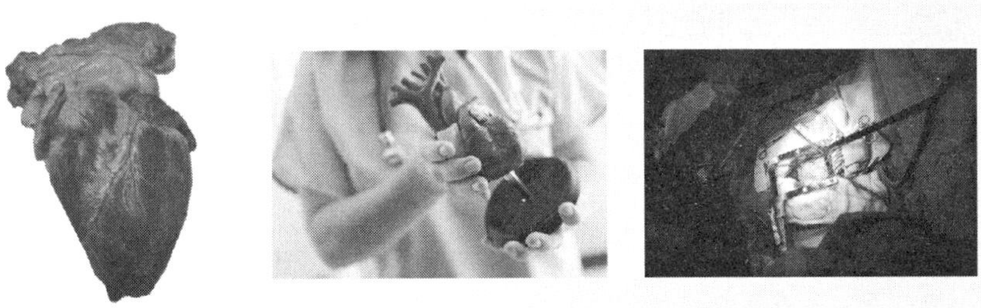

(a) 심장의 실제모습 (b) 심장모형 (c) 심장 수술장면

그림 24 • 심장의 구조

* 네프로시스 증후군(nephrotic syndrome) : 사구체 질환의 일종이다.

심장의 장애와 질환의 진단 · 치료를 전문으로 하는 의학 분야이다(그림 24).

순환기 질환 중 심장의 질환을 치료하며 일반적으로 관혈관이나 심장(병)학(cardiology)도 포함된다. 병변 부위로는 심내막, 심근, 심막, 그 밖의 것을 들 수 있으며, 각각 심내막염, 심장판막증, 심근염, 심근경색, 심막염, 선천성 심장질환 등이 포함된다.

고주파 등을 이용하는 절제술로 위험요소를 제거하며 이후 심장질환 관리의 필수적인 과정으로 심장재활치료를 포함하여 진행한다. 이외에 심장박동기 시술, 제세동기 시술 등이 있으며 우리 몸의 가장 중요한 부분인 만큼 자가 응급치료법을 발달시켰다.

25. 심혈관 외과학과

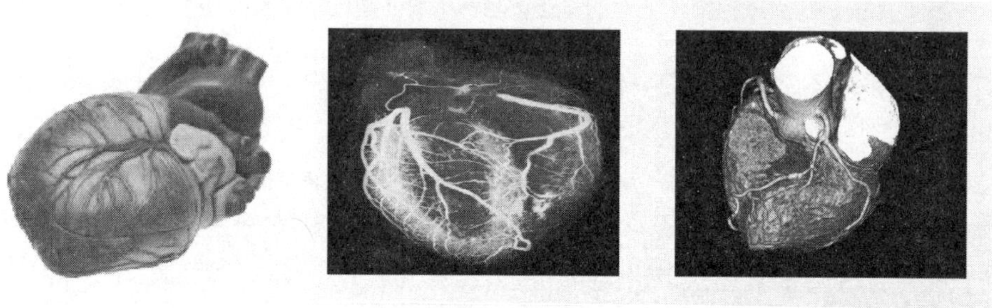

(a) 심장 혈관모형 (b) 심장 혈관조형술 (c) 심장 혈관 CT촬영모습

그림 25 • 혈관조형검사

향후 1차 진료를 담당하는 의료인으로서 심장혈관질환에 대한 진단 및 치료, 예방과 관련된 업무를 수행할 수 있는 능력을 갖추기 위해 심장혈관계의 구조와 기능을 파악하고 주요 심장질환과 혈관질환의 병태생리를 이해하여 심장혈관 환자진료에 활용할 수 있도록 해주는 학문이 심혈관 외과학과(cardiovascular surgery)이다(그림 25).

심장혈관계 질환을 진단하기 위한 검사방법 및 해석에 대해 경험을 쌓아야 한다. 혈액 및 조혈기관의 정상, 비정상 상태에 관한 기본지식과 병인, 병변, 병태 생리를 이해하여 혈액질환의 진단, 예방, 치료에 활용할 수 있도록 한다.

26. 안 과

눈에 관계된 질환을 연구하고 치료하는 의학의 한 분과이다(그림 26).

눈꺼풀과 눈물기관, 안와, 결막, 각막, 공막, 수정체, 포도막, 유리체, 망막의 질병들과 녹내장, 사시, 굴절이상, 시신경 및 시각경로의 질병들, 그리고 전신질환과 관련하여 눈에 발생하는 이상들과 눈 외상에 이르기까지 눈에 생길 수 있는 광범위한 질환들을 연구하고 치료한다.

안과(ophthalmology)에는 결막, 각막 및 수정체 등 눈의 앞부분에 발생하는 질병들을 연구하고 치료하는 전안부 분과와 망막, 포도막, 유리체 등 눈의 뒷부분에 발생하는 질병들을 연구하고, 치료

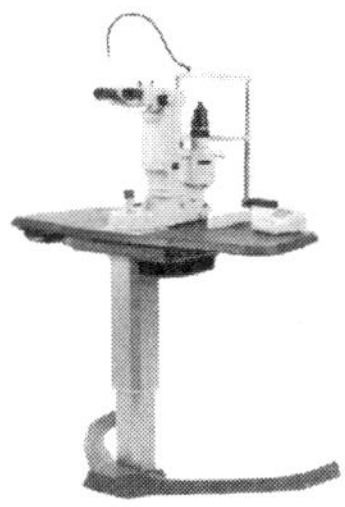

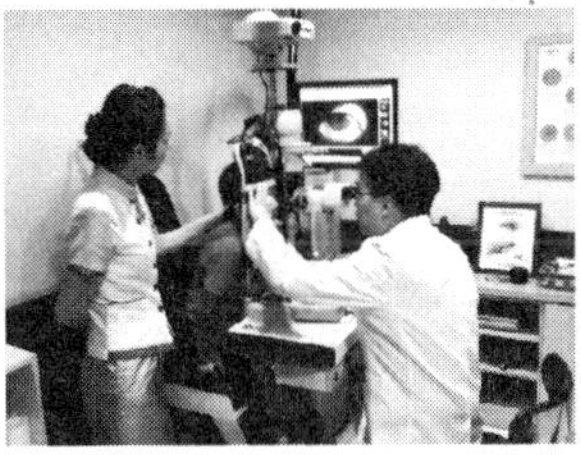

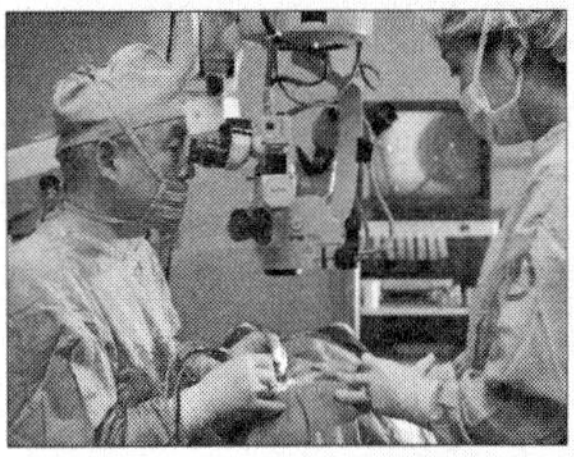

(a) 안과용 레이저 수술기 (b) 안과 진찰장면 (c) 백내장 수술장면

그림 26 ● 급성출혈성 각막염(아폴로 눈병)

하는 망막/포도막 분과, 눈꺼풀과 눈물기관 및 안와의 질병들을 연구하고 치료하는 안성형 분과, 안압과 관련하여 발생하는 신경손상을 연구하고 치료하는 녹내장 분과, 눈의 위치와 움직임의 장애나 시신경과 시각경로의 이상을 연구하고 치료하는 사시/신경안과 분과가 있다.

27. 알레르기 및 면역학과

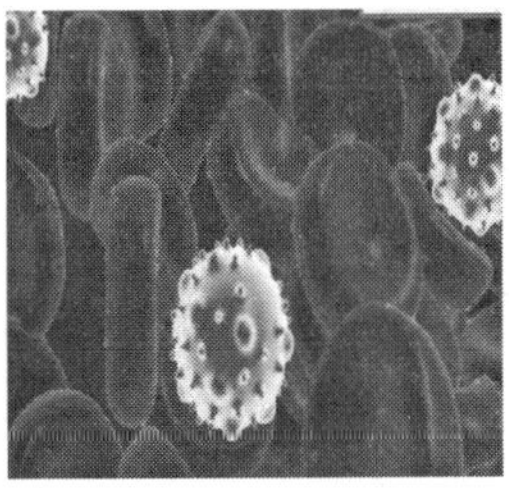

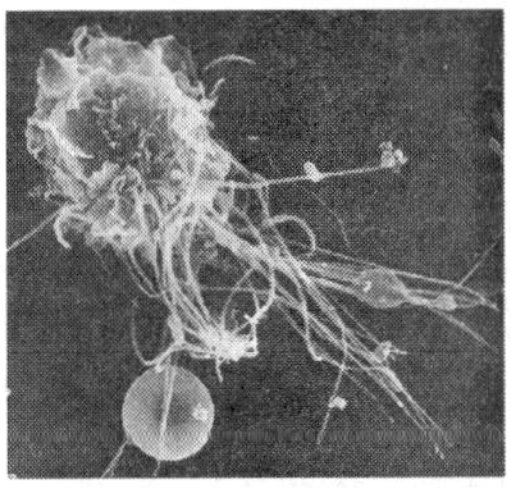

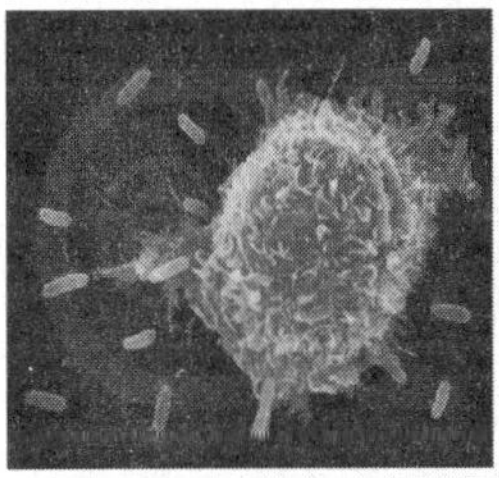

(a) IL-12 면역활성물질 (b) BRM 면역활성물질 (c) 클로렐라 면역활성물질

그림 27 ● 면역활성물질 AHCC

면역과 알레르기는 동전의 양면과 같다. 외부로부터 이물질이 들어오거나 미생물이 침범하게 되면 인체는 어떤 형태로든 반응을 하게 되어 있다. 이렇게 반응을 할 때 좋은 반응이 있을 수 있고 나쁜 반응이 있을 수 있다(그림 27).

인체에 유익하게 작용하는 좋은 반응을 면역(immunity)이라 하고, 세포나 조직에 손상을 일으키는 나쁜 반응을 과민반응이라 한다. 과민반응이 곧 알레르기(allergy)이다.

면역학(immunology)은 여러 가지 면역현상의 성립원리나 메커니즘, 면역반응 그리고 그 조절에 관계하는 세포군 및 생체성분, 이들 유전자 등을 대상으로 하는 분야의 학문으로서, 그 대상은 림프구나 마크로파지(macrophage)* 등의 면역계 세포에는 항원, 항체, 보체성분, 림포킨

* 마크로파지(macrophage) : 방어 메커니즘에 관계하여 면역을 담당하는 식균세포이다.

(lymphokine)*, 모노킨(monokine), 매개체(mediator) 등 여러 가지가 있다.

면역현상이 생체의 항상성을 지키는 생물 고유의 기구라는 인식이 확립된 오늘날에는 면역현상의 여러 측면을 해명하는 기초과학으로서, 그리고 면역반응으로 일어나는 여러 가지 병적 현상을 해명하여 치료에 응용하기 위한 임상면역학까지 포함한 종합적인 학문 분야로서 발전하고 있다.

면역학 진료 분야는 혈청학, 면역화학, 면역약리학, 세포면역학, 면역유전학 등이 있으며 면역학에 있어서 이상과 같은 각 분야에 관한 연구를 종합함으로써 면역현상의 본질이 해명될 것으로 기대되고 있다.

28. 영상의학과

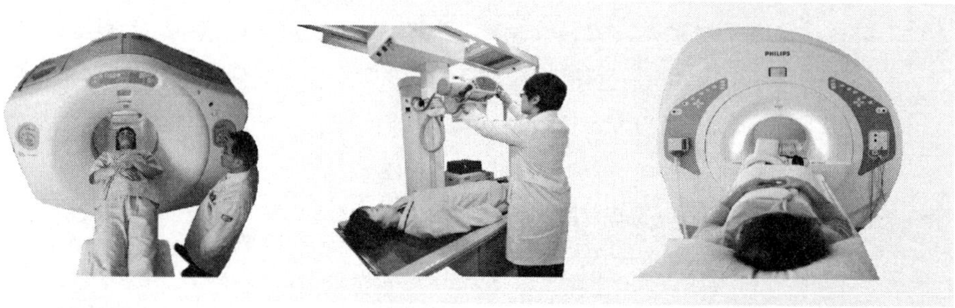

(a) PET-CT (b) X-ray (c) MRI

그림 28 • X-ray와 MRI

방사선과라 하며 2000년대 이후부터 영상의학과(radiology)라 하고 의료용 방사선 촬영을 맡는 의학이다(그림 28).

1982년 10월 대한치료방사선의학회가 창립되었고, 이로써 방사선과는 방사선을 치료적 목적으로 이용하는 치료방사선과와 진단적 목적의 영상획득을 주된 것으로 하는 진단방사선과로 나뉘게 되었고, 현재의 영상의학과는 진단방사선과로 공식 명칭이 개명되었다.

그러나 '진단방사선과'라는 명칭은 영상의학을 인체의 영상을 얻어 진단하는 의학의 분야라고만 생각하게 한다는 자각이 일면서, 의학적 영상을 통한 진단뿐 아니라 영상을 직접 보면서, 종괴의 조직을 얻는다든가 또는 영상을 보며 중재적 시술을 가하면서 미세침습적으로 환자를 치료하는 역할을 강조하여 '영상의학'으로 공식 명칭을 개정하였다.

주요 검사로는 단순 방사선(X-선) 촬영, 컴퓨터단층촬영(CT), 자기공명영상(MRI), 초음파 검사(US), 재적 방사선학 검사 등이 있다.

* 림포킨(lymphokine) : T-세포가 항원물질과 반응하여 유약화를 일으켜서 방출하는 화학전달물질이다.

29. 예방의학과

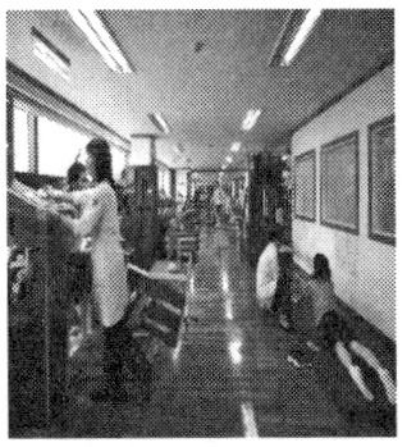 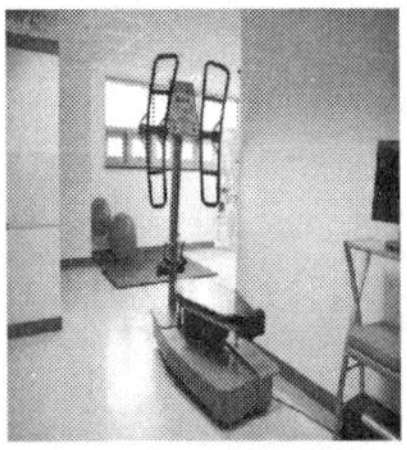 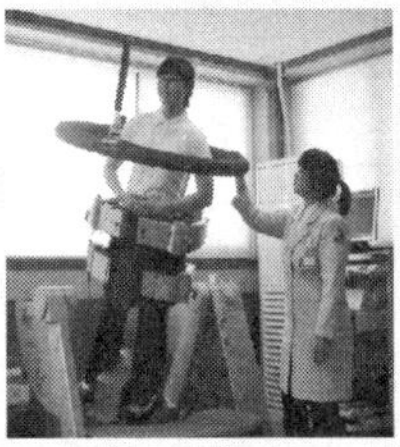

그림 29 ◉ 척추강화 프로그램을 통한 예방운동

질병예방을 위하여 건강증진과 생활환경개선 등이 목적이며 주로 신체적 · 정신적 · 사회적 질환 및 상해에 관심을 두고 있는 의학이다(그림 29).

보통 치료의학에 대비하여 사용한다. 일반의학이 아픈자와 상해자를 치료하는데 주목적이 있는 반면에 예방의학(preventive medicine)은 목적이 예방에 있으며, 그것도 개인지향적이라는 점에서 집단지향적인 공중보건학과 성격을 달리한다.

요즘은 예방활동이 매우 다양해지고 있다. 박테리아나 바이러스 등 병원미생물에 의한 급성 전염병은 환경과 영양의 개선, 예방접종 등으로 상당히 감소 또는 박멸되었다. 오히려 비감염성 질환, 즉 고혈압 · 당뇨병, 각종 암 등이 문제되고 있다.

한국에서도 성인병과 직업병의 문제가 대두되고 있다. 자동차 · 공장의 배기가스 등 유독한 화학물질이나 유해한 방사선에 대한 폭로, 청소년과 여자 등 흡연인구의 증가와 폐암, 영양 과다로 인한 비만으로 인한 각종 질환 등은 인류가 극복해야 할 과제들이다.

일부는 원인을 알 수 없으므로 계속 규명해야 할 것도 있고, 흡연과 폐암처럼 상호 밀접한 관계에 있다는 것을 알고는 있으나 좀처럼 해결하기 어려운 것도 있다.

30. 외 과

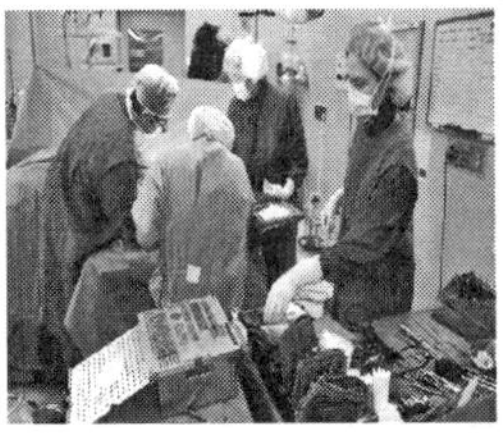 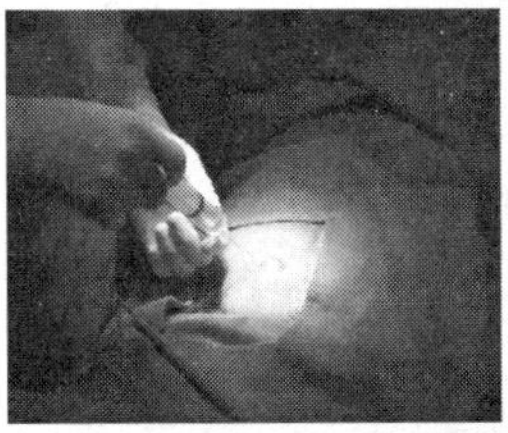 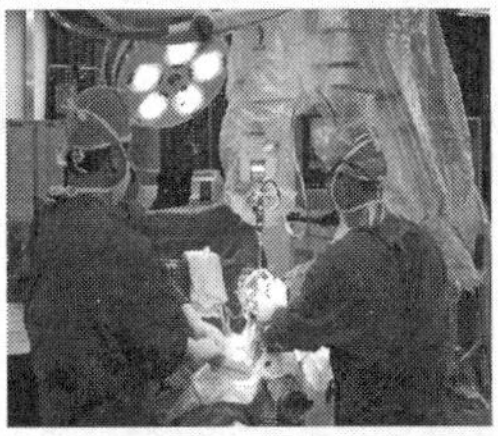

그림 30 ◉ 외과수술 장면

내과에 대비되는 학문 분야로서 약물치료를 주로 하는 내과와 대비되어 외과에서는 수술로 환자의 질병이나 상태를 치료한다(그림 30).

영어로 외과를 'surgery'라고 하는데 이는 그리스어인 'cheirourgike'에서 기원하였다고 한다. 이를 풀이하면 'hand(손)'+'work(작업)', 즉 손으로 하는 작업이라는 뜻이다.

외과(general surgery)는 현재 일반외과라는 명칭과 혼용되어 사용되고 있다. 1950년대를 지나면서 비약적으로 발전한 의학계에서 외과의 역할은 두드러진다. 특히 외과는 질적, 양적으로 엄청나게 팽창하여 각 부문이 전문성을 가진 별도의 학문영역을 구축하게 되었다.

31. 위장병학과

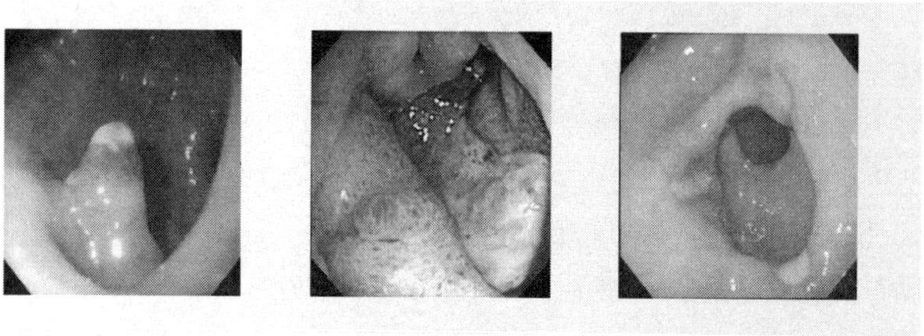

그림 31 • 위궤양

입안, 목 안, 식도, 위, 작은창자, 큰창자와 같은 위창자관과 이자 또는 침샘 따위를 비롯한 여러 가지 소화샘들의 구조나 원리 또는 거기에 생기는 여러 가지 병의 치료와 예방을 전문적으로 연구하는 학문으로 의학의 한 분야이다(그림 31).

위장병(gastroenterology)의 종류는 위궤양, 위염 등이 있다. 발병원인은 주로 불규칙한 식사습관, 지나치게 자극적인 음식 및 잦은 알코올 섭취인데 이러한 병이 계속 될 경우 암유발의 원인이 될 수도 있다.

치료는 가벼운 경우 제산제, 소화제로 해결하지만 심각한 경우 수술을 하기도 한다.

위질환은 크게 세 가지로 나눌 수 있는데 기능적 위질환(공기연하증(空氣嚥下症)* · 유문경련** · 위아토니*** 등)과 기질적 위질환(위암 · 위궤양 · 위염(급성 및 만성) · 위확장 · 위의 양성종양 등), 그리고 위의 형상이나 위치의 이상(선천적 유문협착증**** · 위게실(胃憩室 : 噴門部)***** · 위하수증 등)이 있다. 위질환의 증세는 매우 다양하며, 특히 각종 위질환에는 공통되는 점이 많고 자각증세가 분명하지 않을 때도 있으며, 증세에 의한 진단은 신중을 요하는 일이 많다.

---

* 공기연하증(aerophagia) : 위속에 들어 마신 공기의 양이 많아서 장내에 가스가 차는 질환이다.
** 유문경련 : 위의 한 부분인 유문부에 질병이 없는데도 경련성 수축을 일으켜 구토가 나는 현상이다.
*** 위아토니(gastric atony) : 위의 긴장력이 떨어져 위가 가늘고 길게 늘어져 있는 상태이다.
**** 유문협착증(pyloric stenosis) : 유문부의 통로가 좁아져서 위액이나 음식물이 잘 통과하지 못하는 병이다.
***** 위게실(gastric diverticulum) : 위의 일부가 확장되어 위가 돌출된 상태이다.

위질환의 진단은 증세에 확인뿐만 아니라 시진(視診) · 촉진(觸診) · 타진(打診) · 청진(聽診) · 압진(壓診) 등의 이학적 검사에 이어 위 X-ray검사 · 위내시경 · 위카메라 · 위액검사, 위점막 생검(生檢) 및 세포진단, 혈액검사 · 검변 등을 필요에 따라 행하여 병력이나 이학적 소견과 함께 종합진단을 내린다.

32. 응급의학과

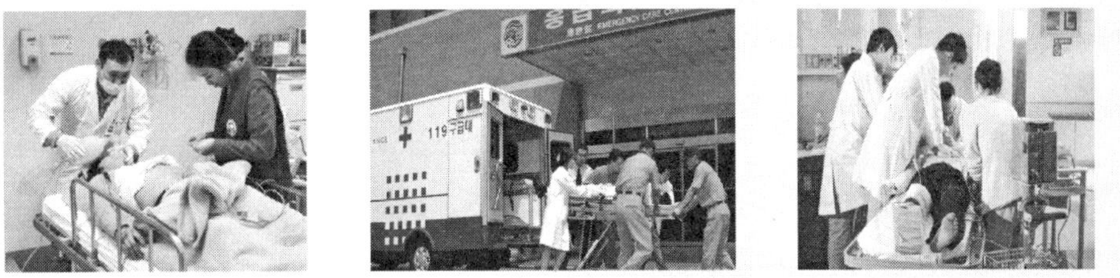

그림 32 • 응급구조, 심폐소생술

일차적인 의료행위로 응급환자에게 보다 포괄적이고 효과적인 치료를 제공하기 위한 학문이다. 응급환자의 치료효과를 높이기 위한 가장 중요한 관건은 신속한 의료 접근성 제공과 적절한 응급처치라 할 수 있고 조직적이고 체계적인 응급 의료체계가 필요하며, 이는 의학과 사회조직의 유기적인 결합으로서 완성된 분야가 바로 응급의학(emergency medicine)이다(그림 32).

응급의학과는 비교적 최근에 인정받은 임상과로 아직은 공식적인 세부 분과는 없다. 그러나 응급의학과 나름의 다양한 관심 영역과 분야가 있으며, 각 분야에서 활발한 연구와 진료가 이루어지고 있다.

응급의학과 의사는 응급실을 방문하는 모든 환자의 진료에 직접 또는 간접적으로 참여한다. 따라서 여러 임상 분야의 다양한 질환을 많이 접하고 그 진단과 치료과정을 잘 이해하고 있어야 하며, 이를 위해 응급의학과 수련과정 중 주요 임상과에 의무적으로 파견되어 근무한다.

응급실에서는 다양한 경증 환자의 진단 및 치료에 참여할 뿐만 아니라, 중증의 환자를 조기에 진단하고, 급성 처치를 수행하여 환자를 안정화시키며, 필요 시 그 해당 분야의 전문가에게 협진을 요청하는 일을 하게 된다. 응급의학과 의사만이 수행하는 특별한 시술은 없으며 타 임상과와 많은 시술을 함께 수행하고 있다.

33. 이비인후과

이비인후과(otorhinolaryngology)는 귀, 코, 목(인두, 후두)에 관련된 질환에 대한 내과적 및 외과적 치료를 하는 전문 진료과이다(그림 33).

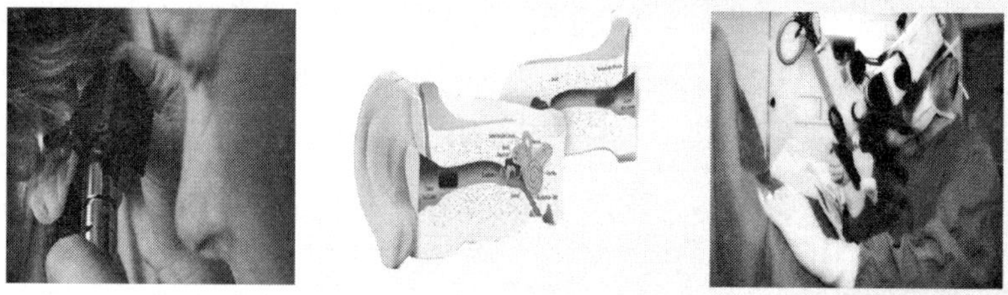

(a) 난청검사 (b) 귀구조 모형 (c) 귀수술장면

그림 33 • 귀의 내부, 귀수술장면

귀(이과), 코(비과), 목(두경부외과)의 3개의 분과 형태로 크게 나누어져 있는데, 최근에는 이과학, 신경이과학, 비과학, 안면성형의학, 수면의학, 두경부외과학, 후두과학, 기관식도과학, 음성언어의학 등으로 점차 세분화되고 있다.

병원마다 분과와 그 역할은 차이가 있으나 크게 이과, 비과, 두경부외과 분과의 세 가지로 나눈다. 순음 청력검사, 자발안진*, 주시안진**, 두위안진***, 전기 성문도 검사, 비강도 검사, 후각검사, 미각 검사 등을 통하여 귀, 코, 목에 관한 세부적인 진단을 하고, 원인을 규명하여 치료하는 데 그 목적이 있다.

34. 재활의학과

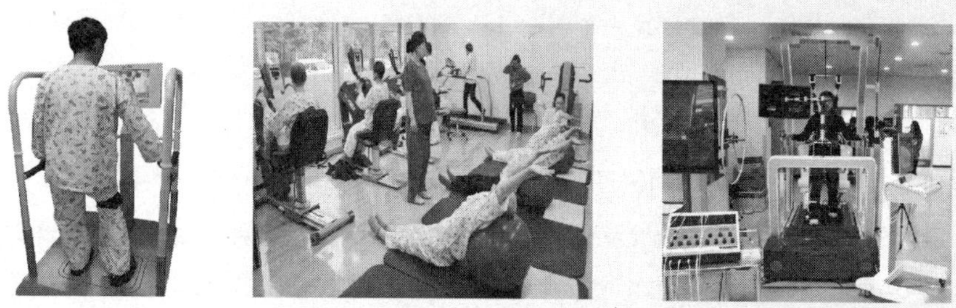

그림 34 • 재활치료

현대의학은 빠르고 정확한 치료를 목적으로 하며, 재활의학(rehabilitation medicine)은 1, 2차 세계대전을 전후로 현대에 들어 출발한 의학의 한 분야로서 다른 의학 분야에 비해 역사가

---

* 자발안진 : 안구의 앞·뒤 축을 중심으로 안쪽이나 바깥쪽으로 안구가 도는 현상이며, 회선안진(torsional nystagmus)이라고도 한다.

** 주시안진(gaze-evoked nystagmus) : 어떤 목표물을 집중해서 볼 때(주시)는 보는 것이 가능하지만 그렇지 않을 때는 보는 것이 구별이 잘 되지 않는 현상이다.

*** 두위안진(positional nystagmus) : 두위의 변화에 따라서 발병되는 안진검사이다.

비교적 짧지만 인간의 생명존중과 삶의 질을 중시하는 현대의학의 특성을 가지고 발전하고 있다(그림 34).

재활은 세계보건기구에서 규정한 장애인을 위한 재활은 "최적의 신체적, 감각적, 지능적, 심리적, 사회적 수준으로 향상시키고 유지하는 과정"으로 정의하고 있다. 질환, 외상 또는 노인성 변화로 신체적 기능 및 심리사회적 기능이 떨어져 스스로 독립적인 일상생활을 유지할 수 있는 능력이 감소할 때 환자에게 남아 있는 신체적 능력을 최대로 회복시키고자 하는 것이다.

35. 정신병학과

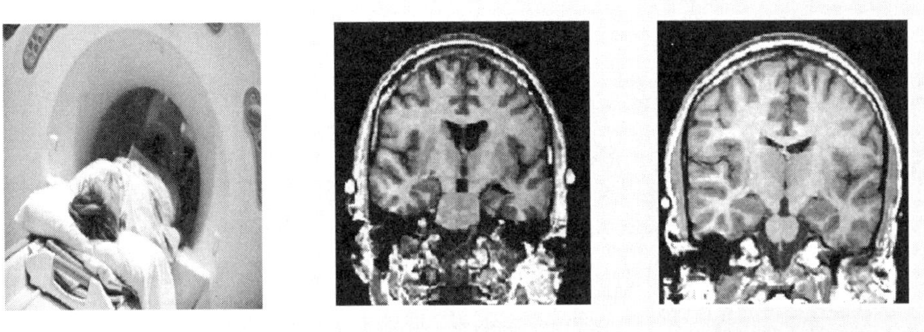

(a) MRI 검사를 받는 환자　(b) 정상인 MRI 사진　(c) 정신분열병환자 MRI 사진

그림 35 • 정신분열병 MRI 사진

정신병학(psychiatry)은 정신(또는 행동의) 질환과 나아가 건강상태와 병적 상태에서의 개인의 행동을 연구하고 치료하는 의학의 한 분야이다(그림 35).

정신질환이 하나의 의학적 병으로 인식된 것은 지난 200여 년 전의 일이다. 초기에는 정신의학이 단순히 정신병을 치료하는 의학으로 인식되어 왔으나, 근대의학이 발전함에 따라 개인의 주관적 생활, 대인관계 및 사회적응 등에 영향을 주는 정상과 이상 사이의 다양한 스펙트럼의 인격장애들이 대상이 되고 있다.

정신현상은 유전 및 분자생물학 등 개인의 신체적 조건, 가족 및 사회적 요인들과 상호 관련이 있으며, 이제는 정신적 원인에 의한 신체적 장애, 신체적 요인에 의한 정신적 장애, 사회문화적 요인과 관련된 지역사회의 정신의학 및 정신보건 문제에 이르기까지 그 대상이 확대되고 있다.

정신의학의 분야에는 임상정신의학, 생물정신의학, 정신병리학, 사회정신의학, 정신신체의학, 행동과학 등이 있으며 현재 정신의학은 생화학적, 면역학적인 연구가 활발해짐에 따라 정신질환의 원인규명에 많은 희망을 던져 주고 있다.

36. 정형외과

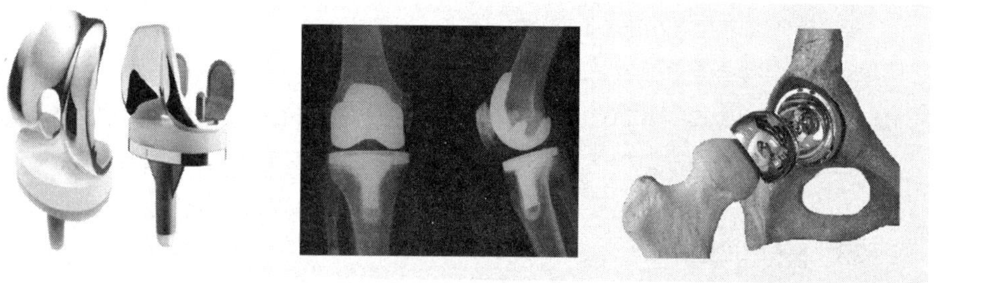

(a) 인공관절 (b) 인공관절 X-ray 사진 (c) 인공관절모형

그림 36 • 인공관절

희랍어의 orthos와 paidos를 합친 복합어로 orthos는 바로잡는다라는 것이며, paidos는 소아를 의미하며 처음에는 소아기의 변형을 교정하고 예방하는 학문을 의미하였다. 하지만 현대적인 의미에서는 사지와 척추 그리고 그 부속기의 형태와 기능을 내과적, 외과적 그리고 물리학적 방법으로 연구하고 보존하며 회복 및 발전시키는 의학의 한 분야로 정의할 수 있다(그림 36).

정형외과(orthopedics)는 팔, 다리 및 척추를 구성하는 모든 해부학적인 구조에 대해 진료를 한다. 하지만 해당 분야가 너무 광범위하기 때문에 질환이 발생한 부위별로 세분하여 진료를 하게 되고, 주요 진료 분야는 수부, 견주관절, 족관절, 무릎, 고관절, 척추, 소아, 종양으로 나누어진다. 정형외과의 주요 치료법은 단순히 생각하는 수술적 치료뿐만이 아니라 크게 보면 약물요법, 물리치료, 보장구요법, 의지 등의 보존적 치료와 적극적인 수술적 치료로 나눌 수 있다.

37. 종양학과

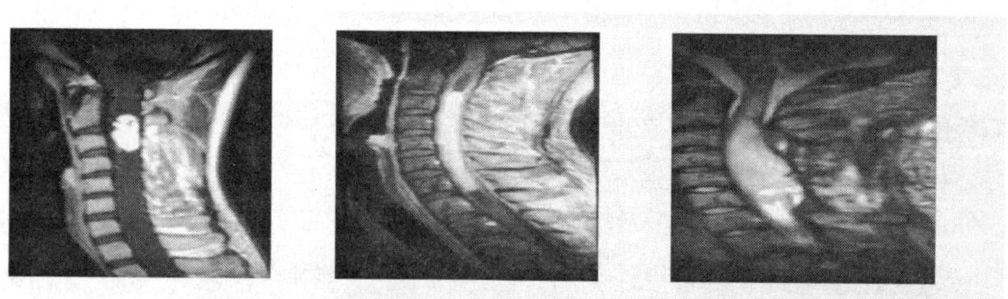

(a) 혈관 모세종 (b) 상의 세포종 (c) 성상 세포종

그림 37 • 척수종양의 분류

종양 및 암의 병태 및 병인론에 대해 연구하는 학문분야이다(그림 37).

종양의 발생원인 및 진전 등의 기작을 연구하여 최종적으로 암의 예방, 진단 및 치료에 유효한 지견을 모은 것을 목적으로 하는 학문이다.

종양학(oncology)에 포함되는 연구영역은 병리학, 생화학, 분자생물학, 면역학, 유전학, 바이러스학, 역학, 내과학, 외과학 등의 의학분야와 각종 생물학 분야를 포함하여 광범위하다.

최근에 암 유전자 및 암 억제 유전자의 존재 증명 등의 분자생물학기법을 구사한 분자종양학 영역이 눈부시게 발전하고 있다.

38. 진단방사선과

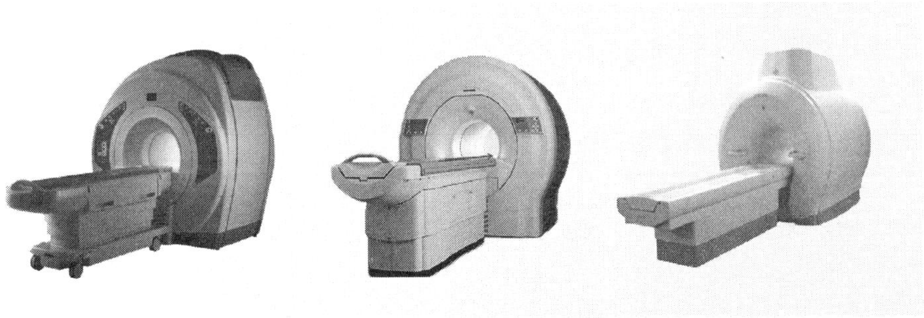

그림 38 ◦ 자기공명영상장치(MRI)

영상의학과의 종류라 할 수 있으며(그림 38) 치료방사선과는 방사선을 이용한 치료가 주목적이며 진단방사선과(diagnostic radiology)는 방사선을 이용한 신체의 진단에 그 목적이 있다. 신체를 진단하여 신체의 이상유무와 이상원인까지 밝혀내는 고급 진단기술이라 할 수 있다. 진단용 방사선의 종류에는 디지털 X-선 촬영장치(DR), 컴퓨터단층촬영(CT), 자기공명영상진단(MRI) 등의 여러 가지 기법이 사용된다. 이들 기법은 단순히 진단방식에만 차이가 있는 것이 아니라, 측정되는 결과값과 얻어지는 결과값에도 차이가 나게 된다.

39. 진단검사의학과

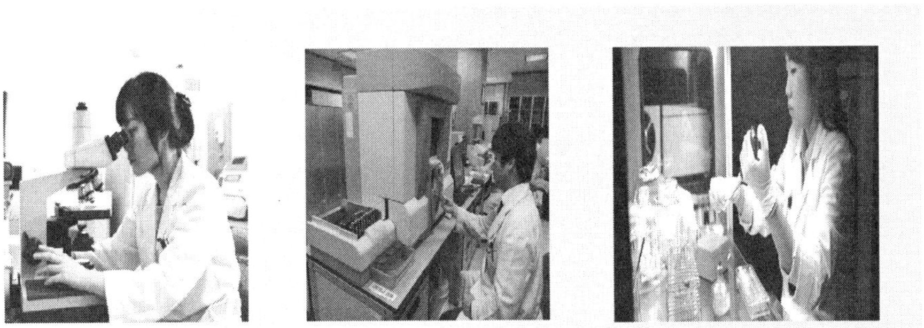

그림 39 ◦ 혈액검사, 효소면역측정법

인체에서 유래하는 각종 검체에 대하여 적절한 검사를 시행함으로써 질병진단이나 치료효과 판정 등에 도움을 주는 일을 한다(그림 39).

진단검사의학과에서 시행하는 검사는 그 종류가 매우 다양한데 혈액에 들어있는 각종 성분을 분석하는 것뿐 아니라 소변, 뇌척수액, 체액 등도 검사를 시행한다.

인체의 감염병을 진단하기 위하여 세균, 바이러스, 진균 등 각종 미생물을 분리하여 동정하기도 하고, 암세포를 분리하여 그 암세포의 성상을 밝히는 검사도 한다. 혈액은행에서는 병원 내 수혈이 필요한 모든 곳에 혈액을 공급하는 일을 맡고 있으며, 이와 관련된 각종 검사나 헌혈, 성분헌혈, 혈장교환 및 치료적 혈구성분채집술 등도 시행한다.

최근에는 각종 유전검사를 시행하여 질병과 관련된 최신 유전정보를 제공하며, 유전상담을 통하여 환자들을 돕고 있다. 진단검사의학과의 각종 검사기법은 최신 의학지식 및 기술을 환자 진료에 접목하여 의료진에게 최선의 진료가 가능할 수 있도록 한다.

40. 치 과

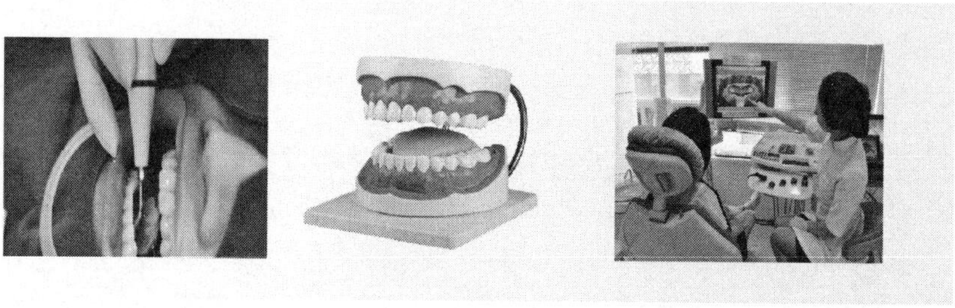

(a) 스케일링 (b) 구강모형 (c) 구강 CT 검사결과 설명

그림 40 • 치아치료, 구강 CT

치아와 그 주위조직 및 구강을 포함한 악안면 영역의 질병이나 비정상적 상태 등을 예방하고 진단하며 치료를 도모하는 의학의 한 분야이다(그림 40).

일반적인 진료를 담당하는 대개의 치과의사는 구강 위생상태를 개선하고 건강한 치아를 유지하는 데 필요한 진료를 제공한다. 일반 치과의사가 직접 치료하기 어려운 경우에는 일정 기간의 수련 과정을 거치면서 각 세부 과목(구강악 안면외과, 치과교정과, 치주과, 치과보철과, 소아치과 등)을 전공한 치과의사에게 의뢰를 하거나 협력 진료를 하기도 한다. 치과(dentistry) 진료는 크게 외과적 처치와 비외과적 처치, 예방적 처치로 나눌 수 있다.

41. 치과교정과

성장기 환자의 치열, 악안면골격 이상발육의 교정치료, 악안면 정형 교정치료와 성인환자의 치열 및 악안면골 이상에 대한 교정치료와 교정-수술 복합치료를 시행한다(그림 41).

컴퓨터를 이용한 3차원 골격진단으로 구순구개열(언청이) 환자를 포함한 다양한 안면부 발육 이상이나 안면기형 환자들의 교정적, 정형적 치료에 대한 종합적인 관리를 시행한다.

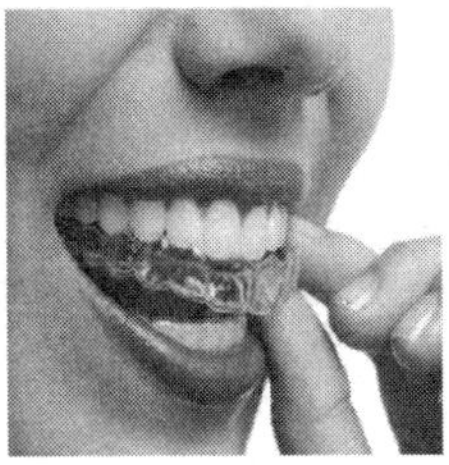

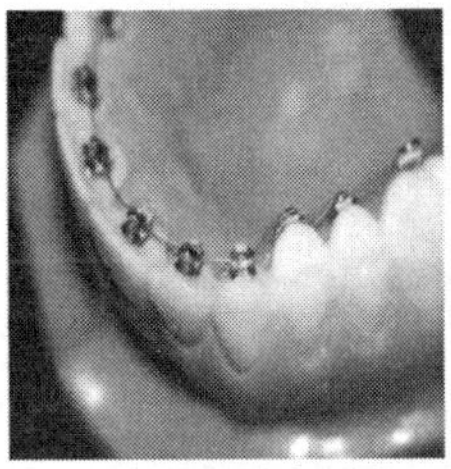

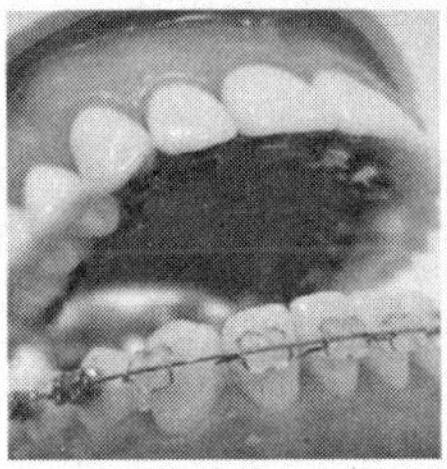

(a) 투명교정 (b) 설측교정 (c) 콤비교정

그림 41 • 치성 부정교합

치과교정(orthodontics)치료를 원하는 경우 치료계획을 세우고 필요한 분석을 위한 검사를 실시하는데, 교정진단을 위한 분석은 임상적인 검사와 함께 X-ray 검사, 안모 및 구내 사진촬영, 모형채득 등을 실시하며 환자의 상태에 따라 추가 검사가 필요할 수 있다.

42. 치료방사선과

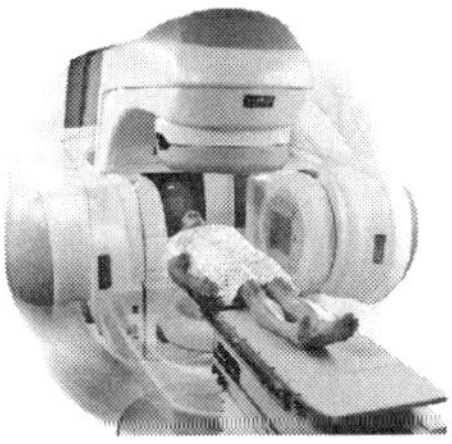

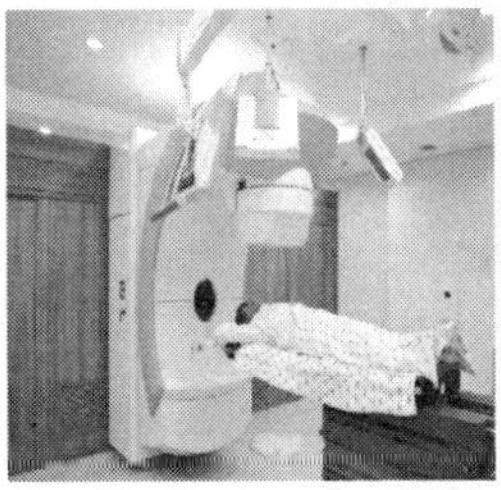

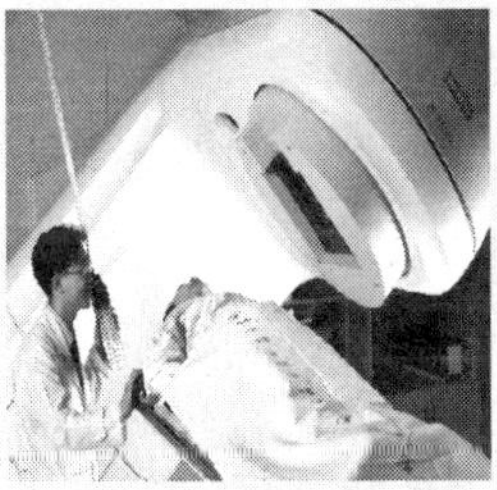

그림 42 • 방사선 치료기

방사선과는 영상의학과(radiology)에서 X-선, 즉 방사선을 이용한 과의 한 종류이다. 뢴트겐(Wilhelm Conrad Roentgen)이 1895년 11월 8일 X-선을 발견하고 이를 'X-선 방사(X-radiation)'라고 명명하였는데 현재도 영상의학 분야에서 이 용어가 쓰이고 있다(그림 42).

우리나라에 영상의학의 씨가 뿌려진 것은 X-선이 발견된 지 16년이 지난 1911년으로서 이후 여러 번의 개편을 거듭함으로서 영상의학과로 개명되었다.

현재 여러 가지 촬영기법이 나왔음에도 불구하고 방사선은 여전히 영상의학과에 있어서 주축을 이루는 핵심 기술이라 할 수 있다.

43. 치과보존과

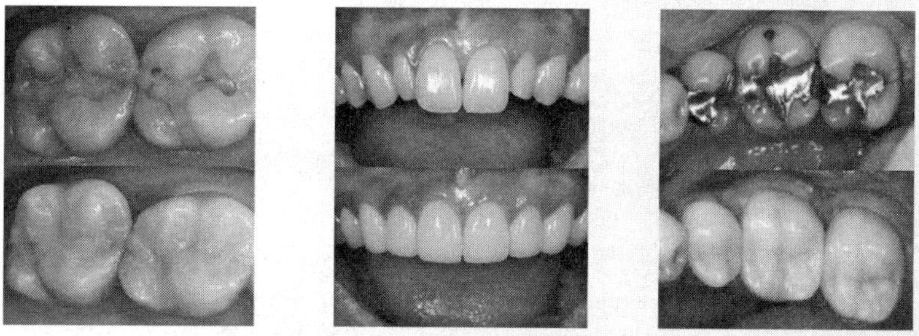

(a) 변색된 치아성형비교 (b) 토끼 치아성형비교 (c) 깨진 치아성형비교

그림 43 ● 치아보존 치료

치아의 경조직 손상, 치아의 심미적 부조화, 치수질환 및 치근단질환에 대한 시술을 시행하여 치아와 관련된 동통을 제거하고, 치아의 저작, 발음, 심미기능을 회복시켜 환자를 치료하는 과이다(그림 43).

치과보존과(operative dentistry) 진료분야는 생활치수 보존을 위한 치수진정치료 및 치수복조*, 아말감,** 주조금, 복합레진***, 글라스아이오노머****를 이용한 수복, CAD/CAM을 이용한 도재수복, 치아색조수복 및 변색 치관의 표백, 응급 치수절단술 및 근관치료, 치근단 병소조직의 외과적 적출술과 치근단 절제술, 치근분리 및 치근절단술, 자연치아 및 인공치아의 재식 및 이식, 수술현미경을 이용한 미세근관치료 및 수술 등의 진료를 수행한다.

44. 치과보철과

치아를 뽑게 되는 중요한 원인은 첫째 충치, 둘째 풍치라고 하는 잇몸질환, 셋째 사고로 인한 충격, 즉 외상이다(그림 44). 이러한 후천적인 원인 또는 선천적인 원인에 의한 치아결손으로 한두 개 또는 광범위하게 치아가 상실되면 환자의 음식섭취가 어렵고 소화도 불량하게 되어 전신적인 영양부족, 건강악화를 초래하고 얼굴모습도 흉해지며 대화에 필요한 말도 정확히 할 수 없으며, 정신적인 열등감을 가져 오기도 하여 사회생활을 어렵게 만들기도 한다.

치아를 상실하고 그대로 방치하면 마치 도미노 현상처럼 주변의 치아가 그 공간으로 기울어지게 된다.

---

* 치수복조 : 우식상아질을 제거한 후 치수를 덮고 있는 상아질층이 없고 치수가 노출되었거나 상아질 피복량이 적을 때 약제로 치수를 보호하는 수술식이다.

** 아말감 : 충치치료에 사용되는 치료 재료이다.

*** 복합레진 : 충치치료에 사용되는 재료로써 자연치아의 색과 조화롭다.

**** 글라스아이오노머 : 충치치료에 사용되는 재료이다.

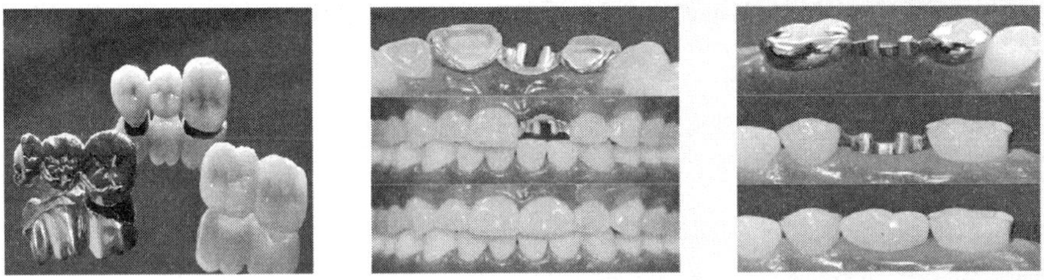

(a) 치아 보철물 (b) 구치 보철물 (c) 전치 보철물

그림 44 ● 치아 보철물

대합하고 있는 반대측 치아가 내려오거나 올라옴으로써 치아배열의 균형이 파괴되며, 발생된 빈 공간들 사이로 음식물이 끼이게 됨으로써 부가적인 충치나 잇몸질환이 생겨나고 멀쩡했던 주변 치아와 잇몸조직, 안면부 근육과 턱관절 등에도 영향을 주어 심각한 장애를 일으킬 수 있다.

보철은 치아가 결손된 환자들에게 인공적으로 치아를 대체함으로써 구강과 안면부의 기능회복과 심미적 개선을 가져오기 위한 치의학의 한 가지 치료방법이며, 이것을 담당하는 분야를 보철과(prosthodontics)라고 한다. 보철학의 치료분야로는 일반 보철치료, 심미보철치료, 악안보철치료, 임플란트 보철치료로 나눌 수 있다.

45. 치주과

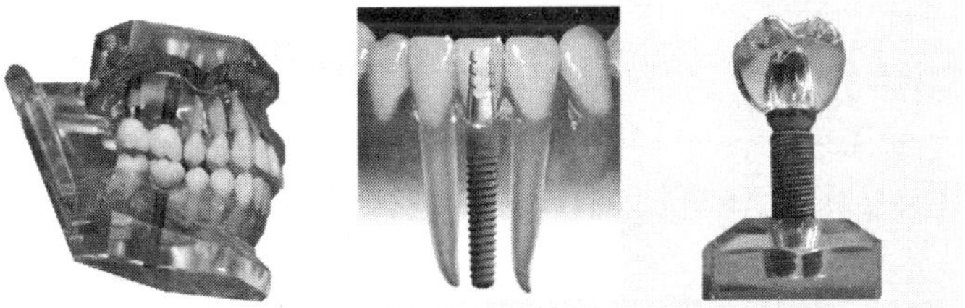

그림 45 ● 임플란트

'치주'는 '치아의 주위'란 뜻이다. 치주질환(잇몸병)은 치아주위에 부착하고 있는 조직과 치조골이 세균의 감염으로 파괴되어 발생한다. 따라서 치료하지 않은 채로 방치하면 치아를 잃게 될 수도 있다(그림 45).

치주과(periodontology)는 치석제거, 칫솔질, 잇몸 염증, 잇몸수술, 연조직 수술 등을 하며 치아 및 뿌리 주변을 관리하는 과이다. 임플란트도 원칙적으로는 치주과에 소속된 진료의 한 내용이며 수술하는 부분이 한정되고, 임플란트 위에 이를 올리는 것은 보철과에서 한다.

치주염은 치은염이 진행된 결과로서 치아주위의 치조골 파괴를 동반하는 보다 광범위한 잇몸질환이다. 치주염이 심해지면 이가 흔들리게 되고 결국 이를 잃게 될 수 있다. 치주염의 치료로는 크게 비수술적인 방법과 치주수술로 나눌 수 있다.

치주질환이 많이 진행되지 않은 상태라면 비수술적인 방법으로도 잇몸건강의 회복이 가능하지만, 많이 진행된 상태라면 치주수술을 해야 한다. 치주염 환자의 경우 지속적이고도 정기적인 유지관리 치료가 필요하다. 치주질환의 주된 원인은 치면에 무색으로 덮여 있는 세균덩어리인 세균막(프라그)이다. 그러나 흡연, 약물, 당뇨와 같은 것들도 잇몸의 건강을 해칠 수 있다.

진료분야로는 치은염(잇몸염)이나 치주염(풍치)의 염증성 질환, 염증성 치은비대나 약물에 의한 치은비대증, 외상성 교합이나 부정교합에 의한 치주질환, 치은착색, 구취, 지각과민, 치은퇴축 등의 치료와 인공치아(임플란트) 매식술 등이 있다.

46. 피부과

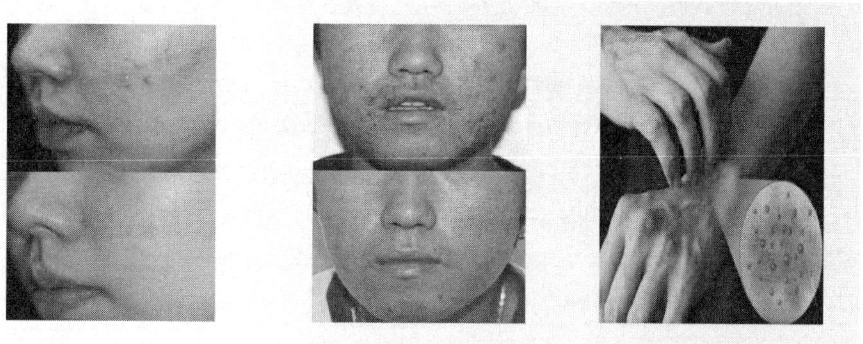

(a) 모공개선 수술비교 (b) 여드름 치료비교 (c) 아토피 피부염

그림 46 ● 늘어난 모공개선시술, 아토피 피부염

피부 및 피부부속기에 증상이 나타나는 모든 질환을 진료하고 치료하는 분야이다. 기존의 경구약, 도포제, 냉동치료, 광선치료, 면역치료 등 많은 치료법을 이용해 여러 피부과 질환들을 치료하며, 최근에는 레이저 치료술이 발달하여 많은 피부과 영역에서 레이저 치료가 사용되고 있다(그림 46).

피부과(dermatology)는 단순히 피부의 치료뿐만 아니라 이를 예방하며 관리하는 여러 복합적인 시술들을 시행하는 복합적인 진단과라 할 수 있다. 진료과로는 피부외과, 미용피부외과, 피부병리학, 광의학, 소아피부과로 나뉘게 되며, 이들은 각각 다른 분야의 진단과로 나뉘나 실제 사용되는 장비와 기본 치료원리는 유사하기 때문에 사용되는 치료장비에 대해 이해할 수 있다면 기본적인 피부과의 업무에 대해 이해하는 것과 동일하다 할 수 있다.

47. 한방과

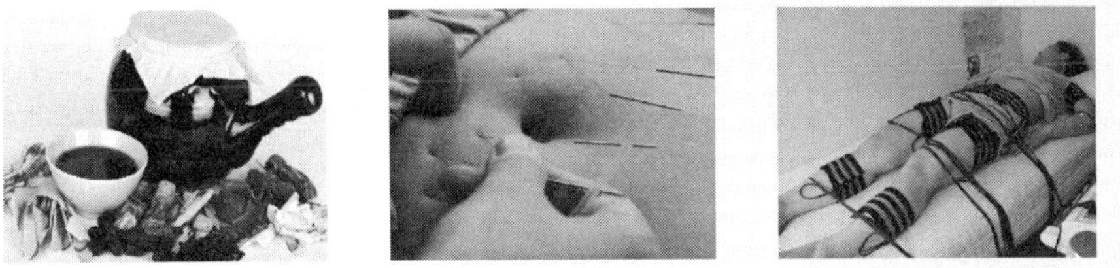

그림 47 ● 한방치료

서양의학에 대응하여 동양의학이라고도 하기도 한다. 중국 · 일본 등 한자문화권 지역의 의학과 교류되면서 연구 · 전승 · 발전되어 왔으며 동양철학적인 방법에 근거를 두고 있다(그림 47).

종합적인 생명현상을 동적으로 관찰함으로써 내적 생명력을 근본적으로 배양하고 건강을 증진하는 것이 큰 특징이다. 인체를 소우주로 보기 때문에 한의학의 기초이론은 우주운행원리인 음양을 중심으로 한 음양오행설이다. 한의학의 자연관과 인체의 생리 · 병리에 대한 원리, 진단 · 치료 · 약물 등에 대한 이론은 모두가 이 음양오행으로 설명된다.

현대의 한방(chinese medicine)은 예전의 침술에 의존하는 방식이 주를 이루고 있으나, 발전된 의학기술과 접목하여 초음파, 전자기기, 레이저 기기 등으로 다방면적으로 발전이 이루어져서 침술 이외에도 여러 가지 방식이 사용되고 있다. 현대기술과 접목된 한방에 대해 이해하기 위해서는 현재 사용되고 있는 장비들의 종류를 알고 이의 특징을 이해하는 것이 중요하다.

48. 항문과

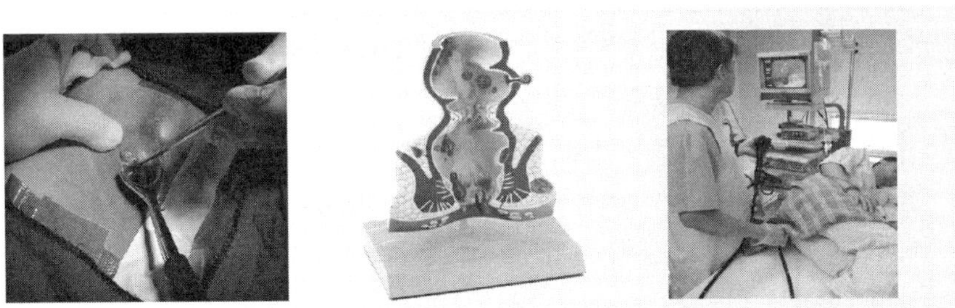

(a) 항문수술 (b) 항문 모형 (c) 항문 내시경

그림 48 ● 항문질환의 주요 증상

항문(proctology)에 생기는 병을 치료하는 의학 또는 병원의 그 부서이다. 통증 없이 변에 피가 묻어 나오는 항문출혈의 경우 치질(치핵)인 경우가 많으나, 생명을 위협하는 대장암의 징후일 수도 있으므로 대장항문 전문의의 진찰을 받아보는 것이 좋다(그림 48).

충수염의 경우 증상이나 검사결과가 특징적이지 못한 경우가 많고 감별해야 할 질환 또한 매우 많기 때문에 숙련된 의사의 신속하고 정확한 진단 및 처치가 요구된다. 환자의 대부분이 응급수술을 받음으로서 많은 불편과 함께 신속한 수술을 받지 못하는 경우가 많이 생기기도 한다.

진료 분야로는 치핵, 치열*, 치루** 등 3대 항문질환 외 과민성 장증후군, 대장용종(대장폴립)***, 직장탈출증****, 항문콘딜로마(첨규콘딜로마), 변실금, 항문소양증***** 등의 항문질환이 있다.

49. 핵의학과

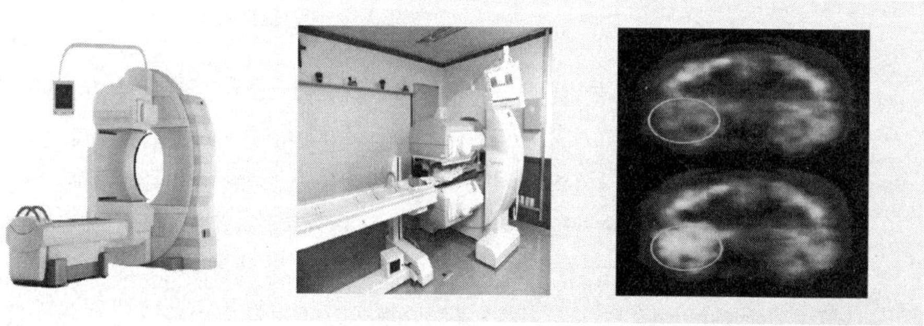

(a) SPECT(단일광자단층촬영장치) (b) SPECT(환자 단층촬영) (c) 간질환자의 측두엽 단층촬영 발작 전(위) 발작 후(아래)

그림 49 ● 핵의학 촬영

방사성동위원소를 중심으로 하여 가속입자 및 중성자를 포함한 방사선 효과의 임상이용을 하는 의학의 한 부문이다. 핵의학(nuclear medicine)은 방사성동위원소를 이용해 질병을 진단하고 치료하는 분야이다. 방사성동위원소를 체내에 투여한 뒤 방출되는 방사선의 투과력을 검출하는 의료장비를 이용하여 환자의 검사부위 영상을 얻어 질병을 진단할 수 있다. 파괴력이 센 방사선을 방출하는 경우 체내에서 인접한 암세포를 파괴하여 질병을 치료할 수도 있다(그림 49).

최근 의료용 방사성동위원소의 개발 및 그것을 검출하는 장치의 개발이 두드러지게 발달하고, 핵의학 진단학은 의학의 진료부문으로서 확립되어 핵의학은 일반적으로 진단학을 의미하게 되었다. 방사성동위원소가 의학에 사용되기 시작한 것은 1961년경이며, 보급되기 시작한 것은 1965년 이후부터이다. 현재는 내과 · 외과 · 소아과 등 모든 임상과에 이용되고 있으며, 독립된 부문으로 성장하고 있다.

진료방법으로는 혈액 속의 호르몬 · 항원과 같은 미량성분을 방사성 시약(아이오딘 125 125I, 아이오딘 131 131I과 같은 방사성동위원소를 극미량 포함)에 의하여 정량(定量)하는 방법, 환자

* 치열(anal fissure) : 항문 입구에서 항문 안쪽 부위가 찢어지는 현상이다.
** 치루(anal fistula) : 항문 주변에서 농양이나 염증, 고름 등이 배출되어 나오는 현상이다.
*** 대장용종(colon polyp) : 대장 점막이 자라 혹이 되어 장 안쪽으로 돌출되는 현상이다.
**** 직장탈출증(rectal prolapse) : 항문조임근을 통해 직장 일부가 탈출된 상태이다.
***** 항문소양증(pruritus ani) : 항문 주변이 가렵거나 화끈거리는 질환이다.

에 미량의 방사성 약물을 투여하고 방사성 약물로부터 방출되는 팽선을 예민한 측정장치(신티카메라 등)로 밖에서 측정하여 장기의 기능검사와 형태묘사를 행하는 방법이 실용화되고 있다.

핵의학에 의한 검사 · 진단은 일반적으로 환자에게 고통을 주지 않고 위험성도 없으며, 비교적 단시간에 실시할 수 있는 것이 특징이다.

50. 혈액학과

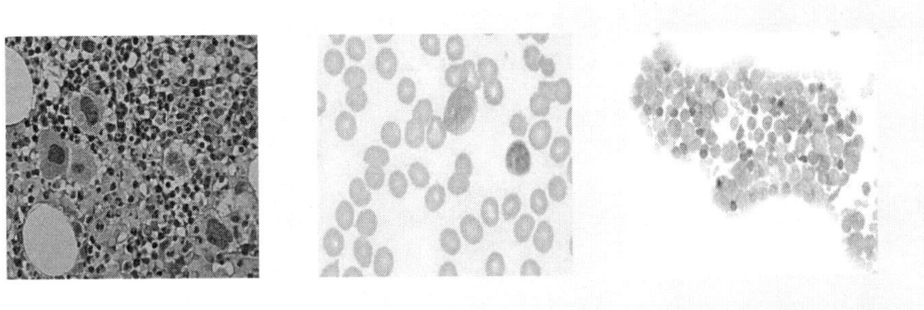

(a) 골수생검 (b) 말초혈액도말 (c) 골수천자도말

그림 50 • 말초혈액도말 · 골수천자도말

혈액(hematology) 및 조혈기관과 그에 관련된 여러 가지 생리 · 병리현상에 관한 학문이며 혈액 · 혈구발생 · 형태 · 생리 · 생화학 · 병리에서부터 정상 및 병적 상태에 있어서의 조혈기관(태아의 간, 골수, 비장, 림프절 등)의 상태에 관한 연구를 비롯해 혈구의 발생 · 분화 · 형태 · 기능 및 액체성분 중 특히 항원-항체반응을 중심으로 한 면역학 · 혈청학 · 지혈 · 혈전에 관한 혈액응고학, 백혈구 내의 염색체 핵형분석 등의 세포유전학으로 다양하게 파생되고 있는 학문이다(그림 50).

혈액질환을 할 수 있는 검사로는 전체 적혈구계수 및 백혈구 감별검사(CBC(Complete Blood Cellcount) & diff count), 망상적혈구(reticulocyte)질환, 응결(coagulation)질환, 골수(bone marrow)증식성질환 검사 등이 있다.

51. 흉부외과학과

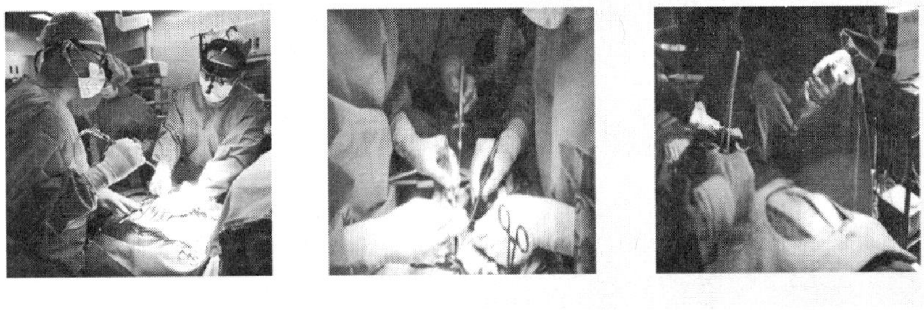

그림 51 • 흉부 수술

인체 중 흉부, 즉 가슴에 위치하는 심장, 폐, 기관, 식도, 대동맥 등 생명유지에 기본이 되는 중요 장기의 질환과 흉벽, 종격동, 횡격막, 늑막 등에서 발생된 질환을 진단하고, 주로 수술적 방법으로 치료하는 전문진료 분과이다(그림 51).

다한증을 비롯한 다양한 혈관질환에 대한 진료도 담당하고 있다. 중요 장기들에 발생되는 질환별로 더욱 전문화된 하위 분과로는 성인심장외과, 일반흉부외과, 소아심장외과로 나뉜다.

성인심장외과는 후천성 판막질환, 관상동맥질환, 대동맥질환, 및 혈관질환 등을 치료하며, 일반흉부외과는 폐암, 식도암, 및 다한증 등 심혈관 이외의 모든 흉부질환을 치료하는 분과이다. 또한 소아심장외과는 선천성 심장질환의 치료를 담당하고 있다.

흉부외과(thoracic surgery) 주요 질환으로는 관상동맥질환, 심장판막질환, 심장종양, 부정맥, 폐질환, 식도질환, 흉벽 기형, 늑골골절, 다한증, 액취증 등이 있다.

Ⅱ. 의학용어

1. 전문의사 업무분야

전문가	Specialist	전문분야	Speciality	업무범위
가정의학 전문의	family practitioner	가정의학	family practice	경증의 내외과적 치료
내과의사 (내과 전문의)	internist	내과의학	internal medicine	약물로 성인 내장질환 진단 및 치료
내분비 전문의	endocrinologist	내분비학	endocrinology	내분비선 질환치료
노인병 전문의	gerontologist	노인병학	gerontology	노인성질환진단 및 치료
류마티스학자 (류마티스 전문의)	rheumatologist	류마티스학	rheumatology	결합조직 장애를 물려 전할 수 있는 관련된 임상문제를 중심으로 처리, 관절과 관련된 질병치료
마취전문의사	anesthesiologist	마취과학	anesthesiology	수술 중 마취관리 및 투약
물리치료사 (재활전문의)	physiatrist	물리치료 및 재활	physical medicine and rehabilitation	신경근골격 부상, 장애로 고통받는 환자의 치료 및 원인파악
방사선학자 (방사선 전문의)	radiologist	방사선과학	radiology	X-ray를 이용한 진단 및 치료
병리학자 (병리전문의)	pathologist	병리학	pathology	진단을 위한 조직검사와 질병연구에 역점을 둔다.
부인과의사 (부인과 전문의)	gynecologist	부인과학	gynecology	여성생식기 및 비뇨기계 치료
비뇨기과 전문의	urologist	비뇨기과학	urology	남녀 비뇨기 및 남성생식기 계통의 치료
산과의사 (산과전문의)	obstetrician	산과학	obstetrics	산욕기 간호 및 임신부와 태아간호, 출생 관리
성형외과의사	plastic surgeon	성형외과	plastic surgery	외과적으로 신체구조의 개조 및 복구
소아과의사	pediatrician	소아과학	pediatric	건강하거나 건강하지 않은 어린이 치료
신경학 전문의	neurologist	신경학	neurology	신경계치료
신경외과 전문의 (신경외과의사)	neurosurgeon	신경외과학	neurological surgery (neurosurgery)	신경계 질환의 외과적 치료
신장병 전문의	nephrologist	신장병학	nephrology	신장질환 치료
	cardiologist	심장병학	cardiology	심장 및 혈관질환 치료
심혈관 외과의사	cardiovascular surgeon	심혈관 외과학	cardiovascular surgery	심장 및 혈관질환 외과적 치료
안과의사	ophthalmologist	안과학	ophthalmology	눈의 내외과적 치료
알레르기 전문의사 면역학자	allegist immunologist	알레르기 및 면역학	allergy and immunology	알레르기 및 전염병 치료

전문가	Specialist	전문분야	Speciality	업무범위
예방의학자	preventivo medico	예방의학	preventive medicine	건강유지 및 질병예방에 초점
외과 전문의	sergeon(surgeon)	외과학	surgery	수술적 방법으로 외상이나 질병치료
위장병 전문의	gastroenterologist	위장병학	gastroenterology	소화기계 치료
응급구조 의사	emergency physician	응급의학	emergency medicine	급성질환 및 부상 치료
이비인후과의사	otorhinolaryngologist	이비인후과	otolaryngology	귀, 코, 인두, 후두 치료 및 머리나 목의 구조와 질병발생 시 내외과적 치료
정신병학자	psychiatrist	정신병학	psychiatry	행동장애, 정서적, 정신적 문제예방 및 치료
정형외과 전문의	orthopedist	정형외과학	orthopedics	자세나 운동기관 계통의 변형과 기능장애 치료
종양학자 (종양전문의)	oncologist	종양학	oncology	종양과 암치료
피부과 전문의	dermatologist	피부과학	dermatology	피부질환 진단 및 치료
항문과 의사	proctologist	대장, 항문 외과학	colon and rectal surgery	대장 및 항문질환 외과적 치료
핵의학 전문의	nuclear medicine physician	핵의학	nuclear medicine	방사능물질을 이용한 질병의 진단 및 치료
혈액학자 (혈액전문의)	hematologist	혈액학	hematology	혈액질환의 병인, 진단, 치료, 예후 및 예방에 관한 연구
흉부외과 전문의	thoracic surgeon	흉부외과학	thoracic surgery	수술적 방법으로 흉부 내부(심장과 폐) 질환을 치료
재활의학 전문의	rehabilitation medicine physician	재활의학	rehabilitation medicine	장애를 가진 환자의 심신기능을 다시 활성화시켜주는 치료
영상의학 전문의	radiology medicine physician	영상의학	radiology medicine	의료용 방사선 촬영으로 X-선 판독 또는 기타 장비로 환자의 환부를 촬영
결핵학자 (결핵전문의)	phthisiologist	결핵학	phthisiology	폐의 결핵에 대한 치료와 연구
치과전문의	dentist	구강악안면 외과학	oral and maxillofacial surgeons	치과에서 특히 턱과 하악골 부분의 치료와 시술
	dentist	치과보철과 (치과보철학)	prosthodontics	치아주변 결손조직을 보강하는 치과보철물의 시술
	dentist	치과교정과 (치과교정학)	orthodontics	치아, 치주조직, 악골 및 안면의 구조와 기능, 성장, 발육 등을 연구하여 이들의 이상에 의해 발생하는 부정교합과 턱의 비정상적인 관계의 개선 및 예방을 연구
	dentist	소아치과 (소아치과학)	pediatric dentistry	유아에서 십대 청소년에 이르기까지의 연령을 대상으로 구강건강을 제공
	dentist	치주과 (치주학)	periodontology	치주질환과 치주 건강관리와 치료, 임플란트 주위조직의 관리

전문가	Specialist	전문분야	Speciality	업무범위
치과전문의	dentist	치과보존과 (수술치과학)	operative dentistry	치아 경조직 손상치료, 심미수복재 충전과 근관치료
	dentist	구강내과 (구강의학)	oral medicine	내과적 시술을 통해 입, 턱 등에서 발생하는 질병과 통증 치료
	dentist	구강악악면방사선과	oral and maxillofacial radiology	진단영상을 촬영, 판독하여 치아와 구강악안면 부위에 발생하는 각종 질환을 진단
	dentist	구강병리과	oral and maxillofacial pathology	치과적 질환의 병의 원리를 밝히기 위하여 상태나 질환의 조직구조, 기관의 형태 및 기능의 변화 등을 연구

2. 전문 의료기사 업무분야

전문가	Specialist	업무범위
침술사	acupuncturist	침으로 신체의 특정 부위를 찔러 자극함으로써 신경계에 자극을 주어 치료
마취전문의사 보조	anesthesiologist assistant	마취 건강진단기록, 비침습 및 침입 모니터 구축, 마취 의약품 관리
청각학자, 청력학자	audiologist	청능평가, 보청기와 인공와우의 평가를 통하여 재활 및 훈련
심혈관기사	cardiovascular technologist	심장과 말초혈관질환을 진단 및 치료
세포검사기사	cytotechnologist	폐, 위장관이나 신체로부터 수집된 샘플 검사
치과보조사	dental assistant	치기구 전달 및 살균, 치과의사 보조역할
치위생사	dental hygienist	스케일링, 불소도포 등 구강질병을 예방하고 교육, 진료보조기구의 세척 및 소독
치과검사기사	dental lab technologist	치아의 대체물이나 장치물을 제작, 수리, 가공
초음파진단기사	diagnostic medical sonographer (ultrasound Technician)	인체내부 조직의 영상촬영
투석기사	dialysis technician	투석기계를 이용한 신체내부 폐기물 처분
영양사	dietcian / dietetic technologist (dieticia)	급식관리 및 영양 서비스 제공
심전도기사	electrocardiographic technologist	심전도로 심근세포의 활동전위 측정
뇌전도기사	electroencephalographic technologist	수면연구, 깊은 마취상태 감시, 간질진단 및 정상적인 뇌기능 연구
응급의료기사	emergency medical technician	응급 수송환자를 이송
건강증진치료사 (적성치료사)	fitness therapist	과학적으로 건강상태와 몸에 맞는 운동을 처방
건강정보관리사	health information manager	건강관리를 위해 건강정보 수집
조직학기사	histologic technologist	미세한 구조를 시각화
가정간호 보조원	home health aide	환자의 집에서 지속적인 치료제공

전문가	Specialist	업무범위
안마사	massage therapist	환자의 근육을 두드리거나 주물러서 혈액순환을 원활히 하고 육체피로를 경감
진료보조사	medical assistant	의사와 다른 보건전문가의 작업을 지원하기 위해 행정 및 임상 작업을 수행
의료정보기사	medical coding specialist	질병, 부상, 수술작업 및 기타 절차에 관한 자세한 정보를 얻기 위해 의사와 기타 의료제공자가 제공하는 의료문서를 읽고 검토
진료설명가	medical illustrator	의료 생물학적 및 관련 지식을 보급하기 위한 시각 자료를 해석하고 만듬
검사실기사	medical laboratory technician	의료실험실 또는 임상실험실에서 질병진단, 치료 및 예방
의무기록기사	medical record technician / medical record administrator	진료기록의 점검, 진료기록번호부터 색인카드작성, 정리보관, 대출, 질병분류 번호부여
진료기사 (임상병리사)	medical technologist	의사의 지도하에 세균 및 혈청학적 검사, 혈액학적 검사, 병리학적 검사, 원충 및 기생충학적 검사
진료녹화기사	medical transcriptionist	각종 검사내용을 녹음 및 관리
의무단위 조정자	medical unit coordinator	의료시설의 효율과 성능을 조직하고 유지
음악치료사	music therapist	음악을 통해 심신의 병을 앓고 있는 환자들을 치료, 회복
핵의학기사	nuclear medicine technologist	방사성의약품 준비, 스캔받은 환자에게 투여
직업훈련 간호사	nurse, licensed vocational or practical	투약, 검사기록, 환자급식 및 청결유지
자격간호사, 면허간호사	nurse, registered	환자를 지속적으로 간호
마취간호사	nurse anesthetist	마취의사 감독하에 마취
간호조무사	nurse assistant	간호 및 진료업무를 보조
조산사	nurse midwife	임산부의 정상분만을 돕고 임신부, 산욕부, 신생아의 보건지도
개업간호사	nurse practitioner	환자에게 의약품 처방 및 적절한 치료제공
영양기사	nutrition care technologist	질병예방과 건강증진을 위해 급식관리 및 영양 서비스 수행
직업치료사	occupational therapist	장애인의 사회적응능력의 회복을 갖게 함
직업치료보조사	occupational therapy assistant	직업치료사 보조로서 환자회복에 대해 지원
안과치료기사	ophthalmic medical technician/technologist	안과 진단 및 처방, 시각교정 및 치료
광학기 제작자	optician	안경이나 콘택트렌즈 제작
준의료 종사자, 위생병	paramedic	응급상황과 외상에 대한 선진 치료
관류사	perfusionist	심장수술과 환자의 생리상태를 관리
약제사	pharmacist	약의 생산, 조제, 공급, 관리
약리학자	pharmacologist	약리학 관련 연구
약국보조사	pharmacy technician / assistant	환자들에게 처방 의약품 및 기타 의료기기 분배 및 사용지시

전문가	Specialist	업무범위
방혈사	phlebotomist	살아있는 사람이나 동물의 혈액 샘플을 수집
물리치료사	physical therapist	의사의 진단과 처방에 따라 만성통증 및 신체기능장애 환자에게 물리적인 방법을 적용하여 증상을 완화 회복
물리치료 보조기사	physical therapist assistant	물리적 장애인의 장애치료 및 이동성증진, 물리적 개입과 관련된 건강관리
의사 조수	physician assistant	질병 및 부상예방, 유지, 관리
치과보철사	prosthetist	위턱, 아래턱 보철처리
정신병 치료기사	psychiatric technician	정신과의사의 지시에 따라 환자기록 및 의약품관리
방사선 치료기사	radiation therapy technologist	방사선을 이용하여 암세포 제거
방사선 촬영기사	radiologic technologist / radiographer	진단 및 의료문제 치료를 위한 인체의 이미징 수행
오락요법사, 오락치료사	recreational therapist	레크레이션으로 정신적 질병 치료
재활기사	rehabilitation technologist	장애인들의 재활을 위한 솔루션 개발 및 사회생활용 컴퓨터 보조기술 제공
호흡요법사, 호흡치료사	respiratory therapist	심장, 폐질환 환자진단 및 관리
혈액은행 전문기사	specialist in blood bank technology	수혈 서비스 테스트를 수행 및 감독
언어병리학자	speech pathologist	의사소통 관련 질환평가, 진단, 치료 및 예방
언어치료사	speech therapist	언어장애의 치료, 훈련
외과의사 보조	surgeon assistant	수술 중 해부학 구조의 시각화 보조제공
외과학 기술자	surgical technologist/operation room technician	수술실 멸균 및 장비기능 안전확인
수의사	veterinarian	동물의 수술, 진단, 치료
수의사보조	veterinary assistant	수의사 지시에 따라 동물의 수술, 진단, 치료

3. 의학용어 약어

약 호	라 전 어	뜻	약 호	라 전 어	뜻
āā	equal parts	각각, 똑같이	d.	divorce	분리
abd	abdominal	복부의	D.&.C	dilation curettage	넓히고 긁어내기 자궁소파술
ac.	acid	산	dist.	distillation	증류
a. c. p. c.	ante cibum	식전 식후	diff.	differential diagnosis	각종 검사
ad lib	ad libitum	마음대로	dil.	dilution	희석
alb	albumin	단백	disc.	discontinue	중지, 중단

약호	라전어	뜻
alk	alkaline	알칼리성
A m.	ante meridian	오전
amp.	ampoule	앰풀
amt.	amount	분량
A.& p	ausculation & percussion	청진과 타진
aq.	aqua	물
ax.	axilla	액와, =겨드랑이
B.	bacillus	간균
BCG. 결핵	Bacillus Calmette-Guerin	칼메트-구에린 간균
b.id.	bis in die	하루 두 번
b.i.n. B.L.B.	booth by lovelace bulbulian	하룻밤에 두 번
BM	bowel movement	변통
B.m.R.	basal metabolic rate	기초 신진대사율
B.P.	blood pressure	혈압
B.R.P.	bathroom privileges	변소출입 허락
B.T.	bleeding time	출혈시간
BUN.	blood urea nitrogen	혈액요소 질소 신장기능을 보는 검사

약호	라전어	뜻
d.o.	dominant eye	우세안
D.O.A.	death on arrival	도착 시 사망
dr.	dram	드람(dram) 27. 34 그레인[grain] 1grain＝0.065[g] ※grain : 가장 오래되고 가장 작은 무게단위 밀 한톨의 무게를 [grain]이라고 함
DR.	doctor	의사
D.W.	distilled water	증류수
ECG	electrocardiogram	전기심전도 (심전기묘도)
EEG	electroencephalogram	전기뇌파전도 (뇌전기묘도)
AMI	acute myocardial infarction	급성심근경색
E. E. N.T.	eye, ear, nose, throat	눈, 귀, 코, 인후
EKG.	electrocardiogram	전기심전도
elix	elixir	방향성흥분제(elixir)
1-2-3-EN.	enema 관장	1온스 염(epsom), 2온스 글리세린, 3온스 더운물의 관장
eos.	eosinoph-ils	에오신호성 (eosinoph-ils)
epith.	epithelium	상피세포
et.	보통 나열에 쓰인다. 둘 이상일 때는 앞에 콤마를 찍으며 약품나열에 쓰인다.	과(무엇무엇과)
etc.	end so forth	그리고
ess.	essential	중요하게, 필수 본태, 특발
ext.	extraction	적출, 뽑아냄, 적출법 발치
ext.	extrinsic	외부로부터의 해부(근육신경 등의 외인성의)

약 호	라 전 어	뜻	약 호	라 전 어	뜻
C.	calorie clonus의 약기	캘로리	F.	fahrenheit	화씨
u.	urination	배뇨함 소변보기	F.	female	여성
c.		캘론	fac	fac	만들다
c.	centigrade	섭씨	fl., fld.	fluid	액체
c.		일백	Ft.	ferritin	결정성 단백질
c.	light(라이트)	빛	ft.	foot/feet	한발
c. c	cumulative cum	와, 같이, 밀접하게 관련된, 직격된	F.U.O.	fever of unknown	원인을 모르는 열
ca.	cancer	암	gal.	gallon=4.546	갤런(gallon)
cap.	capsule	교갑(=캡슐)	g.b.	gall bladder	담낭
c.b.c.	complete blood count	완전 혈액검사 전혈구 계산치	GC.	gonorrhea	임균(임질)
c.c.	chief complaint	주로 불편해 하는 것	G.I.	gastroenteric	위장의
c.c., cc.	cubic centimeter	입방 센티미터	gm.	gram	그램(gram)
Ck.	check	조사	gr.	grain	조직 결정상태 1[grain]=0.065[g]
cm.	centimeter	센티미터	Gtt.	gutta	방울(drop)
C.N.S.	central nervous system	중추신경계	g.u.	genito urinary	비뇨기계
C.S.	control system	중앙	G.&W.	glycerin & water	글리세린과 물
C.S.R.	control supply room	중앙보급소	gyn	gynecology	부인과학
C.T.	coated tablet	옷 입힌 정제	h.	hora	시간
D&C	dilatation and curettage	자궁 긁어냄 술	H.	hypodermic injection	피하주사, 피부 밑주사, 피하에 시행하는 주사
C.V.A.	cerebro vascular accident	뇌혈관 외상 (=뇌졸중)	O.U.	oculus uterque	두 눈 다 (both eyes)
Hb., hgb	hemoglobin	헤모글로빈	oz.	ounce	온스(ounce)
HR.	heart rate	심박수	palp.	palpation	촉지
h.s.	hora somni	취침시간	p.c.	post cibum	식후
H.T.	hypodermic injection tablet	피하주사 정(錠)	Ped.	pediatrics	소아과(학)
Htc.	hematocrit	적혈구 용적률	per.	persia(n)	으로(by)

약 호	라 전 어	뜻	약 호	라 전 어	뜻
h.w.b.	hot water bag	더운물 주머니	pH	potential of hydrogen	수소이온 농도
I.M.	intra muscular	근육주사	P.H.	past history	과거 역사
INF.	infusion	주입	P.I.	present illness	현병(질병), 현재 앓고 있는 질병
int.	internally	내부로 내면적으로	P.I.D.	pelvic inflammatory disease	골반염증성 질환
I.V.	intravenous intravenousty	혈관주사 (=정맥주사)	P' l.	pilula	환(pill)
ISS	Injury Severity Score(손상계수)	하나 반	p.m.	post meridiem	오후
kg.	kilogram	킬로그램 (kilogram)	P.M	postmortem	부검
kl.	kiloliter	킬로리터 (kiloliter)	p.o.	phone order	전화 지시(전화로 지시한 것)
K.U.B.	kidney, ureter & bladder	신장, 수뇨관, 방광 단순촬영	L	Liter	리터(Liter)의 약기
Lab.	laboratory	검사실	P.O.	per os	입으로, 경구투약
LAP	laparotomy	개복수술 복벽절제술 (외과)	p/o	postoperative	수술 후
Lft.,L.	left	왼편	preop.	preoperative	준비, 수술 전
liq.	liquor	액체	p.r.n.	por re nata	필요 시마다
L.L.Q.	left lower quadrant	좌측 하부 4분의 1	pt.	pint	파인트(pint) 액량의 단위 단위 : 리터 영 : 약 0.57[l] 미 : 약 0.47[l]
L.M.P.	last menstrual period	최종 월경기	pulv.	pulvis (L=power)	가루
L.U.Q.	left upper quadrant	좌측 상부 4분의 1	q.	quaque	매
I.&.W.	I'm doimg & well	잘 살아 있음	q.d.	quaque die	매일
M.	Male 정자를 생성하여 아이를 만들 수 있는 성적 능력을 가진 생물	남성	q.h.	quaque hora	매 시간
m.	midday	정오(正午)	q.2h.	quaque 2hora	매 2시간
m	meter	미터(meter)	q.3h	quaque 3hora	매 3시간
m.	muscle	근육	q.4h	quaque 4hora	매 4시간

약 호	라 전 어	뜻	약 호	라 전 어	뜻
m.	misce	섞는다(처방전에 서 합하다)	q.i.d.	quaque in die	하루 4번
Adm	admission	입원	M.	million	1천
m.	married	결혼한(기혼)	q.o.d.	every other day	하루 격일
m.,M., min	minim	최소액량 단위 1[dram]의 1/60	q.s.	quantum satis (=as much as shall suffice)	적당한 분량 =적당량
m.et n.	mane et nocye	아침과 저녁		sufficient	충분
mg.	milligram	밀리그램 (milligram)	qt.	quarter	쿼터(quarter), 할당
min.	minute	분(分)	r.	rate	율(rate)
ml.	milliliter	밀리리터 (milliliter)	r.	anus	항문
mm.	millimeter	밀리미터 (millimeter)	R.	rhythm	박자(rhythm)
N.B.M.	no bowel movement	변동없음	rt.	right	오른편(우측)
ER	emergency room	응급실	R.	Roentgen	뢴트겐
neg.	negative	음성(−)	Rx.	recipe	취한다(가진다) 처방, 대응책, 조치
no.	numero	번호	R.B.C.	red blood cell	적혈구
N.P.N.	nonprotein nitrogen (논프로테인 니트르겐)의 약어	비단백 질소	Rh.	rhesus blood factor Rh factor−Rh 인자	레세스 원숭이 (rhesus monkey)
N.P.O.	nothing per os	금식	OR	operating room	수술실
CCU	coronary care unit	관질환 집중치료실	R.L.Q.	right lower quadrant	우측 하부 4분의 1
q.n.	quague nocte 라틴어 : every night	매일 밤	n.r.	ne repetature	다시 거듭하지 말 것
o	os = born	뼈	R.U.Q.	right upper quadrant	우측 상부 4분의 1
OB.	obstetrics	산과	s, s	sine(사인)=without	제외하고
			occ.	occasionally	때때로
o.d.	omne die (옴느디에)	매일	sat.	saturation	포화, 포화도
o.d.	oculus dexter	우측 눈	S.B.E.	subacute bacterial endocarditis	아급성 세균성 심내막
o.h	omil hora =every hour	매 시간	Inflamm	inflammation	염증(의학)
OL.	oil	기름	sed.	sedimentation	침전

약 호	라 전 어	뜻	약 호	라 전 어	뜻
o.m.	omni nane	매일 아침	separ.	separation	분리
o.n.	omni nocte	매일 밤	s.i.d.	semel in die	하루 한 번만
OPD.	out patient department	외래	Sig.	sign	사인하다
O/R	open reduction	개방성 정복	S.O.B.	shortness of breath	숨이 참, 호흡 곤란(=dyspnea)
OS	oral surgery	구강외과	Sol.	solution	용액
O.S	orthopedic surgery	정형외과	solv.	solve	용해
OS	oculus sinister	좌측 눈	S.O.S	si opus sit (시 오푸스 싯)	언제나 필요하면 한 번만
sp.	spirit	정(情)	T.P.R.	temperature pulse respiration	체온 맥박 호흡
spec.	specimen	검사물	T.T	Tablet triturate	알약을 분말로 만들어
sp.fl.	spinal fluid	척수액	T.T	Tuberculin Tested	반응시간
spgr.	specific gravity	비중	tr.tinct.	tinctura	정기
ss.	semis, semissis (=one half)	반(半)	U.	unit	단위
SS	soapsuds	비누용액	ung.	unguentum	고약, 연고
SS.	septic shock	패혈성 쇼크	V.	volt, volume	분량
Stat.	statim	즉시	vag.	vagina	질
Syr	syrup	시럽(syrup)의 약기	V.O.	verbal order	구두 지시 (말로 한 명령)
T.&A.	tonsillectomy &adenoidectomy	편도선제거 "아데노이드" 절제	supp	suppository	좌약
qid	quater in die	하루 4번	w.	white	흰
T.A.T	tetanus anti toxin	파상풍 항독소	w.	widow	미망인(과부 또는 홀아비)
tab.	tabella	정	ICU	intensive care unit	집중치료실, 중환자실
T.b.	tubercle bacillus	결핵균	WBC	white blood cell	백혈구
Tb.	tuberculosis	결핵	w.d.	well developed	발달이 잘됨
t.i.d.	ter in die	하루 3회	w.n.	well nourished	영양이 좋음
T.L.C.	tender loving care	부드러운 사랑으로 보호	wt.W.	weight	중량(체중)
T.T	throbin time	트롬빈 반응시간			

4. 보통 약품 약호

약 호	뜻	약 호	뜻
ACTH	adrenocorticotrophic hormone 부신피질자극 호르몬	N.S.	nerphrotic syndrome 신증후군(콩팥 증후군)
A.S.	atropine sulfate 아트로핀염	N.S.S.	normal salt solution 정상 식염 용액
A.S.A.	acetysalicylic acid(aspirin)	PABA.	para-aminobenzoic acid
A.P.C.	aspirin, phenacetin. caffeine.	PASA	paraminosalicylic acid
D.D.T.	dichloro-dipenyl-trichloroethane	P.S.P.	phenosulfonphthalein
E.T.H.C.	elixir terpin hydrate와 codeine	Scop.	scopolamine
KI	potassium iodide	ZnO.	zinc oxide 산화아연 아연화
M.S.	morphine sulfate 모르핀염		

5. 기타 약호

약 호	뜻	약 호	뜻
a-	제외하고	-conti	100분의 11
ab-	부터	cephalo-	머리
-ad.	향하여	cerebro-	뇌
adeno	선	chole-	담당
adreno-	아드레날 선	chondro-	연골
-agogue	액체분비 중량	-cide	죽이
gro	동통과 졸도	circum-	주위
ambi-	동통	-cline	짐상(상)
ambly-	둘 다 같이	colo-	결장
ambulo-	둔한	colpo-	질
an-	~이 없다	con-	와같이
angio-	제외하고	contra-	대항하여
angio-	혈관	-cutaneous	피부
ante-	전에	cysto-	방광
anti-	대항하여	-cyte	세포
arthro-	관절	de-	에서 제거하다
-bacter	세균	deca-	열(10)
bi-	두 번	deci-	1/10
bili-	다즙	deka-(deca)	10
brady-	서서히	dent-(dents-)	치아
cardio-	심장	demi-	1/2
cata-	파멸	di-	2회

약 호	뜻	약 호	뜻
-cele-	돌출성 종양	dia-	통하여
dip-	거듭	lacri-	눈물
dolor-	동통	laryngo-	후두
dorso-	뒤(잔등)	lateral	한편
dys-	동통	leuko-	흰
e-	에서	linguo-	혀
ecto-	외부	lipo-	지방
ectomy-	제거하다	litho-	돌
-emia	혈액	logy	과학의
encephalo-	뇌	lympho-	임파
endo-	전면	lyso-	용해
enter-	장(腸)	macro-	큰
entero-	소장	mal-	질병, 나쁜
epi-	에 관하여	mania	강력한 발광
erythro-	적색(붉은)	manu-(mani-)	손
eu-	정상	medio-	중간
ex-	밖에	medullo-	좁은
exo-	외부	mel-	어두운
extra	첨부하여, 일방적	meningo-	수막
febri-	고열	meta-	변경
fibro-	종양	-meter	측량
gastro	위	metro-	자궁
Genesis	근본(기원)	micro-	현미경
Genu-	무릎	milli-	1/1000
glosso-	혀(혀)	mono-	단(單)
-gran	사진, 자국	muti-	많이
-graph	기록	my-	닫히다
gravi-	임신	myco-	균에 의하여
gust-	맛	myo-	근육
helio-	태양	myx-	점액
hem-	혈액	naso-	코
hema	혈액	necro-	죽은
hemi-	반	neo-	새로운
hemo-	혈액	nephro-	신장
hepalo-	간장	neur-	신경

약 호	뜻	약 호	뜻
hepar-	간장	nevo-	모반(birth mark)
hetero	다른	noct-	밤
histo-	조직(tissue : 티슈)	non-	아니
homeo-	비슷한	nos.	밤
hydra-	물	oculo-	눈
hydro-	물	-odynia.	고통
hyper-	위에	-oid	같이
hypo-	아래(밑에)	-ol	기름
hystero-	자궁	oleo-	기름
-ic	관하여	oligo-	소수의, 부족한
idio	자신	-ology.	의 지식, 아는 것
ileo	장골	-oma	종양
imfra-	밑에	oophoro-	난소
imtra-	어느 것(which)	ophthalmo-	눈
inter-	사이	-opia	눈
ischo-	결핍	oro-	구강, 말
iso-	같다	-orrhage	출혈
-itis	염증의	-orrhaphy	보선, 수리
juxta-	가까이	orrhea	배출물
kilo-	일천	ortho(오르토)	똑바른
klepto-	정숙	-ose	설탕
lab-	씻어낸다	-osis	병든 상태
labio-	입술	osmo-	냄새
osteo-	골	quin-	다섯(5)
-ostomy	개(切開)	re-	다시
oto-	귀	recto-	직장
-otomy	절개	reni-	신장
pan-	다	retro-	후진성(뒤로)
para-	지나서	rhino-	코
para-	그밖에, 주위	-rrhea	흐붉다
-pathy	같다	rubi-	붉다
-penia	질병	salpingo-	수난관
peri	약간	sclerosis	경화(굳게 되는)
-pexy	주위	-scope	모양(형태)
-phagia	고정	-scopy	검사(조사)

약 호	뜻	약 호	뜻
-phasia	먹다	-section	자른다(쪼갠다)
-phil	말하다	semi-	절반
phlebo-	사랑	septi-	독성(유독한)
-phobia	정맥	sphygmo-	맥박
-phone	공포	spleno-	취장
phono-	소리를 전달하는 기계	-stasis	정치(定置)
photo-	소리	stoma-	입
phreno-	광선	sub-	열등(下位)
phitisio	단면	super-	우월(과다)
physi	소모증	supra-	위에(웃)
-plasty	생태	tachy-	속히(빨리)
-plegia	수선(보선)	tacti	만지다
pleuro-	마비	tensio-	보유(확보)
-pnea	늑막	tetra	넷(4)
pneumo-	호흡	-therapeuitc	치료적
-poiesis	공기	-therapy	치료
poly-	형성	thermo-	열
post-	많은	thrombo-	응결
pre-	뒤에, 후에	torsi-	꼬다(합치다)
presby-	전에	toxi-	독(毒)
old	늙은, 오랜	trans-	건너(옮겨)
primo-	첫째	tri-	셋(3)
primi-	첫째	ultra-	과로(넘어서)
pro-	앞으로	un-	아니(否定)
procto-	항문, 직장	-uni	하나(1)
pseudo-	거짓(가성)	-unia	소변(요)
-prtosis	떨어진(늘어진)	vagi-	이상한
pyelo-	골반	verti-	차례
pyloro-	유문	viru-	독(poison)
pyo-	농(고름)	vita	생명
pyro-	열(불)	vox	음성
quad-	넷(4)	xers-	건조한 것

6. 약물 투여 일반시간

약호	뜻	약호	뜻
a.c.	식사 한 시간 전	q.3.h.	9, 12, 3, 6, 9, 12 등
p.c.	식사 한 시간 후	q.4.h.	8, 12, 4, 8, 12, 4 또는 6, 10, 2, 6, 10
b.i.d.	9AM과 5PM 또는 10AM과 6PM	h.s.	9PM 또는 환자의 보통 취침시간
t.i.d.	9AM, 1PM, 5PM 또는 10AM, 2PM, 6PM	o.d.	오른쪽 눈에 투여 9AM 또는 10AM
		o.s.	왼쪽 눈에 투여
q.i.d.	8AM, 12AM, 4PM, 8PM	o.n.	9PM
q.2.h.	8, 10, 12, 2, 4, 6, 8 등	o.m.	입안으로 투여, 9AM 또는 10AM

7. 화학분자식

화학분자명	화학분자식	화학분자명	화학분자식
이산화탄소	CO_2	과산화수소	H_2O_2
일산화탄소	CO	칼륨(가리)	K
염화수소	HCI	요오드화칼륨	KI
황산마그네슘	$MgSO_4$	과망간산칼륨	$KMnO_4$
수은	Hg	소금(염화나트륨)	NaCl
일산화질소	NO	물	H_2O
산소	O		

명 칭	기호	명 칭	기호
At	ⓐ	남성(male)	♂
Dram	du	온스(ounce)	℥
여성(female)	♀	Recipe, Take	Px
다량(large amount)	++++	회수(times)	x
적당(modcrate amount)	+++	Micron	μ
소량(small amount)	+	Microgram	μg
수(number)	#		

8. 액량 계산

가정기구	약국계량	미터법	가정기구	약국계량	미터법
1방울	1minimum	0.60[ml]	1글라스(유리컵)	єf. Oz	240[ml]
1차시(차스푼)	1f. dram	4[ml]	2글라스(유리컵)	1pint	500[ml]
1간식스푼	2f. drams	8[ml]	4글라스(유리컵)	1quart	1[l]
1테이블스푼	4f. Ts	15[ml]	16글라스(유리컵)	1gallon	4[l]
1차 잔	6f. Oz	108[ml]			

9. 중량 계산

약국계량	미터법	약국계량	미터법
1[grain]	0.60[gm]	1 온스	30[gm]
1[dram]	4[gm]	1 파운드	360[gm]

10. 차트에 기록할 사실(factors to be charted)

용 어	뜻	용 어	뜻
amouncs	분량	large amount	다량
moderate amount	다소	small amount	약간

11. 사용할 용어(suggested terms)

용 어	뜻	용 어	뜻
profuse	다량	excessive	과다량
moderate	다소	scanty	약간
small	조금	slight	약간
position changed	자세 변경해 줌	tolerated well	잘 받아들임
sips of water given	물을 약간 주었음		

12. 외모(appearance)

용 어	뜻	용 어	뜻
seems very sick	심히 고통스러워 보임	acutly ill	매우 아파함
not very sick	별로 아프지 않음	not acutly ill	매우 아프지 않음

13. 몸 또는 사지(body or extemities)

용 어	뜻	용 어	뜻
puffy or swollen	비만 또는 부종	edematous	부종

14. 심박(heart beat)

용 어	뜻	용 어	뜻
arrhythmia	무조률 맥, 부정맥	bradycardia	심박완서, 서맥, 지맥 (보통 매분 60회 이하의 맥박)
tachycardia	심박급속(심계증)		

15. 식욕(appetite)

용 어	뜻	용 어	뜻
eats all food served	준 음식은 다 먹음	appetite good(excellent, etc.)	식욕 좋음
eats very little	아주 소량 먹음	appetite poor	식욕 좋지 못함
eats only small amount	소량만 먹음	appetite fair	식욕 약간 있음
refused lequid diet because nausea	액체식은 구토증으로 인해 거절함	unable to retain liquid diet	액체식은 취한 후 보유하지 못함
dissatisfied with law-salt diet	저염식이를 좋아하지 않음	taking soft diet well	연한 음식을 잘 먹음
anorexia but no nausea	식욕감퇴. 그러나 구토증 없음		

16. 출혈(bleeding)

용 어	뜻	용 어	뜻
spurting of blood	출혈이 솟구침	in spurts	분출됨
very little(베리 리틀)	약간 됨	cozing	스며 나옴
nose bleeding	코피(비점막 출혈)	epistaxis	코피(비점막 출혈)
when bleeding is stopped	출혈 멎음	hemorrhage controlled	출혈 제지됨

17. 상처(wound)

용 어	뜻	용 어	뜻
deep	깊음	superficial	얕음
clean	정함	suppurative	화농성
infected	감염됨	lacerated	찰과됨

18. 호흡(breathing)

용 어	뜻	용 어	뜻
act of breading	숨쉬는 것	respiration	호흡
act of inhaling	들이쉬는 것	inspiration	흡기
act of exhaling	내쉬는 것	expiration	호기
difficult breathing	호흡곤란	dypnea	호흡곤란
short pariods when breathing ceases	호흡이 일시 중단되는 것	apnea	무호흡
inability to breath lying down	누워서는 호흡이 곤란한 것	orthopnea	좌위 호흡
large volumes of air inspired	다량의 공기를 들이쉼	deep breathing	심호흡
small amount of air inspired	소량의 공기를 내보냄	shallow breathing	얕은 호흡
abnormal variarions in rhythm	박자가 불규칙적임	irregular respiration	불규칙 호흡

19. 피부(skin)

용 어	뜻	용 어	뜻
flushed	상기됨	mottled	반점
cyanotic	청색증	discolored	탈색됨
pale	창백	moist	습함
jaundice	황달	dry, hot	건조함, 더움
clammy	끈끈함	warm, cold	따뜻함, 냉함

20. 소독치료(dressings)

용 어	뜻	용 어	뜻
dressing changed	드레싱 교환함	dressing reinforced	드레싱 보강함

21. 구토(emesis)

용 어	뜻	용 어	뜻
blood tinged	혈액 약간 혼합	projectile	돌출적 분무

22. 배설물(drainage)

용 어	뜻	용 어	뜻
purulent	농성	sanguineous	혈액혼합
serous	장액성	mucopurulent	점액과 농성
sero-sanguineous	장액과 혈액성		

23. 얼굴(face)

용 어	뜻	용 어	뜻
pale	창백	flushed	상기
rash	발진	bruised	타박성 상처
edematous	부종 있음	cyanotic	차색등

24. 동통(pain)

용 어	뜻	용 어	뜻
severe	심한	slight	약간
radiating	퍼지는	sudden unset	돌발적 증세
increased by movement	움직이면 더 심함	darting	급격한 동통
gnawing	계속적인 동통	burning	타는 듯한

용 어	뜻	용 어	뜻
shooting	쏘는 듯한	stabbing	찌르는 듯한
collicky	선통	cramping	경련성
persistent	집요한	transient	일과성
constant	계속된	shifting	이동하는
local	국부적	deep	깊은

25. 영양(nourishment)

용 어	뜻	용 어	뜻
sips of cold hotwater	약간의 물(냉, 온)	chipped ice	얼음 깨뜨린 것
gavage	영양, 급식	water, juice	물, 즙

26. 대변(stool)

용 어	뜻	용 어	뜻
soft-formed	묽은	hard-formed	굳은
liquid	액체	tarry	더러워진
clay colored	진흙색	blood tinged	혈액 섞인

27. 소변(urine)

용 어	뜻	용 어	뜻
clear	투명	amber	옥빛
cloudy	혼탁	blood tinged	혈액 섞인

28. 맥박(pulse)

용 어	뜻	용 어	뜻
regular	규칙적	irregular	불규칙적
intermittent	간헐적	rapid	신속한
slow	완서	thready	빈약한
weak strong	약한, 강한	imperceptible, eperceptible	촉지할 수 없는 촉지되는
bounding	뛰는	normal	정상

29. 센세이션(sensation)

용 어	뜻	용 어	뜻
tingling	얼얼한	burning	타는 듯한
stinging	찌르는 듯한	prickling	쑤시는 듯한
itching	가려운		

30. 상태(condition)

용 어	뜻	용 어	뜻
seems some what improved	약간의 차도가 있어 보임	in good spirits, no complaints	기분 좋아 보임. 불편 없음
responding well to veval stimuli	말로 자극하여 반응 잘함	comatose	혼수상태
a good day	하루 잘 지냄	a comfortable	편안한 저녁이었음
a good night	편안한 밤이었음		

31. 오한(chill)

용 어	뜻
complaining of severe(moderate, slight chill)	심한 오한으로 불편해 함
external heatapplied(blanket, H.W.B. etc.)	외부적으로 따뜻하게 지원해야 함
sudden unset of shaking chill	급작스런, 떠는

32. 자세(position)

용 어	뜻	용 어	뜻
position changed	자세 변경함	cotton ring applied to each heel	솜방석을 각 발뒤꿈치에 괴여줌
put in Sim's position	심씨 위로해 줌		

33. 태도(attitude)

용 어	뜻	용 어	뜻
indifferent to surroundings	주위에 대하여 무관심함	apathetic	감각없음. 냉담함
listless, weak	약하고 불안해함	anxious and fearful about	~에 대해 공포감을 가지고 있음
disagreeable and uncooperative	비협조적이고 좋아하지 않음	interested in	~에 관하여 관심을 가지고 있음
cheerful	명랑함	forgetful	건망증 있음
depressed and moody	저기압이고 무뚝뚝함	suspicious toward(nursing staff, doctors, family, other patients)	의심함(간호사, 의사, 가족 및 기타 환자)
alert	기인함		

34. 내용물(content)

용 어	뜻	용 어	뜻
formed, solid	형상을 이루었음, 굳음	semiformed, semi solid	반 형상상태, 반 고체상태
loose(srools), liquid	묽음(대변), 액체	waterly	물과 같음
frothy	거품이 있음		

35. 기침(cough)

용 어	뜻	용 어	뜻
contineous caugh	계속적인 기침	frequent caugh	자주 기침함
paroxysmal	발작적	tight	힘든
loose	연한	deep	깊은
dry	마른	hacking	잦은 마른 기침
harsh	거친	painful	고통스런
exhaustive	기진맥진한		

참고문헌

1. 《보장구 의지학》, 권혜정 외 11인 공역, 고문사, 1993
2. 《사람해부학》, 정인혁, 아카데미서적
3. 《센서공학(Sensor&Transducer)》, 이덕출 · 공용혁 · 김성남 · 나승권 · 장창현 공저, 엔트미디어, 2003
4. 《의공기사 자격시험 학습서》, 김동욱 외 25인 공저, 대한의용생체공학회, 2008
5. 《의공실무》, 나승권, 도서출판 상학당, 2007
6. 《의공학(Medical Engineering)》, 이경성 · 최민주 공저, 청구문화사
7. 《의공학개론》, 김남균 외 12인 공저, 여문각
8. 《의공학입문(고등학교교과서)》, 나승권, 도서출판 상학당, 2011
9. 《의공학의 이해》, 김태전 외 4인 편저, 고려의학
10. 《의료기기실무(고등학교교과서)》, 나승권, 박정주 도서출판 상학당, 2012
11. 《의료공학이론》, 나승권, 도서출판 상학당, 2011
12. 《의료기초공학》, 나승권, 도서출판 상학당, 2012
13. 《의료기기운용》, 나승권, 도서출판 상학당, 2012
14. 《의료기기 응용회로》, 나승권, 도서출판 상학당, 2007
15. 《의료전기설비(고등학교교과서)》, 나승권, 도서출판 씨마스, 2011
16. 《의료전기회로(병원전기설비)》, 나승권, 도서출판 상학당, 2008
17. 《임상 생리학》, 김대식 외 15인, 고려의학
18. 《의용공학입문》, 김남현 외 11인 공저, 신광출판사
19. 《의용계측공학》, 의공학 교육연구회 역편, 여문각
20. 《의용전자공학(고등학교교과서)》, 나승권, 도서출판 상학당, 2011
21. 《인체생리학》, 이강이 외 편저, 현문사
22. 《인체 해부학》, 김창국 외 2인, 대경북스
23. 《알기 쉬운 자동제어》, 김원배 · 나승권 · 문명룡 · 이재규 · 조명현 · 차익수 공저, 동일출판사, 2004
24. 《전기전자공학개론》, 황락훈, 나승권, 진샘미디어, 2012
25. 《전자회로의 이해》, 김평호 · 나승권 · 이동원 · 최성재 공저, 남두도서, 2005
26. 《초음파 영상학》, 강선일 외 16인 공저, 정문각
27. 《초급자를 위한 PSPICE 활용》, 황락훈 · 조문택 · 이충식 · 나승권 공저, 동일출판사, 2005

28. 《전자기초실험》, 임승하 · 황호웅 · 나승권 · 이종성 공저, 상학당, 2014
29. 《현대 기초의학 및 의공학》, 나승권, 도서출판 상학당, 2007, 2009
30. 《현대 의용기계공학》, 나승권, 도서출판 상학당, 2007, 2009
31. 《현대 의용전자공학》, 나승권, 도서출판 상학당, 2007, 2009
32. 《현대 의료기기》, 나승권, 도서출판 상학당, 2007, 2009
33. 《현대 의료안전 · 법규 및 정보》, 나승권, 도서출판 상학당, 2007, 2009
34. 《DK 인체생리 · 해부도》, 민유정, 대경북스
35. 《PSPICE와 PSIM 시뮬레이션 중심의 전력전자공학》, 서영수 · 황락훈 · 조문택 · 심광영 · 곽동걸 · 채수형 · 나승권 공저, 동일출판사, 2002
36. 《u-Health 및 전자의료기기》, 나승권, 최병철 메디저널, 2011
37. KISTI 미리안, 《글로벌 동향 브리핑》
38. 출처 : 사이언스지(ScienceAAAS (Jan. 6, 2012) Vol. 335 no. 6064, pp. 28-32, DOI: 10.1126/science.335.6064.28

찾아보기

저자약력

■ 나 승 권

- 서울 청량초등, 경희중, 한양공업고등학교 전기과 졸업
- 한국폴리텍대학 동부산 캠퍼스 전기, 전자과 2년 수료
- 한국폴리텍대학 인천캠퍼스 전기과 기능장 과정 졸업
- 상지영서대학교 전자과 졸업(전문학사)
- 세명대학교 전기전자학과 졸업(공학사)
- 세명대학교 일반대학원 전기전자학과 졸업(의공학 및 전력전자응용전공 공학석사 · 공학박사)
- 부산위생(한방)병원 전기 및 의공기사 7년 근무
- 한국수자원공사 전기기사 7년 근무
- 의공기사, 의공산업기사, 의료정보관리사, 의료기기 상품기획사, 병원코디네이터(Hospital Coordinator)사, 전기기기기능장, 전기공사기능장, 산업안전기사, 전자산업기사, 전기공사특급기술자, 한국전력기술인특급기술자, 한국전력기술인특급감리사, 한국전력기술인설계사 면허, 전기 · 전자 기술지도사 이외 10개의 자격증과 면허취득
- ISO9001:2008 국제심사원, (사)키캄연구소 한국서비스품질우수기업인증 전문위원 및 평가위원
- 대한의용생체공학회 교육이사, 한국컴퓨터정보학회 이사, 한국모바일학회 학술이사, 대한의공협회 · 한국의료정보교육협회 · 대한전기학회 · 한국산업기술재단 · 대한전력전자학회 · 한국산학기술학회 · 한국항행학회 회원
- (현) 한국폴리텍대학 원주캠퍼스 의용공학과 교수
- (현) 한국산업인력공단 의공(산업)기사, 의료전자기능사 이론, 실기(출제, 검토, 채점)위원
- (현) 식품의약품안전처 의료기기, (재)원주의료기기테크노밸리 의료기기 자문위원
- (현) 원주단지혁신클러스터추진단 기술과제 평가위원
- (현) 강원도 산업경제진흥원 강원지식재산권 서포터즈위원회 위원
- (현) 강원테크노파크 기술개발사업선정(의료기기) 평가위원
- (현) 한국산업단지공단 혁신클러스터 운영위원 평가위원
- (현) 메디칼디바이스저널 기술편집 자문위원
- (현) ㈜메디아나, ㈜씨유메디칼시스템, ㈜리스템, ㈜태연메디칼, ㈜대화기기, ㈜ED, ㈜메디칼써프라이, ㈜엠에스믹스미작현, ㈜바이오프로테크 의료기술 자문위원
- (현) TUV Korea Ltd. TUV Suddeutschland Group(Medical-Health-Service부서) 의료기기 자문 및 외래교수

수술 · 임상 · 검사 의료기기

2015년 1월 15일 1판 1쇄 발행

저 자 나 승 권
발행인 남 승 우

발행처 도서출판 상尙 학學 당堂
서울시 동작구 사당로9가길 6(사당동)
TEL : 02) 595-1692~4
FAX : 02) 595-1394
E-mail : namdoo6@unitel.co.kr
신고 : 2-155호 (1968. 11. 29)

정가 29,000원

ISBN 978-89-6587-116-3 93510

〈디자인〉 편집 엄해숙 / 표지 나아기획